四川省“十四五”职业教育省级规划教材建设项目
“互联网+”教育改革新理念教材

医学高等数学

（第2版）

主　编　潘传中　王　可　王　丽
主　审　罗肖强

教·学资源

北京理工大学出版社
BEIJING INSTITUTE OF TECHNOLOGY PRESS

内容简介

本教材的宗旨是为医学院校学生和医务工作者提供必备的数学知识和常用的计算方法，增强他们的数据处理能力、逻辑思维能力以及分析、解决实际问题的能力，为他们学习其他学科提供必要的数学基础，帮助他们在今后阅读国内外有关的医学科学文献、处理科研数据、总结科研成果、撰写科研论文时熟练使用有关的数学知识。

本教材内容丰富，包括函数与极限、导数与微分、一元函数积分学、向量代数与空间解析几何、多元函数微积分、无穷级数、微分方程、线性代数初步、临床决策分析、数学文化等内容。在保持数学系统的完整性和逻辑的合理性的前提下，紧密地与医学、护理、药学、检验等实际相结合，既从现代医药研究的需要出发选编了新的内容，又根据专业的需要保持必要的深度和广度。本教材注重基础理论，删除了冗长的理论推导，案例尽力体现医学应用的特点，内容由浅入深、前后呼应，做到学生易懂、教师好教、医务工作者好学。

本教材适用于医学院校三年制大专和五年一贯制各专业学生使用。

图书在版编目(CIP)数据

医学高等数学／潘传中，王可，王丽主编．-- 2 版
．-- 北京：北京理工大学出版社，2024.2
ISBN 978-7-5763-3658-0

Ⅰ．①医…　Ⅱ．①潘…　②王…　③王…　Ⅲ．①医用数学-医学院校-教材　Ⅳ．①R311

中国国家版本馆 CIP 数据核字(2024)第 046376 号

责任编辑：孟祥雪　　**文案编辑**：孟祥雪
责任校对：周瑞红　　**责任印制**：施胜娟

出版发行／北京理工大学出版社有限责任公司
社　　址／北京市丰台区四合庄路 6 号
邮　　编／100070
电　　话／(010) 68914026（教材售后服务热线）
　　　　　(010) 68944437（课件资源服务热线）
网　　址／http://www.bitpress.com.cn

版 印 次／2024 年 2 月第 2 版第 1 次印刷
印　　刷／河北盛世彩捷印刷有限公司
开　　本／787 mm×1092 mm　1/16
印　　张／22
字　　数／500 千字
定　　价／59.00 元

医学高等数学
（第2版）
编委会

主　编　潘传中　王可　王丽

副主编　唐荣伟　郭勇　黄正阳　王联芳　周英　李容华　刘霞

编　者　（按姓氏汉语拼音排序）

陈定均（雅安职业技术学院）
陈海龙（达州职业技术学院）
顾兴华（达州职业技术学院）
郭　勇（达州市中心医院）
黄正阳（雅安职业技术学院）
刘　霞（眉山药科职业学院）
李容华（达州市中西医结合医院）
李　祥（达州职业技术学院）
潘传中（达州职业技术学院）
沈　波（达州职业技术学院）
唐荣伟（达州中医药职业学院）
王　灯（达州中医药职业学院）
王　静（达州职业技术学院）
王　可（达州职业技术学院）
王　丽（达州职业技术学院）
王联芳（达州职业技术学院）
喻　欢（巴中职业技术学院）
赵　勇（广安职业技术学院）
周　黎（达州职业技术学院）
周　英（达州职业技术学院）

前言

为了深入贯彻党的二十大精神，根据全国教育工作会议和世界数字教育大会要求，落实职业教育“三教”改革精神，秉承课程育人理念，遵循学生和专业实际，结合编者教学、管理和临床实践经验，编写了这部《医学高等数学（第2版）》. 同时配套数字教材和学习指导书，旨在提高学生的数学素养和综合素质.

随着现代医学科学的数量化、精确化，以及电子技术和计算机在医学领域中的广泛应用，医学检测手段也越来越先进，以定性描述为主的医药科学已逐步迈向定量化，临床检验和临床治疗正在发生深刻的变化. 自1953年，沃森（J. D. Watson）等建立了DNA双螺旋结构分子模型以来，医学和生物学的数学化进展迅猛. 耗散结构理论，免疫网络理论，以及用微分方程组研究神经纤维的行为与神经冲动的传导分别荣获诺贝尔奖；借助电子计算机快速计算，按一定数学方法，由X射线的投影函数重建人体断层数字图像的X-CT成为医学影像的一次革命；20世纪70年代，磁共振成像的临床应用是医学影像学中继CT、B超等影像检验手段后的又一场革命. 为反映医药学上一些事物数量的变化特征，需要用函数表示法分析事物间的客观规律，从而得到正确的结论，如分析发病规律，解释致病原因，研究细胞分裂、细菌繁殖、药物的药理作用、卫生统计、pH值与氢离子浓度的关系、疾病的防治措施、血液的流速与血管的收缩、肌肉力量与肌肉组织、临床决策分析、化验方法的确定、数学模型的建立等都要用到数学知识，这些足以表明数学是现代医学研究必不可少的工具. 本书就是基于这一目的，经编者多年与医务工作者的共同探讨、研究、实践，将数学与医学有机结合后编写而成. 力图通过本书，使医学类院校学生和医务工作者获得必要的数学理论知识和常用的计算方法，增强他们的数据处理能力、逻辑思维能力及分析解决实际问题的能力；为后继课程的学习、专升本考试提供必要的数学基础，帮助他们在今后阅读国内外有关的医学科学文献、处理科研数据、总结科研成果、撰写论文时熟练使用有关的数学知识.

本教材内容丰富，覆盖了医药院校各专业学生和医务工作者必须学习的数学内容. 在保持数学系统的完整性和逻辑合理性的前提下，紧密地与医学、影像、药学、检验、护理实际相结合，既从现代医药研究的需要出发选编了新的内容，又根据专业的需要保持必要的深度和广度. 本教材注重基础理论，删除了冗长的理论推导，例题尽力体现医药应用和检验应用的特点. 内容由浅入深、前后呼应，尽可能达到教师好教、学生易懂、医务工作者好学这一目标.

本教材力求体现岗位需求，融入知识、技能、态度、素养4项目标，在每章内容之前列出相应的学习目标和素质目标，以便学生学习时目标明确、重点突出. 围绕目标，设计了内容精致的砥砺廉隅、指点迷津、提示、注意、链接等模块插入相关正文，可以更好地结合所学内容激励学生上进，也可以加强学生对知识点的理解，丰富学生的知识面，还可以减轻学生的学习负担，调动学生的学习积极性. 每章中有导读，每节中有导入案例（主要是医学和生活中的案例）、案例分析和案例回应，引出该章、节中的学习内容，能解决医学和生活中哪些实际问题. 同时为了更好地与专业知识紧密结合，通过100多个医学典型案例、10个医学典型数学模型和6种临床决策分析方法，让学生熟悉数学在医疗行业的运用，从而引导学生自觉学习、提高学习兴趣和课堂参与度，提升学习效率. 每节后有同步训练，每章后有小结、目标检测、数学实验、中国数学史，有助于学生自己复习和测评，还可供教师考核时参照，也有助于学生动手能力的训练，增强数学的趣味性，更有助于学生了解中国数学史，坚定文化自信，增强民族自豪感和自信心.

本教材宗旨是提供教学内容公共平台，供高职高专医药、护理类各专业学生使用，教材内容设置分为必学模块和选学模块，选学模块由各校根据专业、学时、学分等实际情况选择使用，对选学模块教材目录中加注“*”，以示区别和选择，全书共10章，总共126学时，其中必学模块108学时，选学模块18学时. 126学时中包含8学时的数学实验学时，各校可根据实际情况最后集中安排，也可穿插在教学中进行.

本教材配有高质量的教学资源、学习指导书和数字教材。

（1）丰富的教学资源，包括微课、课件、答案等，可登录理工教育网 edu. bitpress. com. cn 下载。

（2）精心编制了学习指导书，包括各章节知识导图、学习要点、重点、难点、同步训练、综合训练、本章检测、模拟试卷等，采用新型活页式装订，教师可根据需要更换内容、重新组织内容或布置作业，学生可根据需要提交作业、自主检测、自主学习。

（3）精心编制了数字教材，学生可以随时扫描二维码自主学习。

本教材在编写过程中，得到了达州职业技术学院、雅安职业技术学院、广安职业技术学院、达州中医药职业学院、巴中职业技术学院、眉山药科职业学院、四川文理学院、达州市中心医院、达州市中西医结合医院的大力支持和帮助，参考了大量的资料和教材，在此一并致谢！

本教材由达州职业技术学院潘传中、王可、王丽任主编，达州中医药职业学院唐荣伟、达州市中心医院郭勇、雅安职业技术学院黄正阳、达州职业技术学院王联芳和周英、达州市中西医结合医院李容华、眉山药科职业学院刘霞任副主编，四川文理学院教授罗肖强任主审.

由于作者水平有限，书中难免存在不足之处，敬请专家和读者批评指正.

编　者

目录

第一章

函数与极限

导读

函数和极限在医学卫生工作和医学研究中的应用非常广泛．为反映医药上的一些事物数量的变化特征，需要用函数表示法来分析事物间的客观规律，从而得出正确的结论．如分析发病规律，解释致病原因，研究细胞分裂、细菌繁殖、药物的药理作用、疾病的防治措施、卫生统计、人体血液 pH 值与血液氢离子浓度的关系等，都要用到函数和极限的知识．

学习目标

（1）掌握初等函数的概念、数列极限存在的准则以及函数极限的运算方法．

（2）理解数列极限的性质、两个重要极限以及连续函数的概念．

（3）了解函数、数列极限、无穷小量等概念以及闭区间上连续函数的性质．

（4）会计算数列、函数的极限、求函数的间断点、用初等函数的连续性求极限．

（5）能将初等函数分解成基本初等函数，并将函数应用于医学中．

素质目标

（1）养成持之以恒、刻苦钻研的品质．

（2）提高逻辑严谨、思维缜密的分析能力．

第一节　函　　数

导入案例

给某肺炎病人静脉滴注适量的盐酸林可霉素，测得血药浓度初值 $Q_0 = 18\ \mu g/mL$，消除常数 $k = \frac{0.154}{h}$，试问：3 h 后的血药浓度是多少？

案例分析

本例是临床医学上给患者用药后观察血药浓度和疗效的问题．药物进入机体被吸收、分布、代谢和排泄，是满足某种函数规律的，求某一时刻的血药浓度，就是求函数值，这是我们本节要学的内容．

一、函数的概念与性质

函数的概念

（一）映射与函数

定义1 设 A 和 B 是两个非空集合，如果对于 A 中的每一个元素 a，按照某种对应法则 f，在 B 中都有唯一确定的元素 b 与之对应，则称 f 是集合 A 到集合 B 的映射，记作 f：$A \to B$，其中 b 称为 a 在 f 下的像，a 称为 b 的原像．

定义2 设 A 和 B 是实数集 $\mathbf{R}$ 的两个子集，我们把集合 A 到集合 B 的映射 f：$A \to B$ 称为函数，记作 $y = f(x)$，$x(x \in A)$ 称为函数的自变量，$y(y \in B)$ 称为函数值，A 称为定义域，$\{y|y = f(x), x \in A\}$ 称为值域．

指点迷津

函数的本质是对应关系（法则），所以 $y = 3x + 1$，$x = 3y + 1$，$s = 3t + 1$ 表示同一个函数，因为它们的对应关系是相同的，定义域、值域也相同．

（二）函数的表示法及其在医学上的应用

函数常用的表示方法有解析法、列表法和图像法3种．

1. 解析法（又称公式法）

用一个表达式来表示函数的方法叫解析法．函数的解析法在医学上应用十分广泛．

（1）婴儿的月龄与体重：出生7～12月的婴儿体重 y(kg) 与月龄 x(月) 的关系可近似表示为 $y = 0.5x + 3$.

如果一个婴儿刚满10个月，则其体重约为8 kg.

（2）肿瘤生长：关于肿瘤生长动力学的研究表明，在早期阶段，大多数肿瘤都呈指数生长，可用指数函数 $V = V_0 e^{kt}$ 描述，其中 V 表示在时刻 t 时肿瘤的大小，V_0 表示初始观察（$t = 0$）时肿瘤的大小，k 称为生长速率（为常数），而能够比较好地描述肿瘤生长全过程（而不是早期阶段）的一个函数是 $V = V_0 e^{\frac{k_0}{a}(1 - e^{-at})}$，其中，$k_0$、$a$ 为常数，其余同上．这个函数称为高姆帕茨（Gompetz）函数．

（3）细菌繁殖：如果细菌繁殖率为 k，那么 A 个细菌经过 x 次繁殖的细菌总数为 $y = A(1 + k)^x$.

（4）药物的衰变规律：药物在人体内的吸收、代谢过程或在常温下放置的衰减规律为 $M = M_0 e^{-kt}$（M_0 为最高浓度，k 为衰减常数，t 为时间）．该公式在医药学上称为药代动力学一级反应公式．

（5）人体血液的 pH 值：溶液的酸碱性是由氢离子和氢氧根离子的相对浓度决定的，常用 pH 表示溶液的酸碱性，pH < 7 时，溶液呈酸性；pH > 7 时，溶液呈碱性；pH $= 7$ 时，溶液呈中性．人体血液的酸碱性对人的生命极为重要，正常人血液的 pH 为 7.35～7.45，若 pH＜7.35，则称为酸中毒；若 pH＞7.45，则称为碱中毒，而人体血液的 pH 与血液中氢离子浓度（用 $[H^+]$ 表示）有关，其关系式为 $pH=-\lg[H^+]$.

2. 列表法

列出表格表示一个变量是另一个变量的函数的方法叫列表法．例如，护士记录某一入院病人 5 天内的体温情况，如表 1－1 所示.

表 1－1　某病人的体温情况

时间/天	1	2	3	4	5
体温/℃	39.0	37.0	39.2	36.8	40.0

医生根据病人的体温是间歇发热的情况并结合其他症状，考虑病人可能患间日疟，再进一步做血液检查进行诊断.

3. 图像法

用图形表示函数的方法叫图像法.

（1）若知道函数的解析式，要作出其图像，一般分为列表、描点、连线三个步骤．在医学上，由于很少遇到负值，因此采取特殊的坐标结构，即只取直角坐标系下的第一象限，根据需要，横轴、纵轴可以取不同的单位长度，并取合适的起点，标明横轴、纵轴所表示的变量名称及单位．如上例病人入院后时间与体温的函数关系可以用图 1－1 表示．在医学工作中经常使用图像法，如放射、CT、磁共振、B 超、彩超、心电图、脑电图等都用到了函数的图像法．又如，护理人员每天必须测量住院病人的体温、脉搏、呼吸、血压等，并将测得的数据作为点的坐标，描到医院的"体温表"中，最后把有关点连成曲线，如图 1－2 所示.

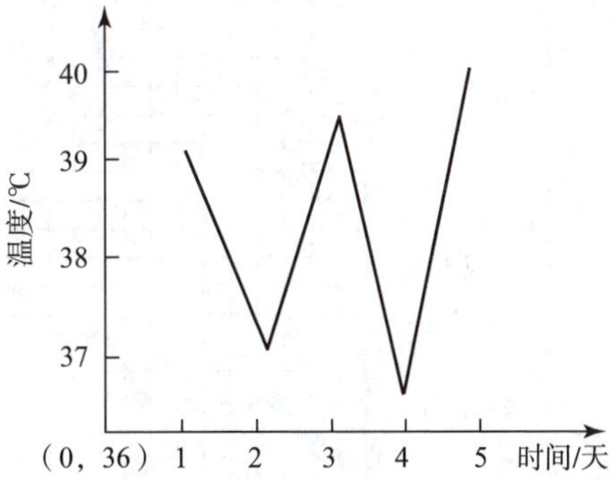

图 1－1

（2）当有的函数解析式不方便表示或者不能用解析式表示时，用图像表示更为直观，如图 1－2 所示，表示病人的体温、脉搏等随时间变化的函数关系.

例 1　图 1－3 所示为两位患者的心电图，一位正常（见图 1－3（a）），另一位不正常（见图 1－3（b））．心电图描述了电流活动随时间变化的情况，是时间的函数．虽然可以构造一个心电图函数的近似公式，但一般没有必要这样做，因为重复出现的图形正是医生诊断疾病所需要的，所以这个函数用图像法表示更好些.

（三）反函数

定义 3　设函数 $y=f(x)$ 的定义域为 D，值域为 M，如果对于值域 M 中的每一个函数值 y，都能由 $y=f(x)$ 确定 D 中唯一的 x 与之对应，则 x 是 y 的函数，这个函数称为 $y=f(x)$ 的反函数，记作 $x=f^{-1}(y)$.

由于函数的本质是对应关系，而习惯上，我们总是用 x 表示自变量，用 y 表示函数值，因此函数 $y=f(x)$ 的反函数又可以记作 $y=f^{-1}(x)$．这样做有两个好处：第一是符合我们的习惯；第二是便于在同一个坐标系中比较函数与反函数的图像.

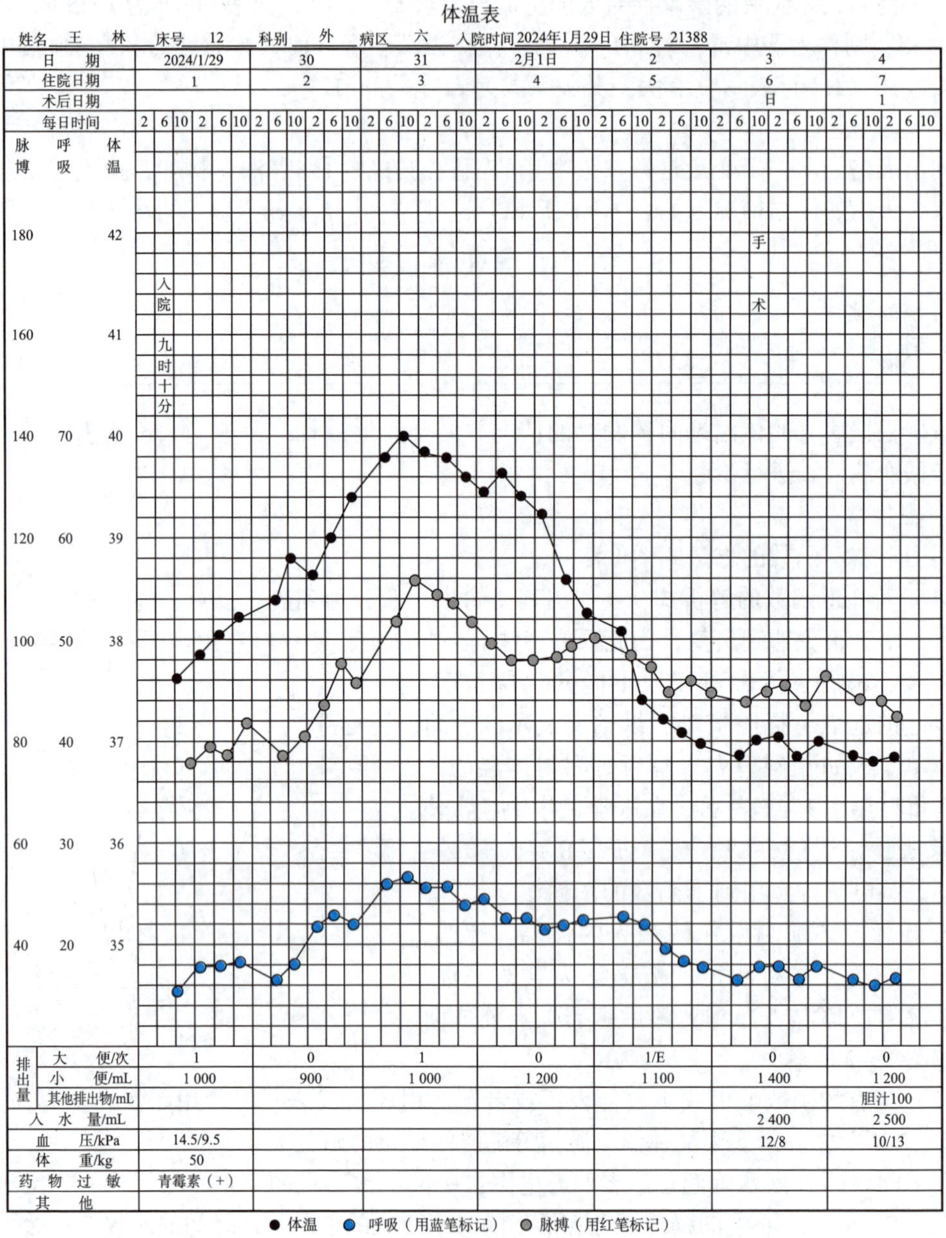

图 1-2

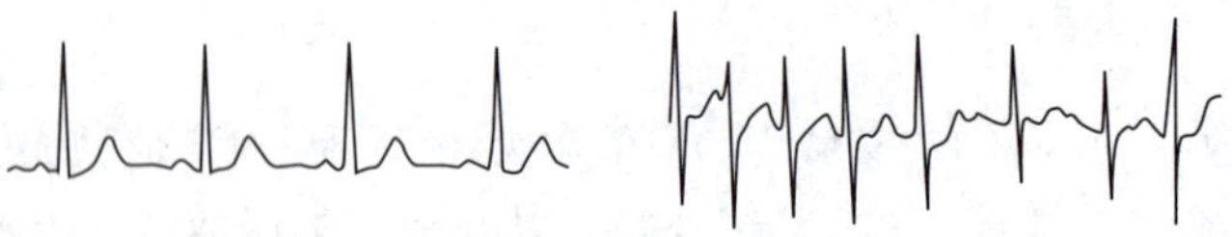

（a）正常　　（b）不正常

图 1-3

由反函数的定义可以得到两个结论：

(1) 函数的定义域和值域是反函数的值域和定义域；同样，反函数的定义域和值域是函数的值域和定义域.

(2) 函数 $y=f(x)$ 与反函数 $y=f^{-1}(x)$ 的图像关于直线 $y=x$ 对称.

例 2　求下列函数的反函数：

(1) $y=x^3$；(2) $y=\dfrac{5x+3}{x-2}$ $(x\neq 2)$；(3) $y=x^2$ $(x<0)$.

解　(1) 由 $y=x^3$，得 $x=y^{\frac{1}{3}}$，所以 $y=x^3$ 的反函数为 $y=x^{\frac{1}{3}}$ $(x\in\mathbf{R})$.

(2) 当 $x\neq 2$ 时，由 $y=\dfrac{5x+3}{x-2}$，解得 $x=\dfrac{2y+3}{y-5}$，所以 $y=\dfrac{5x+3}{x-2}$ 的反函数为 $y=\dfrac{2x+3}{x-5}$ $(x\neq 5)$.

(3) 由 $y=x^2$，得 $x=\pm\sqrt{y}$，因为 $x<0$，所以 $x=-\sqrt{y}$，所以 $y=x^2$ 当 $x<0$ 时的反函数为 $y=-\sqrt{x}$ $(x>0)$.

例 3　求下列函数的定义域和值域：

(1) $y=\dfrac{x-3}{4x+5}$；(2) $y=\sqrt{-x^2+2x+3}$.

解　(1) 要使函数有意义，必须有 $4x+5\neq 0$，所以函数的定义域为 $x\neq -\dfrac{5}{4}$，用区间表示为 $\left(-\infty,-\dfrac{5}{4}\right)\cup\left(-\dfrac{5}{4},+\infty\right)$，$y=\dfrac{x-3}{4x+5}$ 的反函数为 $x=-\dfrac{5y+3}{1-4y}$，反函数的定义域是 $\left\{y\,\middle|\,y\neq\dfrac{1}{4}\right\}$，所以函数的值域为 $\left\{y\,\middle|\,y\neq\dfrac{1}{4}\right\}$，用区间表示为 $\left(-\infty,\dfrac{1}{4}\right)\cup\left(\dfrac{1}{4},+\infty\right)$.

(2) 要使函数有意义，必须有 $-x^2+2x+3\geqslant 0$，解不等式 $-x^2+2x+3\geqslant 0$，得 $-1\leqslant x\leqslant 3$，所以函数的定义域用区间表示为 $[-1,3]$，又因为 $-x^2+2x+3=-(x-1)^2+4\leqslant 4$，所以 $0\leqslant\sqrt{-x^2+2x+3}\leqslant 2$，所以函数的值域为 $0\leqslant y\leqslant 2$，用区间表示为 $[0,2]$.

做一做

求下列函数的定义域和值域：

(1) $y=\dfrac{2x-3}{5x+4}$；(2) $y=\sqrt{2x+3}$.

(四) 隐函数与显函数

定义 4　由方程 $F(x,y)=0$ 确定的函数关系，称为隐函数，$y=f(x)$ 称为显函数. 例如，对于同一个函数，表示成 $2x+y-1=0$ 是一个隐函数，表示成 $y=-2x+1$ 就是一个显函数.

显函数和隐函数在医学中经常用到，前面解析法中所举的例子都是显函数. 酶动力学中著名的米氏方程

$$\frac{1}{v}=\frac{K_{\mathrm{m}}}{v_{\max}}\cdot\frac{1}{S}+\frac{1}{v_{\max}}$$

式中，v 为反应速度；$v_{\max}$ 为最大反应速度；S 为底物浓度；K_{m} 为米氏常数. 该函数为隐函数.

（五）参数方程确定的函数

$\begin{cases} x=\varphi(t), \\ y=\psi(t) \end{cases}$称为函数的参数方程，$t$ 称为参变量.

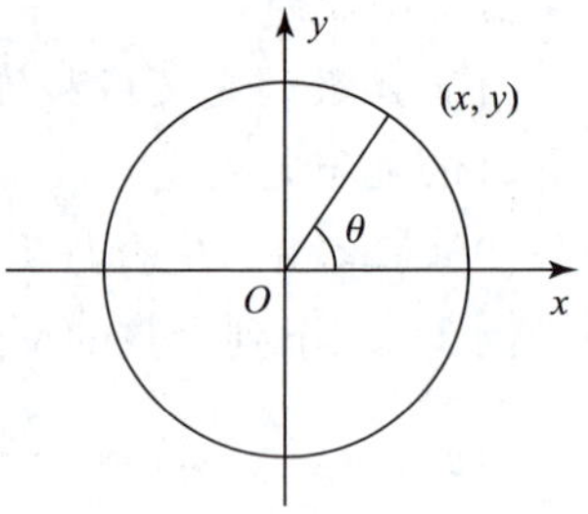

图 1－4

例如，圆心在原点，半径为 1 的圆，设圆上点的横坐标 x 为自变量，则纵坐标 y 是 x 的隐函数，其函数表达式为 $x^2+y^2=1$，如果引入参数 θ，则圆的参数方程为$\begin{cases} x=\cos\theta, \\ y=\sin\theta \end{cases}$如图 1－4 所示.

例 4 将椭圆的参数方程$\begin{cases} x=a\cos\theta, \\ y=b\sin\theta \end{cases}$化为隐函数的形式.

解 参数方程可变为$\begin{cases} \dfrac{x}{a}=\cos\theta, \\ \dfrac{y}{b}=\sin\theta \end{cases}$两式平方后相加得$\dfrac{x^2}{a^2}+\dfrac{y^2}{b^2}=1$.

（六）分段函数

在自变量的不同变化范围内，对应法则用不同的表达式来表示的函数称为分段函数，例如 $y=\begin{cases} x^2, & x>0, \\ 2x, & x\leqslant 0 \end{cases}$就是一个分段函数 . $y=|x|$本质上也是一个分段函数，因为

$$y=|x|=\begin{cases} x, & x>0, \\ 0, & x=0, \\ -x, & x<0. \end{cases}$$

例 5 根据实验测得血液中胰岛素浓度 $C(t)$（Unit/mL）随时间 t 的变化数据，可建立如下经验公式（为分段函数）：$C(t)=\begin{cases} t(10-t), & 0\leqslant t\leqslant 5, \\ 25\mathrm{e}^{-k(t-5)}, & t>5, \end{cases}$其中 $k=\dfrac{\ln 2}{20}$.

例 6 求狄利克雷函数 $y=\begin{cases} 1, & x \text{ 为有理数}, \\ 0, & x \text{ 为无理数} \end{cases}$的函数值 $f(0)$，$f(\pi)$，$f\left(\dfrac{1}{2}\right)$，$f\left(\dfrac{\sqrt{2}}{2}\right)$.

解 因为 0 是有理数，所以 $f(0)=1$；因为 π 是无理数，所以 $f(\pi)=0$；因为$\dfrac{1}{2}$是有理数，所以 $f\left(\dfrac{1}{2}\right)=1$；因为$\dfrac{\sqrt{2}}{2}$是无理数，所以 $f\left(\dfrac{\sqrt{2}}{2}\right)=0$.

例 7 已知直线 l 满足两个条件：（1）直线 l 的斜率 $k=2$；（2）直线 l 与圆 $x^2+y^2=1$ 的交点的横坐标 $x=0$. 求直线 l 的方程.

解 将 $x=0$ 代入 $x^2+y^2=1$，解得 $y=\pm 1$；将斜率 $k=2$ 和点（0，1）代入点斜式，得 $y-1=2(x-0)$，即得 $y=2x+1$. 将斜率 $k=2$ 和点（0，－1）代入点斜式，得 $y+1=2(x-0)$，即得 $y=2x-1$，所以所求直线的方程为 $y=2x+1$ 和 $y=2x-1$.

做一做

1. 判断点 $M(2,2)$，$N(1,0)$是否在圆 $x^2+y^2=1$ 上.

2. 当 $\theta=\dfrac{\pi}{6}$时，求函数$\begin{cases} x=\cos\theta, \\ y=\sin\theta \end{cases}$图像上所对应的点.

（七）单值函数与多值函数

我们知道，函数是一种特殊的映射，在本节定义 1 中，映射要求对于 A 中的每一个元素 a，按照某种对应法则 f，在 B 中都有唯一确定的元素 b 与之对应；从函数的角度，对于每一个自变量 x，按照某种对应法则 f，都有唯一确定的函数值 y 与之对应．这样定义的函数称为单值函数．在单值函数中，一个自变量只能对应一个函数值．一般情况下，我们所研究的函数指的都是单值函数．如果把定义 1 中的唯一去掉，则可以定义多值函数．在多值函数中，一个自变量可以对应多个函数值．虽然目前我们只承认单值函数，但在实际计算中还是会用到多值函数，例如隐函数 $x^2+y^2=1$ 就是一个多值函数．在这个函数中，-1，1 都是自变量 $x=0$ 时所对应的函数值．

（八）函数的性质

1. 函数的有界性

定义 5 设函数 $f(x)$ 的定义域为 D，A 是 D 的一个子集，如果存在一个数 M，使得对于 A 中的任何一个 x 都有 $f(x)\leqslant M$，则称函数 $f(x)$ 在 A 中有上界，称 M 是函数 $f(x)$ 在 A 中的一个上界；如果这样的 M 不存在，则称函数 $f(x)$ 在 A 中无上界．如果存在一个数 m，使得对于 A 中的任何一个 x 都有 $f(x)\geqslant m$，则称函数 $f(x)$ 在 A 中有下界，称 m 是函数 $f(x)$ 在 A 中的一个下界；如果这样的 m 不存在，则称函数 $f(x)$ 在 A 中无下界．如果存在一个正数 K，使得对于 A 中的任何一个 x 都有 $|f(x)|\leqslant K$，则称函数 $f(x)$ 在 A 中有界；如果这样的 K 不存在，则称函数 $f(x)$ 在 A 中无界.

2. 函数的单调性

定义 6 设函数 $f(x)$ 的定义域为 D，区间 I 是 D 的一个子集，如果对于区间 I 上任意两点 x_1 及 x_2，当 $x_1<x_2$ 时，恒有 $f(x_1)<f(x_2)$，则称函数 $f(x)$ 在区间 I 上是单调增加的，为增函数；当 $x_1<x_2$ 时，恒有 $f(x_1)>f(x_2)$，则称函数 $f(x)$ 在区间 I 上是单调减少的，为减函数；单调增加和单调减少的函数统称为单调函数，该区间 I 称为函数的单调区间.

例如，函数 $y=x^2$ 在区间 $[0,+\infty)$ 上是单调增加的；在区间 $(-\infty,0)$ 上是单调减少的，如图 1-5 所示；函数 $y=x^3$ 在区间 $(-\infty,+\infty)$ 上是单调增加的，如图 1-6 所示.

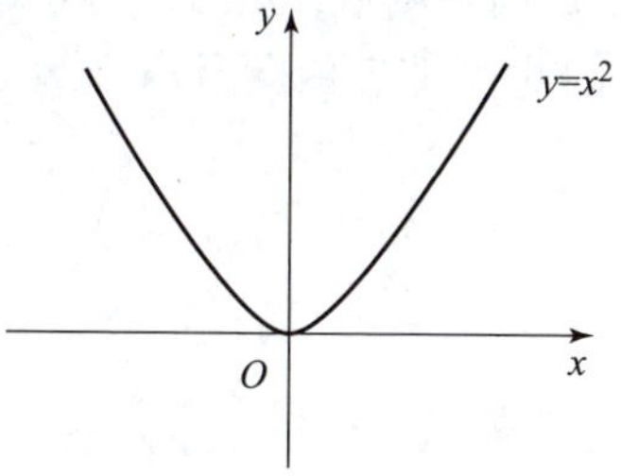

图 1-5

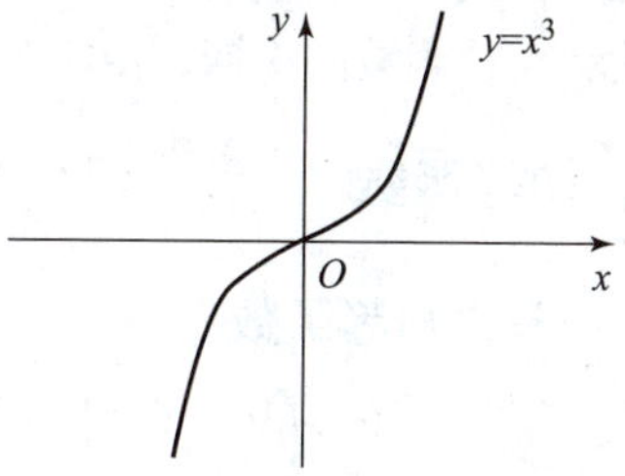

图 1-6

3. 函数的奇偶性

定义 7 设函数 $f(x)$ 的定义域 D 关于原点对称（即若 $x\in D$，必有 $-x\in D$），如果对于任意 $x\in D$，$f(-x)=f(x)$ 恒成立，则称 $f(x)$ 为偶函数；如果对于任意 $x\in D$，$f(-x)=-f(x)$ 恒成立，则称 $f(x)$ 为奇函数. 偶函数的图像关于 y 轴对称，如图 1-7 所示；奇函数的图像关于原点对称，如图 1-8 所示.

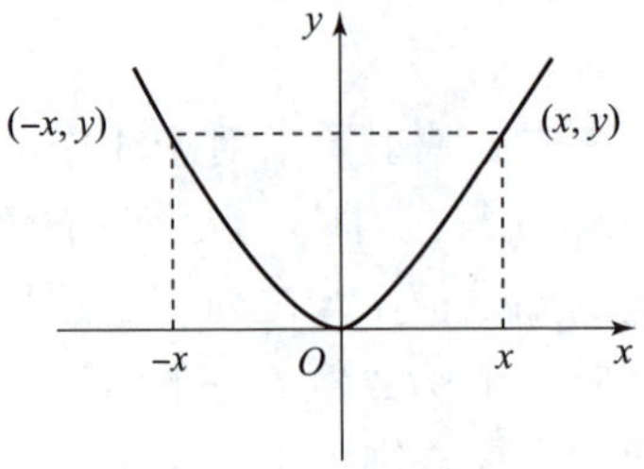

图1－7

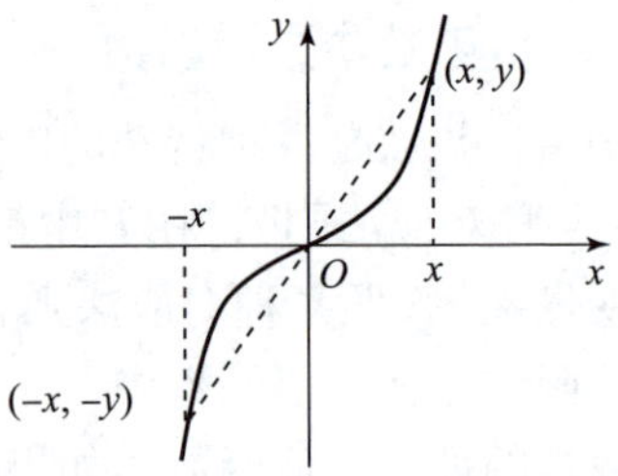

图1－8

例8 判断下列函数的奇偶性：

(1) $f(x)=x^2-2$；(2) $f(x)=x^3-2x$；(3) $f(x)=x^2+x$；(4) $f(x)=0$.

解 (1) 因为 $f(-x)=(-x)^2-2=x^2-2=f(x)$，所以 $f(x)=x^2-2$ 是偶函数.

(2) 因为 $f(-x)=(-x)^3-2(-x)=-(x^3-2x)=-f(x)$，所以 $f(x)=x^3-2x$ 是奇函数.

(3) 因为 $f(-x)=(-x)^2+(-x)=x^2-x$，$-f(x)=-(x^2+x)=-x^2-x$，所以 $f(x)=x^2+x$ 既不是奇函数也不是偶函数.

(4) 因为 $f(-x)=0, f(x)=0, -f(x)=-0=0$，所以函数 $f(x)=0$ 既是奇函数又是偶函数.

4. 函数的周期性

定义8 设函数 $y=f(x)$ 的定义域为 D，如果存在一个不为零的常数 T，使得对于任意 $x\in D$ 必有 $(x\pm T)\in D$，且 $f(x+T)=f(x)$ 恒成立，则称 $f(x)$ 为周期函数，T 称为 $f(x)$ 的周期，通常我们所说周期函数的周期是指最小正周期．例如 $y=\sin x$，$y=\cos x$ 的周期是 2π，$y=\tan x$，$y=\cot x$ 的周期是 π.

例9 讨论狄利克雷函数 $y=\begin{cases}1, & x\text{ 为有理数},\\ 0, & x\text{ 为无理数}\end{cases}$ 的周期性.

解 设 a 是任意一个不等于零的有理数，因为狄利克雷函数的定义域是全体实数，对于任意 x，当 x 是有理数时，$x+a$ 也是有理数，这时 $f(x)=1=f(x+a)$；当 x 是无理数时，$x+a$ 也是无理数，这时 $f(x)=0=f(x+a)$，所以狄利克雷函数是周期函数，所有不等于零的有理数都是狄利克雷函数的周期．由于没有最小的正有理数，因此狄利克雷函数没有最小正周期.

二、初等函数

（一）基本初等函数

下面6类函数称为基本初等函数，这些函数大家在中学都见过，现在我们来复习一下.

1. 常函数 $y=C$（C 为任意常数）

常函数的性质：定义域是 $\mathbf{R}$，值域是 $\{C\}$，$C\neq0$ 时是偶函数，$C=0$ 时既是奇函数，又是偶函数；因为任给常数 T（$T\neq0$），都有 $f(x+T)=f(x)=C$，所以常函数是周期函数，但没有最小正周期；常函数 $y=C$ 的图像是一条经过点（0，C）且平行于 x 轴的直线．例如 $y=2$ 就是一条经过点（0，2）且平行于 x 轴的直线，如图1－9所示.

2. 幂函数 $y=x^a$（a 为实数且 a 为常数）

幂函数的性质：幂函数的性质不能一概而论，需要针对指数 a 的取值，具体问题具体分析，下面以（1）$y=x$；（2）$y=x^2$；（3）$y=x^{-1}$；（4）$y=x^{-2}$；（5）$y=x^{\frac{1}{2}}$；（6）$y=x^{-\frac{1}{2}}$为例加以讨论.

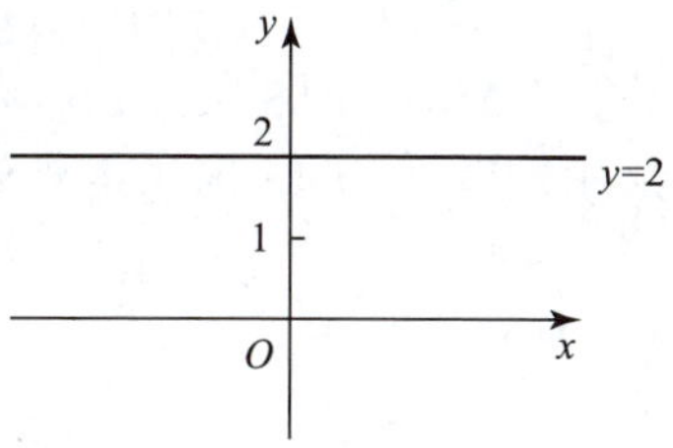

图 1-9

（1）$y=x$ 的定义域是 $\mathbf{R}$，值域是 $\mathbf{R}$，是奇函数，是增函数，如图 1-10 所示.

（2）$y=x^2$ 的定义域是 $\mathbf{R}$，值域是 $[0,\ +\infty)$，是偶函数，如图 1-11 所示.

（3）$y=x^{-1}$的定义域是 $\{x \mid x\neq 0,\ x\in\mathbf{R}\}$，值域是 $\{y \mid y\neq 0,\ y\in\mathbf{R}\}$，是奇函数，如图 1-12 所示.

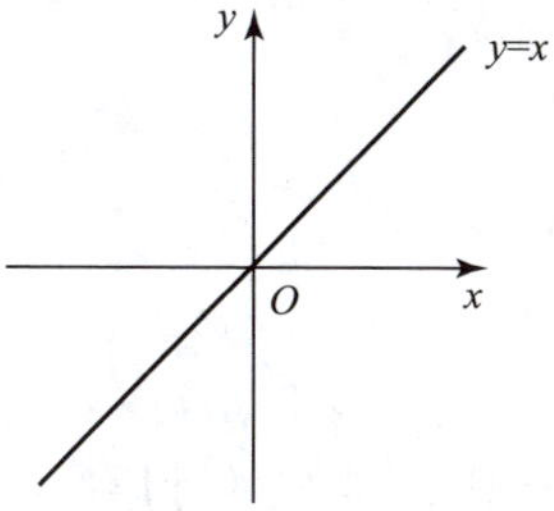

图 1-10

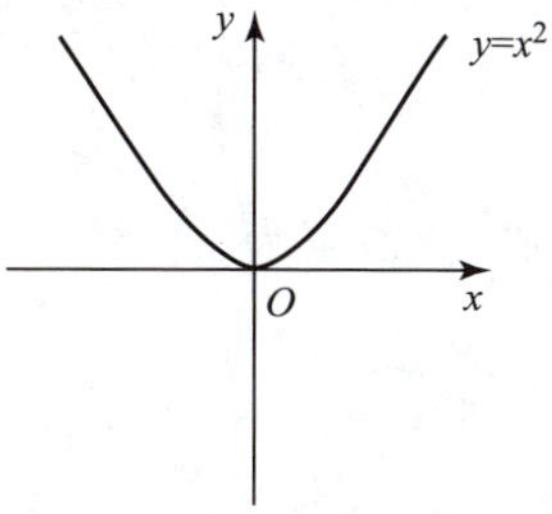

图 1-11

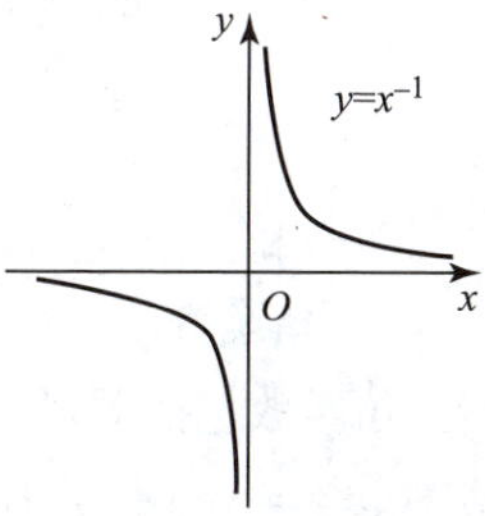

图 1-12

（4）$y=x^{-2}$的定义域是 $\{x \mid x\neq 0,\ x\in\mathbf{R}\}$，值域是 $(0,\ +\infty)$，是偶函数，如图 1-13 所示.

（5）$y=x^{\frac{1}{2}}$的定义域是 $[0,\ +\infty)$，值域是 $[0,\ +\infty)$，是增函数，如图 1-14 所示.

（6）$y=x^{-\frac{1}{2}}$的定义域是 $(0,\ +\infty)$，值域是 $(0,\ +\infty)$，是减函数，如图 1-15 所示.

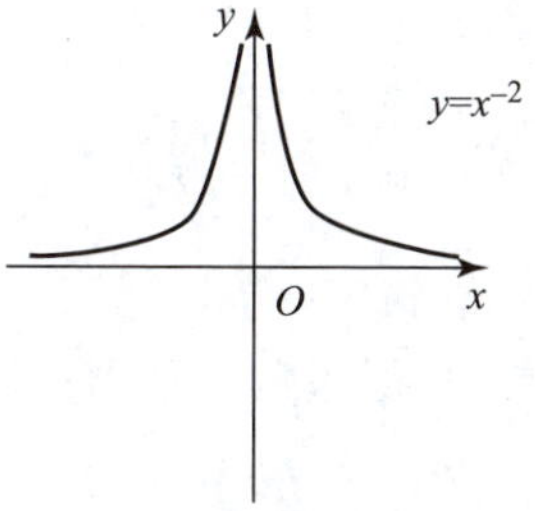

图 1-13

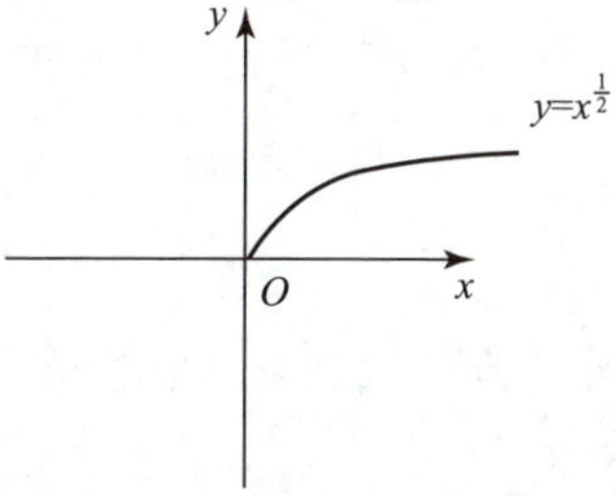

图 1-14

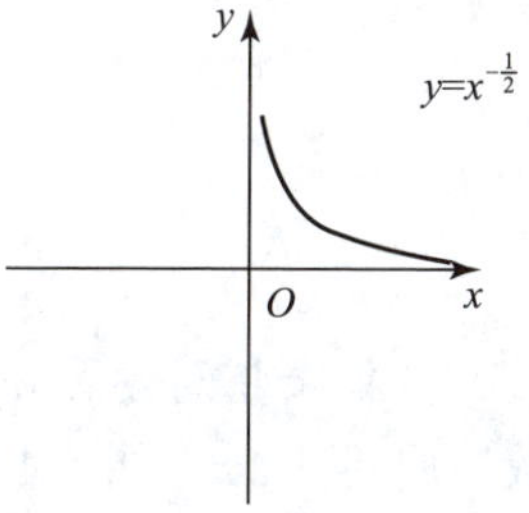

图 1-15

3. 指数函数 $y=a^x$（$a>0$ 且 $a\neq 1$，a 是常数）

指数函数的性质：定义域是 $\mathbf{R}$，值域是 $(0,\ +\infty)$，当 $a>1$ 时，是增函数，如图 1-16 所示；当 $0<a<1$ 时，是减函数，如图 1-17 所示.

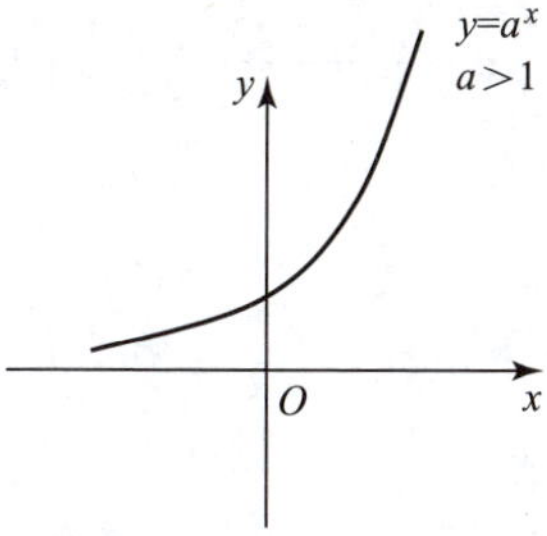

图 1-16

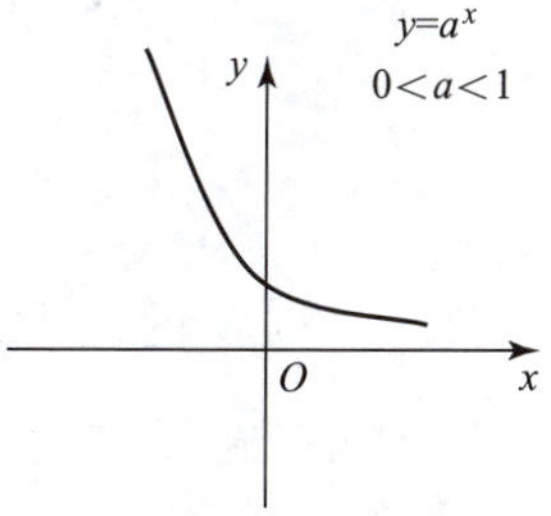

图 1-17

4. 对数函数 $y=\log_a x$（$a>0$ 且 $a\neq 1$，a 是常数）

对数函数的性质：定义域是 $(0, +\infty)$，值域是 $\mathbf{R}$，当 $a>1$ 时，是增函数，如图 1－18 所示；当 $0<a<1$ 时，是减函数，如图 1－19 所示．

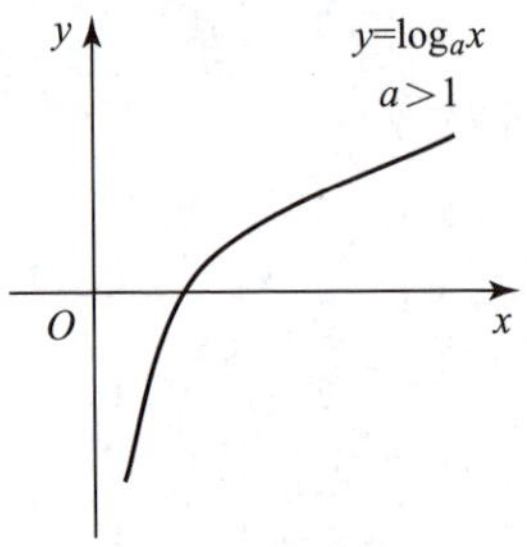

图 1－18

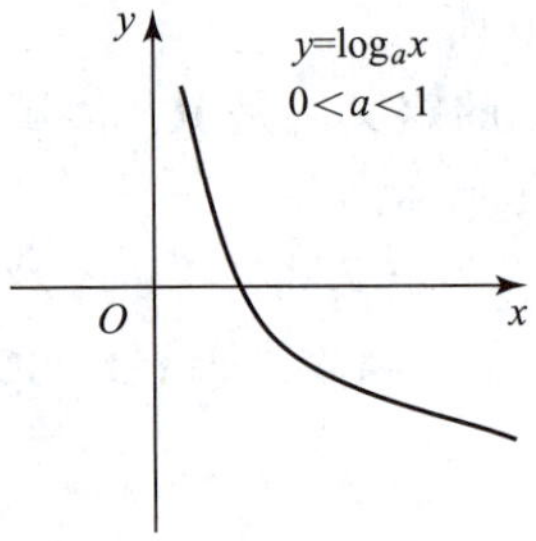

图 1－19

当底数相同时，指数函数与对数函数互为反函数．

5. 三角函数

三角函数包括下列 6 个函数：正弦函数 $y=\sin x$；余弦函数 $y=\cos x$；正切函数 $y=\tan x$；余切函数 $y=\cot x$；正割函数 $y=\sec x$；余割函数 $y=\csc x$．下面分别讨论它们的性质．

（1）正弦函数 $y=\sin x$ 的性质：定义域是 $\mathbf{R}$，值域是 $[-1, 1]$，是奇函数，是周期函数，周期是 2π，如图 1－20 所示．

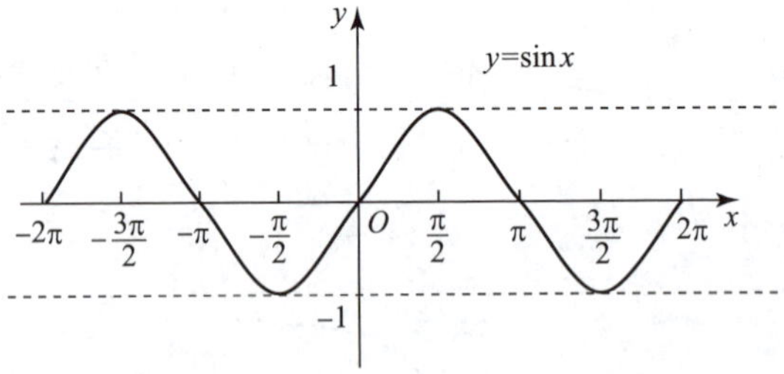

图 1－20

（2）余弦函数 $y=\cos x$ 的性质：定义域是 $\mathbf{R}$，值域是 $[-1, 1]$，是偶函数，是周期函数，周期是 2π，如图 1－21 所示．

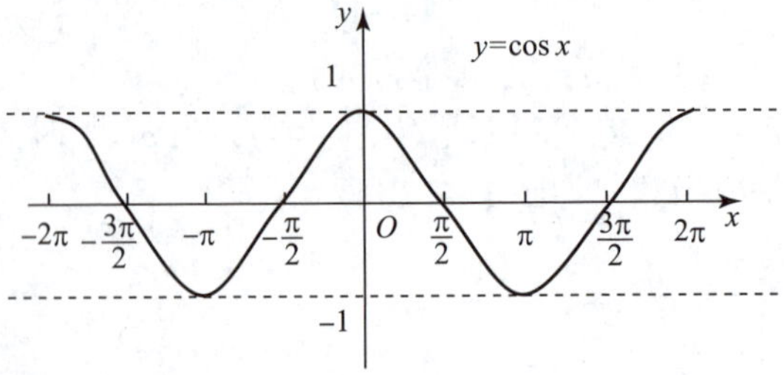

图 1－21

（3）正切函数 $y=\tan x$ 的性质：定义域是 $\left\{x \middle| x\in\mathbf{R}，且 x\neq\frac{\pi}{2}+k\pi，k\in\mathbf{Z}\right\}$，值域是 $\mathbf{R}$，是奇函数，是周期函数，周期是 π，如图 1－22 所示．

（4）余切函数 $y=\cot x$ 的性质：定义域是 $\{x \mid x\in\mathbf{R}，且 x\neq k\pi，k\in\mathbf{Z}\}$，值域是 $\mathbf{R}$，是奇函数，是周期函数，周期是 π，如图 1－23 所示．

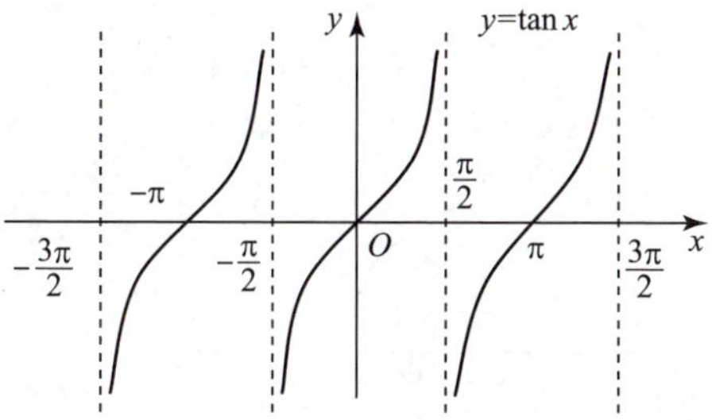

图 1 - 22

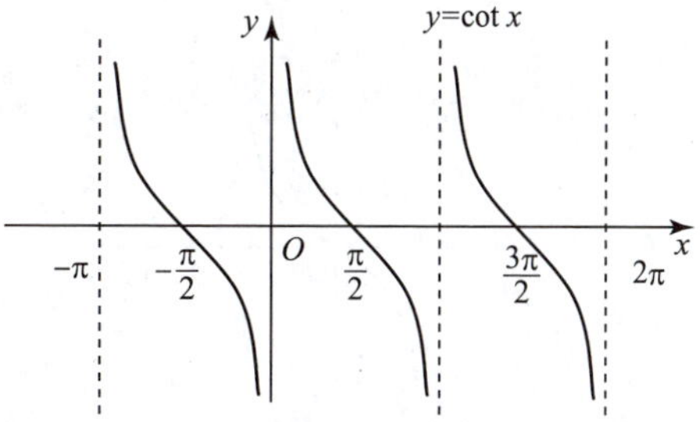

图 1 - 23

（5）正割函数 $y=\sec x$ 的性质：定义域是$\left\{x \middle| x\in\mathbf{R}，且 x\neq\frac{\pi}{2}+k\pi，k\in\mathbf{Z}\right\}$，值域是$\{y\,|\,y\in\mathbf{R}，且|y|\geqslant 1\}$，是偶函数，是周期函数，周期是 2π，如图 1 - 24 所示.

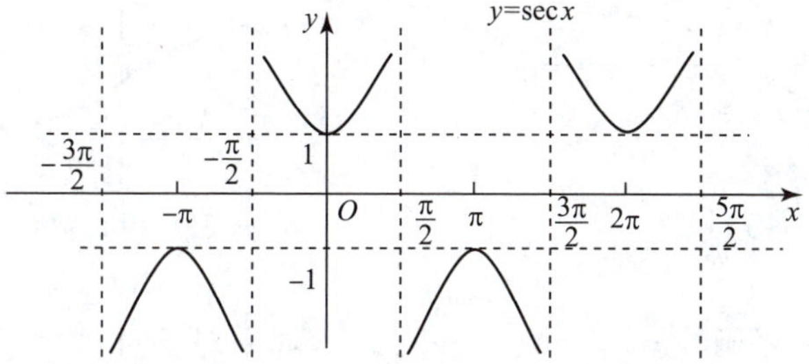

图 1 - 24

（6）余割函数 $y=\csc x$ 的性质：定义域是 $\{x\,|\,x\in\mathbf{R}，且 x\neq k\pi，k\in\mathbf{Z}\}$，值域是$\{y\,|\,y\in\mathbf{R}，且|y|\geqslant 1\}$，是奇函数，是周期函数，周期是 2π，如图 1 - 25 所示.

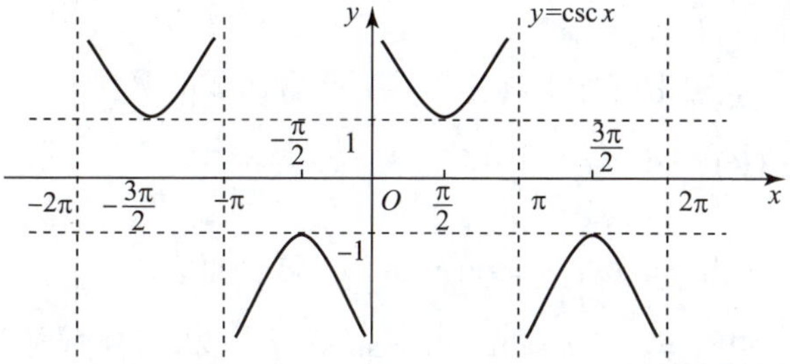

图 1 - 25

6. 反三角函数

反三角函数包括 4 个函数：反正弦函数 $y=\arcsin x$；反余弦函数 $y=\arccos x$；反正切函数 $y=\arctan x$；反余切函数 $y=\operatorname{arccot} x$. 下面分别讨论它们的性质.

（1）反正弦函数 $y=\arcsin x$ 的性质：定义域是 $[-1,1]$，值域是$\left[-\frac{\pi}{2},\frac{\pi}{2}\right]$，是奇函数，是增函数，是正弦函数在$\left[-\frac{\pi}{2},\frac{\pi}{2}\right]$的反函数，如图 1 - 26 所示.

（2）反余弦函数 $y=\arccos x$ 的性质：定义域是 $[-1,1]$，值域是 $[0,\pi]$，是减函数，是余弦函数在 $[0,\pi]$ 的反函数，如图 1 - 27 所示.

（3）反正切函数 $y=\arctan x$ 的性质：定义域是 $\mathbf{R}$，值域是$\left(-\frac{\pi}{2},\frac{\pi}{2}\right)$，是奇函数，是增函数，是正切函数在$\left(-\frac{\pi}{2},\frac{\pi}{2}\right)$的反函数，如图 1 - 28 所示.

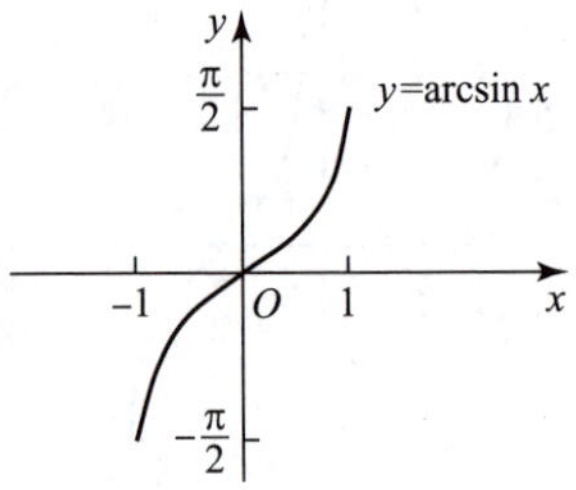

图1－26

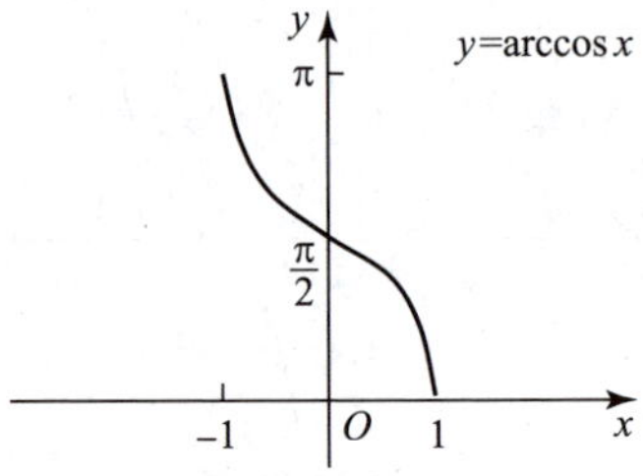

图1－27

（4）反余切函数 $y=\operatorname{arccot} x$ 的性质：定义域是 $\mathbf{R}$，值域是 $(0,\ \pi)$，是减函数，是余切函数在 $(0,\ \pi)$ 的反函数，如图1－29所示．

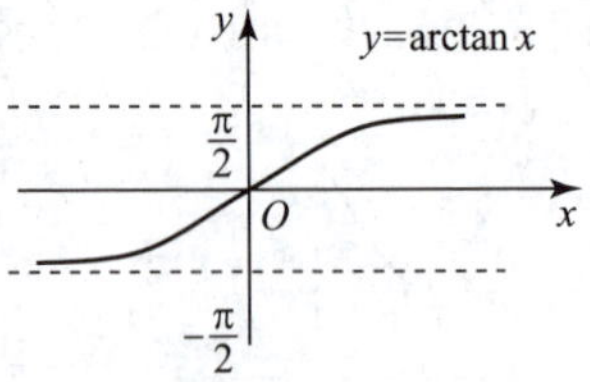

图1－28

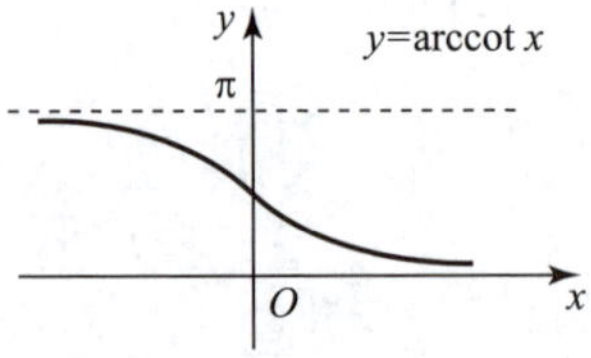

图1－29

（二）复合函数

定义9 假设有两个函数 $y=f(u)$，$u=\varphi(x)$，如果对于每一个函数值 $u=\varphi(x)$，$y=f(u)$都有意义，则称 y 是 x 的复合函数，记作 $y=f[\varphi(x)]$，其中 u 称为中间变量．

例10 写出下列复合函数：

（1）$y=\sqrt{u}$，$u=\sin x$；（2）$y=\mathrm{e}^u$，$u=\tan v$，$v=\sqrt{x}$.

解 （1）$y=\sqrt{\sin x}$；（2）$y=\mathrm{e}^{\tan\sqrt{x}}$.

例11 写出下列函数是由哪些基本初等函数复合而成的：

（1）$y=\sqrt{\sin \mathrm{e}^x}$；（2）$y=\dfrac{1}{\ln(\sin 2^x)}$；（3）$y=\dfrac{1}{\sqrt{\mathrm{e}^{\cos(\tan x)}}}$.

解 （1）$y=\sqrt{\sin \mathrm{e}^x}$由 $y=\sqrt{u}$，$u=\sin v$，$v=\mathrm{e}^x$ 复合而成.

（2）$y=\dfrac{1}{\ln(\sin 2^x)}$由 $y=\dfrac{1}{u}$，$u=\ln v$，$v=\sin w$，$w=2^x$ 复合而成.

（3）$y=\dfrac{1}{\sqrt{\mathrm{e}^{\cos(\tan x)}}}$由 $y=u^{-\frac{1}{2}}$，$u=\mathrm{e}^v$，$v=\cos w$，$w=\tan x$ 复合而成.

提示

因为复合函数的分解将用于后面计算复合函数的导数和换元积分，所以要注意以下两点：第一，每一步分解都必须是基本初等函数或是多项式函数 $a_nx^n+a_{n-1}x^{n-1}+\cdots+a_1x+a_0$，或是形如 $A\sin x+B\cos x$ 这样的简单初等函数；第二，如果连续两步分解都是幂函数，则这两步可以合并成一步，这样可以减少计算过程，例如 $y=\dfrac{1}{\sqrt{\sin x}}$可以由 $y=\dfrac{1}{u}$，$u=\sqrt{v}$，$v=\sin x$ 复合而成，$y=\dfrac{1}{u}=u^{-1}$，$u=\sqrt{v}=v^{\frac{1}{2}}$都是幂函数，所以 $y=\dfrac{1}{u}=u^{-1}=(v^{\frac{1}{2}})^{-1}=v^{-\frac{1}{2}}$，所以复合过程可以简化为 $y=v^{-\frac{1}{2}}$，$v=\sin x$.

做一做

1. 写出下列复合函数：

(1) $y=\ln u$，$u=\sin v$，$v=x^3$；(2) $y=\cos u$，$u=\frac{1}{v}$，$v=2^x$.

2. 写出下列复合函数的复合过程：

(1) $y=\sqrt{\tan(2^{\cos x})}$；(2) $y=\sin^2(e^x)$；(3) $y=\sqrt{\frac{1}{\cos(e^{\sqrt{x}})}}$.

(三) 初等函数

定义 10　基本初等函数经有限次四则运算及有限次复合运算而得到的函数，叫作初等函数．目前我们见到的大多数函数都是初等函数．下面介绍几个常用的非初等函数.

(1) $y=[x]$（取整函数）$[x]$ 表示不大于 x 的最大整数.

例如$[5]=5$，$[5.6]=5$，$[-5.6]=-6$.

(2) $y=\begin{cases}1, & x>0,\\ 0, & x=0,\\ -1, & x<0.\end{cases}$（符号函数）

(3) $y=\begin{cases}1, & x\text{ 为有理数},\\ 0, & x\text{ 为无理数}.\end{cases}$（狄利克雷函数）

(4) $y=\begin{cases}x^2, & x>0,\\ 2x, & x\leqslant 0.\end{cases}$（分段函数）

(5) $y=|x|$（分段函数）.

(6) $y=\left(1+\frac{1}{x}\right)^x$.

(7) $y=x^x$.

例 12　求下列函数值：

(1) $y=\begin{cases}1, & x>0,\\ 0, & x=0,\\ -1, & x<0.\end{cases}$ 求 $f[f(-6)]$.

(2) $y=\begin{cases}x^2, & x>0,\\ -2x, & x\leqslant 0,\end{cases}$ 求 $f[f(-3)]$.

(3) $f(x)=x^x$，求 $f[f(2)]$.

解　(1) 因为 $-6<0$，所以 $f(-6)=-1$，所以 $f[f(-6)]=f[-1]=-1$.

(2) 因为 $-3<0$，所以 $f(-3)=-2\times(-3)=6$，又因为 $6>0$，$f(6)=6^2=36$，所以 $f[f(-3)]=f[-2\times(-3)]=f(6)=6^2=36$.

(3) 因为 $f(2)=2^2=4$，$f(4)=4^4=256$，所以 $f[f(2)]=f[2^2]=f(4)=4^4=256$.

例 13　求下列函数的定义域：

(1) $y=\sqrt{\sin x}$；(2) $y=\sqrt{x-2}+\sqrt{3-x}$；(3) $y=\arcsin(x^2-1)$.

解　(1) 要使函数有意义，必须有 $\sin x\geqslant 0$，由正弦函数的图像可知，当 $x\in[0,\pi]$时，$\sin x\geqslant 0$，由正弦函数的周期性可知，当 $x\in[2k\pi,2k\pi+\pi](k\in\mathbf{Z})$ 时，$\sin x\geqslant 0$，所以函数

$y=\sqrt{\sin x}$的定义域为 $[2k\pi, 2k\pi+\pi]$ $(k\in\mathbf{Z})$.

（2）要使函数有意义，必须有$\begin{cases}x-2\geqslant 0,\\3-x\geqslant 0\end{cases}\Leftrightarrow\begin{cases}x\geqslant 2,\\x\leqslant 3\end{cases}\Leftrightarrow 2\leqslant x\leqslant 3$，所以函数 $y=\sqrt{x-2}+\sqrt{3-x}$的定义域为 $[2, 3]$.

（3）要使函数有意义，由反正弦函数的性质可知，必须有 $-1\leqslant x^2-1\leqslant 1$，即 $0\leqslant x^2\leqslant 2\Leftrightarrow x^2\leqslant 2$，解一元二次不等式 $x^2\leqslant 2$，得 $-\sqrt{2}\leqslant x\leqslant\sqrt{2}$，所以函数 $y=\arcsin(x^2-1)$的定义域为 $[-\sqrt{2}, \sqrt{2}]$.

做一做

求下列函数值：

（1）$f(x)=\left(1+\dfrac{1}{x}\right)^x$，求 $f[f(1)]$；（2）$y=\begin{cases}1, & x\text{为有理数},\\0, & x\text{为无理数}.\end{cases}$设 a 是任意实数，求 $f[f(a)]$.

案例回应

根据药物动力学研究表明，在导入案例中，药物的衰减规律为 $Q=Q_0\mathrm{e}^{-kt}$，当 $t=3$ 时，$Q=18\mathrm{e}^{-0.154\times 3}=18\mathrm{e}^{-0.462}$.

两边取常用对数，得 $\lg Q=\lg 18-0.462\lg\mathrm{e}=1.0546$

查反对数表，得 $Q=11.33$ μg/mL，即 3 h 后的血药浓度为 11.33 μg/mL.

同步训练 1－1

1. 求下列函数值：

（1）$f(x)=x^2+3x-1$，求 $f(0)$，$f(\sqrt{2})$，$f(\mathrm{e})$，$f(\sqrt{2}+1)$；

（2）$f(x)=\dfrac{x^2}{x^2+1}$，求 $f(\sqrt{2})$，$f(\sqrt{2}+1)$，$f\left(\dfrac{1}{x}\right)$，$f[f(x)]$；

（3）$f(x)=\begin{cases}x^2, & -1\leqslant x<0,\\2x, & 0\leqslant x<1,\\x^2+1, & x\geqslant 1,\end{cases}$ 求 $f\left(-\dfrac{1}{2}\right)$，$f(0)$，$f(\sqrt{2})$，$f\left(\dfrac{1}{\mathrm{e}}\right)$.

2. 已知函数 $f(x)=[x]$，$g(x)=\begin{cases}1, & x>0,\\0, & x=0,\\-1, & x<0,\end{cases}$ $h(x)=\begin{cases}1, & x\text{为有理数},\\0, & x\text{为无理数},\end{cases}$ 求 $h[f(x)]$，$h[g(x)]$，$f[h(x)]-g[h(x)]$.

3. 求下列函数的定义域：

（1）$y=\sqrt{2x-4}$；（2）$y=\ln(x-2)$；（3）$y=\tan\left(2x-\dfrac{\pi}{4}\right)$；

（4）$y=\arcsin\dfrac{x-1}{2}$；（5）$y=\sqrt{\ln x}$；（6）$y=\sqrt{\sin x}+\sqrt{\cos x}$.

4. 判断下列函数的奇偶性：

（1）$y=x^4+x^2$；（2）$y=x^2+1$；（3）$y=2^x$；（4）$y=\sin 2x$；

（5）$y=|x|$；（6）$y=\dfrac{e^x+e^{-x}}{2}$；（7）$y=\dfrac{e^x-e^{-x}}{2}$；（8）$y=\dfrac{e^x+1}{e^x-1}$.

5. 写出下列复合函数：

（1）$y=\dfrac{1}{u}$，$u=\sin v$，$v=\sqrt{x}$；（2）$y=2^u$，$u=\ln v$，$v=\tan x$.

6. 写出下列函数的复合过程：

（1）$y=\sqrt{\cos e^x}$；（2）$y=\dfrac{1}{\ln \sin x}$；（3）$y=2^{\sin\ln(x^2+1)}$；

（4）$y=\dfrac{1}{\sqrt{\sin^3 x^2}}$；（5）$y=\sqrt{1+\sin^2 x}$.

同步训练 1－1 答案

第二节　数列的极限

导入案例

我国古代哲学著作《庄子·天下篇》里有一句话：“一尺之棰，日取其半，万世不竭.”这句话的意思是说，一根一尺长的木棒，每天去掉一半，木棒永远存在. 请问：木棒真的永远不会消失吗？

案例分析

如果我们把每天木棒砍之前的长度排列起来，可以得到以下数列：1，$\dfrac{1}{2}$，$\dfrac{1}{4}$，$\dfrac{1}{8}$，…. 这个数列随着列数的增大，将会越来越小，最后逐渐趋于0. 这就是数列的极限问题.

一、数列极限的定义

定义 1　给定一个数列 a_1，a_2，a_3，…，a_n，…，当 n 无限地增大时，a_n 无限地趋近于某一个确定的常数 A，则称数列 $\{a_n\}$ 当 $n\to\infty$ 时以 A 为极限，记为 $\lim\limits_{n\to\infty} a_n=A$ 或 $a_n\to A$（$n\to\infty$），如果数列有极限，则称数列是收敛的；如果数列没有极限，则称数列是发散的.

数列极限的定义

该定义是数列极限的描述性定义，为了使定义更精确，下面介绍数列极限的 $\varepsilon-N$ 定义.

定义 2　（数列极限的 $\varepsilon-N$ 定义）设 $\{a_n\}$ 是一个数列，A 是一个确定的常数，如果对于任意给定的正数 ε，总存在正整数 N，使得当 $n>N$ 时总有 $|a_n-A|<\varepsilon$，则称数列 $\{a_n\}$ 当 $n\to\infty$ 时以 A 为极限，记为 $\lim\limits_{n\to\infty} a_n=A$ 或 $a_n\to A$（$n\to\infty$）.

链接

数列极限定义的变迁

极限法的思想可以追溯到古代．刘徽的割圆术、古希腊人的穷竭法都蕴含了极限的思想．16世纪的欧洲处于资本主义萌芽时期，生产和技术中大量的问题只用初等数学的方法已无法解决，要求数学突破只研究常量的传统范围，提供能够用以描述和研究运动、变化过程的新工具，这是促进极限发展、建立微积分的社会背景．起初牛顿和莱布尼茨以无穷小概念为基础建立微积分，后来遇到了逻辑困难，导致他们在晚期都不同程度地接受了极限思想．因为当时缺乏严格的极限定义，所以微积分理论受到了人们的怀疑与攻击．到了19世纪，法国数学家柯西在前人工作的基础上比较完整地阐述了极限的概念及其理论．柯西把无穷小视为以0为极限的变量，这就澄清了无穷小“似零非零”的模糊认识．但柯西的叙述中还是存在描述性的词语，如“无限趋近”“要多小就多小”等，还保留着直观痕迹，没有达到彻底严密化的程度．直到德国数学家维尔斯托拉斯提出了数列极限的 $\varepsilon-N$ 定义，才建立严格的极限定义．这个定义借助不等式，通过 ε 和 N 之间的关系定量地、具体地刻画了两个“无限过程”之间的联系．因此，这样的定义是严格的，是可以作为科学论证的基础的．在今天，这个定义仍然是数列极限的标准定义．

例1 确定下列数列的极限：

（1）$1, \frac{1}{2}, \frac{1}{3}, \cdots, \frac{1}{n}, \cdots$

（2）$2, \frac{3}{2}, \frac{4}{3}, \cdots, \frac{n+1}{n}, \cdots$

（3）$\frac{1}{2}, \frac{2}{3}, \frac{3}{4}, \cdots, \frac{n}{n+1}, \cdots$

解 （1）当 $n\to\infty$ 时，$\frac{1}{n}\to 0$，所以 $\lim\limits_{n\to\infty}\frac{1}{n}=0$.

（2）当 $n\to\infty$ 时，$\frac{1}{n}\to 0$，$\frac{n+1}{n}=1+\frac{1}{n}\to 1$，所以 $\lim\limits_{n\to\infty}\frac{n+1}{n}=1$.

（3）当 $n\to\infty$ 时，$\frac{1}{n}\to 0$，$\frac{1}{n+1}\to 0$，所以 $\frac{n}{n+1}=1-\frac{1}{n+1}\to 1$，所以 $\lim\limits_{n\to\infty}\frac{n}{n+1}=1$.

做一做

说出下列数列的极限：

（1）$1, \frac{1}{3}, \frac{1}{5}, \cdots, \frac{1}{2n-1}, \cdots$

（2）$1, \frac{3}{2}, \frac{5}{3}, \cdots, \frac{2n-1}{n}, \cdots$

（3）$\frac{1}{2}, \frac{3}{4}, \frac{5}{6}, \cdots, \frac{2n-1}{2n}, \cdots$

（4）$2, \frac{4}{3}, \frac{6}{5}, \cdots, \frac{2n}{2n-1}, \cdots$

指点迷津

(1) 只有无穷数列才可能有极限，有穷数列没有极限.

(2) 如果一个数列有极限，则极限是唯一的.

二、数列极限的性质

定义 3　(数列的有界性) 设 $\{a_n\}$ 是一个数列，如果存在一个常数 M，使得对于数列 $\{a_n\}$ 中的任何一项 a_n 都有 $a_n \leqslant M$，则称数列 $\{a_n\}$ 有上界，称 M 是数列 $\{a_n\}$ 的一个上界；如果这样的 M 不存在，则称数列 $\{a_n\}$ 无上界. 如果存在一个常数 m，使得对于数列 $\{a_n\}$ 中的任何一项 a_n 都有 $a_n \geqslant m$，则称数列 $\{a_n\}$ 有下界，称 m 是数列 $\{a_n\}$ 的一个下界；如果这样的 m 不存在，则称数列 $\{a_n\}$ 无下界. 如果存在一个正数 K，使得对于数列 $\{a_n\}$ 中的任何一项 a_n 都有 $|a_n| \leqslant K$，则称数列 $\{a_n\}$ 有界；如果这样的 K 不存在，则称数列 $\{a_n\}$ 无界.

例 2　证明数列 $\{a_n\}$ 有界的充分必要条件是数列 $\{a_n\}$ 既有上界又有下界.

证　充分性：设 M 是数列 $\{a_n\}$ 的一个上界，m 是数列 $\{a_n\}$ 的一个下界，则对于数列 $\{a_n\}$ 中的任何一项 a_n，都有 $m \leqslant a_n \leqslant M$，取 $K = \max\{|M|, |m|\}$，则显然有 $-K \leqslant -|m| \leqslant m \leqslant a_n \leqslant M \leqslant |M| \leqslant K$，即得 $|a_n| \leqslant K$，所以数列 $\{a_n\}$ 有界.

必要性：因为数列 $\{a_n\}$ 有界，所以存在一个正数 K，使得对于数列 $\{a_n\}$ 中的任何一项 a_n，都有 $|a_n| \leqslant K$，即得 $-K \leqslant a_n \leqslant K$，取 $-K$ 为数列 $\{a_n\}$ 的一个下界，取 K 为数列 $\{a_n\}$ 的一个上界，所以数列 $\{a_n\}$ 既有上界又有下界.

下面给出数列极限的性质：

性质 1　(极限的唯一性) 数列 $\{a_n\}$ 不能收敛于两个不同的极限.

性质 2　(收敛数列的有界性) 如果数列 $\{a_n\}$ 收敛，那么数列 $\{a_n\}$ 一定有界.

性质 3　(收敛数列与其子数列间的关系) 如果数列 $\{a_n\}$ 收敛于 A，那么它的任一子数列也收敛，并且极限也是 A.

提示

(1) 并不是每个数列都有极限，例如 $\lim\limits_{n\to\infty} n$ 就不存在，因为 n 可以无限增大；$\lim\limits_{n\to\infty}(-1)^n$ 也不存在，因为这个数列的奇数项趋于 -1，偶数项趋于 1.

(2) 常数也可以看作数列，例如 0 可以看作数列 0，0，0，….

三、数列极限存在准则

准则 I　如果数列 $\{a_n\}$，$\{b_n\}$，$\{c_n\}$ 满足：

(1) $a_n \leqslant b_n \leqslant c_n$，$n = 1, 2, 3, \cdots$；

(2) $\{a_n\}$，$\{c_n\}$ 的极限都存在，且 $\lim\limits_{n\to\infty} a_n = \lim\limits_{n\to\infty} c_n = A$，则数列 $\{b_n\}$ 的极限也存在，且 $\lim\limits_{n\to\infty} b_n = A$.

准则Ⅰ又称夹逼定理、夹挤定理或两边夹法则.

准则Ⅱ 单调有界数列必有极限.

四、数列极限的运算

定理1 如果数列 $\{a_n\}$ 和 $\{b_n\}$ 的极限都存在，$\lim\limits_{n\to\infty}a_n=A$，$\lim\limits_{n\to\infty}b_n=B$，则数列 $\{a_n\pm b_n\}$ 的极限也存在，且 $\lim\limits_{n\to\infty}(a_n\pm b_n)=A\pm B$（可推广到有限个数列的代数和）.

定理2 如果数列 $\{a_n\}$ 和 $\{b_n\}$ 的极限都存在，$\lim\limits_{n\to\infty}a_n=A$，$\lim\limits_{n\to\infty}b_n=B$，则数列 $\{a_n\cdot b_n\}$ 的极限也存在，且 $\lim\limits_{n\to\infty}(a_n\cdot b_n)=A\cdot B$（可推广到有限个数列的乘积）.

定理3 如果 C 是一个确定的常数，则 $\lim\limits_{n\to\infty}C=C$.

推论1 如果数列 $\{a_n\}$ 的极限存在，$\lim\limits_{n\to\infty}a_n=A$，$C$ 是一个常数，则数列 $\{C\cdot a_n\}$ 的极限也存在，且 $\lim\limits_{n\to\infty}(C\cdot a_n)=C\cdot A$.

推论2 如果数列 $\{a_n\}$ 的极限存在，$\lim\limits_{n\to\infty}a_n=A$，$K$ 是正整数且是常数，则数列 $\{a_n{}^K\}$ 的极限也存在，且 $\lim\limits_{n\to\infty}a_n{}^K=A^K$（可推广到 K 是有理数，只要 $a_n{}^K$ 和 A^K 有意义）.

定理4 如果数列 $\{a_n\}$ 和 $\{b_n\}$ 的极限都存在，$\lim\limits_{n\to\infty}a_n=A$，$\lim\limits_{n\to\infty}b_n=B$（$B\neq0$），则数列 $\left\{\dfrac{a_n}{b_n}\right\}$ 的极限也存在，且 $\lim\limits_{n\to\infty}\left(\dfrac{a_n}{b_n}\right)=\dfrac{A}{B}$.

砥砺廉隅

等比数列的极限诠释了努力的意义. 如果我们每天努力进步一小点，比如0.01，那么将每天的结果排起来就是 $1+0.01$，$(1+0.01)^2$，$(1+0.01)^3$，…，是一个等比数列. 虽然前几个数看起来很小1.01，1.020 1，1.030 301，1.040 604 01，…但一年后将变成37.11，二年后变成1 377，三年后变成51 110，这个数列的极限是无穷大∞. 这说明经过一年努力，你将进步37倍多，经过2年努力，你将进步1 377倍，经过3年努力，你将进步51 110倍. 因此，经过3年的努力学习，你已经成为一个非常优秀的高素质高技能型人才了. 如果你继续努力，将有所成就. 因此我们应重视每天的小进步，并长期坚持下去，就一定能实现梦想. 总之中国有句名言：有志者，事竟成.

例3 证明数列 $\{(-1)^n\}$ 是发散的.

证（反证法） 假设数列 $\{(-1)^n\}$ 是收敛的，由性质3可知，其子数列 $\{(-1)^{2n}\}$ 和 $\{(-1)^{2n-1}\}$ 也收敛，并且收敛于同一个极限，实际上 $\lim\limits_{n\to\infty}(-1)^{2n}=\lim\limits_{n\to\infty}1=1$，$\lim\limits_{n\to\infty}(-1)^{2n-1}=\lim\limits_{n\to\infty}(-1)=-1$，说明假设不成立，所以数列 $\{(-1)^n\}$ 是发散的.

例4 求下列数列的极限：

(1) $\lim\limits_{n\to\infty}\dfrac{2n-3}{3n+2}$；(2) $\lim\limits_{n\to\infty}\dfrac{n^2+2n-3}{2n^2+3n+2}$；(3) $\lim\limits_{n\to\infty}(\sqrt{n+1}-\sqrt{n})$；

（4）$\lim\limits_{n\to\infty}\frac{n!}{n^n}$；（5）$\lim\limits_{n\to\infty}\left(\frac{1}{n^2}+\frac{2}{n^2}+\frac{3}{n^2}+\cdots+\frac{n}{n^2}\right)$；（6）$\lim\limits_{n\to\infty}\left(\frac{2}{3}\right)^n$.

解　（1）$\lim\limits_{n\to\infty}\frac{2n-3}{3n+2}=\lim\limits_{n\to\infty}\frac{2-\frac{3}{n}}{3+\frac{2}{n}}=\frac{\lim\limits_{n\to\infty}\left(2-\frac{3}{n}\right)}{\lim\limits_{n\to\infty}\left(3+\frac{2}{n}\right)}=\frac{\lim\limits_{n\to\infty}2-\lim\limits_{n\to\infty}\frac{3}{n}}{\lim\limits_{n\to\infty}3+\lim\limits_{n\to\infty}\frac{2}{n}}=\frac{2-0}{3+0}=\frac{2}{3}$.

在熟练掌握数列极限的运算法则后，有些中间过程可以省略.

（2）$\lim\limits_{n\to\infty}\frac{n^2+2n-3}{2n^2+3n+2}=\lim\limits_{n\to\infty}\frac{1+\frac{2}{n}-\frac{3}{n^2}}{2+\frac{3}{n}+\frac{2}{n^2}}=\frac{1+0-0}{2+0+0}=\frac{1}{2}$.

（3）$\lim\limits_{n\to\infty}(\sqrt{n+1}-\sqrt{n})=\lim\limits_{n\to\infty}\frac{(\sqrt{n+1}-\sqrt{n})(\sqrt{n+1}+\sqrt{n})}{\sqrt{n+1}+\sqrt{n}}=\lim\limits_{n\to\infty}\frac{1}{\sqrt{n+1}+\sqrt{n}}=0$.

（4）因为 $0<\frac{n!}{n^n}=\frac{n(n-1)(n-2)\cdots3\cdot2\cdot1}{n\cdot n\cdot n\cdot\cdots\cdot n\cdot n\cdot n}\leqslant\frac{1}{n}$，而 $\lim\limits_{n\to\infty}0=0$，$\lim\limits_{n\to\infty}\frac{1}{n}=0$，所以 $\lim\limits_{n\to\infty}\frac{n!}{n^n}=0$.

（5）
$$\begin{aligned}&\lim_{n\to\infty}\left(\frac{1}{n^2}+\frac{2}{n^2}+\frac{3}{n^2}+\cdots+\frac{n}{n^2}\right)\\&=\lim_{n\to\infty}\frac{1+2+3+\cdots+n}{n^2}\\&=\lim_{n\to\infty}\frac{\frac{1}{2}n(n+1)}{n^2}=\lim_{n\to\infty}\frac{1}{2}\left(1+\frac{1}{n}\right)=\frac{1}{2}\times(1+0)=\frac{1}{2}.\end{aligned}$$

（6）由二项式定理：

$\left(\frac{3}{2}\right)^n=\left(1+\frac{1}{2}\right)^n=C_n^0\cdot1^n\cdot\left(\frac{1}{2}\right)^0+C_n^1\cdot1^{n-1}\cdot\left(\frac{1}{2}\right)^1+C_n^2\cdot1^{n-2}\cdot\left(\frac{1}{2}\right)^2+\cdots+C_n^n\cdot1^{n-n}\cdot\left(\frac{1}{2}\right)^n$，所以 $\left(\frac{3}{2}\right)^n>C_n^1\cdot1^{n-1}\cdot\left(\frac{1}{2}\right)^1=\frac{n}{2}$，所以 $0<\left(\frac{2}{3}\right)^n<\frac{2}{n}$，而 $\lim\limits_{n\to\infty}0=0$，$\lim\limits_{n\to\infty}\frac{2}{n}=0$，所以 $\lim\limits_{n\to\infty}\left(\frac{2}{3}\right)^n=0$. 可以用同样的方法证明，$\lim\limits_{n\to\infty}q^n=0$，$q$ 为常数且 $|q|<1$.

例 5　证明 $\lim\limits_{n\to\infty}\sqrt[n]{a}=1(a>1)$.

证　因为 $a>1$，所以 $\sqrt[n]{a}>1$，如果令 $\sqrt[n]{a}=1+x_n$，则 $x_n>0$，即得 $a=(1+x_n)^n$，由二项式定理 $a=(1+x_n)^n=1+nx_n+\frac{n(n-1)}{2}x_n{}^2+\cdots+x_n{}^n\geqslant1+nx_n$，即得 $0<x_n\leqslant\frac{a-1}{n}$，因为 $\lim\limits_{n\to\infty}\frac{a-1}{n}=0$，$\lim\limits_{n\to\infty}0=0$，所以 $\lim\limits_{n\to\infty}x_n=0$，所以 $\lim\limits_{n\to\infty}\sqrt[n]{a}=\lim\limits_{n\to\infty}(1+x_n)=\lim\limits_{n\to\infty}1+\lim\limits_{n\to\infty}x_n=1+0=1$.

例 6　证明数列 $\sqrt{2}$，$\sqrt{2+\sqrt{2}}$，$\sqrt{2+\sqrt{2+\sqrt{2}}}$，…的极限存在，并求出该数列的极限.

证　设 $a_1=\sqrt{2}$，$a_{n+1}=\sqrt{2+a_n}$（$n=1，2，3，\cdots$）.

（1）证明数列 $\{a_n\}$ 有界：显然 $a_n>0$（$n=1，2，3，\cdots$），所以数列 $\{a_n\}$ 有下界，

下面用数学归纳法证明数列 $\{a_n\}$ 有上界2，$n=1$ 时，$a_1=\sqrt{2}<2$，假设 $n=k$ 时数列 $\{a_n\}$ 也有上界2，当 $n=k+1$ 时，$a_{k+1}=\sqrt{2+a_k}<\sqrt{2+2}=2$，所以 $n=k+1$ 时数列 $\{a_n\}$ 也有上界2，所以数列 $\{a_n\}$ 有上界2，所以数列 $\{a_n\}$ 有界.

（2）证明数列 $\{a_n\}$ 单调递增：$a_{n+1}-a_n=\sqrt{2+a_n}-a_n=\dfrac{2+a_n-a_n^2}{\sqrt{2+a_n}+a_n}=\dfrac{(2-a_n)(1+a_n)}{\sqrt{2+a_n}+a_n}$，因为数列 $\{a_n\}$ 有上界2，所以 $2-a_n>0$，又因为 $a_n>0$，所以 $1+a_n>0$，$\sqrt{2+a_n}+a_n>0$，所以 $a_{n+1}-a_n>0$，即 $a_{n+1}>a_n$，所以数列 $\{a_n\}$ 单调递增．由准则Ⅱ可知，数列 $\{a_n\}$ 必有极限，设数列 $\{a_n\}$ 的极限为 A，将 $a_{n+1}=\sqrt{2+a_n}$ 两边平方得 $a_{n+1}^2=2+a_n$，两边取极限得 $A^2=2+A$，解方程得 $A=2$，$A=-1$（舍去），所以 $\lim\limits_{n\to\infty}a_n=2$.

例7 龟兔赛跑是大家都熟悉的寓言．兔子输给了乌龟，心里很不服气，这天，兔子又提出要和乌龟赛跑100 m．乌龟说："赛跑是你们兔子的强项，你1 s可以跑1 m，我1 s只能爬0.1 m，要比我们就来个龟兔两项赛，先比赛跑，再比游泳，谁先到河对岸，谁就是胜利者．"兔子说："天气这么冷，别比游泳了，要不我让你先跑80 m．"乌龟心想："20 m我要爬200 s，100 m你只要跑100 s．"乌龟眼珠一转，有了计策．乌龟说："你让我先跑的话，你就不可能追上我了，如果我能说出道理，你又找不出毛病就算你输．"兔子说："只要你能说出道理，就算我输．"乌龟说："开始跑的时候，我们相差80 m，等你跑完80 m，我向前爬了8 m，你没追上．等你跑完8 m，我又向前爬了0.8 m，你还是没追上．等你跑完0.8 m，我又向前爬了0.08 m，你仍然没追上．这么一直下去，你岂不是永远都追不上？"兔子找不出乌龟话中的错误，只好认输．你能找出乌龟话中的错误吗？

解 将兔子每段所跑的路程排列起来，构成一等比数列80，8，0.8，…，其中首项 $a_1=80$，公比 $q=0.1$，所以兔子前 n 段所跑的路程就是该数列的前 n 项的和 $S_n=80+8+0.8+\cdots+80\times0.1^{n-1}=\dfrac{80(1-0.1^n)}{1-0.1}=\dfrac{800}{9}(1-0.1^n)$，因为 $|0.1|<1$，所以 $\lim\limits_{n\to\infty}0.1^n=0$，兔子一直这样跑下去的话，经过的路程为数列前 n 项的和当 $n\to\infty$ 时的极限 $\lim\limits_{n\to\infty}(80+8+0.8+\cdots+80\times0.1^{n-1})=\lim\limits_{n\to\infty}\dfrac{800}{9}(1-0.1^n)=\dfrac{800}{9}$，按照乌龟的说法这样一直爬下去的话，兔子所跑的路程为 $\dfrac{800}{9}$ m，说明兔子只是在 $\dfrac{800}{9}$ m 的距离内无法追上乌龟，而不是永远追不上.

注意

（1）在运用数列极限的运算法则时，必须保证每个数列的极限都存在，否则可能产生错误的结果．例如 $\lim\limits_{n\to\infty}\dfrac{1}{n}\cdot n=\lim\limits_{n\to\infty}\dfrac{1}{n}\cdot\lim\limits_{n\to\infty}n=0\cdot\lim\limits_{n\to\infty}n=0$ 就是一个错误的结果，因为 $\lim\limits_{n\to\infty}n$ 不存在，所以不能运用定理2，实际上 $\lim\limits_{n\to\infty}\dfrac{1}{n}\cdot n=\lim\limits_{n\to\infty}1=1$.

(2) 定理 1 只能推广到有限个数列，如果推广到无限个数列，可能产生错误的结果．例如 $\lim\limits_{n\to\infty}\left(\frac{1}{n^2}+\frac{2}{n^2}+\frac{3}{n^2}+\cdots+\frac{n}{n^2}\right)=\lim\limits_{n\to\infty}\frac{1}{n^2}+\lim\limits_{n\to\infty}\frac{2}{n^2}+\lim\limits_{n\to\infty}\frac{3}{n^2}+\cdots+\lim\limits_{n\to\infty}\frac{n}{n^2}=0+0+0+\cdots+0=0$，实际上 $\lim\limits_{n\to\infty}\left(\frac{1}{n^2}+\frac{2}{n^2}+\frac{3}{n^2}+\cdots+\frac{n}{n^2}\right)=\frac{1}{2}$.

(3) 注意 $\lim\limits_{n\to\infty}q^n=0$（$q$ 为常数，且 $|q|<1$）的条件，当 q 不为常数时，这个结论可能不成立．例如，显然有 $\left|\frac{n-1}{n}\right|<1$，而 $\lim\limits_{n\to\infty}\left(\frac{n-1}{n}\right)^n=\frac{1}{\mathrm{e}}$，在这里用到一个重要的极限 $\lim\limits_{n\to\infty}\left(1+\frac{1}{n}\right)^n=\mathrm{e}$，这个极限在后面要专门介绍.

案例回应

我们把每天木棒砍之前的长度排列起来得数列 $1,\frac{1}{2},\frac{1}{4},\frac{1}{8},\cdots,\frac{1}{2^{n-1}},\cdots$. 该数列的极限 $\lim\limits_{n\to\infty}\frac{1}{2^{n-1}}=0$.

说明随着时间的推移，木棒朝着消失的方向变化.

同步训练 1-2

1. 说出下列数列的极限：

(1) $1,1,1,\cdots,1,\cdots$;

(2) $1,3,5,\cdots,2n-1,\cdots$;

(3) $1,-1,1,\cdots,(-1)^{n+1},\cdots$;

(4) $\frac{2}{5},\frac{4}{25},\frac{8}{125},\frac{16}{625},\cdots,\left(\frac{2}{5}\right)^n,\cdots$;

(5) $-1,\frac{1}{2},-\frac{1}{3},\cdots,(-1)^n\frac{1}{n},\cdots$;

(6) $2,0,2,0,\cdots,(-1)^{n+1}+1,\cdots$.

2. 求下列数列的极限：

(1) $\lim\limits_{n\to\infty}\frac{2n-1}{n+2}$; (2) $\lim\limits_{n\to\infty}\frac{2n^2+n-3}{2n^2+3n+2}$; (3) $\lim\limits_{n\to\infty}\frac{(2n-1)^2}{n^2+2}$;

(4) $\lim\limits_{n\to\infty}(\sqrt{n+1}-\sqrt{n})\sqrt{n}$; (5) $\lim\limits_{n\to\infty}\frac{3^n-2^n}{3^n+2^n}$; (6) $\lim\limits_{n\to\infty}\frac{n}{2^n}$;

(7) $\lim\limits_{n\to\infty}\frac{\sin n}{n}$; (8) $\lim\limits_{n\to\infty}(-1)^n\frac{2^n}{n!}$;

(9) $\lim\limits_{n\to\infty}\left(1+\frac{1}{2}+\frac{1}{4}+\cdots+\frac{1}{2^n}\right)$.

同步训练 1-2 答案

第三节　函数的极限

导入案例

100 个细菌放在培养器中，其中有足够的食物，但空间有限，对空间的竞争使得细菌总数 N 与时间 t 的关系为

$$N=\frac{1\ 000}{1+9\mathrm{e}^{-0.115\ 8t}},$$

问：培养器中最多能容下多少细菌？

案例分析

从本案例的函数式可以看出，当 t 越来越大时，$\mathrm{e}^{-0.115\ 8t}$ 越来越接近 0，这个问题可以用函数的极限来解决.

一、函数极限的定义

定义 1　对于函数 $y=f(x)$，当 x 无限地增大时，函数值 $f(x)$ 无限趋近于一个确定的常数 A，则称函数 $y=f(x)$ 当 $x\to+\infty$ 时以 A 为极限，记作

$$\lim_{x\to+\infty}f(x)=A \text{ 或 } f(x)\to A(x\to+\infty).$$

定义 2　对于函数 $y=f(x)$，当 x 无限地变小（x 的绝对值无限地增大）时，函数值 $f(x)$ 无限趋近于一个确定的常数 A，则称函数 $y=f(x)$ 当 $x\to-\infty$ 时以 A 为极限，记作

$$\lim_{x\to-\infty}f(x)=A \text{ 或 } f(x)\to A(x\to-\infty).$$

定义 3　对于函数 $y=f(x)$，当 x 的绝对值无限地增大时，函数值 $f(x)$ 无限趋近于一个确定的常数 A，则称函数 $y=f(x)$ 当 $x\to\infty$ 时以 A 为极限，记作

$$\lim_{x\to\infty}f(x)=A \text{ 或 } f(x)\to A(x\to\infty).$$

定义 4　对于函数 $y=f(x)$ 在 x_0 附近有定义（在点 x_0 处可以没有定义），当 x 无限地趋近于 x_0（始终不等于 x_0）时，函数值 $f(x)$ 无限趋近于一个确定的常数 A，则称函数 $y=f(x)$ 当 $x\to x_0$ 时以 A 为极限，记作

$$\lim_{x\to x_0}f(x)=A \text{ 或 } f(x)\to A(x\to x_0).$$

链接

函数极限的 $\varepsilon-\delta$ 定义

设 $f(x)$ 是一个函数，A 是一个确定的常数，若对于任意给的正数 ε，总存在正数 δ，使得当 $|x-x_0|<\delta$ 时，有 $|f(x)-A|<\varepsilon$，则称函数 $f(x)$ 当 $x\to x_0$ 时以 A 为极限，记为 $\lim\limits_{x\to x_0}f(x)=A$ 或 $f(x)\to A(x\to x_0)$.

定义 5 对于函数 $y=f(x)$ 在 x_0 右侧附近有定义（在点 x_0 处可以没有定义），当 x 从大于 x_0 的方向无限地趋近于 x_0（始终不等于 x_0）时，函数值 $f(x)$ 无限趋近于一个确定的常数 A，则称 A 是函数 $y=f(x)$ 当 $x\to x_0$ 时的右极限，记作 $\lim\limits_{x\to x_0^+}f(x)=A$ 或 $f(x)\to A(x\to x_0^+)$.

定义 6 对于函数 $y=f(x)$ 在 x_0 左侧附近有定义（在点 x_0 处可以没有定义），当 x 从小于 x_0 的方向无限地趋近于 x_0（始终不等于 x_0）时，函数值 $f(x)$ 无限趋近于一个确定的常数 A，则称 A 是函数 $y=f(x)$ 当 $x\to x_0$ 时的左极限，记为 $\lim\limits_{x\to x_0^-}f(x)=A$ 或 $f(x)\to A(x\to x_0^-)$.

定理 1 函数极限 $\lim\limits_{x\to x_0}f(x)$ 存在的充分必要条件是函数 $y=f(x)$ 在点 x_0 的左右极限都存在且相等，即 $\lim\limits_{x\to x_0^+}f(x)=\lim\limits_{x\to x_0^-}f(x)$.

例 1 确定下列函数的极限：

（1）$\lim\limits_{x\to\infty}\dfrac{1}{x}$；（2）$\lim\limits_{x\to+\infty}\dfrac{1}{e^x}$；（3）$\lim\limits_{x\to-\infty}2^x$；（4）$\lim\limits_{x\to+\infty}\arctan x$.

解 （1）$\lim\limits_{x\to\infty}\dfrac{1}{x}=0$.

（2）当 $x\to+\infty$ 时，$e^x\to+\infty$，所以 $\lim\limits_{x\to+\infty}\dfrac{1}{e^x}=0$.

（3）由 $y=2^x$ 的图像可以看出，$\lim\limits_{x\to-\infty}2^x=0$.

（4）由 $y=\arctan x$ 的图像可以看出，$\lim\limits_{x\to+\infty}\arctan x=\dfrac{\pi}{2}$.

例 2 考查并写出下列极限：

（1）$\lim\limits_{x\to x_0}c$（c 为常数）；（2）$\lim\limits_{x\to x_0}x$.

解 （1）设 $f(x)=c$，由于 x 无论取何值，$f(x)$ 的值恒等于 c，因此当 x 无限接近于定值 x_0 时，即 $x\to x_0$ 时，$f(x)=c$，所以 $\lim\limits_{x\to x_0}c=c$.

（2）设 $\varphi(x)=x$，由于 x 无论取何值，$\varphi(x)$ 的值都等于 x，因此当 x 无限接近于定值 x_0，即 $x\to x_0$ 时，$\varphi(x)=x$ 也无限接近于定值 x_0，所以 $\lim\limits_{x\to x_0}x=x_0$.

例 3 讨论函数 $f(x)=\begin{cases}x-1, & x<0,\\ 0, & x=0,\\ x+1, & x>0,\end{cases}$ 当 $x\to 0$ 时的极限.

解 由图 1-30 知 $\lim\limits_{x\to0^-}f(x)=\lim\limits_{x\to0^-}(x-1)=-1$，

$\lim\limits_{x\to0^+}f(x)=\lim\limits_{x\to0^+}(x+1)=1$.

因为 $\lim\limits_{x\to0^-}f(x)\neq\lim\limits_{x\to0^+}f(x)$，所以 $\lim\limits_{x\to0}f(x)$ 不存在.

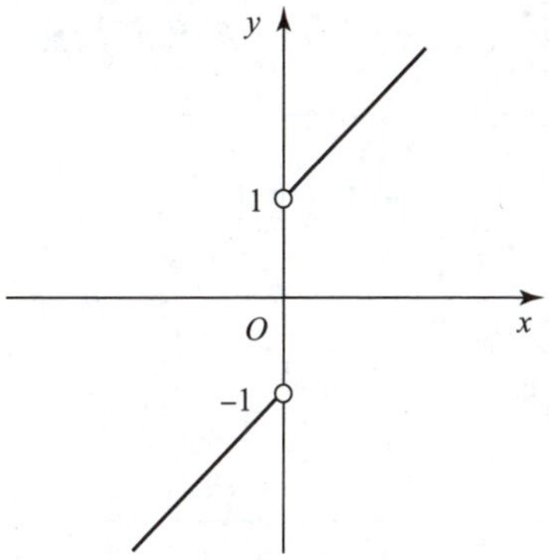

图 1-30

二、无穷小量与无穷大量

1. 无穷小量的概念

定义 7 在某一极限过程中，以零为极限的变量称为无穷小量，简称无穷小.

定理 2 在某一极限过程中，函数 $f(x)$ 以常数 A 为极限的充分必要条件是 $f(x)=A+\alpha$，

α 是同一极限过程中的无穷小量.

例 4 判断下列变量中哪些是无穷小量：

（1）$\left(\frac{2}{3}\right)^n$（$n\to\infty$）；（2）$\left(\frac{2}{3}\right)^x$（$x\to+\infty$）；（3）$\left(\frac{2}{3}\right)^x$（$x\to-\infty$）；（4）0.

解 （1）因为 $\lim\limits_{n\to\infty}\left(\frac{2}{3}\right)^n=0$，所以当 $n\to\infty$ 时，$\left(\frac{2}{3}\right)^n$ 是无穷小量.

（2）由 $y=\left(\frac{2}{3}\right)^x$ 的图像可以看出，$\lim\limits_{x\to+\infty}\left(\frac{2}{3}\right)^x=0$，所以当 $x\to+\infty$ 时，$\left(\frac{2}{3}\right)^x$ 是无穷小量.

（3）由 $y=\left(\frac{2}{3}\right)^x$ 的图像可以看出，$\lim\limits_{x\to-\infty}\left(\frac{2}{3}\right)^x$ 不存在，所以当 $x\to-\infty$ 时，$\left(\frac{2}{3}\right)^x$ 不是无穷小量.

（4）因为 0 的极限是 0，所以 0 是无穷小量.

2. 无穷大量的概念

定义 8 在某一变化过程中，绝对值无限增大的变量称为无穷大量，简称无穷大，记作 ∞.

显然，2^n（$n\to\infty$），e^x（$x\to+\infty$），$\left(\frac{2}{3}\right)^x$（$x\to-\infty$），$x$（$x\to\infty$），$\frac{1}{x}$（$x\to0$）都是无穷大量，即 $\lim\limits_{n\to\infty}2^n=\infty$，$\lim\limits_{x\to+\infty}e^x=\infty$，$\lim\limits_{x\to-\infty}\left(\frac{2}{3}\right)^x=\infty$，$\lim\limits_{x\to\infty}x=\infty$，$\lim\limits_{x\to0}\frac{1}{x}=\infty$.

注意

无穷小量可以是常量，但只限于 0，其他任何常量，无论这个常量的绝对值多么接近 0，都不是无穷小量，而无穷大量只能是变量.

指点迷津

在某一变化过程中，如果 α 是无穷大量，则 $\frac{1}{\alpha}$ 是无穷小量；如果 α 是无穷小量（$\alpha\neq0$），则 $\frac{1}{\alpha}$ 是无穷大量.

3. 无穷小的阶

$\frac{1}{n}$（$n\to\infty$），$\frac{1}{n^2}$（$n\to\infty$）都是无穷小量，但它们趋向于零的速度是不一样的，如表 1－2 所示.

表 1－2

n	1	10	100	1 000	10 000	…
$\frac{1}{n}$	1	0.1	0.01	0.001	0.000 1	…
$\frac{1}{n^2}$	1	0.01	0.000 1	0.000 001	0.000 000 01	…

从表 1－2 中可以看出，同样是无穷小量，$\frac{1}{n^2}$趋向于零的速度比$\frac{1}{n}$要快.

定义 9 设当 $x\to x_0$（或 $x\to\infty$）时，α 和 β 都是无穷小量，且 $\alpha\neq 0$，则有

（1）如果$\lim\limits_{x\to x_0}\frac{\beta}{\alpha}=C\left(或\lim\limits_{x\to\infty}\frac{\beta}{\alpha}=C\right)$（$C$ 是不等于 0 的常数），那么称当 $x\to x_0$（或 $x\to\infty$）时，α 与 β 是同阶无穷小.

（2）如果$\lim\limits_{x\to x_0}\frac{\beta}{\alpha}=1\left(或\lim\limits_{x\to\infty}\frac{\beta}{\alpha}=1\right)$，那么称当 $x\to x_0$（或 $x\to\infty$）时，α 与 β 是等价无穷小.

4. 无穷小量的运算

定理 3 有限个无穷小量的代数和是无穷小量.

定理 4 有界函数与无穷小量的乘积是无穷小量.

定理 5 有限个无穷小量的乘积是无穷小量.

三、函数极限的运算

定理 6 设当 $x\to x_0$（或 $x\to\infty$）时，函数 $f(x)$ 的极限为 A，函数 $g(x)$ 的极限为 B，那么

（1）$\lim\limits_{x\to x_0}[f(x)\pm g(x)]=A\pm B$；

（2）$\lim\limits_{x\to x_0}[f(x)\cdot g(x)]=A\cdot B$；

（3）$\lim\limits_{x\to x_0}\frac{f(x)}{g(x)}=\frac{A}{B}(B\neq 0)$；

（4）$\lim\limits_{x\to x_0}[C\cdot f(x)]=C\cdot A$（$C$ 为常数）；

（5）$\lim\limits_{x\to x_0}[f(x)]^K=A^K$（$K$ 为常数，且 A^K 有意义）.

例 5 求下列函数的极限：

（1）$\lim\limits_{x\to\infty}\frac{2x^3-x^2+5x-1}{3x^3+4x+2}$；（2）$\lim\limits_{x\to\infty}\frac{x^2+5x-1}{3x+2}$；（3）$\lim\limits_{x\to -2}\frac{x^2-4}{x+2}$；

（4）$\lim\limits_{x\to 0}\frac{2x^3-x^2+5x}{3x^3+4x}$；（5）$\lim\limits_{x\to 0}\frac{\sqrt{x^2+1}-1}{x}$；（6）$\lim\limits_{x\to 0}x\sin\frac{1}{x}$.

解 （1）$\lim\limits_{x\to\infty}\frac{2x^3-x^2+5x-1}{3x^3+4x+2}=\lim\limits_{x\to\infty}\frac{2-\frac{1}{x}+\frac{5}{x^2}-\frac{1}{x^3}}{3+\frac{4}{x^2}+\frac{2}{x^3}}=\frac{2-0+0-0}{3+0+0}=\frac{2}{3}$.

（2）因为$\lim\limits_{x\to\infty}\frac{3x+2}{x^2+5x-1}=\lim\limits_{x\to\infty}\frac{\frac{3}{x}+\frac{2}{x^2}}{1+\frac{5}{x}-\frac{1}{x^2}}=\frac{0+0}{1+0-0}=0$，所以$\frac{x^2+5x-1}{3x+2}$是无穷大量，所以$\lim\limits_{x\to\infty}\frac{x^2+5x-1}{3x+2}$不存在.

（3）$\lim\limits_{x\to -2}\frac{x^2-4}{x+2}=\lim\limits_{x\to -2}\frac{(x-2)(x+2)}{x+2}=\lim\limits_{x\to -2}(x-2)=-2-2=-4$.

（4）$\lim\limits_{x\to 0}\dfrac{2x^3-x^2+5x}{3x^3+4x}=\lim\limits_{x\to 0}\dfrac{2x^2-x+5}{3x^2+4}=\dfrac{0-0+5}{0+4}=\dfrac{5}{4}.$

（5）$\lim\limits_{x\to 0}\dfrac{\sqrt{x^2+1}-1}{x}=\lim\limits_{x\to 0}\dfrac{(\sqrt{x^2+1}-1)(\sqrt{x^2+1}+1)}{x(\sqrt{x^2+1}+1)}$

$$=\lim_{x\to 0}\frac{x^2}{x(\sqrt{x^2+1}+1)}=\lim_{x\to 0}\frac{x}{\sqrt{x^2+1}+1}=\frac{0}{\sqrt{0+1}+1}=0.$$

（6）因为$\lim\limits_{x\to 0}x=0$，$\left|\sin\dfrac{1}{x}\right|\leqslant 1$，由定理4可知，有界函数与无穷小量的乘积是无穷小量，所以$\lim\limits_{x\to 0}x\sin\dfrac{1}{x}=0$.

四、两个重要极限

重要极限1 $\lim\limits_{x\to 0}\dfrac{\sin x}{x}=1$（证明从略）.

重要极限2 $\lim\limits_{x\to\infty}\left(1+\dfrac{1}{x}\right)^x=\mathrm{e}$（证明从略）.

例6 求下列函数的极限：

（1）$\lim\limits_{x\to 0}\dfrac{\sin 3x}{\sin 5x}$；（2）$\lim\limits_{x\to 0}\dfrac{1-\cos 2x}{x^2}$；（3）$\lim\limits_{x\to\infty}\left(1+\dfrac{1}{3x}\right)^x$；

（4）$\lim\limits_{x\to\infty}\left(1+\dfrac{1}{x}\right)^{3x+2}$；（5）$\lim\limits_{x\to 0}(1+x)^{\frac{1}{x}}$.

解 （1）$\lim\limits_{x\to 0}\dfrac{\sin 3x}{\sin 5x}=\lim\limits_{x\to 0}\dfrac{\dfrac{\sin 3x}{3x}\cdot 3x}{\dfrac{\sin 5x}{5x}\cdot 5x}=\lim\limits_{x\to 0}\dfrac{\dfrac{\sin 3x}{3x}\cdot 3}{\dfrac{\sin 5x}{5x}\cdot 5}=\dfrac{3}{5}\lim\limits_{x\to 0}\dfrac{\dfrac{\sin 3x}{3x}}{\dfrac{\sin 5x}{5x}}=\dfrac{3}{5}\times\dfrac{1}{1}=\dfrac{3}{5}.$

（2）$\lim\limits_{x\to 0}\dfrac{1-\cos 2x}{x^2}=\lim\limits_{x\to 0}\dfrac{1-(1-2\sin^2 x)}{x^2}=\lim\limits_{x\to 0}\dfrac{2\sin^2 x}{x^2}$

$$=2\lim_{x\to 0}\left(\frac{\sin x}{x}\right)^2=2\times 1^2=2.$$

（3）设$y=3x$，则$x=\dfrac{1}{3}y$，当$x\to\infty$时，$y\to\infty$，所以

$$\lim_{x\to\infty}\left(1+\frac{1}{3x}\right)^x=\lim_{y\to\infty}\left(1+\frac{1}{y}\right)^{\frac{1}{3}y}=\left[\lim_{y\to\infty}\left(1+\frac{1}{y}\right)^y\right]^{\frac{1}{3}}=\mathrm{e}^{\frac{1}{3}}.$$

（4）$\lim\limits_{x\to\infty}\left(1+\dfrac{1}{x}\right)^{3x+2}=\lim\limits_{x\to\infty}\left[\left(1+\dfrac{1}{x}\right)^{3x}\left(1+\dfrac{1}{x}\right)^2\right]$

$$=\lim_{x\to\infty}\left[\left(1+\frac{1}{x}\right)^x\right]^3\lim_{x\to\infty}\left(1+\frac{1}{x}\right)^2=\mathrm{e}^3(1+0)^2=\mathrm{e}^3.$$

（5）设$y=\dfrac{1}{x}$，则$x=\dfrac{1}{y}$，当$x\to 0$时，$y\to\infty$，所以$\lim\limits_{x\to 0}(1+x)^{\frac{1}{x}}=\lim\limits_{y\to\infty}\left(1+\dfrac{1}{y}\right)^y=\mathrm{e}.$

提示

（1）函数极限 $\lim\limits_{x\to\infty}f(x)$ 与函数极限 $\lim\limits_{x\to+\infty}f(x)$ 的差别，$\lim\limits_{x\to\infty}f(x)=A\Leftrightarrow\lim\limits_{x\to+\infty}f(x)=A$ 且 $\lim\limits_{x\to-\infty}f(x)=A$.

（2）函数极限 $\lim\limits_{x\to+\infty}f(x)$ 与数列极限 $\lim\limits_{n\to\infty}f(n)$ 的差别，数列极限的变化过程是离散型的，而函数极限的变化过程是连续型的，所以数列极限是函数极限的一个特例，如果 $\lim\limits_{x\to+\infty}f(x)=A$，则一定有 $\lim\limits_{n\to\infty}f(n)=A$；反之，则不然．例如 $\lim\limits_{n\to\infty}\sin n\pi=\lim\limits_{n\to\infty}0=0$，而 $\lim\limits_{x\to+\infty}\sin x\pi$ 不存在．

（3）$\lim\limits_{n\to\infty}\left(1+\dfrac{1}{n}\right)^n$ 与 $\lim\limits_{n\to\infty}\left(1+\dfrac{1}{n}\right)^k$ 的差别，前者是一个重要极限 $\lim\limits_{n\to\infty}\left(1+\dfrac{1}{n}\right)^n=\mathrm{e}$，后者可以用运算法则 $\lim\limits_{n\to\infty}\left(1+\dfrac{1}{n}\right)^k=\left[\lim\limits_{n\to\infty}\left(1+\dfrac{1}{n}\right)\right]^k=(1+0)^k=1$.

案例回应

求容器中最多能容下多少细菌，即求当 $t\to+\infty$ 时，N 的极限．因为

$$\lim_{t\to\infty}N=\lim_{t\to\infty}\frac{1\ 000}{1+9\mathrm{e}^{-0.115\,8t}}=\frac{1\ 000}{1+0}=1\ 000,$$

所以培养器中最多能容下 1 000 个细菌.

同步训练 1－3

1. 求下列函数的极限：

（1）$\lim\limits_{x\to\infty}\dfrac{3x^2-2x+1}{2x^2+5x}$；（2）$\lim\limits_{x\to0}\dfrac{3x^2+2x}{2x^2+5x}$；（3）$\lim\limits_{x\to2}\dfrac{x^2-4}{x-2}$；

（4）$\lim\limits_{x\to1}\dfrac{\sqrt{x+3}-2}{x-1}$；（5）$\lim\limits_{x\to+\infty}\left(\dfrac{1}{3}\right)^x$；（6）$\lim\limits_{x\to-\infty}3^x$；

（7）$\lim\limits_{x\to+\infty}\dfrac{2^x+1}{3^x+1}$；（8）$\lim\limits_{x\to-\infty}\arctan x$；（9）$\lim\limits_{x\to0^+}\dfrac{1}{\ln x}$.

2. 求下列函数的极限：

（1）$\lim\limits_{x\to0}\dfrac{\sin3x}{x}$；（2）$\lim\limits_{x\to0}\dfrac{x}{\sin x}$；（3）$\lim\limits_{x\to\infty}x\sin\dfrac{1}{x}$；（4）$\lim\limits_{x\to\infty}\dfrac{1}{x}\sin x$；

（5）$\lim\limits_{x\to0}\dfrac{1-\cos x}{x^2}$；（6）$\lim\limits_{x\to\infty}\left(1+\dfrac{1}{x}\right)^{3x}$；（7）$\lim\limits_{x\to\infty}\left(1+\dfrac{1}{2x}\right)^x$；

（8）$\lim\limits_{x\to\infty}\left(1+\dfrac{1}{x}\right)^{x+3}$；（9）$\lim\limits_{x\to\infty}\left(1+\dfrac{1}{x+3}\right)^x$；（10）$\lim\limits_{x\to\infty}\left(1+\dfrac{1}{x}\right)^{2x+3}$；

（11）$\lim\limits_{x\to\infty}\left(1+\dfrac{1}{2x+3}\right)^x$；（12）$\lim\limits_{x\to\infty}\left(\dfrac{x+2}{x+1}\right)^x$；（13）$\lim\limits_{x\to+\infty}\left(\dfrac{1}{2}+\dfrac{1}{2x}\right)^x$.

3. 已知 $f(x)=\dfrac{|x|}{x}$，求 $\lim\limits_{x\to0^+}f(x)$，$\lim\limits_{x\to0^-}f(x)$，$\lim\limits_{x\to0}f(x)$.

同步训练 1－3 答案

第四节　函数的连续性

导入案例

考查函数 $y=x^2$ 的图形，如图 1－31 所示，并观察函数在 $x=1$ 附近图形特点.

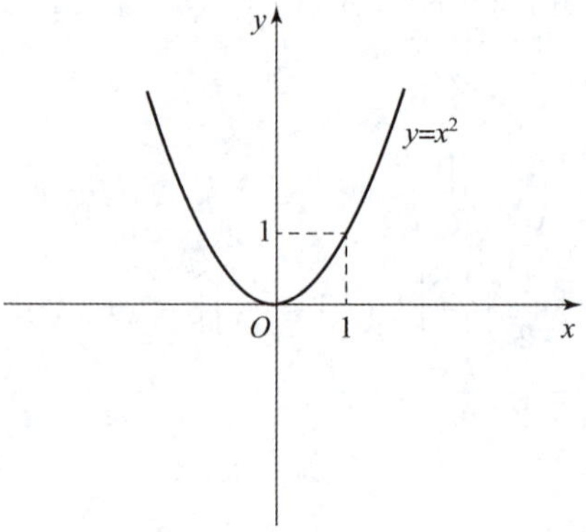

图 1－31

案例分析

由图形可看出，函数在 $x=1$ 附近是一条不间断的曲线，在数学上我们用连续来加以描述. 连续函数是微积分研究的主要对象，理解函数连续的概念，了解连续函数的运算法则和闭区间上连续函数的性质，对我们学习微积分是有帮助的.

一、连续函数的概念

定义 1　如果自变量 x 由初值 x_0 变到终值 x_1，则 x_1-x_0 称为自变量在点 x_0 处的增量，记为 $\Delta x=x_1-x_0$，当 $\Delta x>0$ 时，表示自变量 x 是增加的；当 $\Delta x<0$ 时，表示自变量 x 是减少的. 自变量的终值 x_1 也可表示为 $x_0+\Delta x$，当自变量 x 由初值 x_0 变到终值 $x_0+\Delta x$ 时，对应的函数值也从 $f(x_0)$ 变到 $f(x_0+\Delta x)$，用 Δy 表示函数值的改变量，即 $\Delta y=f(x_0+\Delta x)-f(x_0)$，$\Delta y$ 也被称为函数值的增量. 当 $\Delta y>0$ 时，表示函数值是增加的；当 $\Delta y<0$ 时，表示函数值是减少的.

连续函数的概念

例 1　计算下列函数值的增量：

（1）$y=x^2+x-2$，$x_0=2$，$\Delta x=0.5$；

（2）$y=x^2-2$，$x_0=3$；

（3）$y=x^2$.

解　（1）$\Delta y=f(x_0+\Delta x)-f(x_0)=f(2+0.5)-f(2)=(2.5^2+2.5-2)-(2^2+2-2)=2.75$.

（2）$\Delta y=f(x_0+\Delta x)-f(x_0)=f(3+\Delta x)-f(3)=[(3+\Delta x)^2-2]-(3^2-2)=6\Delta x+(\Delta x)^2$.

（3）$\Delta y=f(x_0+\Delta x)-f(x_0)=f(x+\Delta x)-f(x)=(x+\Delta x)^2-x^2=2x\Delta x+(\Delta x)^2$.

定义 2　设函数 $y=f(x)$ 在点 x_0 的某个邻域内有定义，当自变量的增量 Δx 趋近于零时，函数值的增量 $\Delta y=f(x_0+\Delta x)-f(x_0)$ 也趋近于零，即 $\lim\limits_{\Delta x\to 0}\Delta y=\lim\limits_{\Delta x\to 0}[f(x_0+\Delta x)-f(x_0)]=0$，那么称函数 $y=f(x)$ 在点 x_0 处是连续的.

定义 3　如果函数 $y=f(x)$ 满足以下三个条件：

(1) $y=f(x)$ 在点 x_0 的某个邻域内有定义；

(2) $\lim\limits_{x\to x_0}f(x)$ 存在；

(3) $\lim\limits_{x\to x_0}f(x)=f(x_0)$.

则称函数 $y=f(x)$ 在点 x_0 处是连续的.

链接

定义 2 与定义 3 等价

在 $\lim\limits_{\Delta x\to 0}[f(x_0+\Delta x)-f(x_0)]=0$ 中令 $x=x_0+\Delta x$，则当 $\Delta x\to 0$ 时，$x\to x_0$，所以 $\lim\limits_{\Delta x\to 0}[f(x_0+\Delta x)-f(x_0)]=0\Leftrightarrow\lim\limits_{x\to x_0}f(x)=f(x_0)$，所以定义 2 与定义 3 是等价的.

定义 4　如果函数 $y=f(x)$ 在开区间 (a,b) 内每点处都连续，则称函数 $y=f(x)$ 在开区间 (a,b) 内连续；如果函数 $y=f(x)$ 在开区间 (a,b) 内连续，并且在区间的左端点 a 处右连续（$\lim\limits_{x\to a^+}f(x)=f(a)$），在区间的右端点 b 处左连续（$\lim\limits_{x\to b^-}f(x)=f(b)$），则称函数 $y=f(x)$ 在闭区间 $[a,b]$ 上连续.

指点迷津

(1) x_0 的邻域是指包含 x_0 的一个开区间.

(2) 函数连续实际上是指函数值的变化是逐渐的，不存在跳跃的情况.

二、函数的间断点

1. 间断点的概念

根据定义，函数 $y=f(x)$ 在点 x_0 处连续必须满足三个条件：

(1) $y=f(x)$ 在点 x_0 处有定义；

(2) $\lim\limits_{x\to x_0}f(x)$ 存在；

(3) $\lim\limits_{x\to x_0}f(x)=f(x_0)$.

如果这三个条件有一个不满足，则称 x_0 为函数 $y=f(x)$ 的间断点（或不连续点）.

2. 间断点的分类

设函数 $y=f(x)$ 在点 x_0 处不连续，如果函数 $y=f(x)$ 在点 x_0 处的左右极限都存在，则称 x_0 是函数 $y=f(x)$ 的第一类间断点；否则，称 x_0 是函数 $y=f(x)$ 的第二类间断点. 如果 x_0 是函数 $y=f(x)$ 的第一类间断点，并且函数 $y=f(x)$ 在点 x_0 处的左右极限相等，则称 x_0 是函数 $y=f(x)$ 的可去间断点；可去间断点可以通过补充定义变成连续点.

例2 判断下列函数在指定点处是否连续，如果不连续，判断间断点的类型，如果是可去间断点，补充定义使函数连续.

（1）$f(x)=\dfrac{\sin x}{x}$在 $x=0$ 处；（2）$f(x)=\dfrac{|x|}{x}$在 $x=0$ 处；（3）$f(x)=|x|$在 $x=0$ 处.

解 （1）因为函数$f(x)=\dfrac{\sin x}{x}$在 $x=0$ 处没有定义，所以 $x=0$ 是函数的间断点，又因为$\lim\limits_{x\to0^+}f(x)=\lim\limits_{x\to0^+}\dfrac{\sin x}{x}$，$\lim\limits_{x\to0^-}f(x)=\lim\limits_{x\to0^-}\dfrac{\sin x}{x}$都存在，并且$\lim\limits_{x\to0^+}f(x)=\lim\limits_{x\to0^+}\dfrac{\sin x}{x}=\lim\limits_{x\to0^-}f(x)=\lim\limits_{x\to0^-}\dfrac{\sin x}{x}=1$，所以 $x=0$ 是第一类间断点，并且是可去间断点，因为$\lim\limits_{x\to0}f(x)=\lim\limits_{x\to0^+}f(x)=\lim\limits_{x\to0^-}f(x)=1$，所以补充定义令$f(0)=1$，即得$f(x)=\begin{cases}\dfrac{\sin x}{x}, & x\neq0,\\ 1, & x=0,\end{cases}$补充定义后，该函数在 $x=0$ 处连续.

（2）因为函数$f(x)=\dfrac{|x|}{x}$在 $x=0$ 处没有定义，所以 $x=0$ 是函数的间断点. 又因为$\lim\limits_{x\to0^+}f(x)=\lim\limits_{x\to0^+}\dfrac{|x|}{x}=\lim\limits_{x\to0^+}\dfrac{x}{x}=\lim\limits_{x\to0^+}1=1$ 存在，$\lim\limits_{x\to0^-}f(x)=\lim\limits_{x\to0^-}\dfrac{|x|}{x}=\lim\limits_{x\to0^-}\dfrac{-x}{x}=\lim\limits_{x\to0^-}(-1)=-1$ 存在，所以 $x=0$ 是函数$f(x)=\dfrac{|x|}{x}$的第一类间断点.

（3）显然$f(x)=|x|$在 $x=0$ 处有定义，因为$\lim\limits_{x\to0^+}f(x)=\lim\limits_{x\to0^+}|x|=\lim\limits_{x\to0^+}x=0$，$\lim\limits_{x\to0^-}f(x)=\lim\limits_{x\to0^-}|x|=\lim\limits_{x\to0^-}(-x)=0$，所以$\lim\limits_{x\to0}f(x)=0$ 存在，并且$\lim\limits_{x\to0}f(x)=f(0)=0$，所以$f(x)=|x|$在 $x=0$ 处连续.

做一做

根据下列函数的图像，判断函数在指定点处是否连续，如果不连续，请判断间断点的类型，如果是可去间断点，请补充定义使函数连续.

（1）$f(x)=x^{-1}$ 在 $x=0$ 处，如图 1－32 所示；（2）$f(x)=x^0$ 在 $x=0$ 处，如图 1－33 所示；（3）$f(x)=\dfrac{x^2}{x}$在 $x=0$ 处，如图 1－34 所示；（4）$f(x)=x^2+\dfrac{|x|}{x}$在 $x=0$ 处，如图 1－35 所示.

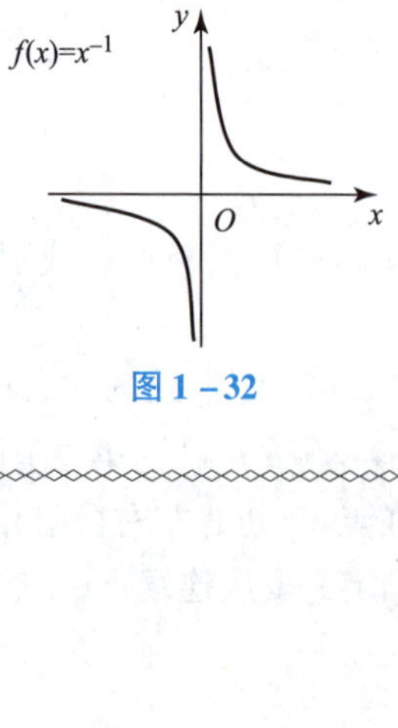

图 1－32

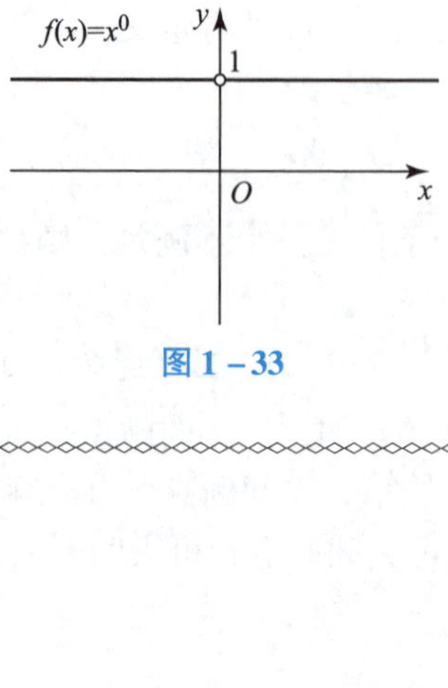

图 1－33

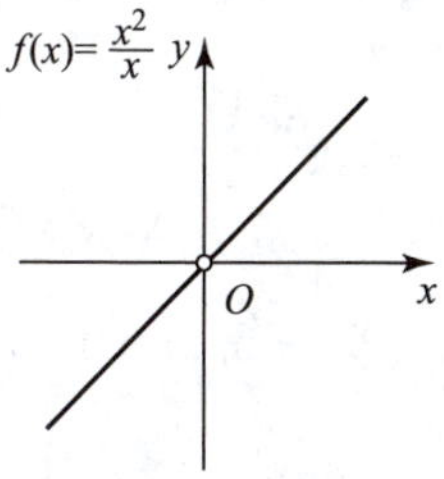

图 1－34

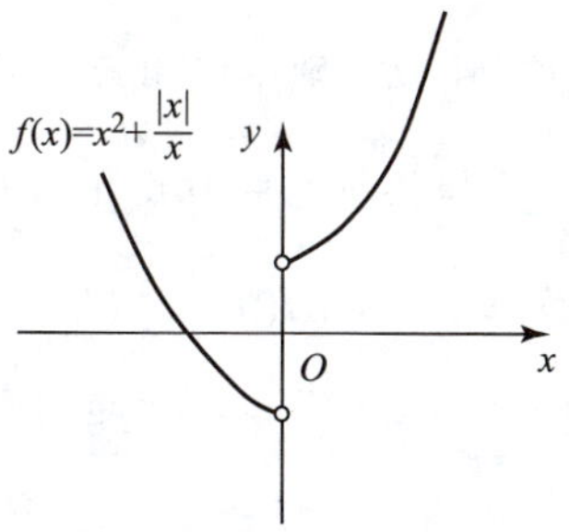

图 1－35

三、初等函数的连续性

1. 连续函数的性质

定理 1　连续函数有下列性质：

（1）两个连续函数的代数和仍是连续函数；

（2）两个连续函数的乘积仍是连续函数；

（3）两个连续函数的商（分母不为零）仍是连续函数；

（4）连续函数的反函数（当反函数存在时）仍是连续函数；

（5）两个连续函数的复合函数仍是连续函数.

2. 初等函数的连续性

定理 2　初等函数在其定义区间内都是连续函数.

定理 2 给出了求初等函数极限的一种方法：如果 $f(x)$ 是初等函数，则在其定义域内极限值的计算可转化为函数值的计算，即 $\lim\limits_{x\to x_0}f(x)=f(x_0)$.

例 3　求下列函数的极限：

（1）$\lim\limits_{x\to 0}\frac{x}{\cos x}$；（2）$\lim\limits_{x\to\frac{\pi}{2}}e^{\ln\sin x}$；（3）$\lim\limits_{x\to 0}\frac{\ln(1+x)}{x}$.

解　（1）因为 $f(x)=\frac{x}{\cos x}$ 是初等函数，并且在 $x=0$ 处有定义，所以函数在 $x=0$ 处连续，所以 $\lim\limits_{x\to 0}\frac{x}{\cos x}=\frac{0}{\cos 0}=\frac{0}{1}=0$.

（2）因为 $f(x)=e^{\ln\sin x}$ 是初等函数，并且在 $x=\frac{\pi}{2}$ 处有定义，所以函数在 $x=\frac{\pi}{2}$ 处连续，所以 $\lim\limits_{x\to\frac{\pi}{2}}e^{\ln\sin x}=e^{\ln\sin\frac{\pi}{2}}=e^{\ln 1}=e^0=1$.

（3）$\lim\limits_{x\to 0}\frac{\ln(1+x)}{x}=\lim\limits_{x\to 0}\frac{1}{x}\ln(1+x)=\lim\limits_{x\to 0}\ln(1+x)^{\frac{1}{x}}$，设 $y=(1+x)^{\frac{1}{x}}$，则 $x\to 0$ 时，$y\to e$（重要极限），因为 $y=\ln x$ 是初等函数，并且在 $x=e$ 处连续，所以 $\lim\limits_{x\to 0}\frac{\ln(1+x)}{x}=\lim\limits_{x\to 0}\ln(1+x)^{\frac{1}{x}}=\lim\limits_{y\to e}\ln y=\ln e=1$.

提示

如果不是初等函数，则不能用此方法求极限；否则，可能产生错误的结果．例如下面这个极限：已知狄利克雷函数 $f(x)=\begin{cases}1, & x\text{为有理数},\\0, & x\text{为无理数},\end{cases}$ 求 $\lim\limits_{x\to0}f(x)$．如果按照初等函数求极限的方法，则 $\lim\limits_{x\to0}f(x)=f(0)=1$，而事实上当 x 沿有理数趋向于 0 时，有 $\lim\limits_{x\to0}f(x)=\lim\limits_{x\to0}1=1$，当 x 沿无理数趋向于 0 时，有 $\lim\limits_{x\to0}f(x)=\lim\limits_{x\to0}0=0$，所以 $\lim\limits_{x\to0}f(x)$ 不存在.

四、闭区间上连续函数的性质

定理 3 （最大值与最小值定理）如果函数 $y=f(x)$ 在闭区间 $[a,b]$ 上连续，则函数 $y=f(x)$ 在闭区间 $[a,b]$ 上必有最大值与最小值.

推论 1 （有界性定理）如果函数 $y=f(x)$ 在闭区间 $[a,b]$ 上连续，则函数 $y=f(x)$ 在闭区间 $[a,b]$ 上有界.

证明 因为函数 $y=f(x)$ 在闭区间 $[a,b]$ 上连续，由最大值与最小值定理可知，函数 $y=f(x)$ 在闭区间 $[a,b]$ 上必有最大值与最小值，最大值设为 A，最小值设为 B，设 M 是 A、B 绝对值中之最大者，即 $M=\max\{|A|,|B|\}$，显然有 $-M\leqslant B\leqslant A\leqslant M$，所以 $-M\leqslant B\leqslant f(x)\leqslant A\leqslant M$，即 $|f(x)|\leqslant M$，所以函数 $y=f(x)$ 在闭区间 $[a,b]$ 上有界.

定理 4 （介值定理）如果函数 $y=f(x)$ 在闭区间 $[a,b]$ 上连续，则对于 $f(a)$ 与 $f(b)$ 之间的任意一个数 η，在闭区间 $[a,b]$ 上至少存在一点 ξ，使得 $f(\xi)=\eta$.

链接

连续函数介值定理的几何意义

闭区间 $[a,b]$ 上的连续函数 $y=f(x)$ 的图像，是从点 $(a,f(a))$ 到点 $(b,f(b))$ 中间没有裂痕的一条曲线，而 η 是 $f(a)$ 与 $f(b)$ 之间的一个数，因此，直线 $y=\eta$ 一定与它相交于某一点，如图 1－36 所示；假如直线 $y=\eta$ 与曲线不相交，说明曲线一定有裂痕，与函数 $y=f(x)$ 在闭区间 $[a,b]$ 上连续相矛盾，如图 1－37 所示.

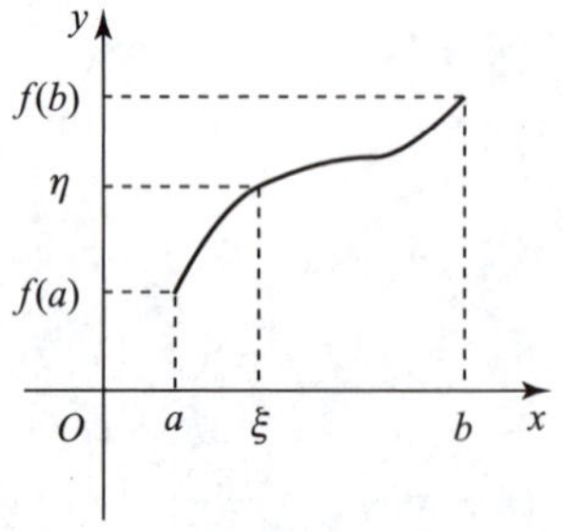

图 1－36

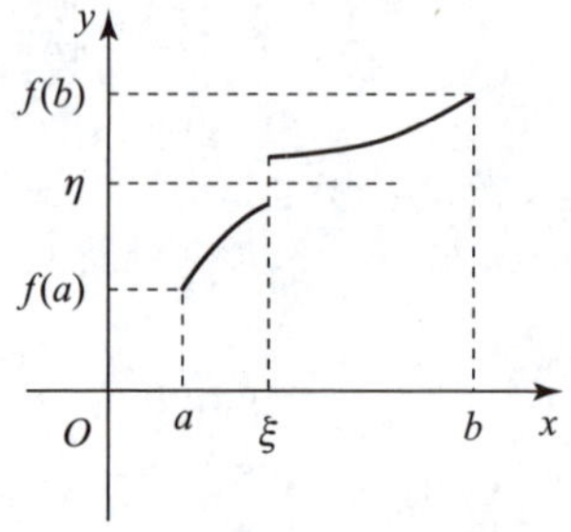

图 1－37

推论 2　（零点定理）如果函数 $y=f(x)$ 在闭区间 $[a, b]$ 上连续，并且 $f(a)$ 与 $f(b)$ 异号，则在闭区间 $[a, b]$ 上至少存在一点 ξ，使得 $f(\xi)=0$.

例 4　已知方程 $x^3-6x+2=0$ 有三个实数根，求方程的近似解.（精确到 0.1）

解　令 $f(x)=x^3-6x+2$，显然 $f(x)=x^3-6x+2$ 是初等函数，定义域为 $(-\infty, +\infty)$，所以函数 $f(x)=x^3-6x+2$ 在 $(-\infty, +\infty)$ 上连续. 取 $x=0, \pm1, \pm2, \pm3$ 求相应的函数值，$f(-3)=-7$，$f(-2)=6$，$f(-1)=7$，$f(0)=2$，$f(1)=-3$，$f(2)=-2$，$f(3)=11$，因为 $f(-3)=-7$ 与 $f(-2)=6$ 异号，$f(0)=2$ 与 $f(1)=-3$ 异号，$f(2)=-2$ 与 $f(3)=11$ 异号，所以方程 $x^3-6x+2=0$ 在区间 $[-3,-2]$，$[0,1]$，$[2,3]$ 各有一个根. 下面进一步缩小范围，x 取上面区间的中点计算函数值，$f(-2.5)=1.375$，$f(0.5)=-0.875$，$f(2.5)=2.625$，因为 $f(-3)=-7$ 与 $f(-2.5)=1.375$ 异号，$f(0)=2$ 与 $f(0.5)=-0.875$ 异号，$f(2)=-2$ 与 $f(2.5)=2.625$ 异号，所以方程 $x^3-6x+2=0$ 的根的范围缩小到区间 $[-3,-2.5]$，$[0,0.5]$，$[2,2.5]$.

重复以上步骤，$f(-2.75)=-2.297$，$f(0.25)=0.516$，$f(2.25)=-0.109$，根的范围缩小到区间 $[-2.75,-2.5]$，$[0.25,0.5]$，$[2.25,2.5]$. $f(-2.625)=-0.338$，$f(0.375)=-0.197$，$f(2.375)=1.147$，根的范围缩小到区间 $[-2.625,-2.5]$，$[0.25, 0.375]$，$[2.25,2.375]$. $f(-2.5625)=0.549$，$f(0.3125)=0.156$，$f(2.3125)=0.491$，根的范围缩小到区间 $[-2.625,-2.5625]$，$[0.25,0.3125]$，$[2.25,2.3125]$. 即得方程 $x^3-6x+2=0$ 的近似解为 $x_1=-2.6$，$x_2=0.3$，$x_3=2.3$，这样解方程虽然很烦琐，但过程都是重复性的四则运算，计算机正好可以大显神通.

案例回应

对于函数 $y=x^2$，由图形可看出，函数在 $x=1$ 处是连续的，它满足连续的三个条件：首先，$y=x^2$ 在 $x=1$ 的某一邻域内有定义（包括 $x=1$）；其次，在 $x=1$ 处 $y=x^2$ 的极限存在，且 $y=x^2$ 在 $x=1$ 处的极限等于该处的函数值. 故函数的图形在 $x=1$ 附近是一条不间断的曲线，我们说函数 $y=x^2$ 在 $x=1$ 处是连续的.

同步训练 1-4

1. 填空：

（1）如果初等函数 $y=f(x)$ 在 x_0 有定义，则 $\lim\limits_{x\to x_0}f(x)=$____；

（2）如果 $\lim\limits_{x\to x_0^+}f(x)=f(x_0)$，则称函数 $y=f(x)$ 在 x_0 处____；

（3）已知函数 $f(x)=\begin{cases}a+x, & x\leqslant 0,\\ \cos x, & x>0\end{cases}$ 在 $x=0$ 处连续，则 $a=$____.

2. 求下列初等函数的连续区间：

（1）$y=\sin(x+1)$；（2）$y=\dfrac{1}{x^2-1}$；（3）$y=\arcsin(x+1)$.

3. 求下列函数的极限：

（1）$\lim\limits_{x\to 0}\dfrac{\sin 3x}{x+1}$；（2）$\lim\limits_{x\to\frac{\pi}{2}}\dfrac{x}{\sin x}$；（3）$\lim\limits_{x\to 0}2^{x\sin x}$；（4）$\lim\limits_{x\to 0}\ln(\sin^2 x+1)$.

4. 求下列函数的间断点，并判断间断点的类型：

（1）$y=\dfrac{x^2-1}{x^2-3x+2}$；（2）$y=x\cos\dfrac{1}{x}$.

5. 证明方程 $x^4-2x-3=0$ 在区间 $[-3,3]$ 上至少有两个根.

同步训练 1－4 答案

本章小结

1. 本章首先讲了函数及其性质，介绍了函数的表示法在医药学上的应用，给出了初等函数的概念，能否熟练地进行初等函数复合过程的分解，直接关系到后面能否熟练进行复合函数的导数和换元积分的计算.

2. 本章给出数列极限的概念与数列极限的运算法则．变化与静止，无限与有限可以说是高等数学与初等数学的根本差别，数列极限的本质就是无限的变化过程中数列项的变化趋势，所以说理解数列极限对于我们学好高等数学具有十分重要的意义.

3. 本章给出了 6 种函数极限 $\lim\limits_{x\to+\infty}f(x)$，$\lim\limits_{x\to-\infty}f(x)$，$\lim\limits_{x\to\infty}f(x)$，$\lim\limits_{x\to x_0}f(x)$，$\lim\limits_{x\to x_0^+}f(x)$，$\lim\limits_{x\to x_0^-}f(x)$ 的概念，并给出了两个重要极限 $\lim\limits_{x\to0}\dfrac{\sin x}{x}=1$，$\lim\limits_{x\to\infty}\left(1+\dfrac{1}{x}\right)^x=\mathrm{e}$，这是学习高等数学的基础.

4. 本章给出了无穷小量的概念，无穷小量具有十分重要的理论价值.

5. 本章给出了连续函数的概念，以及初等函数连续的判别方法．对于初等函数而言，有定义必连续，这不仅给出了判断初等函数连续的方法，还给出了求初等函数极限的一个方法，即有定义时，初等函数的极限值就等于函数值.

6. 本章给出了闭区间上连续函数的性质，特别是零点定理，使我们能够借助计算机来解方程，还可以证明根的存在性.

目标检测

1. 判断题：

（1）因为数列 1，1，1，…的项不随项数的增大而变化，所以这个数列没有极限.（　　）

（2）有穷数列 1，2，3，4，5 的最后一项是 5，所以这个数列的极限是 5.（　　）

（3）如果 $\lim\limits_{n\to\infty}a_n$ 和 $\lim\limits_{n\to\infty}b_n$ 都存在，则 $\lim\limits_{n\to\infty}(a_n+b_n)$ 一定存在.（　　）

（4）如果 $\lim\limits_{n\to\infty}a_n$ 和 $\lim\limits_{n\to\infty}b_n$ 都不存在，则 $\lim\limits_{n\to\infty}(a_n+b_n)$ 一定不存在.（　　）

（5）如果 $\lim\limits_{n\to\infty}a_n$ 和 $\lim\limits_{n\to\infty}b_n$ 都存在，则 $\lim\limits_{n\to\infty}\dfrac{a_n}{b_n}$ 一定存在.（　　）

（6）如果 $\lim\limits_{n\to\infty}a_n$ 和 $\lim\limits_{n\to\infty}b_n$ 都不存在，则 $\lim\limits_{n\to\infty}\dfrac{a_n}{b_n}$ 一定不存在.（　　）

（7）如果$\lim\limits_{x\to x_0}f(x)$存在，则函数$y=f(x)$在$x_0$处一定连续.　（　）

（8）如果函数$y=f(x)$在x_0处连续，则$\lim\limits_{x\to x_0}f(x)$一定存在.　（　）

（9）如果$\lim\limits_{x\to x_0}f(x)=f(x_0)$，则函数$y=f(x)$在$x_0$处一定连续.　（　）

（10）函数$y=f(x)$在x_0处有定义，则$\lim\limits_{x\to x_0}f(x)$一定存在.　（　）

（11）$\lim\limits_{x\to x_0}f(x)$存在，则函数$y=f(x)$在$x_0$处一定有定义.　（　）

（12）初等函数$y=f(x)$在x_0处有定义，则$\lim\limits_{x\to x_0}f(x)$一定存在.　（　）

（13）初等函数$y=f(x)$的极限$\lim\limits_{x\to x_0}f(x)$存在，则函数$y=f(x)$在$x_0$处一定有定义.

（　）

2. 计算下列函数值：

（1）已知$f(x)=(x-1)^2$，求$f(0)$，$f(2)$，$f(-2)$；

（2）已知$f(x)=\dfrac{x-1}{x+1}$，求$f(2)$，$f(-x)$，$f\left(\dfrac{1}{x}\right)$，$f[f(2)]$.

3. 求下列函数的极限：

（1）$\lim\limits_{x\to\infty}\dfrac{(x-1)^2}{2x^2-x+3}$；（2）$\lim\limits_{x\to0}\dfrac{x^3+3x^2}{2x^2+x}$；（3）$\lim\limits_{x\to4}\dfrac{x^2-16}{x-4}$；

（4）$\lim\limits_{x\to0}\dfrac{x^2}{\sqrt{2x^2+4}-2}$；（5）$\lim\limits_{x\to+\infty}\left(\dfrac{2}{3}\right)^x$；（6）$\lim\limits_{x\to0}\arccos x$；（7）$\lim\limits_{x\to0}x\cos\dfrac{1}{x}$；

（8）$\lim\limits_{x\to0}\dfrac{\tan x}{x}$；（9）$\lim\limits_{x\to0}\dfrac{\sin^2x}{x^2}$；（10）$\lim\limits_{x\to\infty}\left(1+\dfrac{1}{x+2}\right)^x$；

（11）$\lim\limits_{x\to\infty}\left(1+\dfrac{1}{x}\right)^{x-4}$；（12）$\lim\limits_{x\to+\infty}\operatorname{arccot}x$；（13）$\lim\limits_{x\to-\infty}\operatorname{arccot}x$；（14）$\lim\limits_{x\to0}|x|$；

（15）$\lim\limits_{x\to0}\ln(e^x+1)$；（16）$\lim\limits_{x\to0}\sqrt{\ln(e^x+1)}$.

4. 已知函数$f(x)=\begin{cases}x+1, & x>0,\\ 0, & x=0,\\ 1-x, & x<0,\end{cases}$求极限$\lim\limits_{x\to0}f(x)$.

5. 已知函数$y=x^2$，

（1）如果自变量的增量$\Delta x=0.1$，$x_0=2$，求函数的增量Δy；

（2）如果自变量的增量$\Delta x=0.1$，求函数在x_0处的增量Δy；

（3）如果自变量的增量为Δx，求函数在任意一点x处的增量Δy.

6. 已知函数$f(x)=\begin{cases}\dfrac{\sin x}{x}, & x\neq0,\\ a, & x=0\end{cases}$在$x=0$处连续，则$a$值是多少？

7. 已知函数$f(x)=\begin{cases}(1+x)^{\frac{1}{x}}, & x\neq0,\\ b, & x=0\end{cases}$在$x=0$处连续，则$b$值是多少？

8. 已知n次静脉注射药物后，血药浓度的最高水平和最低水平分别为

$$C_{\max}=\frac{a(1-r^n)}{1-r},\quad C_{\min}=\frac{ar(1-r^n)}{1-r},$$

其中 $r=e^{-kT}$，a、k 和 T 均为正常数．试求当 $n\to+\infty$，C_{max} 和 C_{min} 的极限；若临床要求血液浓度达到稳定状态（即达到极限浓度），最高血药浓度和最低血药浓度分别为 α、β，问：a 和 T 应取什么值？

第一章目标检测答案

数学实验一　初识数学软件 MATLAB 及求极限

一、MATLAB 简介

MATLAB 是美国 MathWorks 公司开发的软件，它具有强大的数值计算、符号计算和图形绘制等功能，其清晰明了的操作界面及接近数学表达式的自然化语言，使初学者易于学习和掌握.

MATLAB 可以方便、快捷地计算很多复杂的数学问题，使人们避免了烦琐的计算．例如，它可以求极限、导数、积分、级数的和等．这些运算功能将在后续章节中进行介绍.

二、MATLAB 的启动和操作界面

MATLAB 软件安装后，一般会在桌面生成快捷方式．双击图标即可启动 MATLAB 软件．启动 MATLAB 软件后，可以看到 MATLAB 的操作界面．该操作界面是一个高度集成的工作界面，常用的区域有菜单栏、命令窗口（Command Window）、工作空间（Workspace）、历史命令窗口（Command History），如图 1－38 所示.

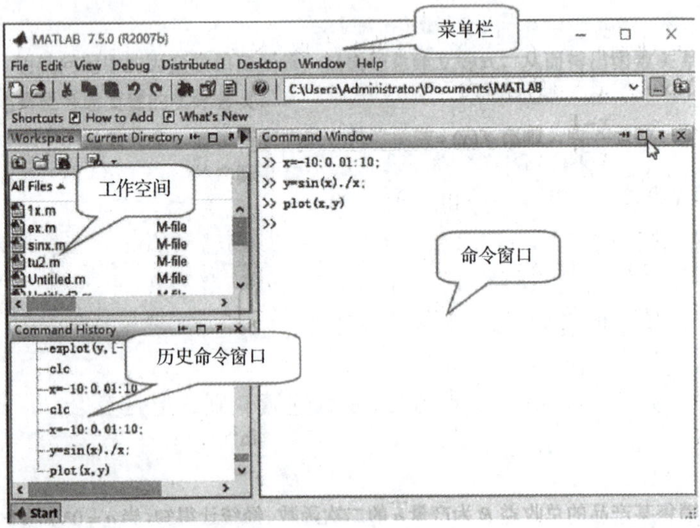

图 1－38

三、MATLAB 的基本操作

MATLAB 语言是一种表达式语言，用户所输入的表达式将被 MATLAB 系统解释并求值.

具体操作就是在命令窗口输入函数、矩阵、表达式等信息，按回车键后就可执行了. 我们先认识 MATLAB 中常用的基本运算符，如表 1－3 所示.

表 1－3

数学表达式	MATLAB 表达式	数学表达式	MATLAB 表达式
$a+b$	a + b	$a-b$	a − b
$a\times b$	a * b	$a\div b$	a/b
a^b	a^b	e^x	exp(x)
$\geqslant$或$\leqslant$	>= 或 <=	$=$或$\neq$	== 或 ~=
$\ln x$	log(x)	$\log_a x$	log a(x)
$\sqrt{x}$	sqrt(x)	$\lvert x\rvert$	abs(x)
$\sin x$	sin(x)	$\arcsin x$	asin(x)
π	pi	∞	inf

例 1 计算 $1.5^3-\frac{1}{3}\sin\pi+\sqrt{5}$.

解 在命令窗口输入

```
>>1.5^3 - sin(pi)/3 + sqrt(5)
```

按回车键，输出结果为

```
ans =
   5.6111
```

四、利用 MATLAB 求极限

在利用 MATLAB 对函数求极限前，需要对函数中所涉及的变量进行定义. 我们称函数中的变量为符号变量，syms 函数一次可以定义多个符号变量. 例如，用 syms 函数定义 4 个符号变量 a，b，c，d，命令如下：

```
>>syms a b c d
```

在 MATLAB 中，极限的求解是由 limit 函数实现的，它可用来求函数在指定点的极限值和左、右极限值. 对于极限值为“没有定义”的极限，MATLAB 给出的结果为 NaN；对于极限值为无穷大的极限，MATLAB 给出的结果为 inf. limit 函数调用格式如表 1－4 所示.

表 1－4

数学运算	MATLAB 中 limit 函数调用格式	数学运算	MATLAB 中 limit 函数调用格式
$\lim\limits_{x\to a}f(x)$	limit(f,x,a)	$\lim\limits_{x\to\infty}f(x)$	limit(f,x,inf)
$\lim\limits_{x\to a^+}f(x)$	limit(f,x,a,'right')	$\lim\limits_{x\to+\infty}f(x)$	limit(f,x,inf,'right')
$\lim\limits_{x\to a^-}f(x)$	limit(f,x,a,'left')	$\lim\limits_{x\to-\infty}f(x)$	limit(f,x,inf,'left')

例2 求函数的极限 $\lim\limits_{x\to 0}\dfrac{\sin 5x}{x}$.

解 在命令窗口中输入

```
>> syms x                          %创建符号变量 x
>> limit(sin(5*x)/x,x,0)           %计算符号表达式在 x 趋向 0 条件下的极限
ans =                              %计算结果的默认赋值变量
5
```

提示

MATLAB 中的“%”表示其后的语句为注释内容，注释内容不会被执行.

例3 求函数的极限 $\lim\limits_{x\to\infty}\left(1+\dfrac{2}{x}\right)^{x}$.

解 在命令窗口中输入

```
>> syms  x                         %创建符号变量 x
>> limit((1+2/x)^x,x,inf)          %计算符号表达式在 x 趋于∞条件下的极限
ans =
exp(2)                             %输出结果为 e^2
```

中国数学史

中国古代的极限思想

在导入案例中，惠施（名家思想的鼻祖）在“截杖问题”已有无限分割思想：一尺之棰按照惠施的截法一直截下去，随着截取的次数增加，杖长会越来越小，直至接近零，但又永远不会等于零.

墨家与惠施的观点不同，提出一个“非半”的命题，墨子（墨家学派的创始人）说“非半弗斫，则不动，说在端”，意思是说将一条线段一半一半地无限分割下去，就必将出现一个不能再分割的“非半”，这个“非半”就是点. 墨家的思想是无限分割最后会达到一个“不可分”的情况，逐渐趋于零.

名家的命题论述了有限长度的“无限可分性”，墨家的命题指出了无限分割的变化和结果. 名家和墨家的讨论对数学理论的发展具有巨大的推动作用. 现在来看，名、墨两家对宇宙的无限性与连续性的认识已相当深刻，是极限思想的萌芽.

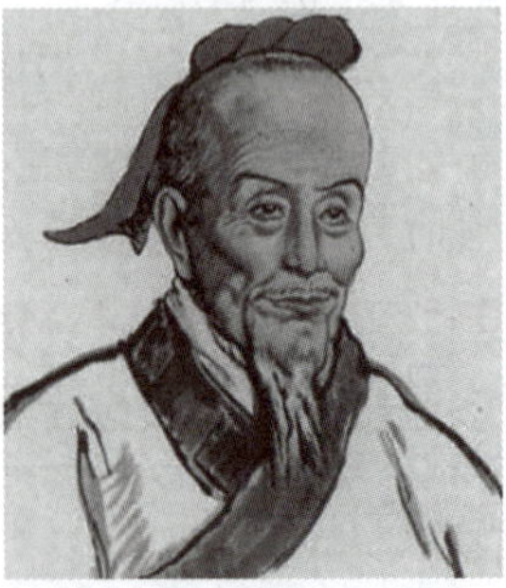

图1-39　数学家刘徽

公元3世纪，魏晋时期伟大的数学家刘徽（见图1-39）在《九章算术注》中创立了有名的“割圆术”. 他创造性地将极限思想应用到数学领域，在人类历史上首次将极限和无穷小分割引入数学证明，成为人类文明史中不朽的篇章. 刘徽按此法算到了正3 072边形的面积，由此求出圆周率为3.141 6，这是世界上最早也是最准确的圆周率的数据. 后来，祖冲之用这个方法把圆周率的数值计算到小数点后第七位. 刘徽的成就超越了那个时代世界上所有的数学家，走在历史前列.

第二章

导数与微分

导读

在医学和生命科学的许多领域，都有与求解变化率相关的问题，如肌肉的力量与肌肉组织的相关变化率、血液的流速与血管的收缩等都涉及函数微分学．函数微分学是解决变化率问题的一个数学分支，是一个在医学、生物学、物理学、经济学等很多领域应用广泛的强有力的工具，现在我们就来学习一元函数微分学的最基础部分——导数与微分．

学习目标

（1）掌握导数的四则运算法则、微分的运算．

（2）理解函数的连续性与可导函数的关系、基本初等函数的导数、洛必达法则及导数在医学上的运用．

（3）了解导数的定义、复合函数与隐函数的导数及微分的定义．

（4）会利用公式、法则求导数和微分．

（5）能将导数和微分运用于医学．

素质目标

（1）养成客观、严密、细致的工作作风．

（2）提高探索真理、解答未知的能力．

第一节　导数的概念

导入案例

我们日常生活中经常用电，大家都知道电流强度是单位时间内通过导线横截面的电量．若电量 Q 与时间 t 之间的关系为 $Q=Q(t)$，求导线在 $(t,\ t+\Delta t)$ 时间内的平均电流强度，

并求导线在某时刻 t 的电流强度.

案例分析

仔细观察这个问题，归结为计算当自变量的改变量趋于零时，函数改变量与自变量改变量之比的极限，而此类极限就是本节我们所要讨论的函数的导数.

一、导数概念的引入

1. 变速直线运动的瞬时速度

我们在中学物理中学过，做匀速直线运动的物体的速度可由公式 $v=\frac{s}{t}$ 计算，其中 t 表示时间，s 表示时间 t 内运动的路程．现假设有一物体做变速直线运动，其运动方程为 $s=s(t)$，求该物体在时刻 $t_0(t_0\in[0,t])$ 的瞬时速度 $v(t_0)$.

首先考虑物体在时刻 t_0 附近很短一段时间内的运动，设物体从 t_0 变到 $t_0+\Delta t$，相应的路程就从 $s(t_0)$ 变到 $s(t_0+\Delta t)$，其改变量为 $\Delta s=s(t_0+\Delta t)-s(t_0)$，于是物体在这段时间内的平均速度为

$$\bar{v}=\frac{\Delta s}{\Delta t}=\frac{s(t_0+\Delta t)-s(t_0)}{\Delta t},$$

当 $|\Delta t|$ 很小时，可以认为物体在时间 $[t_0, t_0+\Delta t]$ 近似地做匀速运动，因此可以用 $\bar{v}$ 作为 $v(t_0)$ 的近似值，且 Δt 越小，其近似程度越高，当 $\Delta t\to 0$ 时，平均速度 $\bar{v}$ 的极限就是物体在时刻 t_0 的瞬时速度，即

$$v(t_0)=\lim_{\Delta t\to 0}\frac{\Delta s}{\Delta t}=\lim_{\Delta t\to 0}\frac{s(t_0+\Delta t)-s(t_0)}{\Delta t}.$$

2. 曲线切线的斜率

在中学里定义的曲线的切线为与曲线只有一个交点的直线．这种定义只适用于圆、椭圆等少数曲线，不适用一般曲线．例如，y 轴与抛物线 $y=x^2$ 只有一个交点，显然 y 轴不是它的切线．一般曲线的切线定义如下：

点 P_0 是曲线 L 上的一个定点，点 P 是 L 上的一个动点，当点 P 沿着曲线 L 趋近于点 P_0 时，如果割线 PP_0 的极限位置 P_0T 存在，则称直线 P_0T 为曲线 L 在点 P_0 处的切线，如图 2－1 所示.

如何求曲线上某点的切线方程呢？例如求抛物线 $y=x^2$ 在点 $P_0(1,1)$ 的切线方程，如图 2－2 所示，显然，求出切线的斜率即可.

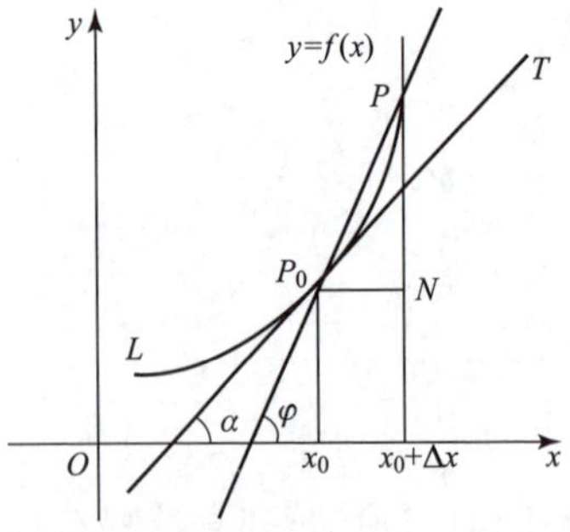

图 2－1

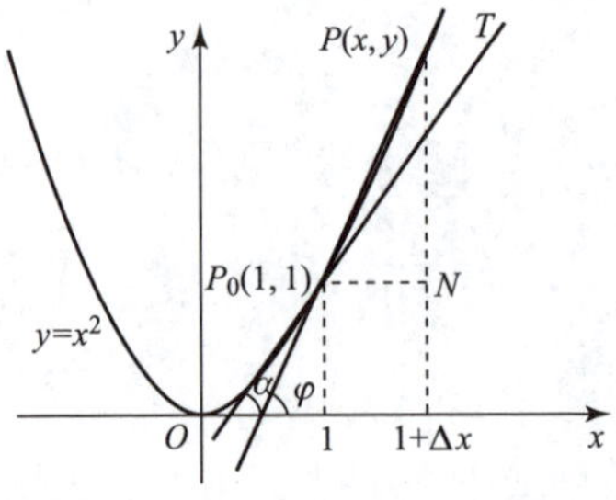

图 2－2

切线是割线的极限位置，自然求切线的斜率就要先求出割线的斜率，在点 P_0 近旁取动点 $P(x,y)$，设 $x=1+\Delta x$，则 $y=(1+\Delta x)^2=1+2\Delta x+(\Delta x)^2$，割线 P_0P 的斜率为

$$\tan\varphi=\frac{NP}{P_0N}=\frac{\Delta y}{\Delta x}=\frac{f(1+\Delta x)-f(1)}{\Delta x}=\frac{2\Delta x+(\Delta x)^2}{\Delta x}=2+\Delta x.$$

当 $\Delta x\to 0$ 时，可以得到

$P\to P_0$，$P_0P\to P_0T$（割线→切线）；

$\varphi\to\alpha$，$\tan\varphi\to\tan\alpha$（割线斜率→切线斜率）.

切线的斜率是割线斜率的极限：

$$\tan\alpha=\lim_{\Delta x\to 0}\tan\varphi=\lim_{\Delta x\to 0}\frac{NP}{P_0N}=\lim_{\Delta x\to 0}\frac{\Delta y}{\Delta x}=\lim_{\Delta x\to 0}(2+\Delta x)=2,$$

容易求出 $y=x^2$ 在点 $P_0(1,1)$ 的切线方程为 $2x-y-1=0$.

一般地，如图 2－1 所示，设曲线的方程为 $y=f(x)$，我们用求抛物线 $y=x^2$ 在点（1，1）的切线斜率的思路来推导曲线上点 $P_0(x_0,y_0)$ 的切线斜率公式．在点 P_0 附近取一点 $P(x_0+\Delta x,y_0+\Delta y)$，那么割线 P_0P 的斜率为

$$\tan\varphi=\frac{\Delta y}{\Delta x}=\frac{f(x_0+\Delta x)-f(x_0)}{\Delta x}.$$

当点 P 沿着曲线 L 趋近于点 P_0 时，割线 P_0P 的极限位置存在，即点 P_0 处的切线存在，这时 $\Delta x\to 0$，$\varphi\to\alpha$，割线的斜率 $\tan\varphi$ 趋近于切线的斜率 $\tan\alpha$，得

$$\tan\alpha=\lim_{\Delta x\to 0}\frac{f(x_0+\Delta x)-f(x_0)}{\Delta x}.$$

导数的概念

二、导数的定义

前面举了两个不同意义的实例，但从数量关系来分析却是相同的，都是求当自变量的增量趋于零时，某个函数的增量与自变量的增量之比的极限值——在数学中称为函数的变化率．在生产实践和科学实验中，还有很多这样的问题，我们把它们抽象为导数.

1. $f(x)$ 在点 x_0 的导数

一般地，函数 $y=f(x)$ 在点 x_0 的某个邻域内有定义，当自变量 x 在点 x_0 处取得增量 Δx（点 $x_0+\Delta x$ 仍在该邻域内）时，相应地，函数 y 取得增量 $\Delta y=f(x_0+\Delta x)-f(x_0)$；如果 $\Delta x\to 0$ 时，$\frac{\Delta y}{\Delta x}$ 的极限存在，则称函数 $y=f(x)$ 在点 x_0 处的导数存在，并称这个极限为函数 $y=f(x)$ 在点 x_0 处的导数，记为 $y'\big|_{x=x_0}$，即

$$y'\big|_{x=x_0}=\lim_{\Delta x\to 0}\frac{\Delta y}{\Delta x}=\lim_{\Delta x\to 0}\frac{f(x_0+\Delta x)-f(x_0)}{\Delta x},$$

有时也可记作

$$f'(x_0),\ \frac{\mathrm{d}y}{\mathrm{d}x}\bigg|_{x=x_0}\text{或}\frac{\mathrm{d}f(x)}{\mathrm{d}x}\bigg|_{x=x_0},$$

否则，就说 $f(x)$ 在点 x_0 处的导数不存在.

在上式中，令 $\Delta x=x-x_0$，得 $f'(x_0)=\lim\limits_{x\to x_0}\frac{f(x)-f(x_0)}{x-x_0}$.

链接

邻域

设 α 与 δ 是两个实数，且 $\delta>0$，数集 $\{x \mid |x-\alpha|<\delta\}$ 称为点 α 的 δ 邻域，记作 $U(\alpha,\delta)$.

2. 左导数与右导数

左导数：$f'_-(x_0)=\lim\limits_{x\to x_0^-}\dfrac{f(x)-f(x_0)}{x-x_0}$.

右导数：$f'_+(x_0)=\lim\limits_{x\to x_0^+}\dfrac{f(x)-f(x_0)}{x-x_0}$.

函数 $f(x)$ 在点 x_0 处存在导数的充分必要条件是 $f(x)$ 在点 x_0 处的左导数 $f'_-(x_0)$ 和右导数 $f'_+(x_0)$ 都存在且相等.

3. 函数在开区间内的导数

上面叙述的是函数 $f(x)$ 仅仅在一点 x_0 存在导数．如果函数 $f(x)$ 在某个区间（a,b）的任意一点都存在导数，则 $f(x)$ 在区间（a,b）内存在导数，或者说函数 $f(x)$ 在区间（a,b）内可导．这样，对应于区间（a,b）内的任意一点 x，函数 $f(x)$ 都有一个确定的导数值 $f'(x)$，于是区间（a,b）内的 x 和其对应点的导数值之间便构成了一个新函数，这个函数称为原来函数 $y=f(x)$ 的导函数，简称导数，记作 y'，$f'(x)$，$\dfrac{dy}{dx}$或$\dfrac{df(x)}{dx}$.

在导数的定义中，把 x_0 换成 x，即得导函数的定义式

$$y'=\lim_{\Delta x\to 0}\frac{f(x+\Delta x)-f(x)}{\Delta x},$$

而 $y=f(x)$ 在点 x_0 处的导数即 $f'(x)$ 在点 x_0 处的函数值，即 $f'(x_0)=f'(x)\big|_{x=x_0}$.

4. 函数在闭区间上可导

如果函数 $f(x)$ 在开区间（a,b）内可导，且 $f'_+(a)$ 及 $f'_-(b)$ 都存在，就说 $f(x)$ 在闭区间 $[a,b]$ 上可导.

5. 导函数的一般求解步骤

（1）求函数增量：$\Delta y=f(x+\Delta x)-f(x)$；

（2）算比值：$\dfrac{\Delta y}{\Delta x}=\dfrac{f(x+\Delta x)-f(x)}{\Delta x}$；

（3）取极限：$f'(x)=\lim\limits_{\Delta x\to 0}\dfrac{\Delta y}{\Delta x}$.

例1 求函数 $f(x)=-x^2+4x-3$ 的导数，并求 $f'(0)$，$f'(3)$.

解
$$\begin{aligned}\Delta y&=f(x+\Delta x)-f(x)=-(x+\Delta x)^2+4(x+\Delta x)-3-(-x^2+4x-3)\\&=-2x\Delta x-(\Delta x)^2+4\Delta x,\end{aligned}$$

$$\frac{\Delta y}{\Delta x}=\frac{-2x\Delta x-(\Delta x)^2+4\Delta x}{\Delta x}=-2x-\Delta x+4,$$

$$\lim_{\Delta x\to 0}\frac{\Delta y}{\Delta x}=\lim_{\Delta x\to 0}(-2x-\Delta x+4)=-2x+4,$$

所以 $f'(x)=-2x+4$，

所以 $f'(0)=-2\times 0+4=4$，$f'(3)=-2\times 3+4=-2$.

6. 导数的几何意义

根据前面曲线的切线斜率的求法与导数的定义，可得导数的几何意义：函数 $y=f(x)$ 在点 x_0 处的导数表示曲线 $y=f(x)$ 在点 $(x_0, f(x_0))$ 的切线的斜率. 因此，曲线 $y=f(x)$ 在点 (x_0, y_0) 处的切线方程为

$$y-y_0=f'(x_0)\cdot(x-x_0),$$

法线方程为

$$y-y_0=-\frac{1}{f'(x_0)}\cdot(x-x_0).$$

例 2　求抛物线 $y=-x^2+4x-3$ 在点 (3，0) 处的切线方程与法线方程.

解　由例 1 知，$f'(3)=-2$，则在点 (3，0) 处的切线方程为 $y=-2(x-3)$，即 $2x+y-6=0$，法线方程为 $y=\frac{1}{2}(x-3)$，即 $x-2y-3=0$.

三、函数连续性与可导性的关系

1. 函数 $f(x)$ 在点 x_0 存在导数是 $f(x)$ 在点 x_0 连续的充分条件

由函数 $f(x)$ 在点 x_0 存在导数，可得

$$\lim_{\Delta x\to 0}\frac{\Delta y}{\Delta x}=f'(x)$$

存在. 由具有极限的函数与无穷小的关系可知

$$\frac{\Delta y}{\Delta x}=f'(x)+\alpha,$$

式中，α 为 $\Delta x\to 0$ 时的无穷小. 变换上式可得

$$\Delta y=f'(x)\Delta x+\alpha\Delta x,$$

由此可得，当 $\Delta x\to 0$ 时，$\Delta y\to 0$. 也就是说，函数 $y=f(x)$ 在点 x_0 处是连续的.

2. 函数 $f(x)$ 在点 x_0 连续时，$f(x)$ 在点 x_0 处的导数有可能不存在

例 3　讨论函数 $f(x)=|x|=\begin{cases}x, & x\geqslant 0,\\ -x, & x<0\end{cases}$ 在 $x=0$ 处的连续性与可导性.

解　易见函数 $f(x)=|x|$ 在 $x=0$ 处是连续的. 但由于

$$f'_+(0)=\lim_{\Delta x\to 0^+}\frac{\Delta y}{\Delta x}=\lim_{\Delta x\to 0^+}\frac{\Delta x}{\Delta x}=1,$$

$$f'_-(0)=\lim_{\Delta x\to 0^-}\frac{\Delta y}{\Delta x}=\lim_{\Delta x\to 0^-}\frac{-\Delta x}{\Delta x}=-1,$$

$f'_+(0)\neq f'_-(0)$，因此函数 $f(x)=|x|$ 在 $x=0$ 处不可导.

案例回应

导线在 $[t, t+\Delta t]$ 时间内通过的电流为 $\Delta Q=Q(t+\Delta t)-Q(t)$，所以，在 $(t, t+$

Δt）时间内，导线的平均电流强度为$\dfrac{\Delta Q}{\Delta t}=\dfrac{Q(t+\Delta t)-Q(t)}{\Delta t}$.

在某一时刻 t 的电流强度为 $i(t)=Q'(t)=\lim\limits_{\Delta t\to 0}\dfrac{\Delta Q}{\Delta t}=\lim\limits_{\Delta t\to 0}\dfrac{Q(t+\Delta t)-Q(t)}{\Delta t}$.

同步训练 2－1

1. 按定义求函数 $f(x)=\sqrt{x}$ 在点 $x_0(x_0=3)$ 处的导数值.
2. 根据导数定义求下列函数的导数：

（1）$y=ax+b$（a，b 为常数）；（2）$y=2x-x^3$；

（3）$y=\cos x$；（4）$y=\dfrac{c}{x}$（c 为常数）.

3. 已知函数 $y=\dfrac{1}{1+x}$，根据导数的定义求 y'，并计算 $y'|_{x=1}$.
4. 求 $f(x)=3x-x^2$ 在点（1，1）处的切线方程与法线方程.
5. 讨论 $f(x)=\begin{cases}x\sin\dfrac{1}{x}, & x\neq 0,\\ 0, & x=0\end{cases}$ 在 $x=0$ 处的连续性与可导性.

同步训练 2－1 答案

第二节　导数的运算

导入案例

动物或植物的质量 W 是时间 t 的函数 $W=f(t)$，Page 于 1970 年在实验室饲养雌小鼠，收集了大量资料，得到雌小鼠的生长曲线为

$$W=\frac{36}{1+30e^{-\frac{2}{3}t}},$$

求雌小鼠的相对生长速度.

案例分析

这个问题就是导数的运算问题，理解、掌握了导数的定义，由定义可得函数求导的运算法则，而利用求导公式和运算法则可以大大简化求导运算.

一、几个基本初等函数的导数

知道了导数的定义和求函数导数的一般方法，就可以求出一些经常要用到的函数的导数.

1. 常函数的导数

例 1　求函数 $f(x)=C$（C 为常数）的导数.

解　$f'(x)=\lim\limits_{\Delta x\to 0}\dfrac{f(x+\Delta x)-f(x)}{\Delta x}=\lim\limits_{\Delta x\to 0}\dfrac{C-C}{\Delta x}=0$,

即

$$(C)'=0.$$

2. 幂函数的导数

例 2 求函数 $y=f(x)=x^n$（n 为正整数）的导数.

解 $\Delta y=f(x+\Delta x)-f(x)=(x+\Delta x)^n-x^n$

$$=[x^n+C_n^1x^{n-1}\Delta x+C_n^2x^{n-2}(\Delta x)^2+\cdots+C_n^n(\Delta x)^n]-x^n$$

$$=C_n^1x^{n-1}\Delta x+C_n^2x^{n-2}(\Delta x)^2+\cdots+C_n^n(\Delta x)^n,$$

$$\frac{\Delta y}{\Delta x}=C_n^1x^{n-1}+C_n^2x^{n-2}\Delta x+\cdots+C_n^n(\Delta x)^{n-1},$$

$$y'=\lim_{\Delta x\to 0}\frac{\Delta y}{\Delta x}=\lim_{\Delta x\to 0}[C_n^1x^{n-1}+C_n^2x^{n-2}\Delta x+\cdots+C_n^n(\Delta x)^{n-1}]$$

$$=nx^{n-1}.$$

更一般地，对于幂函数 $y=x^\mu$（μ 为常数），有

$$(x^\mu)'=\mu x^{\mu-1}.$$

3. 三角函数的导数

例 3 求函数 $f(x)=\sin x$ 的导数.

解

$$\Delta y=f(x+\Delta x)-f(x)=\sin(x+\Delta x)-\sin x$$

$$=2\sin\frac{(x+\Delta x)-x}{2}\cos\frac{(x+\Delta x)+x}{2}$$

$$=2\sin\frac{\Delta x}{2}\cos\left(x+\frac{\Delta x}{2}\right),$$

$$\frac{\Delta y}{\Delta x}=\frac{2\sin\frac{\Delta x}{2}\cos\left(x+\frac{\Delta x}{2}\right)}{\Delta x}=\frac{\sin\frac{\Delta x}{2}\cos\left(x+\frac{\Delta x}{2}\right)}{\frac{\Delta x}{2}},$$

$$y'=(\sin x)'=\lim_{\Delta x\to 0}\frac{\Delta y}{\Delta x}=\lim_{\Delta x\to 0}\left[\frac{\sin\frac{\Delta x}{2}\cos\left(x+\frac{\Delta x}{2}\right)}{\frac{\Delta x}{2}}\right]$$

$$=\lim_{\Delta x\to 0}\frac{\sin\frac{\Delta x}{2}}{\frac{\Delta x}{2}}\lim_{\Delta x\to 0}\cos\left(x+\frac{\Delta x}{2}\right)=\cos x.$$

所以

$$(\sin x)'=\cos x.$$

用类似的方法，可求得

$$(\cos x)'=-\sin x;$$

$$(\tan x)'=\sec^2 x;$$

$$(\cot x)'=-\csc^2 x;$$

$$(\sec x)'=\sec x\tan x;$$

$$(\csc x)'=-\csc x\cot x.$$

4. 指数函数的导数

例 4 求函数 $f(x)=e^x$ 的导数.

解 $\Delta y=e^{x+\Delta x}-e^x=e^x(e^{\Delta x}-1)$,

$$\frac{\Delta y}{\Delta x}=\frac{e^x(e^{\Delta x}-1)}{\Delta x},$$

$$f'(x)=\lim_{\Delta x\to 0}\frac{e^x(e^{\Delta x}-1)}{\Delta x}=e^x\lim_{\Delta x\to 0}\frac{e^{\Delta x}-1}{\Delta x}.$$

令 $e^{\Delta x}-1=\alpha$，则 $\Delta x=\ln(\alpha+1)$，且当 $\Delta x\to 0$ 时，$\alpha\to 0$. 因此，

$$\lim_{\Delta x\to 0}\frac{e^{\Delta x}-1}{\Delta x}=\lim_{\alpha\to 0}\frac{\alpha}{\ln(\alpha+1)}=\lim_{\alpha\to 0}\frac{1}{\frac{1}{\alpha}\ln(1+\alpha)}=\lim_{\alpha\to 0}\frac{1}{\ln(1+\alpha)^{\frac{1}{\alpha}}}=\frac{1}{\ln e}=1,$$

因此，$f'(x)=(e^x)'=e^x$.

5. 对数函数的导数

例 5 求函数 $f(x)=\ln x$ 的导数.

解 $\Delta y=f(x+\Delta x)-f(x)=\ln(x+\Delta x)-\ln x=\ln\left(1+\frac{\Delta x}{x}\right)$,

$$\frac{\Delta y}{\Delta x}=\frac{\ln\left(1+\frac{\Delta x}{x}\right)}{\Delta x},$$

$$f'(x)=\lim_{\Delta x\to 0}\frac{\ln\left(1+\frac{\Delta x}{x}\right)}{\Delta x}=\lim_{\Delta x\to 0}\ln\left(1+\frac{\Delta x}{x}\right)^{\frac{1}{\Delta x}}=\lim_{\Delta x\to 0}\ln\left[\left(1+\frac{\Delta x}{x}\right)^{\frac{x}{\Delta x}}\right]^{\frac{1}{x}}$$

$$=\frac{1}{x}\lim_{\Delta x\to 0}\ln\left(1+\frac{\Delta x}{x}\right)^{\frac{x}{\Delta x}}=\frac{1}{x}\ln\left[\lim_{\Delta x\to 0}\left(1+\frac{\Delta x}{x}\right)^{\frac{x}{\Delta x}}\right]=\frac{1}{x}\ln e=\frac{1}{x},$$

所以，$f'(x)=(\ln x)'=\frac{1}{x}$.

二、导数的四则运算法则

由导数的定义，我们可以求出一些基本初等函数的导数，但常见的函数除了基本初等函数外，还有一些函数是由基本初等函数经过运算得到的. 现在我们就来介绍可导函数经和、差、积、商得到的新函数的导数.

设函数 $\mu(x)$ 和函数 $v(x)$ 在点 x 处具有导数 $\mu'(x)$ 和 $v'(x)$.

1. 两个可导函数和的导数

设 $f(x)=\mu(x)+v(x)$，由导数的定义可得 $f(x)$ 在点 x 的导数：

$$\begin{aligned}
f'(x)&=\lim_{\Delta x\to 0}\frac{f(x+\Delta x)-f(x)}{\Delta x}\\
&=\lim_{\Delta x\to 0}\frac{[\mu(x+\Delta x)+v(x+\Delta x)]-[\mu(x)+v(x)]}{\Delta x}\\
&=\lim_{\Delta x\to 0}\left[\frac{\mu(x+\Delta x)-\mu(x)}{\Delta x}+\frac{v(x+\Delta x)-v(x)}{\Delta x}\right]\\
&=\lim_{\Delta x\to 0}\left[\frac{\mu(x+\Delta x)-\mu(x)}{\Delta x}\right]+\lim_{\Delta x\to 0}\left[\frac{v(x+\Delta x)-v(x)}{\Delta x}\right]\\
&=\mu'(x)+v'(x).
\end{aligned}$$

以上结果表明，两个可导函数的和的导数等于两个可导函数的导数之和. 即

$$[\mu(x)+v(x)]'=\mu'(x)+v'(x).$$

用同样方法可得，两个可导函数的差的导数等于两个可导函数的导数之差. 即

$$[\mu(x)-v(x)]'=\mu'(x)-v'(x).$$

函数的和差求导可推广到有限个函数：设$\mu_1(x)$，$\mu_2(x)$，…，$\mu_n(x)$在点x处可导，则它们的代数和在点x处也可导，且$[\mu_1(x)\pm\mu_2(x)\pm\cdots\pm\mu_n(x)]'=\mu_1'(x)\pm\mu_2'(x)\pm\cdots\pm\mu_n'(x)$.

2. 两个可导函数积的导数

设$f(x)=\mu(x)\cdot v(x)$，由导数的定义可得到$f(x)$在点x的导数：

$$\begin{aligned}
f'(x)&=\lim_{\Delta x\to 0}\frac{f(x+\Delta x)-f(x)}{\Delta x}\\
&=\lim_{\Delta x\to 0}\frac{\mu(x+\Delta x)v(x+\Delta x)-\mu(x)v(x)}{\Delta x}\\
&=\lim_{\Delta x\to 0}\frac{\mu(x+\Delta x)v(x+\Delta x)-\mu(x)v(x+\Delta x)+\mu(x)v(x+\Delta x)-\mu(x)v(x)}{\Delta x}\\
&=\lim_{\Delta x\to 0}\left[\frac{\mu(x+\Delta x)-\mu(x)}{\Delta x}\cdot v(x+\Delta x)+\mu(x)\cdot\frac{v(x+\Delta x)-v(x)}{\Delta x}\right]\\
&=\lim_{\Delta x\to 0}\frac{\mu(x+\Delta x)-\mu(x)}{\Delta x}\cdot\lim_{\Delta x\to 0}v(x+\Delta x)+\mu(x)\lim_{\Delta x\to 0}\frac{v(x+\Delta x)-v(x)}{\Delta x}\\
&=\mu'(x)v(x)+\mu(x)v'(x).
\end{aligned}$$

以上结果表明：两个可导函数的乘积的导数等于第一个因子的导数与第二个因子的积，再加上第一个因子与第二个因子的导数的积. 即

$$[\mu(x)\cdot v(x)]'=\mu'(x)v(x)+\mu(x)v'(x).$$

特别地，当$\mu(x)=C$（C为常数）时，因为$(C)'=0$，所以有

$$[Cv(x)]'=C[v(x)]',$$

即常数与一个可导函数的积的导数等于常数与可导函数的导数的积.

用同样的方法可得，两个可导函数之商的导数等于分子的导数与分母的积减去分母的导数与分子的积，再除以分母的平方. 即

$$\left[\frac{\mu(x)}{v(x)}\right]'=\frac{\mu'(x)v(x)-\mu(x)v'(x)}{v^2(x)}.$$

特别地，$\left[\dfrac{1}{v(x)}\right]'=-\dfrac{v'(x)}{v^2(x)}$.

例 6 求函数$y=x^3+2\sqrt{x}-\dfrac{2}{\sqrt{x}}$的导数.

解 $y'=\left[x^3+2\sqrt{x}-\dfrac{2}{\sqrt{x}}\right]'=(x^3)'+2(x^{\frac{1}{2}})'-2(x^{-\frac{1}{2}})'=3x^2+\dfrac{1}{\sqrt{x}}+\dfrac{1}{\sqrt{x^3}}$.

例 7 求函数$y=x^4\ln x$的导数.

解 $y'=(x^4\ln x)'=(x^4)'\ln x+x^4(\ln x)'=4x^3\ln x+x^4\dfrac{1}{x}=4x^3\ln x+x^3$.

例 8 求函数$y=\dfrac{x-1}{x^2+1}$的导数.

解 $y'=\dfrac{(x^2+1)(x-1)'-(x^2+1)'(x-1)}{(x^2+1)^2}=\dfrac{(x^2+1)-2x(x-1)}{(x^2+1)^2}$

$=\dfrac{-x^2+2x+1}{(x^2+1)^2}.$

做一做

求下列函数的导数：

（1）$y=\sin x\cdot\cos x$；（2）$y=x^3+2x^2+x$；（3）$y=\dfrac{1+\sin x}{1+\cos x}$.

三、复合函数与隐函数的导数

复合函数的导数

1. 复合函数的导数

复合函数的求导法则：如果函数 $\mu=\varphi(x)$ 在点 x 处有导数 $\dfrac{\mathrm{d}\mu}{\mathrm{d}x}=\varphi'(x)$，函数 $y=f(\mu)$ 在点 x 的对应点 $\mu=\varphi(x)$ 处可导，$\dfrac{\mathrm{d}y}{\mathrm{d}\mu}=f'(\mu)$，则复合函数 $y=f[\varphi(x)]$ 在点 x 处也可导，且

$$\frac{\mathrm{d}y}{\mathrm{d}x}=\frac{\mathrm{d}y}{\mathrm{d}\mu}\cdot\frac{\mathrm{d}\mu}{\mathrm{d}x}\text{或}f'[\varphi(x)]=f'(\mu)\cdot\varphi'(x).$$

证明： 当变量 x 有增量 Δx 时，函数 $\mu=\varphi(x)$ 相应有增量 $\Delta\mu$，从而函数 $y=f(\mu)$ 相应有增量 Δy. 因为 $\mu=\varphi(x)$ 可导，所以 $\lim\limits_{\Delta x\to0}\Delta\mu=0$. 假设 $\Delta\mu\neq0$，则

$$\lim_{\Delta x\to0}\frac{\Delta y}{\Delta x}=\lim_{\Delta x\to0}\frac{\Delta y}{\Delta\mu}\cdot\frac{\Delta\mu}{\Delta x}=\lim_{\Delta\mu\to0}\frac{\Delta y}{\Delta\mu}\cdot\lim_{\Delta x\to0}\frac{\Delta\mu}{\Delta x}=\frac{\mathrm{d}y}{\mathrm{d}\mu}\cdot\frac{\mathrm{d}\mu}{\mathrm{d}x},$$

即 $\dfrac{\mathrm{d}y}{\mathrm{d}x}=\dfrac{\mathrm{d}y}{\mathrm{d}\mu}\cdot\dfrac{\mathrm{d}\mu}{\mathrm{d}x}$.

复合函数的求导法则又称为**连锁法则**或**链式法则**.

指点迷津

如果 $\nu=\varphi(x)$，$\mu=g(\nu)$，$y=f(\mu)$ 这三个函数的导数都存在，则 $\dfrac{\mathrm{d}y}{\mathrm{d}x}=\dfrac{\mathrm{d}y}{\mathrm{d}\mu}\cdot\dfrac{\mathrm{d}\mu}{\mathrm{d}\nu}\cdot\dfrac{\mathrm{d}\nu}{\mathrm{d}x}$.

例9 $y=\sin(2x)$，求 $\dfrac{\mathrm{d}y}{\mathrm{d}x}$.

解 令 $\mu=2x$，则 $y=\sin(2x)$ 可看成由函数 $y=\sin\mu$ 和函数 $\mu=2x$ 复合而成. 所以由复合函数的求导法则得到

$$\frac{\mathrm{d}y}{\mathrm{d}x}=\frac{\mathrm{d}y}{\mathrm{d}\mu}\cdot\frac{\mathrm{d}\mu}{\mathrm{d}x}=\cos\mu\cdot2=2\cos(2x).$$

求复合函数的导数时，首先要分析清楚函数的复合结构，求出每一层次函数的导数，再用连锁法则就可得到所求函数的导数. 当运算熟练后，则不必写出中间变量，直接对中间变量求导即可.

例10 $y=(1-4x^2)^{\frac{1}{3}}$，求 $\dfrac{\mathrm{d}y}{\mathrm{d}x}$.

解　$y'=[(1-4x^2)^{\frac{1}{3}}]'=\frac{1}{3}(1-4x^2)^{-\frac{2}{3}}(1-4x^2)'=-\frac{8x}{3\sqrt[3]{(1-4x^2)^2}}$.

2. 隐函数的导数

求形如 $xe^y+e^x=0$ 的隐函数的导数时，可以把 y 看成中间变量，应用复合函数的求导法则求出 y 对 x 的导数.

例 11　已知 y 是由 $xe^y+e^x=0$ 所确定的 x 的函数，试求 y'.

解　把 y 当成中间变量，两边对 x 求导可得

$$e^y+x\cdot e^y\cdot y'+e^x=0,$$

对上式变形可得

$$y'=-\frac{e^y+e^x}{x\cdot e^y}.$$

式中，y 是由方程 $xe^y+e^x=0$ 所确定的函数.

例 12　求反正弦函数 $y=\arcsin x$（$-1<x<1$）的导数.

解　$y=\arcsin x$ 可理解为由方程 $x-\sin y=0$ 确定的隐函数，方程两端对 x 求导，注意 $-\frac{\pi}{2}<y<\frac{\pi}{2}$，得 $1-\cos y\cdot y'=0$，解得 $y'=\frac{1}{\cos y}=\frac{1}{\sqrt{1-\sin^2 y}}=\frac{1}{\sqrt{1-x^2}}$，即 $(\arcsin x)'=\frac{1}{\sqrt{1-x^2}}$.

3. 对数求导法

对幂指函数 $y=u(x)^{v(x)}$，直接使用前面的求导法则不能求出其导数，对于这类函数，可以在函数的两边取对数，然后在等式两边同时对 x 求导，最后求出所求导数．我们称这种方法为**对数求导法**.

例 13　求函数 $y=x^x$（$x>0$）的导数.

解　对函数 $y=x^x$ 两边同时取自然对数，得 $\ln y=x\ln x$，

两边对 x 求导，得

$$\frac{1}{y}y'=\ln x+x\frac{1}{x},$$

因此

$$y'=y(1+\ln x)=x^x(1+\ln x).$$

做一做

1. 求下列函数的导数：

(1) $y=\ln\cos x$;　　(2) $y=\sin^3(2x+1)$;

(3) $y=\ln\sin(2^x)$;　　(4) $y=x^{\sin x}$.

2. 求由方程 $x-y+\frac{1}{2}\sin y=0$ 所确定的隐函数 y 的导数.

四、高阶导数

定义 1　若函数 $y=f(x)$ 的导数 $y'=f'(x)$ 的导数也存在，则称其为 $y=f(x)$ 的二阶导数，记为 y'' 或 $\frac{d^2y}{dx^2}$ 或 $\frac{d^2f(x)}{dx^2}$.

类似地，把$f''(x)$对x的导数称为$y=f(x)$的三阶导数，记为$f'''(x)$或y'''或$\frac{d^3y}{dx^3}$.

定义2 如果$y=f(x)$的$n-1$阶导数对x的导数仍存在，则称该导数为$y=f(x)$的n阶导数，记作$y^{(n)}$或$f^{(n)}(x)$或$\frac{d^ny}{dx^n}$或$\frac{d^nf(x)}{dx^n}$($n\geqslant4$).

由上述定义可知

$$y^{(n)}=[y^{(n-1)}]'=\frac{d[y^{(n-1)}]}{dx}.$$

$y=f(x)$的二阶及二阶以上的导数统称为y的高阶导数.

例14 求$f(x)=4x^3+3x^2-5x$的二阶导数.

解 因为$f'(x)=12x^2+6x-5$，所以$f''(x)=[f'(x)]'=(12x^2+6x-5)'=24x+6$.

做一做

求下列函数的二阶导数：

(1) $y=e^x+e^{-x}$；　(2) $y=x^3+x^2-1$；　(3) $y=\ln(1+x^2)$.

案例回应

生长率为

$$f'(t)=\frac{dW}{dt}=-\frac{36}{(1+30e^{-\frac{2}{3}t})^2}\cdot\left(-\frac{2}{3}\right)\cdot30e^{-\frac{2}{3}t}=\frac{720}{(1+30e^{-\frac{2}{3}t})^2}e^{-\frac{2}{3}t},$$

相对生长率为

$$\frac{f'(t)}{f(t)}=\frac{1}{W}\cdot\frac{dW}{dt}=\frac{20e^{-\frac{2}{3}t}}{1+30e^{-\frac{2}{3}t}}.$$

同步训练2-2

1. 选择题.

(1) 函数$f(x)=\cos x$的导数为（　　）.

A. $\cos x$　B. $\sin x$　C. $-\cos x$　D. $-\sin x$

(2) 函数$f(x)=e^xx^2$的导数为（　　）.

A. $2e^xx$　B. $e^xx^2+2xe^x$　C. e^xx^2　D. $e^xx^2-2xe^x$

(3) 函数$f(x)=e^{7x}$的导数为（　　）.

A. e^{7x}　B. 7　C. $7x$　D. $7e^{7x}$

(4) 函数$f(x)=\frac{\sin x}{x}$的导数为（　　）.

A. $\frac{\cos x+\sin x}{x^2}$　B. $\frac{\cos x\cdot x-\sin x}{x^2}$　C. $\frac{\sin x+x}{x^2}$　D. $\frac{-\cos x+1}{x}$

2. 求下列函数的导数：

(1) $y=(\ln x)^3$；　(2) $y=\sin nx$；

(3) $y=\sin^n x+\sin x^n$；　　(4) $y=\ln(\sec x+\tan x)$；

(5) $y=\sec^2(\ln x)$；　　(6) $y=(3x+5)^3(5x+4)^4$；

(7) $y=\left(\dfrac{1+x^2}{1-x}\right)^5$；　　(8) $y=x^2\sin\dfrac{1}{x}$；

(9) $y=\dfrac{x}{2}\sqrt{a^2-x^2}$；　　(10) $y=\arcsin(1-2x)$.

3. 求下列方程所确定的隐函数 y 的导数$\dfrac{\mathrm{d}y}{\mathrm{d}x}$：

(1) $\dfrac{x}{y}=\ln(xy)$；　(2) $y=1+xe^y$；

(3) $\sin(xy)=x-e^2$；(4) $\sqrt{x}+\sqrt{y}=\sqrt{a}$.

同步训练 2－2 答案

第三节　微　　分

导入案例

某一机械挂钟的钟摆的周期为 1 s，在冬季摆长因热胀冷缩而缩短了 0.01 cm，已知单摆的周期为 $T=2\pi\sqrt{\dfrac{l}{g}}$，其中 $g=980\ \text{cm/s}^2$，问：这只钟每秒大约变化了多少？

案例分析

这个问题就是当自变量有一个微小的增量时如何求出函数的增量（或改变量）. 而通常函数的改变量的精确值的计算比较复杂，因此需要建立函数改变量的近似值的计算方法，使其既便于计算，又有一定的精确度，这就是本节所要讨论的问题.

一、微分的定义

先看一个实际问题，如图 2－3 所示，正方形金属薄片，受热后，其边长由 x_0 变到 $x_0+\Delta x$，问：此薄片的面积改变了多少？

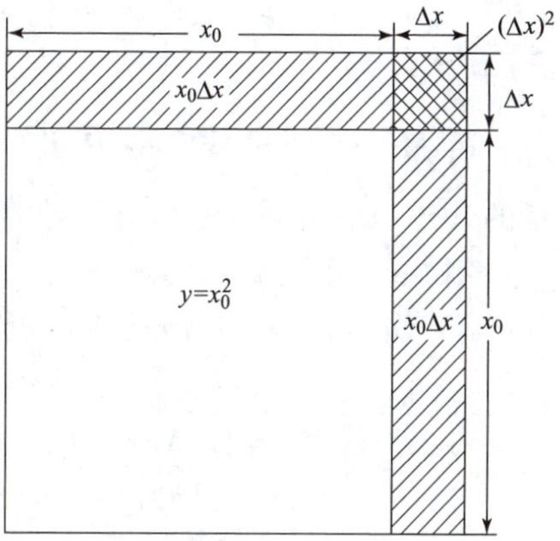

图 2－3

正方形金属薄片受热后所改变的面积，可以看成当自变量取得改变量 Δx 时，函数 $y=f(x)=x^2$ 相应的改变量 Δy，即

$$\begin{aligned}\Delta y&=(x_0+\Delta x)^2-x_0^2\\&=x_0^2+2x_0\Delta x+(\Delta x)^2-x_0^2\\&=2x_0\Delta x+(\Delta x)^2.\end{aligned}$$

从上式可以看到，等式右端包含两项，第一项 $2x_0\Delta x$ 是 Δx 的一次项，第二项 $(\Delta x)^2$ 是 Δx 的二次项. 当 $|\Delta x|$ 很小（比 x_0 小得多）时，第二项比第一项小得多，$2x_0\Delta x$ 是 Δy 中的主要部分，因此我们就将 $(\Delta x)^2$ 略去，于是 Δy 就可以用 Δx 的一次项 $2x_0\Delta x$ 来近似表达，即

$$\Delta y \approx 2x_0\Delta x,$$

又因为
$$2x_0 = f'(x_0),$$
所以
$$\Delta y \approx f'(x_0)\Delta x.$$

微分

我们知道，导数表示函数对于自变量的变化快慢程度．在实际问题中，还会遇到与导数密切相关的一种问题：在运动或变化过程中，当自变量有较小的改变量 Δx 时，要计算出相应的函数的改变量 Δy，由于 Δy 的表达式往往很复杂，计算并非易事，因此要解决这个问题，就要引进微分的概念．

定义 1　设函数 $y=f(x)$ 在点 x_0 处可导，则 $y=f(x)$ 在点 x_0 处的导数 $f'(x_0)$ 与自变量的改变量 Δx 的积 $f'(x_0)\Delta x$ 叫作函数 $y=f(x)$ 在点 x_0 处的微分，记作 $\mathrm{d}y$，即

$$\mathrm{d}y = f'(x_0)\Delta x.$$

定义 2　函数 $y=f(x)$ 在任意点 x 的微分，叫作**函数的微分**，记作 $\mathrm{d}y$ 或 $\mathrm{d}f(x)$，即

$$\mathrm{d}y = f'(x)\Delta x \quad 或 \quad \mathrm{d}f(x) = f'(x)\Delta x.$$

通常把自变量 x 的改变量 Δx 叫作**自变量的微分**，记作 $\mathrm{d}x$，即 $\mathrm{d}x=\Delta x$，于是函数 $y=f(x)$ 的微分又可记作

$$\mathrm{d}y = f'(x)\mathrm{d}x.$$

这就是常用的函数微分表达式．由微分表达式可以知道，函数的微分等于函数的导数与自变量的微分之积，计算微分或导数的方法叫作**微分法**．

指点迷津

函数可微必可导，可导必可微，可微与可导是等价的．虽然可微与可导是等价的，但引进微分的概念并不是多余的，从微分定义可知，用微分 $f'(x_0)\Delta x$ 来近似计算函数的增量 Δy 要比直接计算 Δy 方便快捷得多．更重要的是，引进微分概念后，可以在某些几何问题中"以直代曲"，而"以直代曲"是积分学中最基本的思想，今后将多次用到它．

定义 3　如果将微分表达式进一步改写成 $\dfrac{\mathrm{d}y}{\mathrm{d}x}=f'(x)$，也就是说，函数的微分 $\mathrm{d}y$ 与自变量的微分 $\mathrm{d}x$ 之商等于该函数的导数．因此，导数也叫微商．

例 1　求函数 $y=x^3$ 当 $x=2$，$\Delta x=0.02$ 时的微分值．

解　先求出函数在任意点 x 的微分，

$$\mathrm{d}y = (x^3)'\Delta x = 3x^2\Delta x.$$

再求函数当 $x=2$，$\Delta x=0.02$ 时的微分值，

$$\mathrm{d}y\Big|_{\substack{x=2\\ \Delta x=0.02}} = 3x^2\Delta x\Big|_{\substack{x=2\\ \Delta x=0.02}} = 3\times 2^2\times 0.02 = 0.24.$$

例 2　求函数 $y=x^2$ 在 $x=1$ 和 $x=3$ 处的微分．

解　函数 $y=x^2$ 在 $x=1$ 处的微分为

$$\mathrm{d}y = (x^2)'\big|_{x=1}\mathrm{d}x = 2x\big|_{x=1}\mathrm{d}x = 2\mathrm{d}x;$$

在 $x=3$ 处的微分为

$$\mathrm{d}y = (x^2)'\big|_{x=3}\mathrm{d}x = 2x\big|_{x=3}\mathrm{d}x = 6\mathrm{d}x.$$

例 3　求下列函数的微分：

（1）$y=\sin x$；（2）$y=\dfrac{2}{x}$.

解　（1）$\mathrm{d}y=(\sin x)'\mathrm{d}x=\cos x\mathrm{d}x$；

（2）$\mathrm{d}y=\left(\dfrac{2}{x}\right)'\mathrm{d}x=-\dfrac{2}{x^2}\mathrm{d}x$.

二、微分的几何意义

为了加深对微分概念的理解，下面来说明函数微分的几何意义.

如图 2－4 所示，在 $y=f(x)$ 所表示的曲线上取点 $P(x,y)$ 及它邻近的点 $P'(x+\Delta x,y+\Delta y)$，过点 P 及 P' 作 MP 及 $M'P'$ 垂直于 x 轴，分别交 x 轴于点 M 及点 M'，过点 P 作平行于 x 轴的直线交 $M'P'$ 于点 N，又作曲线 $y=f(x)$ 在点 P 处的切线，交 $M'P'$ 于点 T，则

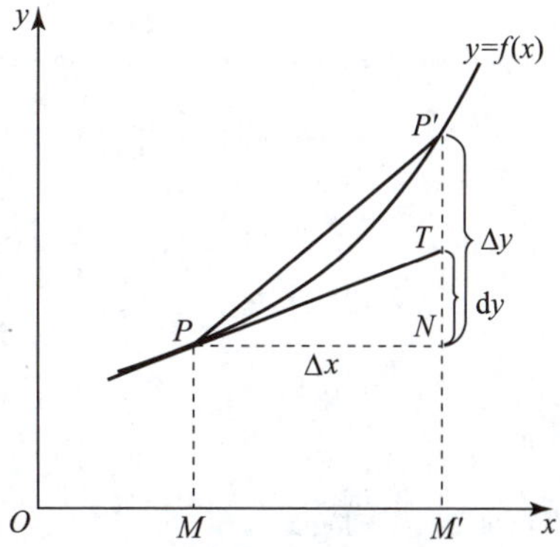

图 2－4

$$PN=\Delta x,\ NP'=\Delta y,\ NT=f'(x)\Delta x=\mathrm{d}y.$$

所以，**当 Δy 是曲线的纵坐标的改变量时，$\mathrm{d}y$ 就是切线的纵坐标的改变量. 这就是函数微分的几何意义.**

> **链接**
>
> **以直代曲**
>
> Δy 与 $\mathrm{d}y$ 的差的绝对值在图形上是 $|TP'|$. 一般地，它随着 $|\Delta x|$ 减小而减小，并且要比 $|\Delta x|$ 减小得更快些. 所以 $\Delta y\approx\mathrm{d}y$. 用切线的纵坐标的改变量代替曲线的纵坐标的改变量，不仅是求函数的改变量 Δy 的近似值的简便方法，而且是高等数学中“以直代曲”的典型方法.

三、微分的运算

1. 基本初等函数的微分公式

从函数的微分定义

$$\mathrm{d}y=f'(x)\mathrm{d}x,$$

容易得到基本初等函数的微分公式. 为了便于记忆，现将前面得到的主要求导数公式及相应的微分公式归纳列表，如表 2－1 所示.

表 2－1

函数 y	导数 y'	微分 $\mathrm{d}y$
$y=C$	$y'=0$	$\mathrm{d}y=0$
$y=x$	$y'=1$	$\mathrm{d}y=\mathrm{d}x$
$y=x^n$	$y'=nx^{n-1}$	$\mathrm{d}y=nx^{n-1}\mathrm{d}x$

续表

函数 y	导数 y'	微分 dy
$y=\sin x$	$y'=\cos x$	$dy=\cos x dx$
$y=\cos x$	$y'=-\sin x$	$dy=-\sin x dx$
$y=\tan x$	$y'=\sec^2 x$	$dy=\sec^2 x dx$
$y=\cot x$	$y'=-\csc^2 x$	$dy=-\csc^2 x dx$
$y=\sec x$	$y'=\sec x\tan x$	$dy=\sec x\tan x dx$
$y=\csc x$	$y'=-\csc x\cot x$	$dy=-\csc x\cot x dx$
$y=\ln x$	$y'=\dfrac{1}{x}$	$dy=\dfrac{1}{x}dx$
$y=\log_a x$	$y'=\dfrac{1}{x\ln a}$	$dy=\dfrac{1}{x\ln a}dx$
$y=e^x$	$y'=e^x$	$dy=e^x dx$
$y=a^x$	$y'=a^x\ln a$	$dy=a^x\ln a dx$
$y=\arcsin x$	$y'=\dfrac{1}{\sqrt{1-x^2}}$	$dy=\dfrac{1}{\sqrt{1-x^2}}dx$
$y=\arccos x$	$y'=-\dfrac{1}{\sqrt{1-x^2}}$	$dy=-\dfrac{1}{\sqrt{1-x^2}}dx$
$y=\arctan x$	$y'=\dfrac{1}{1+x^2}$	$dy=\dfrac{1}{1+x^2}dx$
$y=\operatorname{arccot} x$	$y'=-\dfrac{1}{1+x^2}$	$dy=-\dfrac{1}{1+x^2}dx$

2. 函数和、差、积、商的微分法则

由函数求导数的四则运算法则，可以得出求微分的四则运算法则：

$$d(\mu\pm\nu)=d\mu\pm d\nu,$$
$$d(\mu\nu)=\mu d\nu+\nu d\mu,$$
$$d(C\mu)=Cd\mu,$$
$$d\left(\frac{\mu}{\nu}\right)=\frac{\nu d\mu-\mu d\nu}{\nu^2}(\nu\neq 0).$$

3. 复合函数的微分法则

设 $y=f(u)$，根据微分定义有

$$dy=f'(u)du,$$

这里 u 是自变量．如果 $u=\varphi(x)$，即 u 又是 x 的函数，则由复合函数的求导法则得

$$y'_x=y'_u\cdot u'_x,$$

由微分法则得

$$dy = y'_u du = y'_u \cdot u'_x dx = f'(u)u'_x dx.$$

这就是复合函数的微分法则.

例 4　求下列函数的微分：

（1）$y = x^3 + 4\sin(3x)$；（2）$y = \ln(1 - x^2)$.

解　（1）$y' = 3x^2 + 12\cos(3x)$，

所以
$$dy = [3x^2 + 12\cos(3x)]dx.$$

（2）$y' = \dfrac{-2x}{1 - x^2} = \dfrac{2x}{x^2 - 1}$，

所以
$$dy = \frac{2x}{x^2 - 1}dx.$$

例 5　求下列函数的微分：

（1）$y = e^{x^2 + 2x}$；（2）$y = \sin[\ln(x^2 + 1)]$.

解　（1）$y' = e^{x^2 + 2x} \cdot (x^2 + 2x)' = e^{x^2 + 2x} \cdot (2x + 2) = 2(x + 1) \cdot e^{x^2 + 2x}$，

所以
$$dy = 2(x + 1)e^{x^2 + 2x}dx.$$

（2）
$$\begin{aligned} dy &= d\sin[\ln(x^2 + 1)] = \cos[\ln(x^2 + 1)]d[\ln(x^2 + 1)] \\ &= \cos[\ln(x^2 + 1)] \cdot \frac{1}{x^2 + 1}d(x^2 + 1) \\ &= \frac{2x}{x^2 + 1}\cos[\ln(x^2 + 1)]dx. \end{aligned}$$

例 6　求下列函数的微分：

（1）$xy - e^x + e^y = 0$；（2）$y = \ln(\arctan x) - \arccos(3x)$.

解　（1）求两边关于 x 的微分，得
$$ydx + xdy - e^x dx + e^y dy = 0,$$

即
$$dy = \frac{e^x - y}{e^y + x}dx.$$

（2）
$$\begin{aligned} dy &= d[\ln(\arctan x) - \arccos(3x)] = d[\ln(\arctan x)] - d[\arccos(3x)] \\ &= \frac{1}{\arctan x}d(\arctan x) - \left[-\frac{1}{\sqrt{1 - (3x)^2}}d(3x)\right] \\ &= \left(\frac{1}{\arctan x} \cdot \frac{1}{1 + x^2}\right)dx + \frac{3}{\sqrt{1 - 9x^2}}dx \\ &= \left[\frac{1}{(1 + x^2)\arctan x} + \frac{3}{\sqrt{1 - 9x^2}}\right]dx. \end{aligned}$$

做一做

1. 求下列函数的微分：

（1）$y = x^3 e^{2x}$；　　（2）$y = x\ln x - x$；　　（3）$y = x\sin(2x)$.

2. 在下列括号中填入适当的函数，使等式成立：

（1）$\cos x dx = d(\quad)$；　　（2）$\sec x \tan x dx = d(\quad)$；

（3）$\cos(5x)dx = d(\quad)$；　　（4）$x^2 dx = d(\quad)$.

四、微分在近似计算上的应用

1. 利用微分近似替代函数增量

从图 2－4 中容易看出，当 $|\Delta x|$ 很小时，$\Delta y \approx dy$. 即 $\Delta y \approx f'(x)\Delta x$（$|\Delta x|$ 很小）.

例 7 球壳外径为 20 cm，厚度为 2 mm，求球壳体积的近似值.

解 球的体积公式为 $V=\frac{4}{3}\pi r^3$，因而 $dV=4\pi r^2 dr$.

由题设，$r=10$，$\Delta r=-0.2$，则

$$|\Delta V| \approx |dV| = |4\pi \times 10^2 \times (-0.2)| = 251.2 \ (cm^3),$$

即球壳体积的近似值为 251.2 cm^3.

2. 用微分计算函数的近似值

当 $|\Delta x|$ 很小时，由 $\Delta y = f(x_0+\Delta x)-f(x_0) \approx dy = f'(x_0)\Delta x$，得

$$f(x_0+\Delta x) \approx f(x_0)+f'(x_0)\Delta x(|\Delta x| 很小).$$

利用上式，当 $|\Delta x|$ 很小时，可以求 x_0 附近的 $x_0+\Delta x$ 处的函数值的近似值.

例 8 求 arctan 0.98 的近似值.

解 取 $f(x)=\arctan x$，此时有 $f'(x)=\frac{1}{1+x^2}$.

取 $x_0=1$，则 $\Delta x=0.98-1=-0.02$，且 $f(x_0)=f(1)=\frac{\pi}{4}$，$f'(x_0)=f'(1)=\frac{1}{2}$，利用近似公式得

$$\arctan 0.98 \approx \frac{\pi}{4}+\frac{1}{2}(-0.02)=\frac{\pi}{4}-0.01 \approx 44°26'.$$

假如 $x_0=0$，令 $\Delta x=x$，当 $|x|$ 很小时，上面近似公式为

$$f(x) \approx f(0)+f'(0)x.$$

利用上式，当 $|x|$ 很小时，可以建立以下实际中很有用的近似公式：

（1）$\sqrt[n]{1+x} \approx 1+\frac{1}{n}x$；（2）$\sin x \approx x$（$x$ 为弧度）；

（3）$\tan x \approx x$（x 为弧度）；（4）$e^x \approx 1+x$；

（5）$\ln(1+x) \approx x$.

例 9 求 $e^{-0.005}$ 的近似值.

解 因为 $|x|=0.005$ 很小，由 $e^x \approx 1+x$ 得

$$e^{-0.005} \approx 1+(-0.005)=0.995.$$

做一做

求下列各数的近似值：

（1）$\sqrt[3]{1.02}$；（2）$\sin 31°$.

案例回应

因为钟摆的周期为 $T=1$，所以有 $1=2\pi\sqrt{\frac{l}{g}}$，解之得摆长为 $l=\frac{g}{(2\pi)^2}$，摆长的改变量

为 $\Delta l=-0.01\ \text{cm}$，$\dfrac{\mathrm{d}T}{\mathrm{d}l}=\pi\dfrac{1}{\sqrt{gl}}$，用 $\mathrm{d}T$ 近似计算 ΔT，得

$$\Delta T\approx \mathrm{d}T=\frac{\mathrm{d}T}{\mathrm{d}l}\Delta l=\pi\frac{1}{\sqrt{gl}}\Delta l.$$

将 $l=\dfrac{g}{(2\pi)^2}$，$\Delta l=-0.01$ 代入上式得

$$\Delta T\approx \mathrm{d}T=\frac{\pi}{\sqrt{g\cdot\dfrac{g}{(2\pi)^2}}}\times(-0.01)=\frac{2\pi^2}{g}\times(-0.01)\approx-0.000\,2(\text{s}).$$

因此，由于摆长缩短了 0.01 cm，使得钟摆的周期相应减少约 0.000 2 s，所以这只钟摆每秒快了 0.000 2 s.

同步训练 2－3

1. 在下列括号中填入适当的函数式，使等式成立：

(1) $\sin x\mathrm{d}x=\mathrm{d}(\qquad)$；　　(2) $(2x+1)\mathrm{d}x=\mathrm{d}(\qquad)$；

(3) $-\csc x\cot x\mathrm{d}x=\mathrm{d}(\qquad)$；　　(4) $\sin(3x)\mathrm{d}x=\mathrm{d}(\qquad)$；

(5) $\dfrac{1}{\sqrt{x}}\mathrm{d}x=\mathrm{d}(\qquad)$；　　(6) $\dfrac{1}{1+4x^2}\mathrm{d}x=\mathrm{d}(\qquad)$.

2. 求下列函数的微分：

(1) $y=\dfrac{1}{0.5x^2}$；　　(2) $y=\dfrac{\sqrt[3]{x}}{0.2}$；

(3) $y=(1+x-x^2)^3$；　　(4) $y=\cos(x^2)$；

(5) $y=\mathrm{e}^x\sin^2 x$；　　(6) $y=\dfrac{x^3-1}{x^3+1}$.

3. 求下列函数的微分：

(1) $y=x^2+3\cos(2x)$；　　(2) $y=\mathrm{e}^x\ln x$；

(3) $y=\sqrt{x}+x$；　　(4) $y=x\lg x$；

(5) $y=(x-1)(2-3x)(2x+3)$；　　(6) $y=\sqrt{(x^2+1)(x^2-2)}$.

4. 利用微分求下列函数值的近似值：

(1) $\cos 59°$；　　(2) $\ln 1.002\,1$.

5. 已知单摆的运动周期 $T=2\pi\sqrt{\dfrac{l}{g}}$（其中 $g=980\ \text{cm/s}^2$），若摆长由 20 cm 增加到 20.1 cm，问：周期大约变化多大？

同步训练 2－3 答案

第四节　导数的应用

导入案例

肌肉或皮下注射药物后，血液中药物的浓度 $C(t)$ 与时间 t 的数学模型为

$$C(t)=\frac{A(e^{-\sigma_1 t}-e^{-\sigma_2 t})}{\sigma_2-\sigma_1}.$$

式中，A，σ_1，σ_2 为常数且 $\sigma_2>\sigma_1$. 问：t 为何值时，血液中的药物的浓度 $C(t)$ 达到最大值？

案例分析

这个案例就是求函数的最大值，函数虽然很复杂，但通过本节的学习，解决起来就比较简单.

一、中值定理

1. 拉格朗日（Lagrange）中值定理

定理1　如果函数 $y=f(x)$ 在闭区间 $[a,b]$ 上连续，在开区间 (a,b) 上可导，则在开区间 (a,b) 上至少存在一点 ξ，使得

$$f'(\xi)=\frac{f(b)-f(a)}{b-a},$$

或

$$f(b)-f(a)=f'(\xi)(b-a).$$

下面从几何意义上说明它的正确性.

作函数 $y=f(x)$ 在 $[a,b]$ 上的图像，如图2-5所示.

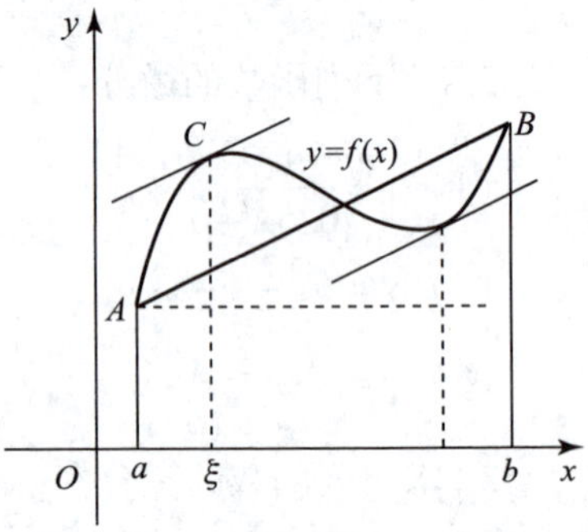

图2-5

注意到 $\frac{f(b)-f(a)}{b-a}$ 是弦 AB 的斜率，而 $f'(\xi)$ 为曲线在点 C 处切线的斜率，等式 $f'(\xi)=\frac{f(b)-f(a)}{b-a}$ 正说明了在开区间 (a,b) 上至少存在一点 ξ，使曲线在相应点 C 的切线与弦 AB 平行.

> **链接**
>
> **拉格朗日中值定理（又称微分中值定理）**
>
> 拉格朗日中值定理具有很重要的理论价值．应用定理时必须注意定理的条件，有一个不满足，结论就可能不成立．拉格朗日中值定理建立了函数在区间上的改变量与导数之间的关系，从而使我们有可能用导数去研究函数在区间上的性态．

由拉格朗日中值定理可以得到下面的推论：

推论1　如果函数 $y=f(x)$ 在开区间 (a,b) 上恒有 $f'(\xi)=0$，则 $f(x)$ 在开区间 (a,b) 上是一个常数.

此结论由$f(x_2)-f(x_1)=f'(\xi)(x_2-x_1)$可以直接得出.

推论 2 设两函数$f(x)$和$g(x)$在开区间(a,b)上有$f'(x)=g'(x)$，那么在开区间(a,b)上

$$f(x)=g(x)+c(c\text{ 为常数}).$$

例 1 函数$f(x)=x^3-3x$在区间$[0,2]$上是否满足拉格朗日中值定理的条件？若满足，求出定理中的ξ值.

解 显然函数$f(x)=x^3-3x$在$[0,2]$上连续，在$(0,2)$上可导，从而满足定理的条件.

而$f'(x)=3x^2-3$，则由$f'(\xi)=\dfrac{f(2)-f(0)}{2-0}$，可得$3\xi^2-3=\dfrac{2-0}{2-0}$.

解方程$3\xi^2=4$，得$\xi=\dfrac{2\sqrt{3}}{3}\in(0,2)$.

例 2 设$0<a\leqslant b$，证明：$\dfrac{b-a}{b}\leqslant\ln\dfrac{b}{a}\leqslant\dfrac{b-a}{a}$.

证 (1) 当$a=b$时，上式显然成立.

(2) 当$0<a<b$时，设$f(x)=\ln x$，那么$y=f(x)$在$[a,b]$上满足拉格朗日中值定理的条件，由于$f'(x)=\dfrac{1}{x}$，有

$$\ln b-\ln a=\frac{1}{\xi}(b-a),\ (a<\xi<b)$$

即

$$\ln\frac{b}{a}=\frac{1}{\xi}(b-a).$$

又由于$a<\xi<b$，因此

$$\frac{1}{b}<\frac{1}{\xi}<\frac{1}{a},$$

于是

$$\frac{b-a}{b}<\ln\frac{b}{a}<\frac{b-a}{a}.$$

故当$0<a\leqslant b$时，有$\dfrac{b-a}{b}\leqslant\ln\dfrac{b}{a}\leqslant\dfrac{b-a}{a}$.

例 3 证明$\arcsin x+\arccos x=\dfrac{\pi}{2}\ (-1\leqslant x\leqslant 1)$.

证 设$f(x)=\arcsin x+\arccos x$，$x\in[-1,1]$，因为

$$f'(x)=\frac{1}{\sqrt{1-x^2}}+\left(-\frac{1}{\sqrt{1-x^2}}\right)=0,$$

所以$f(x)\equiv C$，$x\in[-1,1]$，又

$$f(0)=\arcsin 0+\arccos 0=0+\frac{\pi}{2}=\frac{\pi}{2},$$

从而$\arcsin x+\arccos x=\dfrac{\pi}{2}$.

2. 柯西（Cauchy）中值定理

定理 2 如果函数$f(x)$与$g(x)$在闭区间$[a,b]$上连续，在开区间(a,b)上可导，且$g'(x)\neq 0$，则在开区间(a,b)内至少存在一点ξ，使得

$$\frac{f(b)-f(a)}{g(b)-g(a)}=\frac{f'(\xi)}{g'(\xi)}.$$

在柯西中值定理中，当 $g(x)=x$ 时，$g'(x)=1$，$g(a)=a$，$g(b)=b$，则上式化为

$$\frac{f(b)-f(a)}{b-a}=f'(\xi).$$

柯西中值定理成为拉格朗日中值定理，因此柯西中值定理又是拉格朗日中值定理的推广.

做一做

1. 函数 $f(x)=\ln x$ 在区间 $[1,\mathrm{e}]$ 上是否满足拉格朗日中值定理的条件？若满足求出定理中的 ξ 值.

2. 证明恒等式：$\arctan x+\operatorname{arccot} x=\frac{\pi}{2}$，$x\in\mathbf{R}$.

二、洛必达法则

如果 $x\to a$（或 $x\to\infty$）时，函数 $f(x)$ 与 $g(x)$ 同时趋于零或同时趋于无穷大，那么极限 $\lim\limits_{\substack{x\to a\\(x\to\infty)}}\frac{f(x)}{g(x)}$ 可能存在，也可能不存在，通常称这种极限为未定式极限，并简记为 $\frac{0}{0}$ 和 $\frac{\infty}{\infty}$.

下面根据柯西中值定理建立一个求 $\frac{0}{0}$ 和 $\frac{\infty}{\infty}$ 未定式极限的法则——洛必达法则.

（一）$\frac{0}{0}$ 型未定式的极限

定理 3 如果函数 $f(x)$ 与 $g(x)$ 在 $x=a$ 的某空心邻域内有定义，且满足如下条件：

（1）$\lim\limits_{x\to a}f(x)=\lim\limits_{x\to a}g(x)=0$；

（2）$f'(x)$，$g'(x)$ 在邻域内都存在，且 $g'(x)\neq 0$；

（3）$\lim\limits_{x\to a}\frac{f'(x)}{g'(x)}$ 存在（或为 ∞）.

则

$$\lim_{x\to a}\frac{f(x)}{g(x)}=\lim_{x\to a}\frac{f'(x)}{g'(x)}.$$

例 4 求 $\lim\limits_{x\to 2}\frac{x^4-16}{x-2}$.

解 $\lim\limits_{x\to 2}\frac{x^4-16}{x-2}=\lim\limits_{x\to 2}\frac{4x^3}{1}=32.$

例 5 求 $\lim\limits_{x\to 0}\frac{(1+x)^a-1}{x}$（$a$ 为任意实数）.

解 $\lim\limits_{x\to 0}\frac{(1+x)^a-1}{x}=\lim\limits_{x\to 0}\frac{a(1+x)^{a-1}}{1}=a.$

洛必达法则可连续使用，如果 $\lim\limits_{x\to a}\frac{f'(x)}{g'(x)}$ 还是 $\frac{0}{0}$ 型未定式，且 $f'(x)$ 与 $g'(x)$ 能满足定理中 $f(x)$ 与 $g(x)$ 应满足的条件，那么可继续使用洛必达法则，则有

$$\lim_{x\to a}\frac{f(x)}{g(x)}=\lim_{x\to a}\frac{f'(x)}{g'(x)}=\lim_{x\to a}\frac{f''(x)}{g''(x)}.$$

且可依次类推，直到求出所要求的极限．另外，此定理的结论对于 $x\to\infty$ 时的 $\frac{0}{0}$ 型未定式同样适用.

例 6　求 $\lim\limits_{x\to\infty}\dfrac{\sin\frac{2}{x}}{\sin\frac{3}{x}}$.

解　
$$\lim_{x\to\infty}\frac{\sin\frac{2}{x}}{\sin\frac{3}{x}}=\lim_{x\to\infty}\frac{-\frac{2}{x^2}\cos\frac{2}{x}}{-\frac{3}{x^2}\cos\frac{3}{x}}$$
$$=\lim_{x\to\infty}\frac{2\cos\frac{2}{x}}{3\cos\frac{3}{x}}$$
$$=\frac{2}{3}.$$

提示

如果反复使用洛必达法则也无法确定 $\frac{f(x)}{g(x)}$ 的极限，或能判定 $\frac{f'(x)}{g'(x)}$ 无极限，则洛必达法则失效，此时需用别的办法判断未定式 $\frac{f(x)}{g(x)}$ 的极限.

例 7　求 $\lim\limits_{x\to 0}\dfrac{x^2\sin\frac{1}{x}}{\sin x}$.

解　这个问题属于 $\frac{0}{0}$ 型未定式，但分子、分母分别求导后得

$$\frac{2x\sin\frac{1}{x}-\cos\frac{1}{x}}{\cos x}.$$

此式振荡无极限，故洛必达法则失效，不能使用．但原极限是存在的，可用下面方法求得

$$\lim_{x\to 0}\frac{x^2\sin\frac{1}{x}}{\sin x}=\lim_{x\to 0}\left(\frac{x}{\sin x}x\sin\frac{1}{x}\right)$$
$$=\frac{\lim\limits_{x\to 0}x\sin\frac{1}{x}}{\lim\limits_{x\to 0}\frac{\sin x}{x}}$$
$$=\frac{0}{1}=0.$$

（二）$\frac{\infty}{\infty}$型未定式的极限

定理4 如果函数$f(x)$与$g(x)$在$x=a$的某空心邻域内有定义，且满足如下条件：

（1）$\lim\limits_{x\to a}f(x)=\lim\limits_{x\to a}g(x)=\infty$；

（2）$f'(x)$，$g'(x)$在邻域内都存在，且$g'(x)\neq 0$；

（3）$\lim\limits_{x\to a}\frac{f'(x)}{g'(x)}=A$（或$\infty$）.

则

$$\lim_{x\to a}\frac{f(x)}{g(x)}=\lim_{x\to a}\frac{f'(x)}{g'(x)}=A\ （或\infty）.$$

证明略.

例8 求$\lim\limits_{x\to\frac{\pi}{2}}\frac{\tan x}{\tan(3x)}$.

解
$$\begin{aligned}\lim_{x\to\frac{\pi}{2}}\frac{\tan x}{\tan(3x)}&=\lim_{x\to\frac{\pi}{2}}\frac{\frac{1}{\cos^2 x}}{\frac{3}{\cos^2(3x)}}\\&=\frac{1}{3}\lim_{x\to\frac{\pi}{2}}\frac{\cos^2(3x)}{\cos^2 x}\\&=\frac{1}{3}\lim_{x\to\frac{\pi}{2}}\frac{2\cos(3x)[-3\sin(3x)]}{2\cos x(-\sin x)}\\&=\lim_{x\to\frac{\pi}{2}}\frac{\sin(6x)}{\sin(2x)}\\&=\lim_{x\to\frac{\pi}{2}}\frac{6\cos(6x)}{2\cos(2x)}\\&=3.\end{aligned}$$

定理4的结论对于$x\to\infty$时的$\frac{\infty}{\infty}$型未定式的极限问题同样适用.

例9 求$\lim\limits_{x\to+\infty}\frac{\ln x}{x^n}$（$n>0$）.

解 $$\lim_{x\to+\infty}\frac{\ln x}{x^n}=\lim_{x\to+\infty}\frac{\frac{1}{x}}{nx^{n-1}}=\lim_{x\to+\infty}\frac{1}{nx^n}=0.$$

（三）其他未定式的极限

未定式除$\frac{0}{0}$型或$\frac{\infty}{\infty}$型外，还有$0\cdot\infty$、$\infty-\infty$、1^∞、0^0、∞^0型五种类型，这些未定式都可以化为$\frac{0}{0}$型或$\frac{\infty}{\infty}$型未定式，再利用洛必达法则求其极限.

1. $0\cdot\infty$型未定式

设在自变量的某一变化过程中$f(x)\to 0$与$g(x)\to\infty$，则$f(x)\cdot g(x)$可变形为$\frac{f(x)}{\frac{1}{g(x)}}$

$\left(\dfrac{0}{0}\text{型}\right)$或$\dfrac{g(x)}{\dfrac{1}{f(x)}}$（$\dfrac{\infty}{\infty}$型）.

例 10　求 $\lim\limits_{x\to+\infty} x\left(\dfrac{\pi}{2}-\arctan x\right)$.（$0\cdot\infty$型）

解　$$\lim_{x\to+\infty} x\left(\frac{\pi}{2}-\arctan x\right)=\lim_{x\to+\infty}\frac{\left(\dfrac{\pi}{2}-\arctan x\right)}{\dfrac{1}{x}}$$

$$=\lim_{x\to+\infty}\frac{-\dfrac{1}{1+x^2}}{-\dfrac{1}{x^2}}$$

$$=\lim_{x\to+\infty}\frac{x^2}{1+x^2}=1.$$

2. $\infty-\infty$型未定式

例 11　求$\lim\limits_{x\to1}\left(\dfrac{x}{x-1}-\dfrac{1}{\ln x}\right)$.（$\infty-\infty$型）

解　$$\lim_{x\to1}\left(\frac{x}{x-1}-\frac{1}{\ln x}\right)=\lim_{x\to1}\frac{x\ln x-x+1}{(x-1)\ln x}\quad\left(\frac{0}{0}\text{型}\right)$$

$$=\lim_{x\to1}\frac{\ln x+1-1}{\dfrac{x-1}{x}+\ln x}$$

$$=\lim_{x\to1}\frac{\ln x}{1-\dfrac{1}{x}+\ln x}\quad\left(\frac{0}{0}\text{型}\right)$$

$$=\lim_{x\to1}\frac{\dfrac{1}{x}}{\dfrac{1}{x^2}+\dfrac{1}{x}}=\frac{1}{2}.$$

3. 1^{∞}、0^0、∞^0型未定式

由于它们是来源于幂指函数$[f(x)]^{g(x)}$的极限，因此通常可用取对数的方法或利用$[f(x)]^{g(x)}=e^{\ln[f(x)]^{g(x)}}=e^{g(x)\ln[f(x)]}$化为$0\cdot\infty$型未定式，再化为$\dfrac{0}{0}$型或$\dfrac{\infty}{\infty}$型求解.

例 12　求 $\lim\limits_{x\to0^+} x^x$.（$0^0$ 型）

解　设 $y=x^x$，两边取对数得 $\ln y=x\ln x$，即 $y=e^{x\ln x}$，
于是

$$\lim_{x\to0^+}\ln y=\lim_{x\to0^+}x\ln x$$

$$=\lim_{x\to0^+}\frac{\ln x}{\dfrac{1}{x}}=\lim_{x\to0^+}\frac{\dfrac{1}{x}}{-\dfrac{1}{x^2}}$$

$$=\lim_{x\to0^+}(-x)=0.$$

所以

$$\lim_{x\to 0^+} y = e^{\lim\limits_{x\to 0^+} x\ln x} = e^0 = 1.$$

例 13 求$\lim\limits_{x\to 0}(\cot x)^{\sin x}$. （$\infty^0$ 型）

解 设 $y=(\cot x)^{\sin x}$，则 $\ln y=\sin x\ln\cot x$，即 $y=e^{\sin x\ln\cot x}$

$$\lim_{x\to 0}\ln y = \lim_{x\to 0}\sin x\ln\cot x = \lim_{x\to 0}\frac{\ln\cot x}{\dfrac{1}{\sin x}}$$

$$=\lim_{x\to 0}\frac{\dfrac{1}{\cot x}\left(-\dfrac{1}{\sin^2 x}\right)}{-\dfrac{1}{\sin^2 x}\cos x}=\lim_{x\to 0}\frac{\sin x}{\cos^2 x}=0,$$

所以

$$\lim_{x\to 0}(\cot x)^{\sin x}=\lim_{x\to 0} y=\lim_{x\to 0} e^{\ln y}$$
$$=e^{\lim\limits_{x\to 0}\sin x\ln\cot x}=e^0$$
$$=1.$$

例 14 求$\lim\limits_{x\to e}(\ln x)^{\frac{1}{1-\ln x}}$. （$1^\infty$型）

解 设 $y=(\ln x)^{\frac{1}{1-\ln x}}$，则 $\ln y=\dfrac{1}{1-\ln x}\ln(\ln x)$，即 $y=e^{\frac{1}{1-\ln x}\ln(\ln x)}$.

$$\lim_{x\to e}\ln y=\lim_{x\to e}\frac{1}{1-\ln x}\ln(\ln x)=\lim_{x\to e}\frac{\dfrac{1}{\ln x}\dfrac{1}{x}}{-\dfrac{1}{x}}$$

$$=\lim_{x\to e}\left(-\frac{1}{\ln x}\right)=-1,$$

所以

$$\lim_{x\to e}(\ln x)^{\frac{1}{1-\ln x}}=e^{-1}.$$

做一做

用洛必达法则求下列极限：

（1）$\lim\limits_{x\to 1}\dfrac{x^3-3x+2}{x^3-x^2-x+1}$；（2）$\lim\limits_{x\to 0}\dfrac{(1+x)^a-1}{x}$；

（3）$\lim\limits_{x\to+\infty}\dfrac{x}{e^x}$；（4）$\lim\limits_{x\to 0^+}x^{\tan x}$.

三、函数的单调性与函数的极值

（一）函数单调性的判别法

在初等数学中已给出函数单调性的定义，用定义来判别函数的单调性很不方便，现介绍利用导数来判定函数单调性的方法.

定理 5　设函数 $y=f(x)$ 在闭区间 $[a,b]$ 上连续，在开区间 (a,b) 内可导.

(1) 如果在 (a, b) 内 $f'(x)>0$，那么函数 $y=f(x)$ 在 $[a, b]$ 上单调增加；

(2) 如果在 (a, b) 内 $f'(x)<0$，那么函数 $y=f(x)$ 在 $[a, b]$ 上单调减少.

证　(1) 函数 $f(x)$ 满足拉格朗日中值定理条件，故在 $[a, b]$ 上任意取两点 x_1，x_2（不妨设 $x_1<x_2$），必有 $\xi\in(x_1,x_2)$，使

$$f(x_2)-f(x_1)=f'(\xi)(x_2-x_1).$$

如果 $f'(x)>0$，必有 $f'(\xi)>0$，于是

$$f(x_2)-f(x_1)>0,$$

即

$$f(x_1)<f(x_2).$$

这表明函数 $y=f(x)$ 在 $[a, b]$ 上单调增加.

(2) 同理可证，如果 $f'(x)<0$，函数 $y=f(x)$ 在 $[a, b]$ 上单调减少.

$f'(x)>0(f'(x)<0)$ 只是函数单调增加（单调减少）的充分条件，而非必要条件.

例 15　确定函数 $f(x)=x^3-3x$ 的单调区间.

解　$f'(x)=3x^2-3=3(x+1)(x-1)$，故 $x_1=-1$，$x_2=1$ 时，$f'(x)=0$.

此两点把定义域 $(-\infty, +\infty)$ 分成区间 $(-\infty, -1]$，$(-1, 1]$，$(1, +\infty)$. 如表 2-2 所示，表中↗和↘分别表示函数单调增加和单调减少.

表 2-2

x	$(-\infty, -1]$	$(-1, 1]$	$(1, +\infty)$
$f'(x)$	+	-	+
$f(x)$	↗	↘	↗

因此，函数在 $(-\infty, -1]$，$(1, +\infty)$ 单调增加，在 $(-1, 1]$ 单调减少.

例 16　在血液循环系统中，血管内影响血液流动的阻力 R 是血管半径 r 的函数：

$$R(r)=\frac{8\eta L}{\pi r^4},$$

式中，η 为血液黏滞系数；L 为血管长度. 讨论当 r 在 0.01 ~ 1 mm 内变化时，R 相应的变化情况.

解　$R'(r)=-\dfrac{32\eta L}{\pi r^5}$.

因为 $\eta>0$，$L>0$，$r>0$，所以恒有 $R'(r)<0$，这就是说，$R(r)$ 是一个递减函数，即较粗的血管内血液流动的阻力较小，较细的血管内血液流动的阻力较大.

进一步计算得

$$|R'(0.01)|=\frac{32\eta L}{\pi}\times 10^{10},$$

$$|R'(0.1)|=\frac{32\eta L}{\pi}\times 10^{5},$$

$$|R'(1)|=\frac{32\eta L}{\pi}.$$

这表明，对于半径 r 较小的动脉，r 的微小变化将引起流动阻力 R 较大的改变；反之，

对于半径 r 较大的动脉，r 的微小变化所引起的流动阻力 R 的改变较小．人体就是用神经系统来控制和调节微小动脉的半径，改变其流动阻力，从而达到改善或控制局部血液流动的快慢和血液的供应．

做一做

讨论下列函数的单调性：

（1）$y=\sqrt[3]{x^2}$；（2）$y=2x^2-\ln x$.

（二）函数的极值及其求法

1．函数极值的定义

定义1 设函数 $f(x)$ 在点 x_0 的某个邻域内有定义.

若对点 x_0 的邻域内任意一点 $x(x\neq x_0)$，恒有 $f(x)<f(x_0)$，则称 $f(x_0)$ 为函数的一个极大值，点 x_0 是一个**极大值点**；若对点 x_0 的邻域内任意一点 $x(x\neq x_0)$，恒有 $f(x)>f(x_0)$，则称 $f(x_0)$ 为函数的一个**极小值**，点 x_0 是一个**极小值点**.

极大值与极小值统称为**极值**，极大值点与极小值点统称为**极值点**.

指点迷津

（1）极值是一个局部性的概念，它只是与极值点邻近点的函数值相比较而言，并不意味着它在整个定义域内最大或最小.

（2）一个定义在区间 $[a,b]$ 上的函数，它在 $[a,b]$ 上可以有许多极大值和极小值，但其中的极大值并不一定都大于每一个极小值．如图2-6所示，$f(x_1)<f(x_5)$.

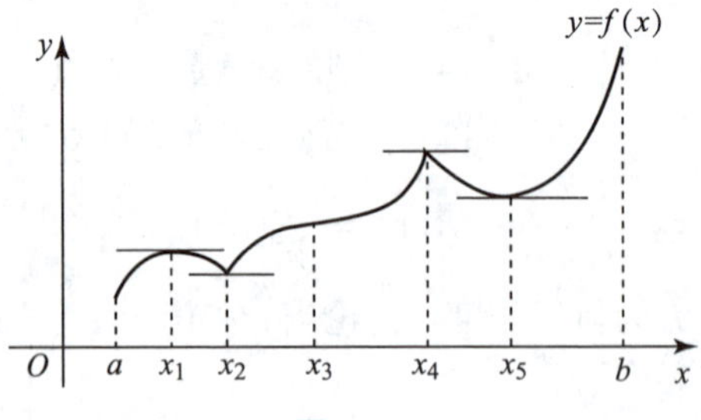

图2-6

砥砺廉隅

函数极值和最值中蕴含的人生哲理．极值是局部的，某点的极小值不一定比其他点的极大值小．最大（最小）值是全局性的，是整个区间的最大（最小）值．每个人的人生也像函数极值和最值一样，起起落落是必经之路，是成长的需要，一时跌入低谷时不气馁，伫立高峰时不自满，把握住成长过程中的各个时期，坚持不懈，砥砺奋进，就一定能达到人生的最大值．同学们一定要相信自己，一定能实现自己的最终目标.

2. 函数极值的判定及求法

定理 6（必要条件） 如果函数$f(x)$在点x_0处有极值$f(x_0)$，且$f'(x_0)$存在，则$f'(x_0)=0$.

使一阶导数$f'(x_0)=0$的点叫函数的驻点.

注意

定理6表明$f'(x_0)=0$是点x_0为**极值点**的必要条件，但不是充分条件. 例如$f(x)=x^3$，$f'(0)=0$，但在$x=0$处并没有极值. 驻点可能是函数的极值点，也可能不是函数的极值点. 定理6是对函数在点x_0处可导而言的，在导数不存在的点，函数也可能有极值. 例如$f(x)=|x|$，$f'(0)$不存在，但$f(0)=0$为其极小值. 所以函数的极值点必是函数的驻点或导数不存在的点；但函数的驻点或导数不存在的点不一定是函数的极值点.

下面给出判断函数的极值点的充分条件：

定理 7（第一充分条件） 设函数$f(x)$在点x_0的一个邻域内连续，且点x_0为$f(x)$的驻点或不可导点.

如果当$x<x_0$时，$f'(x)>0$；当$x>x_0$时，$f'(x)<0$，则$f(x)$在点x_0处取得**极大值**；

如果当$x<x_0$时，$f'(x)<0$；当$x>x_0$时，$f'(x)>0$，则$f(x)$在点x_0处取得**极小值**.

如果$f'(x)$在点x_0的左右不变号，则函数$f(x)$在点x_0处无极值.

定理7指出了筛选极值点的办法——看点x_0的左、右邻域内$f'(x)$是否改变符号，符号由正变负为极大值点，由负变正为极小值点.

根据上面两个定理，求函数$f(x)$的极值可按如下步骤进行：

（1）求出导数$f'(x)$；

（2）求出$f(x)$的驻点或不可导点；

（3）上述各点为分点，由小到大将定义域分成若干个子区间，讨论每个子区间$f'(x)$的符号，运用定理7，得出结论；

（4）求出各极值点的函数值，从而得函数$f(x)$的全部极值.

例 17 求函数$f(x)=x^3-3x^2-9x+5$的极值.

解 $f(x)$的定义域为$(-\infty,+\infty)$.

$$f'(x)=3x^2-6x-9=3(x^2-2x-3)=3(x+1)(x-3).$$

令$f'(x)=0$，得驻点$x_1=-1$，$x_2=3$，没有不可导点.

列表2-3，讨论函数的极值.

表 2-3

x	$(-\infty,-1)$	-1	$(-1,3)$	3	$(3,+\infty)$
$f'(x)$	+	0	−	0	+
$f(x)$	↗	极大值	↘	极小值	↗

所以，$x=-1$ 为极大值点，极大值 $f(-1)=10$；$x=3$ 为极小值点，极小值 $f(3)=-22$.

例 18 如图 2-7 所示，在墙旁边的一块空地上，靠墙用长 36 m 的篱笆围成一块矩形空地，问：怎样围才能使所围成的面积最大？这时面积是多少？

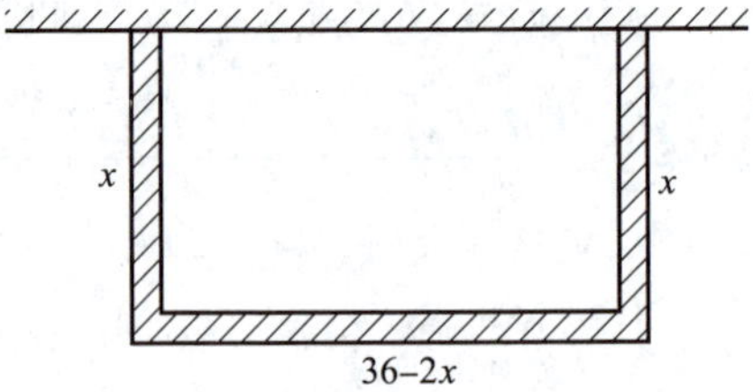

图 2-7

解 设矩形的面积为 y，宽为 x，则长为 $(36-2x)$，面积 $y=(36-2x)x=-2x^2+36x$，则 $y'=-4x+36$.

令 $y'=0$，即 $-4x+36=0$，解得 $x=9$.

将 $x=9$ 代入 $y=(36-2x)x$，得最大面积为 $y=9\times(36-2\times9)=162$ (m^2)．可以验证 $x=9$ 为最大值点.

答：取宽为 9 m，长为 18 m 时所围成的面积最大，这时面积是 162 m^2.

当函数在驻点处的二阶导数存在时，有如下定理：

定理 8（第二充分条件） 设函数在驻点 x_0 处具有二阶导数，且 $f'(x_0)=0$，$f''(x_0)\neq0$，则

（1）当 $f''(x_0)<0$ 时，函数 $f(x)$ 在点 x_0 处取得**极大值**；

（2）当 $f''(x_0)>0$ 时，函数 $f(x)$ 在点 x_0 处取得**极小值**.

定理 8 表明，如果函数在驻点处的二阶导数 $f''(x_0)\neq0$，则该驻点一定是极值点，并且可以用在该点的二阶导数值的正负来判断驻点处函数的极值.

例 19 求函数 $f(x)=x^3-3x$ 的极值.

解 $f'(x)=3x^2-3=3(x+1)(x-1)$，$f''(x)=6x$.

令 $f'(x)=0$，得 $x_1=-1$，$x_2=1$.

由于 $f''(-1)=-6<0$，$f''(1)=6>0$，所以 $f(-1)=2$ 为极大值，$f(1)=-2$ 为极小值.

做一做

求下列函数的极值：

（1）$y=x^3+3x^2-24x-20$；　　（2）$y=\frac{1}{3}x^3-x$.

（三）函数的最大值和最小值

在日常生活和科学技术中，常常会遇到解决优质、高产、低耗等问题，这些问题就是最大值、最小值问题.

指点迷津

最大（小）值与极大（小）值是两个完全不同的概念．首先，函数在闭区间上的最大（小）值是指在整个区间上所有函数值当中的最大（小）者，因此最大（小）值是全局性的概念．而极值是函数在一点的某个邻域内的最大或最小值，显然是一个局部性的概念．其次，函数的最大（小）值可以在闭区间的端点达到，也可以在区间的内部达到，而极值只能在区间的内部达到.

连续函数在闭区间上的最大值与最小值可通过比较以下几类点的函数值得到：

(1) 区间 $[a,b]$ 端点处的函数值；

(2) 区间 (a,b) 内，使 $f'(x)=0$ 的点处的函数值；

(3) 区间 (a,b) 内，使 $f'(x)$ 不存在的点处的函数值.

这些值中最大的就是函数在 $[a, b]$ 上的最大值，最小的就是函数在 $[a, b]$ 上的最小值.

例 20　求函数 $y=x^4-2x^2+5$ 在区间 $[-2,2]$ 上的最大值与最小值.

解　因为 $y'=4x^3-4x$，令 $y'=0$，即 $4x^3-4x=0$，求得驻点为 $x_1=-1$，$x_2=0$，$x_3=1$.

这些驻点的函数值为 $y|_{x=0}=5$，$y|_{x=\pm1}=4$，区间端点的函数值为 $y|_{x=\pm2}=13$.

将这些求出的函数值加以比较，得出最大值是 13，最小值是 4，如图 2-8 所示.

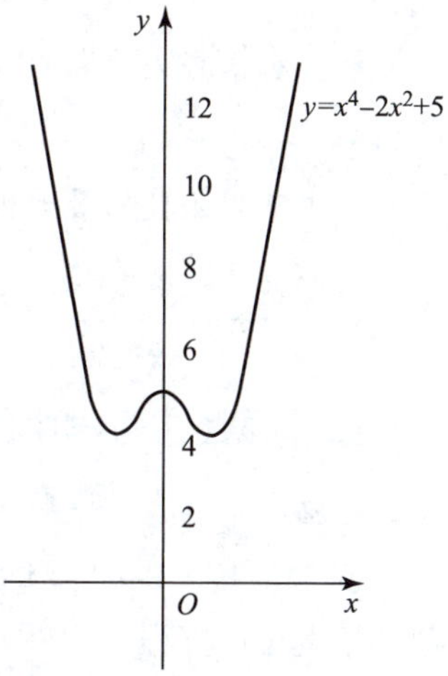

图 2-8

在利用导数研究应用问题的最值时，如果所建立的函数 $f(x)$ 在区间 (a,b) 内是可导的，并且 $f(x)$ 在 (a,b) 内只有一个驻点 x_0，又根据问题本身的实际意义，可判定在 (a, b) 内必有最大（小）值，则 $f(x_0)$ 就是所求的最大（小）值，而不必再进行数学判断.

例 21　如图 2-9 所示，用边长为 60 cm 的正方形铁皮做一个无盖水箱，先在四角分别截去一个小正方形，然后把四边翻转 90°，再焊接而成. 问：水箱底边的长应取多少才能使水箱的容积最大？最大容积是多少？

解　设水箱底边的长为 x，则水箱高为 $h=\dfrac{60-x}{2}$，

$$\text{水箱体积 } V=x^2h=\frac{60x^2-x^3}{2}\ (0<x<60).$$

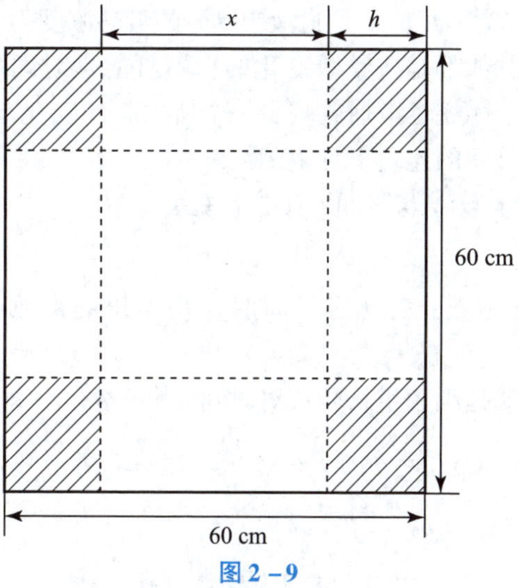

图 2-9

由问题的实际情况来看，如果 x 过小，水箱的底面积就很小，体积 V 也就很小；如果 x 过大，水箱的高就很小，体积 V 也就很小．因此，其中必有一适当的 x 值，使体积 V 取得最大值.

令 $V'=60x-\frac{3}{2}x^2=0$，得两个解 $x_1=0$（不合题意，舍去），$x_2=40$（cm），故水箱最大容积

$$V=\frac{60\times 40^2-40^3}{2}=16\,000\ (\mathrm{cm}^3).$$

答：水箱底边长取 40 cm 时容积最大，最大容积为 16 000 cm^3.

做一做

求下列函数的最大值和最小值：

(1) $y=\sin x+\cos x$，$x\in[0,2\pi]$；　　(2) $y=x+\sqrt{1-x}$，$x\in[-5,1]$.

四、导数在医学中的应用

导数（变化率）在医学中的应用极为广泛，举例如下.

例 22　按 1 mg/kg 体重的比例给小白鼠注射磺胺药物后，在不同时间内血液中磺胺药物的浓度可用方程

$$y=-1.06+2.59x-0.77x^2$$

计算．这里 x 表示注射后经历的时间（min），取常用对数，y 表示血液中磺胺浓度（mg/100 mL）值的常用对数，求 y 的极大值.

解　$\frac{\mathrm{d}y}{\mathrm{d}x}=2.59-1.54x$，令 $\frac{\mathrm{d}y}{\mathrm{d}x}=0$ 得唯一驻点 $x=1.682$，当 $x<1.682$ 时，$\frac{\mathrm{d}y}{\mathrm{d}x}>0$；当 $x>1.682$ 时，$\frac{\mathrm{d}y}{\mathrm{d}x}<0$. 因此，$x=1.682$ 时，y 有极大值，这个极大值就是最大值：$y_{\max}=-1.06+2.59\times1.682-0.77\times(1.682)^2\approx1.118$. 即血液中磺胺的最高浓度为 1.118（mg/100 mL).

由于任何生物群体的总数都是按整数变化的，不可能是时间的可微函数，然而当给定的群体总数非常大，并且个体突然增加或减少一个所引起的变化与群体的总数相比很小时，可近似地认为群体总数是时间的连续、可微函数.

例 23　设细菌的繁殖个数 N 与时间 t 有如下关系：

$$N(t)=N_0\cdot 2^{\frac{t}{T_c}}.$$

式中，N_0 为繁殖开始时细菌数；T_c（生长周期）均为正的常数，求在时刻 t 细菌的生长速度.

解　细菌的生长速度就是细菌生长函数对时间 t 的变化率，即导数

$$\frac{\mathrm{d}N}{\mathrm{d}t}=\frac{\mathrm{d}}{\mathrm{d}t}(N_0\cdot 2^{\frac{t}{T_c}})=\frac{N_0}{T_c}\cdot 2^{\frac{t}{T_c}}\cdot\ln 2\approx 0.693\,\frac{N_0}{T_c}\cdot 2^{\frac{t}{T_c}},$$

其相对生长速度为

$$\frac{1}{N}\cdot\frac{\mathrm{d}N}{\mathrm{d}t}=\frac{0.693}{T_c}\ (\text{常数}).$$

例 24　1～9 个月婴儿的体重 $W(\mathrm{g})$ 的增长与月龄 t 的关系有经验公式：
$$\ln W-\ln(341.5-W)=K(t-1.66),$$
问：t 为何值时婴儿的体重增长率 v 最大？

解　设 $v=\frac{\mathrm{d}W}{\mathrm{d}t}$，将经验公式两边对 t 求导，得
$$\frac{1}{W}\cdot\frac{\mathrm{d}W}{\mathrm{d}t}+\frac{1}{341.5-W}\cdot\frac{\mathrm{d}W}{\mathrm{d}t}=K,$$
解出
$$\frac{\mathrm{d}W}{\mathrm{d}t}=\frac{KW(341.5-W)}{341.5},$$
即
$$v=\frac{K}{341.5}(341.5W-W^2),$$
再对 t 求导，得
$$\frac{\mathrm{d}v}{\mathrm{d}t}=\frac{K}{341.5}\left(341.5\frac{\mathrm{d}W}{\mathrm{d}t}-2W\frac{\mathrm{d}W}{\mathrm{d}t}\right),$$
要求体重增长率 v 最大，必须使 $\frac{\mathrm{d}v}{\mathrm{d}t}=0$，解得 $W=170.75$，因 $\frac{\mathrm{d}W}{\mathrm{d}t}\neq 0$，将 $W=170.75$ 代入经验公式，得 $t=1.66$（月），故婴儿在 1.66 个月时体重的增长率最大.

例 25　人的血液从心脏流出，经主动脉后流到毛细血管，再通过静脉流回心脏，若假设某人心脏收缩的一个周期内血压 P（单位：mmHg①）和血液从心脏流出的时间 Q（单位：s）的参数方程为 $\begin{cases}Q=\sqrt{t},\\ P=25+\frac{98}{t+1}.\end{cases}$（参数 $t>0$）求此人在心脏收缩的一个周期内血压的变化率，并由此判断这个人的血压是升高还是降低了.

解　因为求血压的变化率即求血压 P 关于时间 Q 的导数 $\frac{\mathrm{d}P}{\mathrm{d}Q}$，又因为
$$\frac{\mathrm{d}Q}{\mathrm{d}t}=\frac{1}{2\sqrt{t}},\quad \frac{\mathrm{d}P}{\mathrm{d}t}=-\frac{98}{(t+1)^2},$$
所以血压的变化率为
$$\frac{\mathrm{d}P}{\mathrm{d}Q}=\frac{\frac{\mathrm{d}P}{\mathrm{d}t}}{\frac{\mathrm{d}Q}{\mathrm{d}t}}=\frac{-\frac{98}{(t+1)^2}}{\frac{1}{2\sqrt{t}}}=-\frac{196\sqrt{t}}{(t+1)^2}.$$

由血压的变化率 $\frac{\mathrm{d}P}{\mathrm{d}Q}<0$，可判断这个人的血压降低了.

例 26　某地区沙眼的患病率 y 与年龄 t（岁）的关系为
$$y=2.27(\mathrm{e}^{-0.05t}-\mathrm{e}^{-0.072t}),$$
试研究该地区沙眼的患病率与年龄的变化趋势是怎样的.

解　先用 MATLAB 绘图语句画出函数及导数的图形，如图 2－10 所示，从中可以看出：沙眼的患病率 y 随着年龄 t 的增长而增加，到一定年龄后又随着年龄增长而降低；$y'>0$

---

① 1 mmHg＝0.133 kPa.

的年龄对应沙眼的患病率 y 增加的年龄，$y'<0$ 的年龄对应沙眼的患病率 y 降低的年龄.

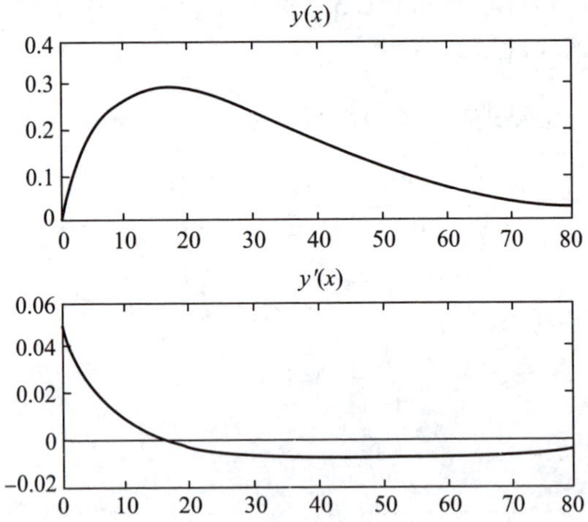

图 2-10

例 27 试绘出肌肉或皮下注射血液浓度数学模型

$$C(t)=\frac{A(e^{-\sigma_1 t}-e^{-\sigma_2 t})}{\sigma_2-\sigma_1}$$

的图像，式中，A，σ_1，σ_2 为正常数且 $\sigma_2>\sigma_1$.

解 函数的定义域为 $[0,+\infty)$，

$$C'(t)=\frac{A(\sigma_2 e^{-\sigma_2 t}-\sigma_1 e^{-\sigma_1 t})}{\sigma_2-\sigma_1}.$$

$C'(t)=0$ 时，

$$t_1=\frac{1}{\sigma_2-\sigma_1}\ln\frac{\sigma_2}{\sigma_1},$$

$C'(t)$不存在的点：无；

$$C''(t)=\frac{A(\sigma_1^2 e^{-\sigma_1 t}-\sigma_2^2 e^{-\sigma_2 t})}{\sigma_2-\sigma_1}.$$

$C''(t)=0$ 时，

$$t_2=\frac{2}{\sigma_2-\sigma_1}\ln\frac{\sigma_2}{\sigma_1},$$

$C''(t)=0$ 不存在的点：无.

$\lim\limits_{t\to+\infty}C(t)=0$，即 $y=0$ 是曲线 $C(t)$ 的水平渐近线.

列表，如表 2-4 所示.

表 2-4

t	$(0,t_1)$	t_1	(t_1,t_2)	t_2	$(t_2,+\infty)$
$C'(t)$	+	0	−		−
$C''(t)$	−		−	0	+
$C(t)$	↗	极大值	↘	拐点	↘

$C(t)$在t_1点取最大值，t_2点为拐点.

函数图像如图 2－11 所示.

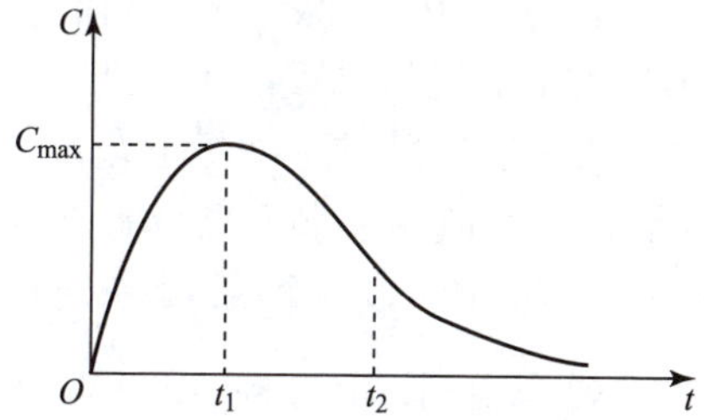

图 2－11

案例回应

函数的定义域为$[0, +\infty)$，药物的浓度$C(t)$对时间t的导数为

$$C'(t)=\frac{A(\sigma_2 e^{-\sigma_2 t}-\sigma_1 e^{-\sigma_1 t})}{\sigma_2-\sigma_1}.$$

令$C'(t)=0$，得唯一驻点

$$t_1=\frac{1}{\sigma_2-\sigma_1}\ln\frac{\sigma_2}{\sigma_1},$$

故$t_1=\frac{1}{\sigma_2-\sigma_1}\ln\frac{\sigma_2}{\sigma_1}$时，血药物浓度$C(t)$达到最大值，最大值为

$$C_{\max}=C(t_1)=\frac{A}{\sigma_2-\sigma_1}\left[\left(\frac{\sigma_2}{\sigma_1}\right)^{\frac{\sigma_1}{\sigma_1-\sigma_2}}-\left(\frac{\sigma_2}{\sigma_1}\right)^{\frac{\sigma_2}{\sigma_1-\sigma_2}}\right].$$

同步训练 2－4

1. 下列函数在给定区间上是否满足拉格朗日中值定理的条件？如满足求出定理中的ξ值：

（1）$y=\frac{1}{3}x^3-x$，$[-\sqrt{3}, \sqrt{3}]$；　　（2）$y=2x^2-x-3$，$x\in[-1,1.5]$.

2. 利用洛必达法则求下列极限：

（1）$\lim\limits_{x\to 0}\frac{\sin(5x)}{x}$；　　（2）$\lim\limits_{x\to a}\frac{x^m-a^m}{x^n-a^n}$；

（3）$\lim\limits_{x\to\frac{\pi}{2}}\frac{\tan(6x)}{\tan(2x)}$；　　（4）$\lim\limits_{x\to+\infty}\frac{xe^{2x}}{x+e^x}$；

（5）$\lim\limits_{x\to 0^+}x^{\sin x}$；　　（6）$\lim\limits_{x\to 0}\left(\frac{1}{x}-\frac{1}{e^x-1}\right)$.

3. 讨论下列函数的单调性：

（1）$y=2x^3-6x^2-18x-7$；　　（2）$y=2x+\frac{8}{x}$（$x>0$）；

（3）$y=x-\sin x$（$0\leqslant x\leqslant 2\pi$）；　　（4）$y=e^x-x-1$.

4. 求下列函数的极值：

（1）$f(x)=x^3-9x^2+15x+1$；　　（2）$f(x)=x-\ln(1+x)$.

5. 求下列函数的极值：

（1）$y=x^3-3x^2-9x+5$；　　（2）$y=2e^x+e^{-x}$；

（3）$y=x^2-3x+10$；　　（4）$y=6x^2-x-2$；

（5）$y=-x^2-2x+3$；　　（6）$y=\frac{1}{2}x^2-3x$.

6. 求下列函数的最大值与最小值：

（1）$y=2x^3+3x^2-12x+14$，$x\in[-3,4]$；

（2）$y=x^4-8x^2+2$，$x\in[-1,3]$.

7. 校园内要围一个矩形花台，一边可以利用原来的石条沿，其他三边需要砌新的石条沿，共 72 m. 问：新石条沿的长和宽各为多少米时，花台面积最大？

8. 将 70 分成两个数，使它们的平方和达到最小，这个最小值是多少？

9. 某公司在市场上推出一产品时发现需求量由方程 $x=\dfrac{2\,500}{p^2}$ 确定，收益为 $R=xp$，且生产 x 单位的成本 $C=0.5x+500$，求获得最大利润的单价 p.

同步训练 2－4 答案

本章小结

1. 导数的定义：$f'(x)=\lim\limits_{\Delta x\to 0}\dfrac{f(x+\Delta x)-f(x)}{\Delta x}$.

若函数在某点的导数存在，则函数在该点一定连续，但在该点连续却不一定存在导数.

2. 如果两函数 $\mu(x)$ 和 $v(x)$ 在点 x 的导数存在，则有

$$[\mu(x)\pm v(x)]'=\mu'(x)\pm v'(x);$$

$$[\mu(x)\cdot v(x)]'=\mu'(x)v(x)+\mu(x)v'(x);$$

$$\left[\frac{\mu(x)}{v(x)}\right]'=\frac{\mu'(x)v(x)-\mu(x)v'(x)}{v^2(x)}.$$

3. 如果函数 $f[g(x)]$ 是由函数 $y=f(\mu)$ 和 $\mu=g(x)$ 复合而成的，且 $f(\mu)$ 和 $g(x)$ 的导数都存在，那么 $\dfrac{\mathrm{d}f[g(x)]}{\mathrm{d}x}=\dfrac{\mathrm{d}y}{\mathrm{d}\mu}\cdot\dfrac{\mathrm{d}\mu}{\mathrm{d}x}$.

4. 微分的定义：$\mathrm{d}y=f'(x)\mathrm{d}x$.

微商：$\dfrac{\mathrm{d}y}{\mathrm{d}x}=f'(x)$.

5. 微分的几何意义：当 Δy 是曲线的纵坐标的改变量时，$\mathrm{d}y$ 就是切线的纵坐标的改变量.

6. 微分的计算：

（1）基本初等函数的微分公式；

（2）函数和、差、积、商的微分法；

（3）复合函数的微分法则：$\mathrm{d}y=f'(\mu)\mu_x'\mathrm{d}x$.

7. 导数的应用主要是研究函数的性态：单调性、极值、最值.

（1）单调性：在研究函数增减区间时，一定要找出所有一阶导数 $y'=0$ 和 y' 不存在的点以及 $f(x)$ 的间断点. 再将函数定义域分成若干区间，确定 y' 在这些区间上的符号，进而决定函数在各区间上的单调性.

（2）函数的极值和最值：首先极值是局部性质，最值是整体性质；其次极值点一定是驻点（对可导函数而言），驻点可能是极值点，也可能不是极值点. 这样，求极值点就有了“线索”，就可以利用极值的充分条件求极值了. 对第一充分条件要抓住函数一阶导数在点 x_0 左右附近是否变号，若一阶导数由正变负，则 $f(x)$ 在点 x_0 处取得极大值；若一阶导数由

负变正，则 $f(x)$ 在点 x_0 处取得极小值. 对第二充分条件要抓住函数在驻点处的二阶导数的符号，若 $f''(x_0)<0$，则取极大值；若 $f''(x_0)>0$，则取极小值.

需要特别注意的是，上面提到的增减性的分界点、函数的极值点，都是对可导函数而言的，当函数有不可导点时，这些不可导点可能是单增或单减区间的分界点，也可能是极值点.

8. 导数在医学中有十分广泛的应用，要灵活应用它来解决医学中的具体问题.

目标检测

1. 判断题：

(1) $(5)'=5$. ( )

(2) $(e^{2x})'=2e^{2x}$. ( )

(3) $(e^x+\sin x)'=e^x-\cos x$. ( )

(4) 若函数 $f(x)$ 在闭区间 $[a,b]$ 上连续，且 $f(a)=f(b)$，则至少存在一点 $\xi\in(a,b)$，使 $f'(\xi)=0$. ( )

(5) 函数 $f(x)$ 在区间 $[a,b]$ 上的极大值必大于它的极小值. ( )

(6) 若 $f'(x_0)=0$（或不存在），则 $f(x_0)$ 必为极值. ( )

2. 填空题：

(1) $\left.\dfrac{d(3x+5)}{dx}\right|_{x=5}=$ ________.

(2) $\left.\left[\dfrac{\sin x}{3x}\right]'\right|_{x=\frac{\pi}{2}}=$ ________.

(3) 若函数 $f(x)=4x^3$ 在区间 $[0,1]$ 上满足拉格朗日中值定理条件，则 $\xi=$ ________.

(4) 若对任意的 $x\in(a,b)$，有 $f'(x)>0$，则函数 $f(x)$ 在 (a,b) 内________.

3. 选择题：

(1) 函数 $y=\ln(1+x^2)$ 的单调增加区间是（ ）.

A. $(-\infty,+\infty)$　B. $(-\infty,0)$　C. $(0,+\infty)$　D. 以上都不是

(2) $f'(x_0)=0$ 是函数在点 x_0 处取得极值的（ ）.

A. 充分条件　B. 必要条件　C. 充分必要条件　D. 无关条件

(3) 已知 $f(x)=\tan x$，则 $f'(x)=$（ ）.

A. $\sec^2x$　B. $\sec x$　C. $\csc^2x$　D. $\sin x$

(4) 已知函数 $f(x)$ 在点 x_0 处的导数存在，则函数 $f(x)$ 在点 x_0 处（ ）.

A. 连续　B. 不连续

C. 不存在极限　D. 可能连续也可能不连续

(5) 函数 $f(x)=\ln\sin x$ 在区间 $\left[\dfrac{\pi}{6},\dfrac{5\pi}{6}\right]$ 上满足拉格朗日中值定理的条件与结论，这时 ξ 的值为（ ）.

A. $\frac{\pi}{6}$　　B. $\frac{\pi}{4}$　　C. $\frac{\pi}{3}$　　D. $\frac{\pi}{2}$

（6）$y=|\sin x|$在点 $x=0$ 处的导数是（　　）.

A. 1　　B. ± 1　　C. -1　　D. 不存在

4. 求下列函数的微分：

（1）$y=x^2e^{2x}$；　　（2）$y=\sin(2x)+3\cos x+1$；

（3）$y=\frac{1-\sin x}{1+\sin x}$；　　（4）$y=e^{\sin 3x}$.

5. 确定下列函数的单调区间：

（1）$y=x-e^x$；　　（2）$y=x-2\sin x$，$x\in[0,2\pi]$；

（3）$y=x^2+x^3$；　　（4）$y=\sqrt{2}-3(x-1)^{\frac{2}{3}}$.

6. 求下列函数的极值：

（1）$y=4x^3-3x^2-6x+2$；　　（2）$y=\frac{\ln^2 x}{x}$.

7. 求下列函数的导数：

（1）$f(x)=\tan\frac{x}{2}$；　　（2）$f(x)=3x^4+2x^2+5$；

（3）$f(x)=\ln(4x)$；　　（4）$f(x)=\frac{2x+6}{2\sin x}$；

（5）$f(x)=a^x+x^a$；　　（6）$f(x)=\ln(\csc x-\cot x)$；

（7）$f(x)=(e^x+e^{-x})^2\cos(3x)$；　　（8）$f(x)=\sqrt{x+\sqrt{x}}$；

（9）$f(x)=4^{\ln x}+(\ln x)^4$；　　（10）$f(x)=\arctan\frac{1}{1+x}$.

8. 求下列函数的最大值和最小值：

（1）$y=x^2+\frac{16}{x},x\in[1,3]$；　　（2）$y=\ln(x^2+1),x\in[-1,2]$.

9. 求由方程 $\sin(x+y)=x\cos y$ 所确定的函数 y 的导数.

10. 用洛必达法则求下列极限：

（1）$\lim\limits_{x\to0}\frac{\ln\tan(7x)}{\ln\tan(2x)}$；　　（2）$\lim\limits_{x\to0}\frac{a^x-b^x}{x}$；

（3）$\lim\limits_{x\to0}\frac{e^x-e^{\sin x}}{x-\sin x}$；　　（4）$\lim\limits_{x\to0}(1+\sin x)^{\frac{1}{x}}$.

第二章目标检测答案

11. 某中药厂要围建一个面积为 512 m^2 的矩形晒药材场地，一边可以利用原有的石条沿，其他三边需砌新的石条沿．问：晒药材场地的长和宽各为多少时才能使材料用得最省？

数学实验二　用 MATLAB 求函数导数

MATLAB 中用 diff 函数来求解函数的导数，可以实现一元函数求导和多元函数求偏导，

diff 函数的调用格式主要有以下几种：

diff(f)：表示函数 f 对默认变量 x 求一阶导数；

diff(f,t)：表示函数 f 对变量 t 求一阶导数；

diff(f,x,n)：表示函数 f 对变量 x 求 n 阶导数.

例　求函数 $f(x)=\dfrac{\sin x}{x}$ 的一、二阶导数.

解　在命令窗口中输入：

>> symsx　　　　　　　　　　　　% 创建符号变量 x

>> f = sin (x)/x;

>> y1 = diff(f)　　　　　　　　　% 求一阶导数 $f'(x)$

y1 =

cos (x)/x - sin (x)/x^2　　　　　% 输出结果 $y_1=f'(x)=\dfrac{\cos x}{x}-\dfrac{\sin x}{x^2}$

>> y2 = diff(f,x,2)　　　　　　　% 求二阶导数 $f''(x)$

y2 =

- sin (x)/x - 2 * cos (x)/x^2 + 2 * sin (x)/x^3

% 输出结果 $y_2=f''(x)=-\dfrac{\sin x}{x}-\dfrac{2\cos x}{x^2}+\dfrac{2\sin x}{x^3}$

中国数学史

中国数学体系形成时期

中国古代数学体系形成时期是公元前 221 年—公元 220 年，即秦初—汉末共计 400 年时间. 从春秋（公元前 770 年—公元前 476 年）到战国（公元前 475 年—公元前 221 年）时期，中国已由铜器时代走向铁器时代，铁质农具应用已普及，普遍实行铁犁牛耕，大大提高了农业生产力. 到了秦朝，统一了文字、度量衡、货币，为文化的发展提供了便利条件，也为数学形成体系奠定了物质基础.

该时期的代表作之一为《周髀算经》. 据考该书成书年代不晚于公元前 2 世纪，其作者非一人. 书中涉及的数学、天文知识，可追溯到公元前 11 世纪—公元前 8 世纪的西周时期. 这部书的内容，主要反映了中国古代数学，在天文历法方面的应用.《周髀算经》是中国十部算经的首部，是我国现存最早的数学著作之一，是后来各个朝代的数学教科书.

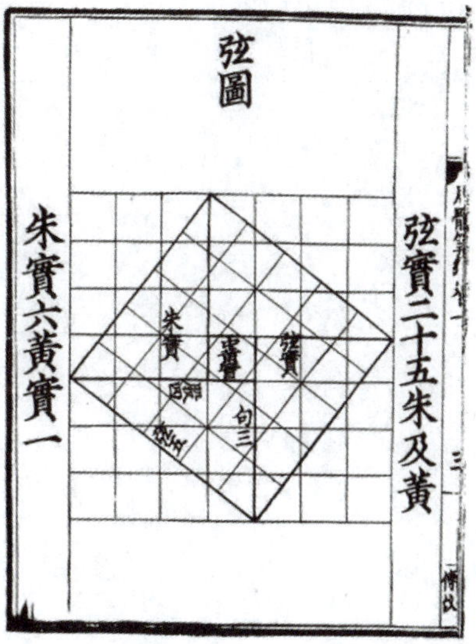

图 2－12　《周髀算经》中勾股定理的证明

该书的注意内容：①计算较复杂的分数；②勾股定理的建立，世界上最早、最完整地建立了勾股定理（图 2－12）. 东汉末年至三国时代，吴国数学家赵爽（约 182—250 年，见图 2－13）对《周髀算经》做了精辟的注解，对勾股定理进行了严密的证明（$a^2+b^2=c^2$），在国外，直到公元 12 世纪才由印度数学家巴斯卡拉（1114—1185 年）给出勾股定理的证明，比赵爽至少晚了 900 年，并在证明勾股定理时给出了与韦达定理类似的结果，说明他比被誉为“代数之父”的法国数学家韦达早约 1 300 年就给出了该结论；③利用勾股定理进行测量计算，还给出了求太阳高度的公式，这在当时也走在世界前列.

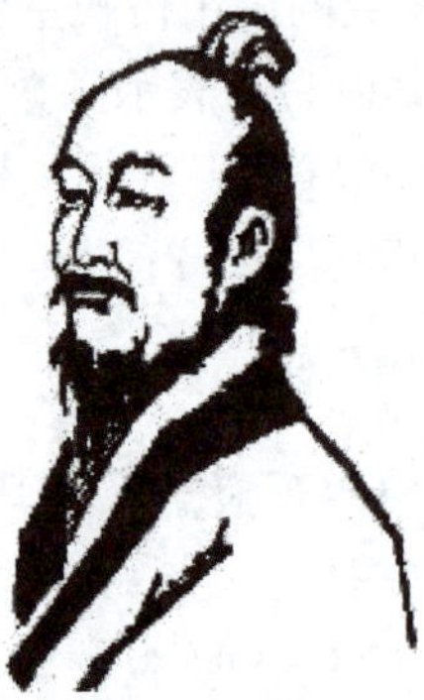

图 2－13　赵爽

第三章

一元函数积分学

导读

冯·诺伊曼（John von Neumann，1903—1957 年，匈牙利人）说过：“微积分是近代数学中最伟大的成就，对它的重要性无论做怎样的评价都不过分.”在科学技术及生产生活中，经常需要计算平面图形的面积、多边形的面积，运用初等数学的知识和方法就可以算出. 但在实际中，有时还需要计算含有曲边的图形或曲边形的面积，这就需要用积分的知识来解决. 例如，水的蒸发与聚集到下雨、人的知识积累与应用等都体现了微积分的思想. 本章将介绍一元函数积分学的有关知识.

学习目标

（1）掌握不定积分的运算法则、基本积分公式、定积分的性质及微积分基本公式.

（2）理解计算不定积分的换元积分法和分部积分法，定积分换元积分公式及分部积分公式并能应用于实际.

（3）了解原函数、不定积分、定积分的概念.

（4）能利用公式、定理和法则解题.

（5）能运用定积分理论解决实际问题.

素质目标

（1）养成好学上进、探渊索珠的作风.

（2）提高运用定积分的概念解决复杂问题的能力.

第一节　不定积分

导入案例

医学研究发现，皮肤伤口表面修复的速度为$\frac{dA}{dt}=-5t^{-2}$ cm²/d（$1\leqslant t\leqslant 5$），式中，A 表示伤口的面积，假设 $A(1)=5$ cm²，问：受伤 5 天后该病人伤口的表面积为多少？

案例分析

这个案例归纳为求谁的导数等于该函数的问题，这正是我们本节讲的原函数.

第二章我们学习了怎样求一个函数的导数和微分，但在科学技术和实际问题中常常需要讨论与它相反的问题，即要求一个可导函数，使它的导数等于已知函数，这是积分学的基本问题之一.

一、不定积分的概念

1. 原函数与不定积分的概念

定义 1　如果在区间 I 上，可导函数 $F(x)$ 的导函数为 $f(x)$，即对任一 $x\in I$，都有

$$F'(x)=f(x) \text{或} dF(x)=f(x)dx,$$

那么函数 $F(x)$ 就称为 $f(x)$ 在区间 I 上的一个**原函数**.

例如，因 $(\sin x)'=\cos x$，故 $\sin x$ 是 $\cos x$ 的一个原函数.

又因为 $(\sin x+1)'=\cos x$，故 $\sin x+1$ 也是 $\cos x$ 的一个原函数.

由此可见一个函数的原函数不是唯一的.

不定积分的概念

一个函数具备何种条件，才能保证它的原函数一定存在呢？简单地说，就是**连续的函数一定有原函数**.

关于原函数说明两点：

第一，如果有 $F'(x)=f(x)$，那么对任意常数 C，显然也有 $[F(x)+C]'=f(x)$，即如果 $F(x)$ 是 $f(x)$ 的原函数，那么 $F(x)+C$ 也是 $f(x)$ 的原函数.

第二，当 C 为任意常数时，表达式 $F(x)+C$ 就可以表示 $f(x)$ 的任意一个原函数. 也就是说，$f(x)$ 的全体原函数所组成的集合为 $\{F(x)+C \mid -\infty<C<+\infty\}$.

定义 2　如果在区间 I 上函数 $F(x)$ 是函数 $f(x)$ 的一个原函数，则称 $f(x)$ 的全体原函数 $F(x)+C$ 为 $f(x)$ 在区间 I 上的**不定积分**，记为

$$\int f(x)dx.$$

式中，记号 $\int$ 称为**积分号**；$f(x)$ 称为**被积函数**；$f(x)dx$ 称为**被积表达式**；x 称为**积分变量**；任意常数 C 称为**积分常数**.

由此定义及前面的说明可知，如果 $F(x)$ 是 $f(x)$ 在区间 I 上的一个原函数，那么 $F(x)+C$

就是$f(x)$的不定积分，即$\int f(x)\,dx = F(x) + C$.

因而不定积分$\int f(x)\,dx$表示$f(x)$的所有原函数.

例 1　求$\int x^2 dx$.

解　由于$\left(\frac{x^3}{3}\right)' = x^2$，所以$\frac{x^3}{3}$是$x^2$的一个原函数．因此

$$\int x^2 dx = \frac{x^3}{3} + C.$$

例 2　求$\int \frac{1}{x}dx$.

解　当$x>0$时，由于$(\ln x)' = \frac{1}{x}$，因此$\ln x$是$\frac{1}{x}$在（0，$+\infty$）内的一个原函数．因此，在（0，$+\infty$）内，$\int \frac{1}{x}dx = \ln x + C$.

当$x<0$时，由于$[\ln(-x)]' = \frac{1}{-x}(-1) = \frac{1}{x}$，由上同理，在（$-\infty$，0）内，

$$\int \frac{1}{x}dx = \ln(-x) + C,$$

将结果合并起来，可写作$\int \frac{1}{x}dx = \ln|x| + C$.

2. 不定积分的性质

由不定积分的定义，容易推出下列性质：

(1) $\left(\int f(x)\,dx\right)' = f(x)$　或　$d\int f(x)\,dx = f(x)\,dx$；

(2) $\int F'(x)\,dx = F(x) + C$　或　$\int dF(x) = F(x) + C$.

指点迷津

上面性质表明，先积分后微分（或求导），则两者的作用相互抵消；反过来，先微分（或求导）后积分，则在两者作用抵消后，加上任意常数C. 它们表达了积分与微分的互逆关系. 另外，上面性质也说明了可以利用微分（或求导）运算检验积分的结果是否正确.

例 3　求$\int (x\sin x)'dx$.

解　$\int (x\sin x)'dx = x\sin x + C$.

例 4　求$\frac{d}{dx}\int x\sin x\,dx$.

解　$\frac{d}{dx}\int x\sin x\,dx = x\sin x$.

二、不定积分的基本公式与运算法则

1. 不定积分的基本公式

由于积分是微分的逆运算，故可从导数的基本公式得到相应的基本积分公式：

(1) $\int k\mathrm{d}x = kx + C$（$k$ 是常数）；

(2) $\int x^{\mu}\mathrm{d}x = \dfrac{x^{\mu+1}}{\mu+1} + C\ (\mu \neq -1)$；

(3) $\int \dfrac{1}{x}\mathrm{d}x = \ln|x| + C$；

(4) $\int \dfrac{1}{1+x^2}\mathrm{d}x = \arctan x + C$；

(5) $\int \dfrac{1}{\sqrt{1-x^2}}\mathrm{d}x = \arcsin x + C$；

(6) $\int \cos x\mathrm{d}x = \sin x + C$；

(7) $\int \sin x\mathrm{d}x = -\cos x + C$；

(8) $\int \dfrac{1}{\cos^2 x}\mathrm{d}x = \int \sec^2 x\mathrm{d}x = \tan x + C$；

(9) $\int \dfrac{1}{\sin^2 x}\mathrm{d}x = \int \csc^2 x\mathrm{d}x = -\cot x + C$；

(10) $\int \sec x\tan x\mathrm{d}x = \sec x + C$；

(11) $\int \csc x\cot x\mathrm{d}x = -\csc x + C$；

(12) $\int \mathrm{e}^x\mathrm{d}x = \mathrm{e}^x + C$；

(13) $\int a^x\mathrm{d}x = \dfrac{a^x}{\ln a} + C$；

(14) $\int \mathrm{sh}\,x\mathrm{d}x = \mathrm{ch}\,x + C$；

(15) $\int \mathrm{ch}\,x\mathrm{d}x = \mathrm{sh}\,x + C.$ $\left(\text{其中 } \mathrm{sh}\,x = \dfrac{\mathrm{e}^x - \mathrm{e}^{-x}}{2},\ \mathrm{ch}\,x = \dfrac{\mathrm{e}^x + \mathrm{e}^{-x}}{2}\right)$

规定：$\int 0\mathrm{d}x = C.$

2. 不定积分的运算法则

(1) 两个函数代数和的不定积分等于各个函数不定积分的代数和，即

$$\int [f(x) \pm g(x)]\mathrm{d}x = \int f(x)\mathrm{d}x \pm \int g(x)\mathrm{d}x.$$

(2) 求不定积分时，被积函数中不为零的常数因子可以提到积分号外面来，即

$$\int kf(x)\mathrm{d}x = k\int f(x)\mathrm{d}x\ (k\text{ 是常数，} k \neq 0).$$

例 5 $\int \sqrt{x}(x^2 - 5)\mathrm{d}x.$

解
$$\begin{aligned}\int (x^{\frac{5}{2}} - 5x^{\frac{1}{2}})\mathrm{d}x &= \int x^{\frac{5}{2}}\mathrm{d}x - \int 5x^{\frac{1}{2}}\mathrm{d}x \\ &= \int x^{\frac{5}{2}}\mathrm{d}x - 5\int x^{\frac{1}{2}}\mathrm{d}x \\ &= \frac{2}{7}x^{\frac{7}{2}} - 5\times\frac{2}{3}x^{\frac{3}{2}} + C \\ &= \frac{2}{7}x^3\sqrt{x} - \frac{10}{3}x\sqrt{x} + C.\end{aligned}$$

例 6 求 $\int \dfrac{1}{x^4\sqrt{x}}\mathrm{d}x.$

解 $\int \dfrac{1}{x^4\sqrt{x}}\mathrm{d}x = \int x^{-\frac{9}{2}}\mathrm{d}x$

$$= \frac{x^{-\frac{9}{2}+1}}{-\frac{9}{2}+1} + C$$

$$= -\frac{2}{7}x^{-\frac{7}{2}} + C$$

$$= -\frac{2}{7x^3\sqrt{x}} + C.$$

例 7 求 $\int 2^x e^x dx$.

解 $\int 2^x e^x dx = \int (2e)^x dx = \frac{(2e)^x}{\ln(2e)} + C = \frac{2^x e^x}{1+\ln 2} + C.$

例 8 求 $\int \frac{x^2}{x^2+1}dx$.

解 $\int \frac{x^2}{x^2+1}dx = \int \frac{x^2+1-1}{x^2+1}dx = \int \left(1 - \frac{1}{x^2+1}\right)dx = \int dx - \int \frac{1}{x^2+1}dx$

$= x - \arctan x + C.$

例 9 求 $\int \frac{1}{\sin^2 x \cos^2 x}dx$.

解 由于$\sin^2 x + \cos^2 x = 1$，则将被积函数变形，得

$$\int \frac{1}{\sin^2 x\cos^2 x}dx = \int \frac{\sin^2 x + \cos^2 x}{\sin^2 x\cos^2 x}dx = \int \frac{1}{\cos^2 x}dx + \int \frac{1}{\sin^2 x}dx$$

$$= \int \sec^2 x dx + \int \csc^2 x dx = \tan x - \cot x + C.$$

例 10 设曲线通过点（1，2），且其上任一点处的切线斜率等于这点横坐标的两倍，求此曲线的方程.

解 设所求的曲线方程为 $y=f(x)$，由题设，曲线上任一点（x，y）处的切线斜率为$\frac{dy}{dx} = 2x$，即 $dy = 2xdx$.

因为 $\int 2xdx = x^2 + C$，所以，必有某个常数 C 使 $f(x) = x^2 + C$. 即曲线方程为

$$y = x^2 + C.$$

又因为所求曲线通过点（1，2），故 $2 = 1 + C$，$C = 1$，所以所求曲线方程为

$$y = x^2 + 1.$$

提示

检验积分结果是否正确，只要对结果求导，看它的导数是否等于被积函数，相等时结果是正确的，否则结果是错误的.

案例回应

由$\frac{dA}{dt} = -5t^{-2}$，得

$$dA = -5t^{-2}dt.$$

两边求不定积分，得

$$A(t) = -5\int t^{-2}dt = 5t^{-1} + C.$$

将 $A(1)=5$ 代入上式得 $C=0$，所以 5 天后病人的伤口表面积 $A(5)=5\times 5^{-1}=1$（cm^2）.

同步训练 3－1

1. 求下列不定积分：

同步训练 3－1 答案

(1) $\int \frac{1}{x^2}dx$；　(2) $\int x\sqrt{x}dx$；

(3) $\int \frac{1}{\sqrt{x}}dx$；　(4) $\int 5x^3 dx$；

(5) $\int (x^2 - 3x + 2)dx$；　(6) $\int \frac{x^4}{1+x^2}dx$；

(7) $\int \cos^2\frac{x}{2}dx$；　(8) $\int \sec x(\sec x - \tan x)dx$；

(9) $\int \frac{2x^2+1}{(1+x^2)x^2}dx$；　(10) $\int \frac{\cos 2x}{\sin x + \cos x}dx$.

2. 一曲线通过点（e^2，3），且在任一点处的切线的斜率等于该点横坐标的倒数，求该曲线的方程.

第二节　不定积分的计算

导入案例

判断下列积分是否成立：

$\int \cos 3x dx = \sin 3x + C$；　$\int e^{-x}dx = e^{-x} + C$；

$\int \frac{1}{3x+5}dx = \ln|3x+5| + C$；　$\int (2x-5)^3 dx = \frac{(2x-5)^4}{4} + C$.

案例分析

验证了案例之后，我们提出这样的问题，如果遇到这样的积分，我们怎么去求出它的原函数呢？这就是我们这一节要着重介绍的换元积分法和分部积分法.

一、换元积分法

利用基本积分表与积分的运算法则所能计算的不定积分是非常有限的，因此有必要进一步来研究不定积分的求法．把复合函数的微分法反过来求不定积分，利用中间变量的代换得到复合函数的积分法，称为换元积分法，简称换元法．

换元法通常分成两类．

1. 第一类换元法（凑微分法）

定理 1　设 $f(u)$ 具有原函数 $G(u)$，$u=\varphi(x)$ 可导，则有换元公式

$$\int f[\varphi(x)]\varphi'(x)\mathrm{d}x=\left[\int f(u)\mathrm{d}u\right]_{u=\varphi(x)}=G(u)+C=G[\varphi(x)]+C.$$

例 1　求 $\int 2\cos 2x\mathrm{d}x$.

解　作变换 $u=2x$，便有

$$\begin{aligned}\int 2\cos 2x\mathrm{d}x&=\int\cos 2x\cdot 2\mathrm{d}x\\&=\int\cos 2x\cdot(2x)'\mathrm{d}x\\&=\int\cos u\mathrm{d}u\\&=\sin u+C,\end{aligned}$$

再以 $u=2x$ 代入，即得

$$\int 2\cos 2x\mathrm{d}x=\sin 2x+C.$$

例 2　求 $\int\tan x\mathrm{d}x$

解　$\int\tan x\mathrm{d}x=\int\dfrac{\sin x}{\cos x}\mathrm{d}x.$

因为 $-\sin x\mathrm{d}x=\mathrm{d}\cos x$，所以如果设 $u=\cos x$，那么 $\mathrm{d}u=-\sin x\mathrm{d}x$，即 $-\mathrm{d}u=\sin x\mathrm{d}x$，因此 $\int\tan x\mathrm{d}x=\int\dfrac{\sin x}{\cos x}\mathrm{d}x=-\int\dfrac{\mathrm{d}u}{u}=-\ln|u|+C=-\ln|\cos x|+C.$

类似地，可得 $\int\cot x\mathrm{d}x=\ln|\sin x|+C.$

在对变量代换比较熟练以后，就不用写出中间变量 u 了．

例 3　求 $\int\mathrm{ch}\dfrac{x}{a}\mathrm{d}x.$

解　$\int\mathrm{ch}\dfrac{x}{a}\mathrm{d}x=a\int\mathrm{ch}\dfrac{x}{a}\mathrm{d}\dfrac{x}{a}=a\mathrm{sh}\dfrac{x}{a}+C.$

例 4　求 $\int\dfrac{\mathrm{d}x}{\sqrt{a^2-x^2}}(a>0).$

解　$\int\dfrac{\mathrm{d}x}{\sqrt{a^2-x^2}}=\int\dfrac{1}{a}\dfrac{\mathrm{d}x}{\sqrt{1-\left(\dfrac{x}{a}\right)^2}}=\int\dfrac{\mathrm{d}\left(\dfrac{x}{a}\right)}{\sqrt{1-\left(\dfrac{x}{a}\right)^2}}=\arcsin\dfrac{x}{a}+C.$

例 5　求 $\int\mathrm{e}^{5x}\mathrm{d}x.$

解　$\int\mathrm{e}^{5x}\mathrm{d}x=\dfrac{1}{5}\int\mathrm{e}^{5x}\mathrm{d}(5x)=\dfrac{1}{5}\mathrm{e}^{5x}+C.$

下面一些求积分的例子中含有三角函数，在计算这种积分的过程中常会用到一些三角恒等式.

例 6 求 $\int \sin^3 x\mathrm{d}x$.

解 $$\begin{aligned}\int \sin^3 x\mathrm{d}x &= \int \sin^2 x\sin x\mathrm{d}x \\ &= -\int(1-\cos^2 x)\mathrm{d}(\cos x) \\ &= -\int \mathrm{d}(\cos x)+\int \cos^2 x\mathrm{d}(\cos x) \\ &= -\cos x+\frac{1}{3}\cos^3 x+C.\end{aligned}$$

例 7 求 $\int \cos^2 x\mathrm{d}x$.

解 $$\begin{aligned}\int \cos^2 x\mathrm{d}x &= \int \frac{1+\cos 2x}{2}\mathrm{d}x \\ &= \frac{1}{2}\left(\int \mathrm{d}x+\int \cos 2x\mathrm{d}x\right) \\ &= \frac{1}{2}\int \mathrm{d}x+\frac{1}{4}\int \cos 2x\mathrm{d}(2x) \\ &= \frac{x}{2}+\frac{\sin 2x}{4}+C.\end{aligned}$$

类似地，可得 $\int \sin^2 x\mathrm{d}x=\frac{x}{2}-\frac{\sin 2x}{4}+C$.

例 8 求 $\int \sec x\mathrm{d}x$.

解 $$\begin{aligned}\int \sec x\mathrm{d}x &= \int \sec x\cdot\frac{\tan x+\sec x}{\tan x+\sec x}\mathrm{d}x \\ &= \int \frac{\sec x\tan x+\sec^2 x}{\sec x+\tan x}\mathrm{d}x=\int \frac{\mathrm{d}(\sec x+\tan x)}{\sec x+\tan x} \\ &= \ln|\sec x+\tan x|+C.\end{aligned}$$

类似地，可得 $\int \csc x\mathrm{d}x=\ln|\csc x-\cot x|+C$.

链接

如何才能掌握换元法？

利用定理 1 求不定积分，一般比利用复合函数的求导法则求函数的导数要困难. 因为其中需要一定的技巧，而且如何适当地选择变量代换 $u=\varphi(x)$ 没有一般途径可循，因此要掌握换元法，除了熟悉一些典型的例子外，还要做较多的练习才行.

做一做

求下列不定积分：

(1) $\int xe^{x^2}dx$；　　(2) $\int \frac{1}{x(1+2\ln x)}dx$；

(3) $\int x\cos(x^2)dx$；　　(4) $\int \frac{\sin(\sqrt{x}+1)}{\sqrt{x}}dx$.

2. 第二类换元法

第一类换元积分法是在求 $\int f(x)dx$ 时引进了新的中间变量 $u=\varphi(x)$，从而使 $\int f[\varphi(x)]\varphi'(x)dx$ 化成 $\int f(u)du$，然后利用积分公式求出原不定积分．但有些积分，例如 $\int \frac{dx}{1+\sqrt{x+1}}$, $\int \sqrt{a^2-x^2}dx$ 等，却需要作相反方式的换元，即令 $x=\varphi(t)$，才能比较顺利地求出结果.

定理 2　设 $x=\varphi(t)$ 是单调的、可导的函数，并且 $\varphi'(t)\neq 0$. 又设 $f[\varphi(t)]\varphi'(t)$ 具有原函数 $G(t)$，则有换元公式

$$\int f(x)dx = \left[\int f[\varphi(t)]\varphi'(t)dt\right]_{t=\varphi^{-1}(x)} = G[\varphi^{-1}(x)]+C,$$

式中，$t=\varphi^{-1}(x)$ 是 $x=\varphi(t)$ 的反函数.

使用第二类换元法时，应满足以下条件：

(1) $x=\varphi(t)$ 可导，$\varphi'(t)$ 连续且 $\varphi'(t)\neq 0$；

(2) $x=\varphi(t)$ 存在反函数 $t=\varphi^{-1}(x)$.

例 9　求 $\int \frac{dx}{1+\sqrt{x+1}}$.

解　为了去根号，令 $x=t^2-1\ (t>0)$，则 $dx=d(t^2-1)=2tdt$，于是

$$\begin{aligned}&\int \frac{dx}{1+\sqrt{x+1}}\\ &=\int \frac{2tdt}{1+t}\\ &=2\int \frac{1+t-1}{1+t}dt\\ &=2\int \left(1-\frac{1}{1+t}\right)dt\\ &=2[t-\ln(1+t)]+C.\end{aligned}$$

因为 $x=t^2-1\ (t>0)$，所以 $t=\sqrt{x+1}$.

于是所求积分为

$$\int \frac{dx}{1+\sqrt{x+1}} = 2[\sqrt{x+1}-\ln(1+\sqrt{x+1})]+C.$$

例 10 求 $\int\sqrt{a^2-x^2}\,dx\quad(a>0)$.

解 求这个积分的困难在于有根式 $\sqrt{a^2-x^2}$，但可以利用三角公式 $\sin^2t+\cos^2t=1$ 来消去根式．设 $x=a\sin t$，$-\frac{\pi}{2}<t<\frac{\pi}{2}$，则

$$t=\arcsin\frac{x}{a},\mathrm{d}x=a\cos t\mathrm{d}t,$$

于是

$$\begin{aligned}\int\sqrt{a^2-x^2}\,\mathrm{d}x&=a^2\int\cos^2t\mathrm{d}t\\&=\frac{a^2}{2}\int(1+\cos 2t)\mathrm{d}t\\&=\frac{a^2}{2}\left(t+\frac{1}{2}\sin 2t\right)+C\\&=\frac{a^2}{2}(t+\sin t\cos t)+C\\&=\frac{a^2}{2}\arcsin\frac{x}{a}+\frac{a^2}{2}\cdot\frac{x}{a}\cdot\frac{\sqrt{a^2-x^2}}{a}+C\\&=\frac{a^2}{2}\arcsin\frac{x}{a}+\frac{1}{2}x\cdot\sqrt{a^2-x^2}+C.\end{aligned}$$

例 11 求 $\int\frac{\mathrm{d}x}{\sqrt{x^2+a^2}}(a>0)$.

解 由于被积函数$\frac{1}{\sqrt{x^2+a^2}}$的定义域为（$-\infty$，$+\infty$），因此可设 $x=a\tan t\left(-\frac{\pi}{2}<t<\frac{\pi}{2}\right)$，则 $\mathrm{d}x=a\sec^2t\mathrm{d}t$，$\sqrt{x^2+a^2}=a\sec t$，于是

$$\int\frac{\mathrm{d}x}{\sqrt{x^2+a^2}}=\int\frac{a\sec^2t}{a\sec t}\mathrm{d}t=\int\sec t\mathrm{d}t=\ln|\sec t+\tan t|+C,$$

而 $\tan t=\frac{x}{a}$，$\sec t=\frac{\sqrt{x^2+a^2}}{a}$，故原积分为

$$\begin{aligned}\int\frac{\mathrm{d}x}{\sqrt{x^2+a^2}}&=\ln\left|\frac{\sqrt{x^2+a^2}}{a}+\frac{x}{a}\right|+C_1=\ln\left|\frac{x+\sqrt{x^2+a^2}}{a}\right|+C_1\\&=\ln\left|x+\sqrt{x^2+a^2}\right|+C.\end{aligned}$$

类似地，可求得 $\int\frac{\mathrm{d}x}{\sqrt{x^2-a^2}}=\ln\left|x+\sqrt{x^2-a^2}\right|+C.$

注意

具体解题时要分析被积函数的具体情况，选取尽可能简捷的代换.

做一做

求下列不定积分：

(1) $\int \frac{dx}{\sqrt{x}+1}$；　　(2) $\int \frac{dx}{\sqrt{4x^2+9}}$.

二、分部积分法

设函数 $u=u(x)$ 及 $v=v(x)$ 具有连续的导数，那么，两个函数乘积的导数公式为

$$(uv)'=u'v+uv',$$

移项得

$$uv'=(uv)'-u'v,$$

对这个等式两边求不定积分，得

$$\int uv'dx = uv - \int u'vdx.$$

该公式称为分部积分公式.

当求 $\int uv'dx$ 有困难，而求 $\int u'vdx$ 比较容易时，分部积分公式就可以发挥作用了．为简便起见，可将分部积分公式写成 $\int udv = uv - \int vdu$.

例 12　求 $\int x\cos x dx$.

解　设 $u=x$，$dv=\cos x dx$，那么 $du=dx$，$v=\sin x$，代入分部积分公式得

$$\int x\cos x dx = x\sin x - \int \sin x dx,$$

而 $\int vdu = \int \sin x dx$ 容易积出，所以

$$\int x\cos x dx = x\sin x + \cos x + C.$$

思考：上例若改设 $u=\cos x$，$dv=xdx=d\left(\frac{1}{2}x^2\right)$，情况怎样？

例 13　求 $\int x\ln x dx$.

解　设 $u=\ln x$，$dv=xdx$，那么 $du=\frac{1}{x}dx$，$v=\frac{x^2}{2}$，利用分部积分公式得

$$\int x\ln x dx = \frac{x^2}{2}\ln x - \frac{1}{2}\int x dx = \frac{x^2}{2}\ln x - \frac{x^2}{4} + C.$$

思考：上例若改设 $dv=\ln x dx$，$u=x$，情况怎样？

由上两例可见，正确运用分部积分法，关键在于如何恰当选择 u 与 dv，选择 u 与 dv 时，一般要考虑以下两点：

(1) v 易求得；

(2) 要使 $\int vdu$ 比 $\int udv$ 易积出.

而实际上，在解题熟练后，可不必写出 u 与 dv，而直接写成公式的形式后再积分.

例 14 求 $\int xe^x dx$.

解 $\int xe^x dx = \int x d(e^x) = xe^x - \int e^x dx = xe^x - e^x + C = e^x(x-1) + C.$

例 15 求 $\int \arccos x dx$.

解
$$\begin{aligned}\int \arccos x dx &= x\arccos x - \int x d(\arccos x)\\ &= x\arccos x - \int -\frac{x}{\sqrt{1-x^2}}dx\\ &= x\arccos x - \frac{1}{2}\int \frac{1}{\sqrt{1-x^2}}d(1-x^2)\\ &= x\arccos x - \sqrt{1-x^2} + C.\end{aligned}$$

例 16 求 $\int e^x \sin x dx$.

解
$$\begin{aligned}\int e^x \sin x dx &= \int \sin x d(e^x) = e^x \sin x - \int e^x d(\sin x)\\ &= e^x \sin x - \int e^x \cos x dx\\ &= e^x \sin x - \int \cos x d(e^x)\\ &= e^x \sin x - \left(e^x \cos x + \int e^x \sin x dx\right)\\ &= e^x(\sin x - \cos x) - \int e^x \sin x dx,\end{aligned}$$

移项，解得
$$\int e^x \sin x dx = \frac{e^x}{2}(\sin x - \cos x) + C.$$

提示

在计算不定积分时，有时还需要综合运用换元积分法和分部积分法才能求出结果.

例 17 求 $\int \arctan\sqrt{x}dx$.

解 先换元，再使用分部积分法，令 $\sqrt{x} = t(t > 0)$，则 $x = t^2, dx = 2tdt$，于是有
$$\begin{aligned}\int \arctan\sqrt{x}dx &= \int \arctan t d(t^2) = t^2\arctan t - \int t^2 d(\arctan t)\\ &= t^2\arctan t - \int \frac{t^2}{1+t^2}dt = t^2\arctan t - \int\left(1 - \frac{1}{1+t^2}\right)dt\\ &= t^2\arctan t - t + \arctan t + C\\ &= (x+1)\arctan\sqrt{x} - \sqrt{x} + C.\end{aligned}$$

指点迷津

如果被积函数是幂函数和对数函数或幂函数和反三角函数的乘积，就可以考虑用分部积分法，并设对数函数或反三角函数为 u.

做一做

求下列不定积分：

(1) $\int x\arctan x\mathrm{d}x$；　　(2) $\int x^3\mathrm{e}^x\mathrm{d}x$；

(3) $\int \frac{\ln x}{x^2}\mathrm{d}x$；　　(4) $\int \mathrm{e}^x\cos 2x\mathrm{d}x$.

三、有理函数积分简介

有理函数是指由两个多项式的商所表示的函数，即具有如下形式的函数：

$$\frac{P(x)}{Q(x)}=\frac{a_0x^n+a_1x^{n-1}+\cdots+a_{n-1}x+a_n}{b_0x^m+b_1x^{m-1}+\cdots+b_{m-1}x+b_m},$$

式中，m 和 n 都是非负整数；a_0，a_1，a_2，…，a_n 及 b_0，b_1，b_2，…，b_m 都是实数，并且 $a_0\neq 0$，$b_0\neq 0$.

我们假定在分子多项式 $P(x)$ 与分母多项式 $Q(x)$ 之间是没有公因式的．当有理函数的分子多项式的次数 n 小于其分母多项式的次数 m，即 $n<m$ 时，称这个有理函数是真分式；当 $n\geqslant m$ 时，称这个有理函数是假分式.

如果$\frac{P(x)}{Q(x)}$是假分式，我们可以利用多项式的除法，把它化为一个多项式与真分式的代数和，而多项式的不定积分是容易求得的，于是我们只讨论有理真分式的不定积分.

一般情况下，有理真分式$\frac{P(x)}{Q(x)}$的不定积分可按下列三个步骤进行：

(1) 将 $Q(x)$ 在实数范围内分解为一次因式 $(x-a)^k$ 与二次因式 $(x^2+px+q)^l$ 的乘积，其中 $p^2-4q<0$，k，l 为正整数.

(2) 根据 $Q(x)$ 的分解结果，将所给有理分式拆成若干个部分分式之和（这里所指部分分式是分母为一次或二次质因式的正整数次幂），具体做法是：

若分母 $Q(x)$ 中含有因式 $(x-a)^k$，则分解后含有下列 k 个部分分式之和：

$$\frac{A_1}{x-a}+\frac{A_2}{(x-a)^2}+\cdots+\frac{A_k}{(x-a)^k};$$

若分母 $Q(x)$ 中含有因式 $(x^2+px+q)^l$，则分解后含有下列 l 个部分分式之和：

$$\frac{A_1x+B_1}{x^2+px+q}+\frac{A_2x+B_2}{(x^2+px+q)^2}+\cdots+\frac{A_lx+B_l}{(x^2+px+q)^l}.$$

其中上面两式中的 $A_j(j=1,2,\cdots,k)$，A_i，$B_i(i=1,2,\cdots,l)$ 均为待定常数，可通过待定系数法求得.

(3) 求出各部分分式的原函数.

例 18　求 $\int\frac{x+3}{x^2-5x+6}\mathrm{d}x$.

解　因为 $x^2-5x+6=(x-2)(x-3)$，所以可设

$$\frac{x+3}{x^2-5x+6}=\frac{A}{x-2}+\frac{B}{x-3},$$

根据多项式相等的原则，可得

$$\frac{x+3}{x^2-5x+6}=\frac{-5}{x-2}+\frac{6}{x-3},$$

所以

$$\begin{aligned}\int\frac{x+3}{x^2-5x+6}\mathrm{d}x&=\int\left(\frac{-5}{x-2}+\frac{6}{x-3}\right)\mathrm{d}x\\&=-5\int\frac{1}{x-2}\mathrm{d}x+6\int\frac{1}{x-3}\mathrm{d}x\\&=-5\ln|x-2|+6\ln|x-3|+C.\end{aligned}$$

例19 求 $\int\frac{1}{x(x-1)^2}\mathrm{d}x$.

解 设被积函数可拆成 $\frac{1}{x(x-1)^2}=\frac{A}{x}+\frac{B}{x-1}+\frac{C}{(x-1)^2}$.

根据多项式相等的原则，可得

$$\frac{1}{x(x-1)^2}=\frac{1}{x}-\frac{1}{x-1}+\frac{1}{(x-1)^2},$$

所以

$$\begin{aligned}\int\frac{1}{x(x-1)^2}\mathrm{d}x&=\int\left[\frac{1}{x}-\frac{1}{x-1}+\frac{1}{(x-1)^2}\right]\mathrm{d}x\\&=\int\frac{1}{x}\mathrm{d}x-\int\frac{1}{x-1}\mathrm{d}x+\int\frac{1}{(x-1)^2}\mathrm{d}x\\&=\ln|x|-\ln|x-1|-\frac{1}{x-1}+C.\end{aligned}$$

做一做

求下列不定积分：

(1) $\int\frac{x-1}{x(x+2)}\mathrm{d}x$; (2) $\int\frac{x^2}{x^3+x^2+x+1}\mathrm{d}x$.

案例回应

通过本节的学习，用换元法（凑微分法）判断案例中的四个积分结果都是错误的.

同步训练 3-2

1. 在下列各式等号空白处填入适当的系数，使等式成立 $\left(\text{如：}\mathrm{d}x=\frac{1}{4}\mathrm{d}(4x+7)\right)$：

(1) $\mathrm{d}x=$____ $\mathrm{d}(ax)$； (2) $\mathrm{d}x=$____ $\mathrm{d}(7x-3)$；

(3) $x\mathrm{d}x=$____ $\mathrm{d}(1-x^2)$； (4) $\mathrm{e}^{2x}\mathrm{d}x=$____ $\mathrm{d}(\mathrm{e}^{2x})$.

2. 求下列不定积分：

(1) $\int\mathrm{e}^{5t}\mathrm{d}t$; (2) $\int(3-2x)^3\mathrm{d}x$;

(3) $\int \frac{1}{1-2x}\mathrm{d}x$;　　(4) $\int \frac{x}{\sqrt{2-3x^2}}\mathrm{d}x$;

(5) $\int \sin 2x\cos 3x\,\mathrm{d}x$;　　(6) $\int x\sin x\,\mathrm{d}x$;

(7) $\int \ln x\,\mathrm{d}x$;　　(8) $\int x\mathrm{e}^{-x}\mathrm{d}x$;

(9) $\int \frac{3x^3}{1-x^4}\mathrm{d}x$;　　(10) $\int \frac{\sin x}{\cos^3 x}\mathrm{d}x$;

(11) $\int \arcsin x\,\mathrm{d}x$;　　(12) $\int \frac{1}{(x+1)(x-2)}\mathrm{d}x$;

(13) $\int x\ln(x-1)\mathrm{d}x$;　　(14) $\int x^2\cos x\,\mathrm{d}x$;

(15) $\int (\arcsin x)^2\mathrm{d}x$;　　(16) $\int x^2\ln x\,\mathrm{d}x$;

(17) $\int \frac{x^3}{x+3}\mathrm{d}x$;　　(18) $\int \frac{2x+3}{x^2+3x-10}\mathrm{d}x$;

(19) $\int \frac{x^2+1}{(x+1)^2(x-1)}\mathrm{d}x$;　　(20) $\int \frac{1}{(x^2+1)(x^2+x+1)}\mathrm{d}x$.

同步训练 3－2 答案

第三节　定　积　分

导入案例

对直流电来讲，电流是常量，电量＝电流×时间，对于交流电来讲，电流 i 是时间 t 的函数，$i=i_0\sin\omega t$（式中 ω，i_0 为常数），求从 $t=t_1$ 到 $t=t_2$ 这段时间内通过电路的电量 q.

案例分析

由于电流 i 是随时间而连续变化的，因此不能直接用“电流×时间”计算电量. 然而，由于电流 i 在短时间内的变化不大，把时间段划分为若干小区间，则在小区间上可以用上述公式计算电流的近似值，把各个近似值加起来就可得到总电量的近似值，时间区间划分得越小，近似程度就越好，最终可以用取极限的方式来实现求总电量的值. 这就是求和式极限的问题，也叫累积问题. 下面将通过这类问题的讨论得出定积分的概念.

一、定积分的概念

在现代医药学的一些实际问题中，例如生物组织的形态计量问题、血药浓度数据的分析问题及卫生统计学中的概率分布问题等，都需要应用定积分，通过计算平面图形的面积，这些问题才能得到解决. 下面以求曲边梯形的面积为例，说明定积分的概念.

1. 求曲边梯形的面积

提示

在初等数学中我们定义了长方形面积，进而任何多边形面积也可以求得. 对于边界由曲线围成的图形，只讨论了圆的面积，那是用一系列边数无限增加的圆内接正多边形来逼近圆，从而圆的面积就是这一系列内接正多边形面积的极限，求曲边梯形的面积就采用了这种办法. 设曲边梯形是由连续曲线 $y=f(x)\,(f(x)>0)$ 及 Ox 轴和直线 $x=a$，$x=b$ 所围成的，计算它的面积.

曲边梯形是不规则的图形，先用平行于 y 轴的直线对它的底边进行分割，将整个曲边梯形分割成 n 个小曲边梯形，如图 3－1 所示，以小矩形面积近似代替小曲边梯形的面积，把所有这样的小矩形的面积累加起来，就得到曲边梯形面积的近似值. 当然，用上述直线将它的底边分得越细，面积的近似程度就越好. 无限细分，即取极限，就得出欲求的曲边梯形的面积.

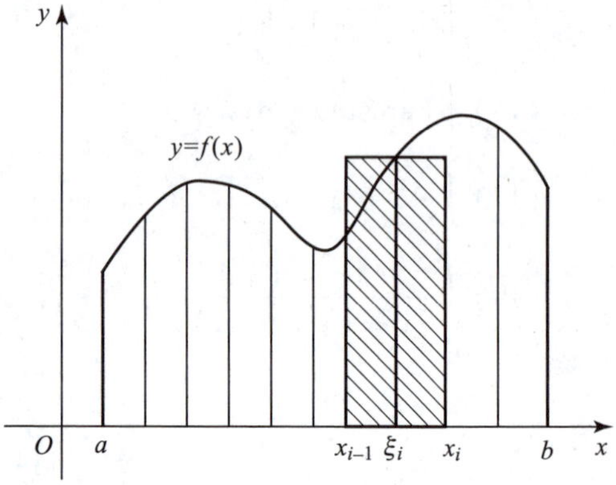

图 3－1

具体步骤如下：

（1）分割.

在区间 $[a,\ b]$ 上插入 $n-1$ 个分点：

$$a=x_0<x_1<x_2<\cdots<x_{i-1}<x_i<\cdots<x_{n-1}<x_n=b,$$

将区间 $[a,\ b]$ 分成 n 个小区间，$[x_0,\ x_1]$，$[x_1,\ x_2]$，$\cdots$，$[x_{n-1},\ x_n]$. 其每个小区间的长度为 $\Delta x_1=x_1-x_0$，$\Delta x_2=x_2-x_1$，$\cdots$，$\Delta x_i=x_i-x_{i-1}$，$\cdots$，$\Delta x_n=x_n-x_{n-1}$. 这样，将曲边梯形分割成 n 个小曲边梯形.

（2）近似代替.

在小区间 $[x_{i-1},\ x_i]$ 上任取一点 ξ_i，以 $f(\xi_i)$ 为高，小区间 $[x_{i-1},\ x_i]$ 的长度 Δx_i 为底的小矩形近似代替小曲边梯形，则每个小矩形的面积

$$\Delta S_i=f(\xi_i)\Delta x_i\,(i=1,2,\cdots,n)$$

即可近似代替相应的小曲边梯形的面积. 把这 n 个小曲边梯形面积的近似值累加起来，其值就是曲边梯形面积的近似值

$$S=\sum_{i=1}^{n}\Delta S_i\approx\sum_{i=1}^{n}f(\xi_i)\Delta x_i.$$

（3）取极限.

记 $\lambda=\max\{\Delta x_1,\Delta x_2,\cdots,\Delta x_n\}$，当分点无限增加，同时每个小区间的长度趋于零时，即 $\lambda\to0$，上述和式的极限存在，且与区间分法及 ξ_i 的取法无关，则这个极限值为曲边梯形的面积

$$S=\lim_{\lambda\to0}\sum_{i=1}^{n}f(\xi_i)\Delta x_i.$$

2. 定积分的概念

定义　设函数 $f(x)$ 在区间 $[a, b]$ 上有界，在区间 $[a, b]$ 任意插入 $n-1$ 个分点，即

$$a = x_0 < x_1 < x_2 < \cdots < x_{n-1} < x_n = b,$$

将区间 $[a, b]$ 分成 n 个小区间 $[x_{i-1}, x_i]$ $(i=1, 2, \cdots, n)$，其长度为 $\Delta x_i = x_i - x_{i-1}$ $(i=1, 2, \cdots, n)$，在每个小区间 $[x_{i-1}, x_i]$ 上任意取 ξ_i，作积 $f(\xi_i)\Delta x_i(i=1,2,\cdots,n)$ 及和 $S = \sum\limits_{i=1}^{n} f(\xi_i)\Delta x_i$；如果当 $\Delta x = \max\limits_{1\leqslant i\leqslant n}\{\Delta x_i\}\to 0$ 时，不论对 $[a, b]$ 怎样划分，也不论 $\xi_i \in [x_{i-1}, x_i]$ 怎样选取，和式 S 总趋近一个确定的值，我们将该极限值叫作函数 $f(x)$ 在区间 $[a,b]$ 上的定积分，记作 $\int_a^b f(x)\,\mathrm{d}x$，即

$$\int_a^b f(x)\,\mathrm{d}x = \lim_{\Delta x\to 0}\sum_{i=1}^{n} f(\xi_i)\Delta x_i,$$

式中，$f(x)$ 称为被积函数；$f(x)\,\mathrm{d}x$ 称为被积表达式；x 为积分变量；a 称为积分下限；b 称为积分上限；$[a,b]$ 称为积分区间.

当 $f(x)$ 在区间 $[a,b]$ 上的定积分存在时，我们称 $f(x)$ 在区间 $[a,b]$ 上可积.

由定积分的定义，曲边梯形面积 S 等于曲边所对应函数 $f(x)$ 在区间 $[a,b]$ 上的定积分

$$S = \int_a^b f(x)\,\mathrm{d}x.$$

为了以后计算上的方便，做以下两点补充规定：

(1) 定积分上下限互换时，定积分变号，即

$$\int_a^b f(x)\,\mathrm{d}x = -\int_b^a f(x)\,\mathrm{d}x;$$

(2) $\int_a^a f(x)\,\mathrm{d}x = 0.$

3. 定积分的几何意义

> **链接**
>
> **积分符号的来历**
>
> 实际上，“$\int$”是英文“sun”的第一个字母拉长后的写法，由莱布尼茨首先创造并使用.

当 $f(x)\geqslant 0$ 时，定积分 $\int_a^b f(x)\,\mathrm{d}x$ 在几何上表示由曲线 $y=f(x)$，直线 $x=a$，$x=b$ 及 Ox 轴所围成的曲边梯形的面积；当 $f(x)\leqslant 0$ 时，曲线在轴 Ox 的下方，定积分 $\int_a^b f(x)\,\mathrm{d}x \leqslant 0$，表示曲边梯形面积的相反数；当 $f(x)$ 在区间 $[a,b]$ 上有正有负时，其图形部分在 Ox 轴的上方，部分在 Ox 轴的下方，如图 3－2 所示. 定积分 $\int_a^b f(x)\,\mathrm{d}x$ 表示由曲线 $f(x)$，直线 $x=$

a，$x=b$ 及 Ox 轴所围图形各部分面积的代数和.

砥砺廉隅

定积分的概念诠释了解决复杂问题的真谛：定积分的思想是先将复杂的、不规则的曲面分割成若干简单的矩形，再逐个求矩形的面积，然后将各个简单的矩形面积累积起来，最终将复杂的、不规则的曲边梯形的面积求出来．在人生的成长过程中，会面临很多复杂的问题，我们都可以用这种思想，将它分割成若干个小的容易解决的问题，逐个解决，然后将它们累积起来，复杂的问题就得到了解决．因此，我们学会了这种方法，以后遇到各种困难和问题，都能迎刃而解.

例 1　根据定积分的几何意义计算 $\int_a^b \mathrm{d}x$.

解　设函数 $y=f(x)=1$，并作出函数图像在 $x=a$ 与 $x=b$ 之间的一段，如图 3－3 所示．根据定积分的几何意义，可知

$$\int_a^b f(x)\,\mathrm{d}x=\int_a^b 1\,\mathrm{d}x=\int_a^b \mathrm{d}x.$$

其值就等于长为 $b-a$，高为 1 的矩形 $MabN$ 的面积，即

$$\int_a^b \mathrm{d}x=(b-a)\times 1=b-a.$$

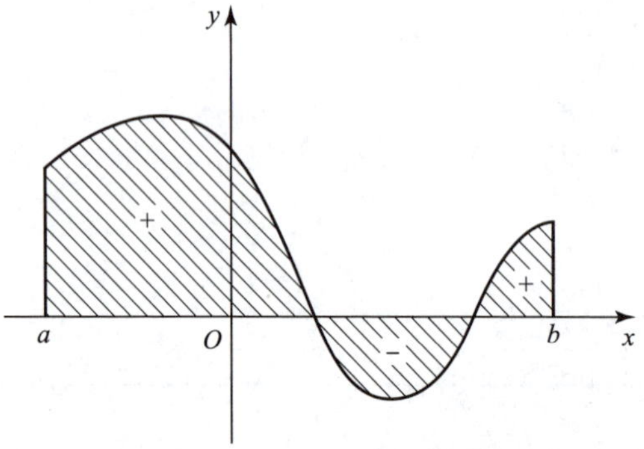

图 3－2

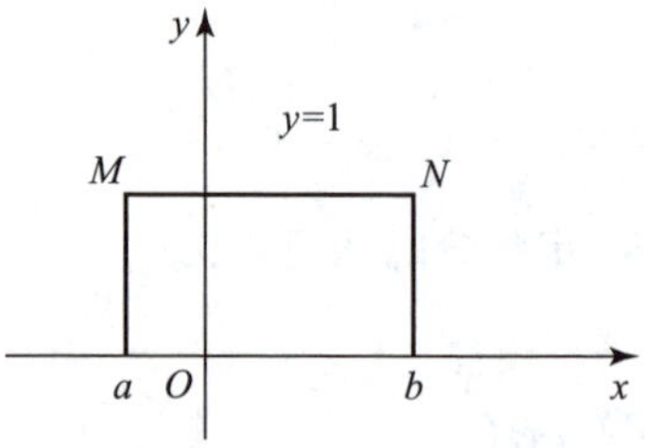

图 3－3

二、定积分的性质

1. 定积分的性质

由定义知，定积分是和式的极限，由极限的运算法则，容易推出定积分的一些简单性质．以下假设所给函数在所给出区间上都是可积的.

性质 1　被积函数的常数因子可以提到积分号外面，即

$$\int_a^b kf(x)\,\mathrm{d}x=k\int_a^b f(x)\,\mathrm{d}x\ (k\ 为常数).$$

性质 2　两个可积函数代数和的积分等于各个函数积分的代数和，即

$$\int_a^b [f(x)\pm g(x)]\,\mathrm{d}x=\int_a^b f(x)\,\mathrm{d}x\pm\int_a^b g(x)\,\mathrm{d}x.$$

性质 2 与性质 1 合称为线性性质，可以合写成

$$\int_a^b [kf(x) \pm hg(x)]\mathrm{d}x = k\int_a^b f(x)\mathrm{d}x \pm h\int_a^b g(x)\mathrm{d}x,$$

式中，k，h 为常数.

线性性质可以推广到有限个函数的代数和的积分.

例 2　已知 $\int_0^1 x^2\mathrm{d}x = \frac{1}{3}$，$\int_0^1 x\mathrm{d}x = \frac{1}{2}$，计算 $\int_0^1 (3x^2 - 2x + 6)\mathrm{d}x$.

解　根据性质 1、性质 2 以及例 1 的结果，有

$$\begin{aligned}\int_0^1 (3x^2 - 2x + 6)\mathrm{d}x &= 3\int_0^1 x^2\mathrm{d}x - 2\int_0^1 x\mathrm{d}x + 6\int_0^1 \mathrm{d}x \\ &= 3\times\frac{1}{3} - 2\times\frac{1}{2} + 6\times(1-0) \\ &= 6.\end{aligned}$$

性质 3　如果 $a<c<b$，那么

$$\int_a^b f(x)\mathrm{d}x = \int_a^c f(x)\mathrm{d}x + \int_c^b f(x)\mathrm{d}x.$$

性质 3 叫作定积分的区间可加性. 从几何上可以看出它的正确性，如图 3－4 所示，并且无论 a，b，c 三点的位置如何，该性质总成立.

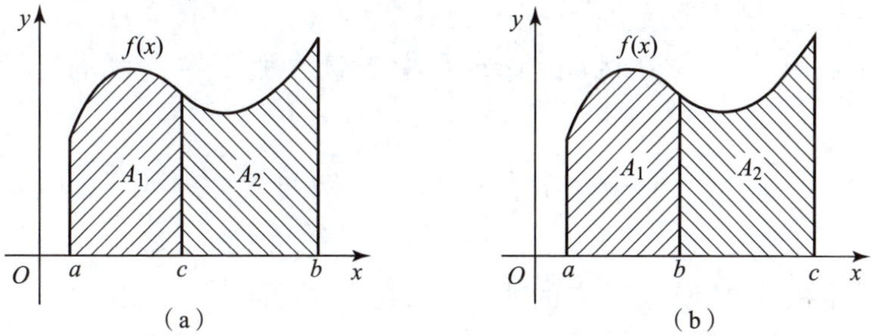

图 3－4

事实上，当 $a<c<b$ 时，$A = \int_a^b f(x)\mathrm{d}x$. 由图 3－4（a）得，$A_1 = \int_a^c f(x)\mathrm{d}x$，$A_2 = \int_c^b f(x)\mathrm{d}x$，而 $A = A_1 + A_2$，所以当 $a<c<b$ 时，性质 3 成立. 当 $a<b<c$ 时，由图 3－4（b）得，$\int_a^c f(x)\mathrm{d}x = \int_a^b f(x)\mathrm{d}x + \int_b^c f(x)\mathrm{d}x$，于是

$$\begin{aligned}\int_a^b f(x)\mathrm{d}x &= \int_a^c f(x)\mathrm{d}x - \int_b^c f(x)\mathrm{d}x \\ &= \int_a^c f(x)\mathrm{d}x + \int_c^b f(x)\mathrm{d}x,\end{aligned}$$

故性质 3 也成立.

性质 3 也可以推广到区间 $[a,b]$ 上有限个分点的情形.

例 3　已知 $f(x) = \begin{cases} x^2+1 & x\leqslant 1, \\ 2 & x>1, \end{cases}$ 求 $\int_0^3 f(x)\mathrm{d}x$.

解　根据性质 3，得

$$\begin{aligned}\int_0^3 f(x)\mathrm{d}x &= \int_0^1 (x^2+1)\mathrm{d}x + \int_1^3 2\mathrm{d}x \\ &= \int_0^1 x^2\mathrm{d}x + \int_0^1 \mathrm{d}x + 2\int_1^3 \mathrm{d}x \\ &= \frac{1}{3}+1+2\times(3-1)=5\frac{1}{3}.\end{aligned}$$

性质4　如果在区间 $[a,b]$ 上，恒有 $f(x)=1$，那么

$$\int_a^b \mathrm{d}x = b-a.$$

性质5　如果在区间 $[a,b]$ 上有 $f(x)\leqslant g(x)$，那么

$$\int_a^b f(x)\mathrm{d}x \leqslant \int_a^b g(x)\mathrm{d}x,$$

特别地，$f(x)\geqslant 0$，则有

$$\int_a^b f(x)\mathrm{d}x \geqslant 0.$$

性质6　如果函数 $f(x)$ 在区间 $[a,b]$ 上的最大值为 M，最小值为 m，那么

$$m(b-a)\leqslant \int_a^b f(x)\mathrm{d}x \leqslant M(b-a).$$

性质6叫作定积分的估值不等式．利用性质6可以由被积函数在区间 $[a,b]$ 上的最大值和最小值来估计定积分值的范围．

性质7　如果函数 $f(x)$ 在区间 $[a,b]$ 上连续，那么在此区间上至少有一点 ξ，使得

$$\int_a^b f(x)\mathrm{d}x = f(\xi)(b-a) \quad (a\leqslant\xi\leqslant b)$$

成立．

性质7叫作定积分中值定理．它的几何意义是在区间 $[a,b]$ 上的连续函数 $f(x)$，在 $[a,b]$ 上至少存在一点 ξ，使得以 $f(x)$ 为顶的曲边梯形的面积等于高为 $f(\xi)$、底为 $b-a$ 的矩形面积，如图3－5所示．最后指出，无论是 $a<b$ 还是 $a>b$，性质7均成立．

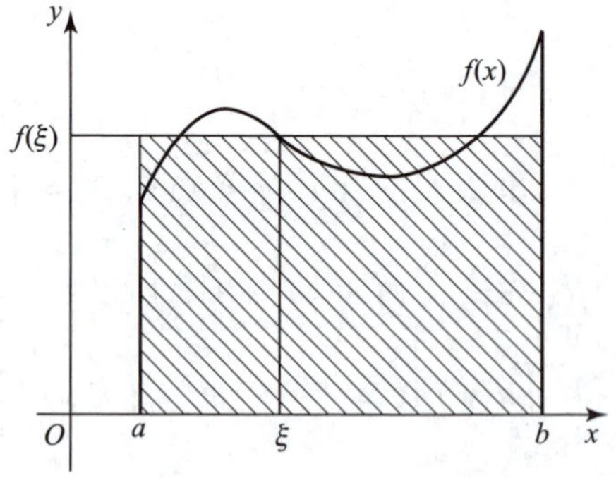

图3－5

2. 常见的可积函数类

设 $f(x)$ 是在 $[a,b]$ 上有定义的函数，则

(1) $f(x)$ 在 $[a,b]$ 上连续，$f(x)$ 在 $[a,b]$ 上可积．

(2) $f(x)$ 在 $[a,b]$ 上有界且只有有限个间断点，$f(x)$ 在 $[a,b]$ 上可积．

(3) 若 $f(x)$ 在 $[a,b]$ 上单调，则 $f(x)$ 在 $[a,b]$ 上可积．

案例回应

根据定积分定义，确定自变量为时间 t，变化范围从 $t=t_1$ 到 $t=t_2$，电流 i 是时间 t 的函

数，所以 $q=\int_{t_1}^{t_2} i\mathrm{d}t=\int_{t_1}^{t_2} i_0\sin\omega t\mathrm{d}t.$

同步训练 3－3

1. 用定积分的几何意义判断下列定积分值的符号：

(1) $\int_{-1}^{2} x^2\mathrm{d}x$；　(2) $\int_{0}^{\frac{\pi}{2}} \sin x\mathrm{d}x$；　(3) $\int_{\frac{\pi}{2}}^{\pi} \cos x\mathrm{d}x$.

2. 用定积分的几何意义说明下列等式成立（$a<b$）：

(1) $\int_{a}^{b} x\mathrm{d}x=\frac{1}{2}(b^2-a^2)$；　(2) $\int_{0}^{a} \sqrt{a^2-x^2}\mathrm{d}x=\frac{1}{4}\pi a^2(a>0)$.

3. 已知 $\int_{0}^{1} x^2\mathrm{d}x=\frac{1}{3}$，$\int_{0}^{1} x\mathrm{d}x=\frac{1}{2}$；$\int_{0}^{\frac{\pi}{2}} \cos x\mathrm{d}x=1$，$\int_{0}^{\frac{\pi}{2}} \sin x\mathrm{d}x=1$. 求下列定积分的值：

(1) $\int_{0}^{1} (3x^2+2x+1)\mathrm{d}x$；　(2) $\int_{0}^{1} (x+3)^2\mathrm{d}x$；

(3) $\int_{0}^{\frac{\pi}{2}} (3\sin x+2\cos x)\mathrm{d}x$.

4. 比较下列积分值的大小：

(1) $\int_{0}^{1} x\mathrm{d}x$ 与 $\int_{0}^{1} \sqrt{x}\mathrm{d}x$；　(2) $\int_{0}^{\frac{\pi}{2}} x\mathrm{d}x$ 与 $\int_{0}^{\frac{\pi}{2}} \sin x\mathrm{d}x$.

同步训练 3－3 答案

第四节　定积分的计算

导入案例

$\int_{0}^{1} x^2\mathrm{d}x$ 怎样计算最简便？

案例分析

对该问题的求解，现在只能用定积分的定义求解，但计算烦琐，考虑采用原函数的观点求解. 那么原函数和定积分有什么关系呢？即定积分的求解问题怎样解决呢？这就是本节要解决的问题.

一、微积分基本公式

定义　设函数 $f(x)$ 在 $[a,b]$ 上连续，x 为 $[a,b]$ 上任意一点，则由 $\Phi(x)=\int_{a}^{x} f(t)\mathrm{d}t$ 所定义的函数称为积分上限函数.

定理 1　如果函数 $f(x)$ 在区间 $[a,b]$ 上连续，那么积分上限函数

$$\Phi(x) = \int_a^x f(t)\,dt$$

是函数$f(x)$在区间 $[a,b]$ 上的一个原函数. 即 $\Phi'(x)=f(x)$（证明从略）.

定理 2 如果函数$F(x)$是连续函数$f(x)$在区间 $[a,b]$ 上的一个原函数，那么

$$\int_a^b f(x)\,dx = F(b) - F(a). \tag{3-1}$$

证 由定理 1, $\Phi(x) = \int_a^x f(t)\,dt$ 是函数$f(x)$的一个原函数，于是

$$F(x) - \Phi(x) = C(C\text{ 为常数}).$$

微积分基本公式

当 $x=a$ 时，$F(a)=C$，于是

$$F(x) = \int_a^x f(t)\,dt + F(a),$$

将 $x=b$ 代入上式，得

$$\int_a^b f(x)\,dx = F(b) - F(a).$$

式（3-1）记作 $\int_a^b f(x)\,dx = F(x)\Big|_a^b$ 或 $\int_a^b f(x)\,dx = [F(x)]_a^b$.

式（3-1）叫作牛顿－莱布尼茨（Newton－Leibniz）公式. 它揭示了定积分与原函数之间的内在联系. 为计算定积分的值提供了简易方法，我们只需将上、下限的值代入原函数中作差$F(b)-F(a)$，即可得到定积分的值. 因此，式（3-1）也叫作微积分基本公式.

指点迷津

不定积分是函数族，而定积分是一个确定的值，定积分的值只与积分区间及被积函数有关，而与积分变量无关.

例 1 计算 $\int_0^1 x^2\,dx$.

解

$$\int_0^1 x^2\,dx = \frac{1}{3}x^3\Big|_0^1 = \frac{1}{3}\times1^3 - \frac{1}{3}\times0^3 = \frac{1}{3}.$$

例 2 计算 $\int_0^\pi \sin x\,dx$.

解

$$\int_0^\pi \sin x\,dx = -\cos x\Big|_0^\pi = -\cos\pi - (-\cos0) = 1+1 = 2.$$

做一做

求下列定积分：

(1) $\int_1^2\left(2x+\frac{1}{x}\right)\mathrm{d}x$；　　(2) $\int_{-1}^1\frac{x^2-1}{x^2+1}\mathrm{d}x$.

二、定积分的换元积分法

计算函数$f(x)$在区间$[a,b]$上的定积分时可以先用不定积分求出$f(x)$的一个原函数，再依据式（3-1），分别代入上、下限，即求得其值．但如果被积函数较复杂，不易求原函数，相应地也可以使用定积分的换元积分法.

定理3　设函数$f(x)$在区间$[a,b]$上连续，令$x=\varphi(t)$，如果

(1) $\varphi(t)$在区间$[\alpha,\beta]$上是具有连续导数的单值函数；

(2) 当t在区间$[\alpha,\beta]$上变化时，x在区间$[a,b]$上变化，且$\varphi(\alpha)=a$，$\varphi(\beta)=b$，那么有换元积分公式

$$\int_a^b f(x)\mathrm{d}x=\int_\alpha^\beta f[\varphi(t)]\varphi'(t)\mathrm{d}t. \tag{3-2}$$

式（3-2）从左端到右端应用时，相当于第二类换元积分公式；从右端到左端应用时，相当于第一类换元积分公式.

用换元积分法计算定积分时，将积分上、下限和积分变量同时进行代换．因此，计算过程的原函数不必回代原来的变量，可直接应用式（3-2）求值，这是定积分换元积分法与不定积分换元积分法的区别.

提示

在使用定积分的换元积分法时，应注意在换元的同时，一定要换定积分的上、下限，并且新上限与原上限相对应，新下限与原下限相对应.

例3　计算$\int_0^2\frac{\mathrm{d}x}{1+\sqrt{x}}$.

解　令$x=t^2$，得$\mathrm{d}x=2t\mathrm{d}t$．当$x=0$时，$t=0$；当$x=2$时，$t=\sqrt{2}$．于是

$$\begin{aligned}\int_0^2\frac{\mathrm{d}x}{1+\sqrt{x}}&=\int_0^{\sqrt{2}}\frac{2t}{1+t}\mathrm{d}t=2\int_0^{\sqrt{2}}\mathrm{d}t-2\int_0^{\sqrt{2}}\frac{\mathrm{d}t}{1+t}\\&=2t\Big|_0^{\sqrt{2}}-2\ln|1+t|\Big|_0^{\sqrt{2}}\\&=2\sqrt{2}-2\ln(1+\sqrt{2}).\end{aligned}$$

例4　计算$\int_0^{\frac{\pi}{2}}\sin^3x\cos x\mathrm{d}x$.

解　设$t=\sin x$，得$\mathrm{d}t=\cos x\mathrm{d}x$．当$x=0$时，$t=0$；当$x=\frac{\pi}{2}$时，$t=1$．于是

$$\int_0^{\frac{\pi}{2}}\sin^3x\cos x\mathrm{d}x=\int_0^1t^3\mathrm{d}t=\frac{1}{4}t^4\Big|_0^1=\frac{1}{4}.$$

例5 证明：

（1）如果$f(x)$是可积偶函数，则

$$\int_{-a}^{a} f(x)\mathrm{d}x = 2\int_{0}^{a} f(x)\mathrm{d}x;$$

（2）如果$f(x)$是可积奇函数，则

$$\int_{-a}^{a} f(x)\mathrm{d}x = 0.$$

证

$$\int_{-a}^{a} f(x)\mathrm{d}x = \int_{-a}^{0} f(x)\mathrm{d}x + \int_{0}^{a} f(x)\mathrm{d}x.$$

设$x=-t$，得$\mathrm{d}x=-\mathrm{d}t$. 当$x=-a$时，$t=a$；当$x=0$时，$t=0$. 于是

$$\int_{-a}^{0} f(x)\mathrm{d}x = -\int_{a}^{0} f(-t)\mathrm{d}t = \int_{0}^{a} f(-x)\mathrm{d}x.$$

（1）当$f(x)$为偶函数时，$f(-x)=f(x)$，于是

$$\int_{-a}^{0} f(x)\mathrm{d}x = \int_{0}^{a} f(-x)\mathrm{d}x = \int_{0}^{a} f(x)\mathrm{d}x,$$

所以

$$\int_{-a}^{a} f(x)\mathrm{d}x = 2\int_{0}^{a} f(x)\mathrm{d}x.$$

（2）当$f(x)$为奇函数时，$f(-x)=-f(x)$，于是

$$\int_{-a}^{0} f(x)\mathrm{d}x = \int_{0}^{a} f(-x)\mathrm{d}x = -\int_{0}^{a} f(x)\mathrm{d}x,$$

所以

$$\int_{-a}^{a} f(x)\mathrm{d}x = -\int_{0}^{a} f(x)\mathrm{d}x + \int_{0}^{a} f(x)\mathrm{d}x = 0.$$

利用例5的结论，可以简化奇函数和偶函数在对称区间上定积分的计算.

根据定积分的几何意义，从直观上容易看出例5的两个等式是成立的，如图3－6所示.

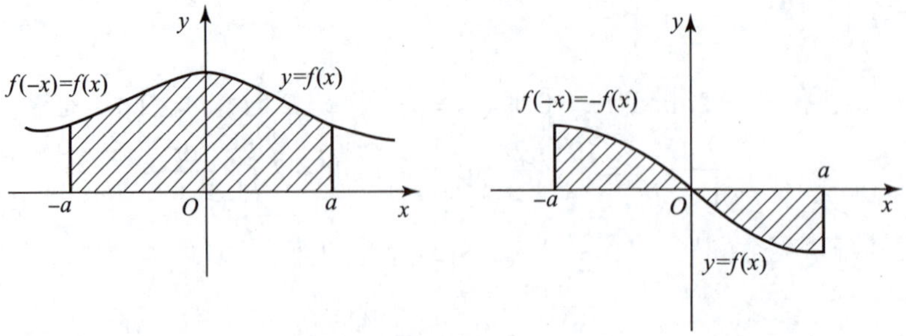

图3－6

例6 计算$\int_{-1}^{1} x^2\mathrm{d}x$.

解 因为$f(x)=x^2$是$[-1, 1]$上的偶函数，于是

$$\int_{-1}^{1} x^2\mathrm{d}x = 2\int_{0}^{1} x^2\mathrm{d}x = 2\times\frac{x^3}{3}\Big|_0^1 = \frac{2}{3}.$$

例 7　计算 $\int_{-\pi}^{\pi} \frac{x}{1+\cos x} \mathrm{d}x$.

解　因为 $f(x)=\frac{x}{1+\cos x}$ 是 $[-\pi, \pi]$ 上的奇函数，于是由例 5 的结论知

$$\int_{-\pi}^{\pi} \frac{x}{1+\cos x} \mathrm{d}x = 0.$$

做一做

求下列定积分：

(1) $\int_{0}^{4} \frac{x+2}{\sqrt{2x+1}} \mathrm{d}x$；　　(2) $\int_{0}^{\sqrt{2}} \sqrt{2-x^2} \mathrm{d}x$；

(3) $\int_{\mathrm{e}}^{\ln 2} \sqrt{\mathrm{e}^x - 1}\, \mathrm{d}x$；　　(4) $\int_{0}^{\frac{\pi}{2}} 3\cos^2 x \sin x \mathrm{d}x$.

三、定积分的分部积分法

相应于不定积分，定积分也有分部积分公式.

定理 4　设函数 $u=u(x)$，$v=v(x)$ 在区间 $[a,b]$ 上具有连续导数，则

$$\int_a^b u \mathrm{d}v = u \cdot v \Big|_a^b - \int_a^b v \mathrm{d}u. \tag{3-3}$$

式（3-3）叫作定积分的分部积分公式，其作用及 u 和 $\mathrm{d}v$ 的选取原则、使用范围与不定积分的分部积分法相同.

例 8　计算 $\int_0^{\pi} x\cos x \mathrm{d}x$ 的值.

解　设 $u=x$，$\mathrm{d}v=\cos x\mathrm{d}x$，则 $\mathrm{d}u=\mathrm{d}x$，$v=\sin x$，于是

$$\begin{aligned}\int_0^{\pi} x\cos x \mathrm{d}x &= x \cdot \sin x \Big|_0^{\pi} - \int_0^{\pi} \sin x \mathrm{d}x \\ &= 0 + \cos x \Big|_0^{\pi} = -2.\end{aligned}$$

例 9　求 $\int_0^1 x\mathrm{e}^{-x} \mathrm{d}x$ 的值.

解
$$\begin{aligned}\int_0^1 x\mathrm{e}^{-x} \mathrm{d}x &= -x\mathrm{e}^{-x} \Big|_0^1 + \int_0^1 \mathrm{e}^{-x} \mathrm{d}x \\ &= -\mathrm{e}^{-1} - \mathrm{e}^{-x} \Big|_0^1 \\ &= 1 - \frac{2}{\mathrm{e}}.\end{aligned}$$

例 10　求 $\int_0^{\frac{\sqrt{3}}{2}} \arccos x \mathrm{d}x$ 的值.

解
$$\begin{aligned}\int_0^{\frac{\sqrt{3}}{2}} \arccos x \mathrm{d}x &= \left[x\arccos x\right]_0^{\frac{\sqrt{3}}{2}} + \int_0^{\frac{\sqrt{3}}{2}} \frac{x}{\sqrt{1-x^2}} \mathrm{d}x \\ &= \frac{\sqrt{3}}{12}\pi - \sqrt{1-x^2} \Big|_0^{\frac{\sqrt{3}}{2}}\end{aligned}$$

$$=\frac{\sqrt{3}}{12}\pi-\frac{1}{2}+1=\frac{6+\sqrt{3}\pi}{12}.$$

例 11 求 $\int_0^{2\pi}e^x\cos x\mathrm{d}x$ 的值.

解 设 $I=\int_0^{2\pi}e^x\cos x\mathrm{d}x$，则

$$I=\int_0^{2\pi}e^x\cos x\mathrm{d}x=[e^x\sin x]_0^{2\pi}-\int_0^{2\pi}\sin x\mathrm{d}(e^x)$$

$$=-\int_0^{2\pi}e^x\sin x\mathrm{d}x=\int_0^{2\pi}e^x\mathrm{d}(\cos x)=[e^x\cos x]_0^{2\pi}-\int_0^{2\pi}e^x\cos x\mathrm{d}x$$

$$=(e^{2\pi}-1)-I,$$

于是，$I=\frac{1}{2}(e^{2\pi}-1)$，即原积分为 $\int_0^{2\pi}e^x\cos x\mathrm{d}x=\frac{1}{2}(e^{2\pi}-1)$.

使用定积分的分部积分法时，不要忘记对函数 $u\cdot v$ 代入上、下限作差的计算.

做一做

求下列定积分：

(1) $\int_0^1 x\arctan x\mathrm{d}x$；　　(2) $\int_0^{\frac{\pi}{2}}e^{2x}\cos x\mathrm{d}x$；

(3) $\int_0^{\frac{\pi}{2}}x\sin 2x\mathrm{d}x$；　　(4) $\int_0^{\frac{1}{2}}\arcsin x\mathrm{d}x$.

四、数值积分法

到目前为止，我们计算定积分时都使用牛顿－莱布尼茨公式. 但在实际应用中常常遇见被积函数不能用解析式表示的情况，例如医学上往往用实验测得的图形或数字给出，有些被积函数的原函数不能用初等函数表示，如 $\int e^{-x^2}\mathrm{d}x$. 所以就需要考虑定积分的近似计算问题.

所谓数值积分法，就是利用被积函数在一些点的函数值来近似计算定积分的方法. 数值积分法有梯形法和抛物线法两种.

1. 梯形法

定理 5 设函数 $y=f(x)$，如果把区间 $[a,b]$ n 等分，各分点的坐标依次为 $a=x_0$，x_1，x_2，…，$x_n=b$，每个小区间的长度 $\Delta x=\frac{b-a}{n}$，那么有

$$\int_a^b f(x)\mathrm{d}x\approx\frac{b-a}{n}\left[\frac{f(a)+f(b)}{2}+f(x_1)+f(x_2)+\cdots+f(x_{n-1})\right]$$，此式称为梯形法求积公式.

例 12 在水利工程中，常要计算河床的截面积，图 3－7 所示为一狭窄但较深的河的河床面积，每隔 2 m 测量一次深度 y，得出表 3－1 中的数据.

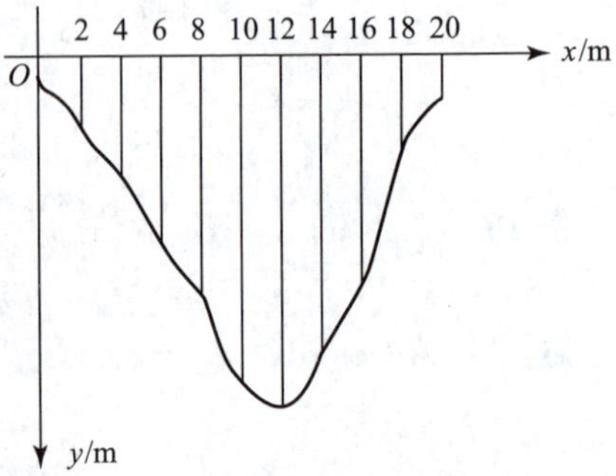

图 3－7

表 3－1

x/m	0	2	4	6	8	10	12	14	16	18	20
y/m	0.3	0.9	1.5	2.3	3.2	4.2	4.4	3.6	2.7	1.1	0.5

试计算河床的截面积 S.

解　把河床截面的底线看作曲线 $y=f(x)$，根据梯形法求积公式，得

$$S\approx\frac{20}{10}\times\left(\frac{0.3+0.5}{2}+0.9+1.5+2.3+3.2+4.2+4.4+3.6+2.7+1.1\right)=48.6\ (\mathrm{m}^2).$$

用梯形法可丈量土地的面积.

链接

梯形法求积公式的误差

在实际问题中，定积分的准确值往往是未知的，那么用梯形法求积公式进行计算时，所得近似值的误差如何估计呢?

设误差为 r_n，当 $x\in[a,b]$ 时，$|f''(x)|\leqslant M$，那么对

$$r_n=\int_a^b f(x)\mathrm{d}x-\frac{b-a}{n}\left[\frac{f(a)+f(b)}{2}+f(x_1)+f(x_2)+\cdots+f(x_{n-1})\right]$$

有如下估计式：

$$|r_n|\leqslant\frac{(b-a)^3}{12n^2}M.$$

2. 抛物线法

定理 6　设函数 $y=f(x)$，将区间 $[a,b]$ 分为 $2n$ 等份，即偶数等份，分点依次为 $a=x_0$，x_1，x_2，…，x_{2n-1}，$x_{2n}=b$，各分点对应的函数值依次为 y_0，y_1，y_2，…，y_{2n-1}，y_{2n}. 在每个小区间 $[x_0,x_2]$，$[x_2,x_4]$，…，$[x_{2i-2},x_{2i}]$，…，$[x_{2n-2},x_{2n}]$ 上，都可以根据曲线 $y=f(x)$ 上的对应的三个点 $p_{2i-2}(x_{2i-2},y_{2i-2})$，$p_{2i-1}(x_{2i-1},y_{2i-1})$，$p_{2i}(x_{2i},y_{2i})$（$i=1$，2，…，$n$）唯一地确定一条抛物线 $y=A_ix^2+B_ix+C_i$，由此推出

$$\int_a^b f(x)\mathrm{d}x\approx\frac{b-a}{6n}[y_0+y_{2n}+4(y_1+y_3+\cdots+y_{2n-1})+2(y_2+y_4+\cdots+y_{2n-2})].$$

这就是抛物线法求积公式，也称为辛普森公式.

例 13　把 [0, 1] 10 等分，用抛物线法计算 $\int_0^1 \mathrm{e}^{-x^2}\mathrm{d}x$，保留六位小数.

解　设 $f(x)=\mathrm{e}^{-x^2}$，注意此时是 $2n=10$，$n=5$，根据抛物线法求积分公式，得

$$\begin{aligned}\int_0^1 \mathrm{e}^{-x^2}\mathrm{d}x &\approx\frac{1}{6\times5}\times\{f(0)+f(1)+4[f(0.1)+f(0.3)+\\&\quad f(0.5)+f(0.7)+f(0.9)]+2[f(0.2)+\\&\quad f(0.4)+f(0.6)+f(0.8)]\}\\&=\frac{1}{30}\times[\mathrm{e}^0+\mathrm{e}^{-1}+4(\mathrm{e}^{-0.01}+\mathrm{e}^{-0.09}+\mathrm{e}^{-0.25}+\mathrm{e}^{-0.49}+\mathrm{e}^{-0.81})+\end{aligned}$$

$$2(e^{-0.04}+e^{-0.16}+e^{-0.36}+e^{-0.64})]$$
$$\approx 0.746\,825.$$

案例回应

由牛顿 – 莱布尼茨公式，得

$$\int_0^1 x^2\mathrm{d}x=\frac{1}{3}x^3\Big|_0^1=\frac{1}{3}(1^3-0^3)=\frac{1}{3}.$$

同步训练 3 – 4

1. 计算下列定积分：

(1) $\int_0^2 (x^2-2x)\mathrm{d}x$；　　(2) $\int_0^{\frac{\pi}{2}} \cos^2 x\sin x\mathrm{d}x$；

(3) $\int_{\frac{\pi}{4}}^{\frac{\pi}{3}} \cot^2 x\mathrm{d}x$；　　(4) $\int_0^2 \sqrt{4-x^2}\mathrm{d}x$；

(5) $\int_0^1 x\mathrm{e}^{2x}\mathrm{d}x$；　　(6) $\int_0^{\frac{\pi}{2}} \mathrm{e}^{2x}\cos x\mathrm{d}x$；

(7) $\int_{-\frac{\pi}{2}}^{0} \sin x\mathrm{d}x$；　　(8) $\int_0^{\pi} 2\cos x\mathrm{d}x$；

(9) $\int_1^2 \frac{1+x^2}{x^3}\mathrm{d}x$；　　(10) $\int_1^3 x\left(\frac{2}{x^2}-3x\right)\mathrm{d}x$；

(11) $\int_0^{\frac{\pi}{4}} \frac{1}{\cos^2 x}\mathrm{d}x$；　　(12) $\int_1^4 \frac{\ln x}{\sqrt{x}}\mathrm{d}x$；

(13) $\int_0^1 \sqrt{(1-x^2)^3}\mathrm{d}x$；　　(14) $\int_1^{\mathrm{e}} \frac{1+\ln x}{x}\mathrm{d}x$；

(15) $\int_{-3}^{3} f(x)\mathrm{d}x$，其中 $f(x)=\begin{cases}2x^2-1, & x\leqslant 1,\\ 3-x^2, & x>1.\end{cases}$

2. 用梯形法计算 $\int_0^1 \frac{\sin x}{x}\mathrm{d}x$ 的近似值，取 $n=10$，结果保留三位小数.

同步训练 3 – 4 答案

第五节　定积分的应用

导入案例

某一窗户的顶部设计为弓形，顶部曲线为抛物线，请计算窗户弓形部分的面积.

案例分析

以上问题可归结为非均匀分布的整体量的求值问题，本节的微元法是最简单的解决方法.

一、定积分的微元法

定积分是求某种总量的数学模型，在几何学、物理学、经济学、医学、社会学等方面都有着广泛的应用．我们不仅要掌握计算某些实际问题的公式，更重要的还在于深刻领会用定积分解决实际问题的基本思想和方法——**微元法**．

在定积分的定义中，我们先把整体量进行分割；然后在局部范围内“以直代曲”，求出整体量在局部范围内的近似值；再把所有这些近似值加起来，得到整体量的近似值；最后当分割无限加密时取极限得定积分（即整体量）．在这四个步骤中，关键是第二步局部量取近似值．事实上，许多几何量与物理量都可以用这种方法计算．为应用方便，我们把计算在区间 $[a,b]$ 上的某个总量采用以下三个步骤来解决．

1. 选取积分变量

根据实际问题，适当选取坐标系，确定积分变量及其变化区间 $[a,b]$ ．

定积分的微元法

2. 确定被积表达式

在区间 $[a,b]$ 上任取一个小区间 $[x,x+\mathrm{d}x]$，“以不变代变”求得整体量 A 相应于该区间 $[x,x+\mathrm{d}x]$ 上的部分量 ΔA 的近似值：

$$\Delta A \approx f(x)\,\mathrm{d}x,$$

式中，$f(x)\,\mathrm{d}x$ 称为量 A 的微元，记为 $\mathrm{d}A$，即 $\mathrm{d}A=f(x)\,\mathrm{d}x$.

3. 求定积分

以所求量 A 的微元 $f(x)\,\mathrm{d}x$ 为被积表达式，在区间 $[a,b]$ 上直接取定积分（即把求和与取极限两步合并），得

$$A=\int_a^b f(x)\,\mathrm{d}x,$$

计算出定积分就得到了所求量 A 的值.

以上这种方法叫作**微元分析法**，简称**微元法**，又称**元素法**．

二、平面图形的面积

设在直角坐标系中，由曲线 $y=f(x)$，$y=g(x)\,(f(x)>g(x))$ 和直线 $x=a$，$x=b$ 围成的平面图形如图 3－8 所示，求其面积 A.

在区间 $[a,b]$ 上任取小区间 $[x,x+\mathrm{d}x]$，它所对应的一小条面积（如图 3－8 中的阴影部分所示）近似等于高为 $[f(x)-g(x)]$，底为 $\mathrm{d}x$ 的矩形面积，故面积微元 $\mathrm{d}A=[f(x)-g(x)]\,\mathrm{d}x$，因此所求面积

$$A=\int_a^b [f(x)-g(x)]\,\mathrm{d}x.$$

特别地，当 $g(x)=0$ 时，便得 $A=\int_a^b f(x)\,\mathrm{d}x$，这就是讨论过的曲边梯形的面积.

同理，可得由曲线 $x=\phi(y)$，$x=\varphi(y)\,[\phi(y)>\varphi(y)]$ 及 $y=c$，$y=d$ 围成的平面图形的面积，如图 3－9 所示.

$$A=\int_c^d [\phi(y)-\varphi(y)]\,\mathrm{d}y.$$

一般较复杂的图形都可以分别化成以上两种情况来处理.

例 1 计算由抛物线 $y=x^2-4$ 与直线 $y=x+2$ 围成的图形面积，如图 3－10 所示.

解 为了确定积分的上、下限，先求出抛物线和直线的交点，解方程组

$$\begin{cases} y=x^2-4, \\ y=x+2, \end{cases}$$

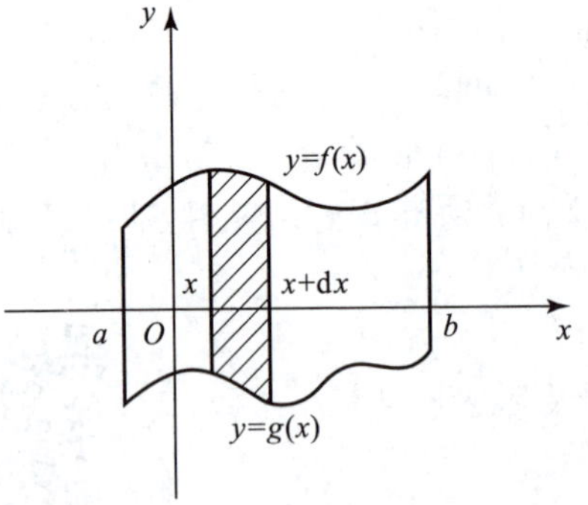

图 3－8

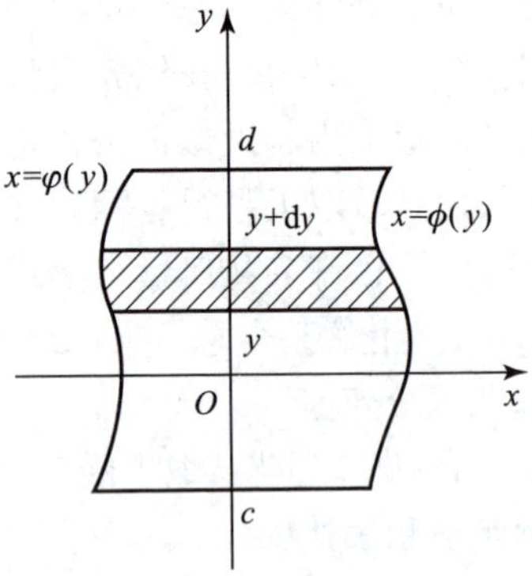

图 3－9

得交点 $A(-2,0)$，$B(3,5)$，取横坐标 x 为积分变量，便得所求面积为

$$A=\int_{-2}^{3}[(x+2)-(x^2-4)]\mathrm{d}x=\int_{-2}^{3}(-x^2+x+6)\mathrm{d}x$$

$$=\left(-\frac{x^3}{3}+\frac{x^2}{2}+6x\right)\Bigg|_{-2}^{3}=20\frac{5}{6}.$$

例 2 计算由抛物线 $y^2=x+1$ 及直线 $x-y=5$ 围成图形的面积，如图 3－11 所示.

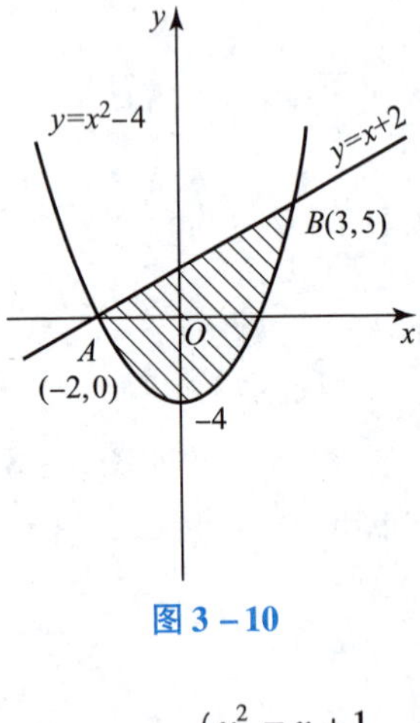

图 3－10

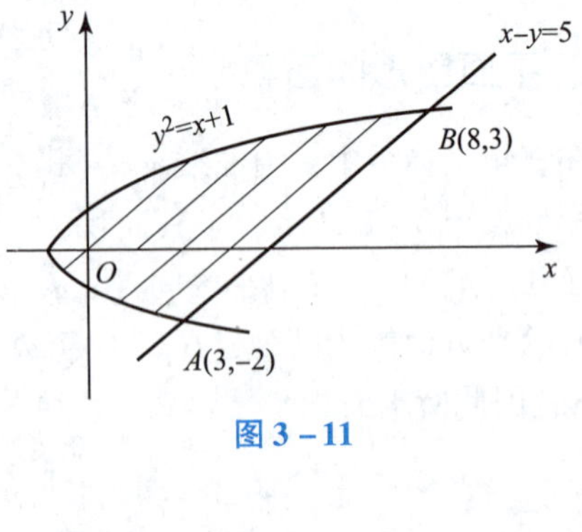

图 3－11

解 解方程组 $\begin{cases} y^2=x+1, \\ x-y=5 \end{cases}$ 得交点 $A(3,-2)$，$B(8,3)$，取纵坐标 y 为积分变量，曲线方程分别表示为 $x=y^2-1$ 和 $x=y+5$，于是有

$$A=\int_{-2}^{3}[(y+5)-(y^2-1)]\mathrm{d}y=\int_{-2}^{3}(-y^2+y+6)\mathrm{d}y$$

$$=\left(-\frac{y^3}{3}+\frac{y^2}{2}+6y\right)\Bigg|_{-2}^{3}=20\frac{5}{6}.$$

本例若取 x 为积分变量，计算就比较麻烦.

指点迷津

在具体解题过程中，要注意选择适当的积分变量.

当曲边梯形的曲边由参数方程 $x=\varphi(t)$，$y=\phi(t)$ 给出时，容易推出其面积 A 为

$$A=\int_{t_1}^{t_2}\phi(t)\varphi'(t)\,\mathrm{d}t,$$

式中，t_1，t_2 分别是对应于曲线的起点和终点的参数值.

三、旋转体的体积

由一个平面图形绕此平面内一条直线旋转一周而形成的立体称为**旋转体**. 这条直线叫作**旋转轴**. 例如，直角三角形绕它的一条直角边旋转一周便得到圆锥体，矩形绕它的一条边旋转一周可得到圆柱，而球体可视为半圆绕它的直径旋转一周而成的立体.

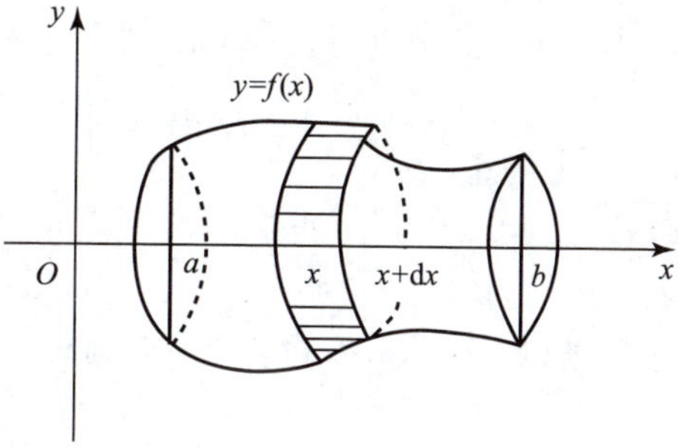

图 3－12

现在来计算由曲线 $y=f(x)$ 和直线 $x=a$，$x=b$ 及 x 轴围成的曲边梯形绕 x 轴旋转一周而成的旋转体的体积 V，如图 3－12 所示. 以横坐标 x 为积分变量，并在区间 $[a,b]$ 上任取一个小区间 $(x, x+\mathrm{d}x)$ 来分析，与这个区间相应的旋转体的体积可近似地用以 $y=f(x)$ 为底半径，$\mathrm{d}x$ 为高的小圆柱体的体积来代替，从而体积微元为 $\mathrm{d}V=\pi[f(x)]^2\mathrm{d}x$，于是所求旋转体的体积为

$$V=\int_a^b\pi[f(x)]^2\mathrm{d}x.$$

类似地，可导出由平面曲线 $x=\varphi(y)$，直线 $y=c$，$y=d$ 及 y 轴围成的图形绕 y 轴旋转一周而成的旋转体体积

$$V=\int_c^d\pi[\varphi(y)]^2\mathrm{d}y.$$

例 3　求由曲线 $y=\sin x$，直线 $x=0$，$x=\dfrac{\pi}{2}$ 及 x 轴围成的图形绕 x 轴旋转而成的旋转体的体积，如图 3－13 所示.

解　以 x 为积分变量，积分区间为 $\left[0,\dfrac{\pi}{2}\right]$，所求体积为

$$V=\int_0^{\frac{\pi}{2}}\pi(\sin x)^2\mathrm{d}x=\pi\int_0^{\frac{\pi}{2}}\sin^2x\mathrm{d}x=\pi\left(\frac{x}{2}-\frac{\sin 2x}{4}\right)\Bigg|_0^{\frac{\pi}{2}}=\pi\times\frac{1}{2}\times\frac{\pi}{2}=\frac{\pi^2}{4}.$$

例 4　求由椭圆 $\dfrac{x^2}{a^2}+\dfrac{y^2}{b^2}=1$ 绕 x 轴旋转而成的旋转体的体积，如图 3－14 所示.

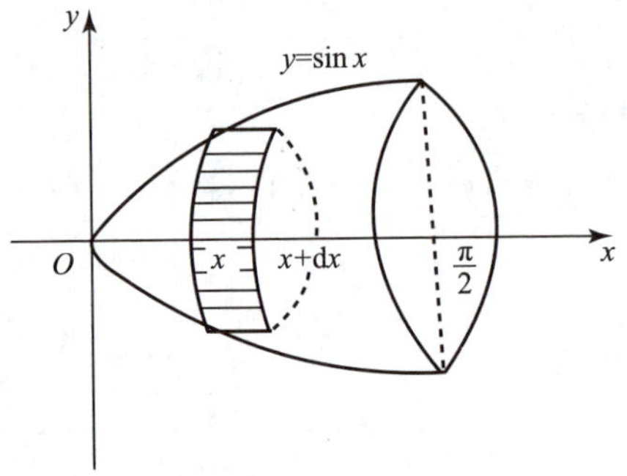

图 3－13

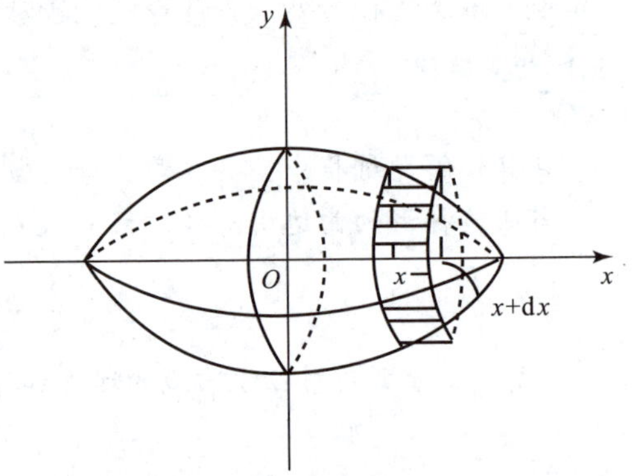

图 3－14

解 这个旋转体叫作旋转椭球．它可看成由上半（或下半）椭圆及 x 轴围成的平面图形绕 x 轴旋转而成的立体．

以 x 为积分变量，积分区间为 $[-a,a]$，所求体积为

$$V=\int_{-a}^{a}\pi y^2\mathrm{d}x=\int_{-a}^{a}\pi\frac{b^2}{a^2}(a^2-x^2)\mathrm{d}x=\frac{2\pi b^2}{a^2}\int_0^a(a^2-x^2)\mathrm{d}x$$

$$=\frac{2\pi b^2}{a^2}\left(a^2x-\frac{x^3}{3}\right)\Bigg|_0^a=\frac{4}{3}\pi ab^2.$$

若以 y 为积分变量，绕 y 轴旋转，则可算得旋转体的体积为

$$V=\frac{4}{3}\pi a^2b.$$

当 $a=b=R$ 时，旋转椭球变成半径为 R 的球，其体积为 $V=\frac{4}{3}\pi R^3$.

做一做

1. 求由曲线 $y=3-x^2$ 与直线 $y=2x$ 所围图形的面积.
2. 求由曲线 $x^2+y^2=2$ 和 $y=x^2$ 所围成的图形绕 x 轴旋转所得的旋转体的体积.

四、医学上的应用

例 5 基础代谢.

基础代谢是描述非应激状态下有机体内正常化学活动的术语．所谓非应激状态，对植物而言是指在理想条件下的发育，对动物而言是指静止休息一段时间的体内正常化学活动.

动物（包括人）的代谢速度随着外界环境变化（温度、湿度、空气质量）和生理活动变化而相应地变化，因为在日周期内气温是波动的，所以在日周期内动物的基础代谢率（BMR）也是波动的，在夜间 BMR 增加以补偿温度的降低，而白天则减少．图 3－15 所示就是这种周期变化的图形.

在一段时间内的总数的基础代谢可通过对基础代谢率在这段时间内的积分得到

$$\mathrm{BM}=\int_{t_1}^{t_2}\mathrm{BMR}(t)\mathrm{d}t.$$

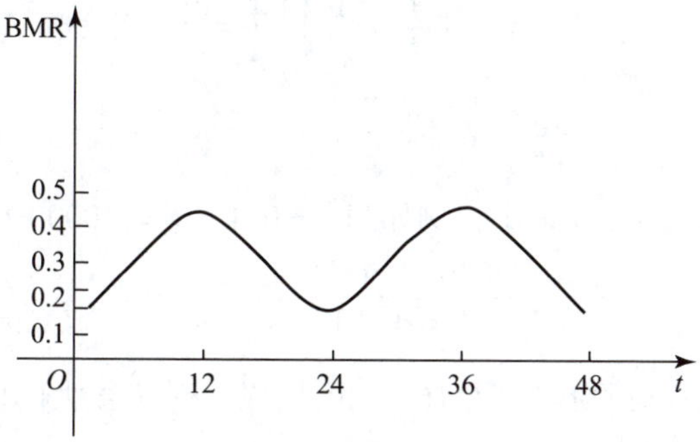

(1)0,24,48,…相应于下午4点；
(2)12,36,…相应于清晨4点

图 3－15

对于图 3－15 的 BMR（kcal/h），由下面的函数给出：

$$\mathrm{BMR}(t)=-0.17\cos\left(\frac{\pi t}{12}\right)+0.35.$$

因此，在一昼夜内 BM 的值为

$$\begin{aligned}\mathrm{BM}&=\int_0^{24}\left[-0.17\cos\left(\frac{\pi t}{12}\right)+0.35\right]\mathrm{d}t\\&=\left[-0.17\,\frac{12}{\pi}\sin\left(\frac{\pi t}{12}\right)+0.35t\right]\Bigg|_0^{24}\\&=-\frac{2}{\pi}(\sin 2\pi-\sin 0)\ \ +8.4-0=8.4\ (\mathrm{kcal}).\end{aligned}$$

这个值相当于一只老鼠的基础代谢．成人的基础代谢约为 2 326 kcal.

例 6　药物的有效度.

病人口服药物后，必须被血液系统吸收，然后才能在人体各部分发生效应，并非口服的全部剂量都能吸收并发挥作用．要测量被血液系统利用的药物的总量，就必须监测药物在尿中的排泄速度，临床上已有标准测定法．如果排泄速度为 $f(t)$，则在时间区间 $[0,T]$ 进入人体各部分的药物总量为 $D=\int_0^T f(t)\,\mathrm{d}t$.

时间上限 T 是直到药物检测不到的时刻，在理论上，T 应该是 $+\infty$，在这里，考虑 T 为有限值．如图 3－16 所示，有效剂量就是曲线 $f(t)$ 下的面积．自变量区间为 $[0,T]$，典型的排泄速度函数为 $f(t)=t\mathrm{e}^{-kt}\,(k>0)$.

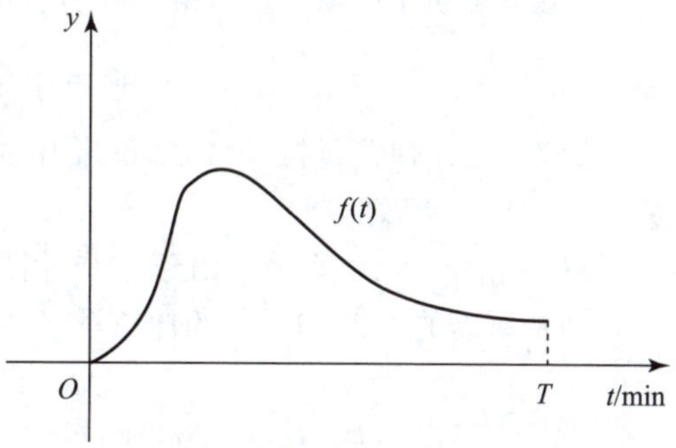

图 3－16

相应的有效药物利用量为

$$D=\int_0^T t\mathrm{e}^{-kt}\mathrm{d}t=-\mathrm{e}^{-kt}\left(\frac{t}{k}+\frac{1}{k^2}\right)\Bigg|_0^T$$

$$= -e^{-kT}\left(\frac{T}{k}+\frac{1}{k^2}\right)-\left[-e^{-k\cdot 0}\left(\frac{0}{k}+\frac{1}{k^2}\right)\right]$$

$$= \frac{1}{k^2}-e^{-kT}\left(\frac{T}{k}+\frac{1}{k^2}\right).$$

当 T 很大时，式中的第二项很小，例如当 $k=0.1$，$T=1\,000$ 时，

$$e^{-100}\left(\frac{1\,000}{0.1}+\frac{1}{0.01}\right)\approx 3.7\times 10^{-40}.$$

$T=1\,000$，就相当于对药物监测了 $16\frac{2}{3}$ h. 所以，对 T 很大的值，药物利用水平为

$$D\approx\frac{1}{k^2}.$$

五、物理上的应用

定积分在物理上也有广泛的应用，如变力做功、变速运动、液体的静压力、平均值、静力矩与重心等问题.

1. 功

设质点 m 受力 $\boldsymbol{F}$ 的作用沿 x 轴由点 a 移动至点 b，如图 3－17 所示，并设 $\boldsymbol{F}$ 的方向处处平行于 x 轴. 如果 $\boldsymbol{F}$ 是常量，则它对质点所做的功为 $W=F\cdot(b-a)$. 现在的问题是，如果力 $\boldsymbol{F}$ 不是常量而是质点所在位置 x 的连续函数，即 $F=f(x)\,(a\leqslant x\leqslant b)$ 是变力，那么 $\boldsymbol{F}$ 对质点所做的功 W 该如何计算？

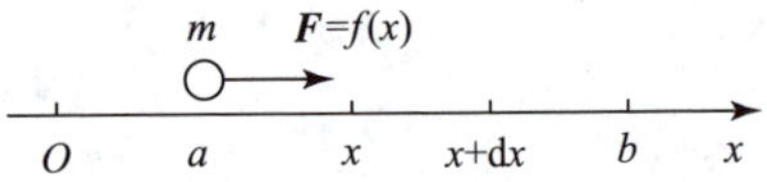

图 3－17

我们用微元法的思想来解决变力做功的问题.

取积分变量为 x，积分区间为 $[a,b]$.

在区间 $[a,b]$ 上任取一小区间 $[x,x+\mathrm{d}x]$，对应于这一小段的路来说，变力所做的功近似于常力 $f(x)$（即在点 x 处的力）所做的功，于是可得做功微元 $\mathrm{d}W=f(x)\,\mathrm{d}x$.

把做功微元 $\mathrm{d}W$ 从 a 到 b 取定积分，即可得变力所做的功

$$W=\int_a^b \mathrm{d}W=\int_a^b f(x)\,\mathrm{d}x.$$

例 7 已知弹簧每拉长 0.02 m 要用 9.8 N 的力，求把弹簧拉长 0.1 m 所做的功.

解 如图 3－18 所示，由于在弹性限度内，拉伸（或压缩）弹簧所需的力 F 和弹簧的伸长量（或压缩量）x 成正比，所以

$$F=kx\ （k\ 为弹性系数）.$$

由题知 $x=0.02$ m 时，$F=9.8$ N，代入得 $k=4.9\times10^2$，于是得到变力函数

$$F=f(x)=4.9\times10^2x.$$

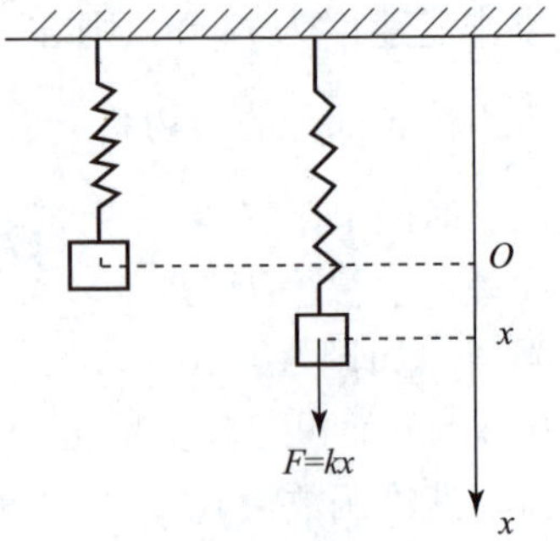

图 3－18

下面来计算所做的功：

取积分变量为 x，积分区间为 $[0,0.1]$，在 $[0,0.1]$ 上任取一小区间 $[x,x+\mathrm{d}x]$，与它对应的变力所做的功近似于把变力 F 视为常力所做的功，于是得做功微元

$$dW = 4.9 \times 10^2 x dx.$$

所做功为

$$W = \int_0^{0.1} 4.9 \times 10^2 x dx = 4.9 \times 10^2 \left[\frac{x^2}{2}\right]_0^{0.1} = 2.45\ (\text{J}).$$

2. 液体的静压力

由物理学知识可知，一面积为 A 的薄片，水平放置在距离表面深度为 h 的液体中，如图3－19 所示，如果液体的密度为 ρ（单位：kg/cm³），那么该薄片的一面所受的压力为

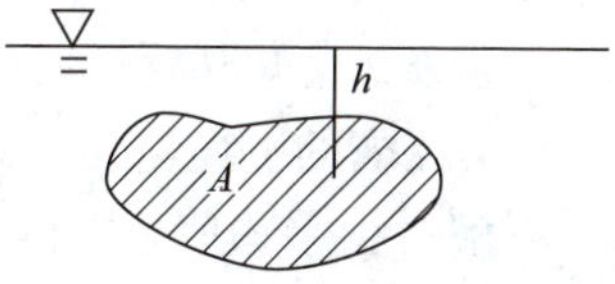

图 3－19

$$F = \rho \cdot g \cdot h \cdot A.$$

然而，在实际问题中，常需要计算与液面垂直放置的薄片上一侧所受的压力．由于薄片上各个位置距离液体表面的深度不同，因此，薄片上的压力并不是处处相等．这时不能直接应用上面的公式进行计算，但可以用微元法的思想来解决这种压力计算问题．

例 8　设有一形状为等腰梯形的闸门，铅直竖立于水中．其上底为 8 m，下底为 4 m，高为 6 m，闸门顶齐水面．求水对闸门的压力．

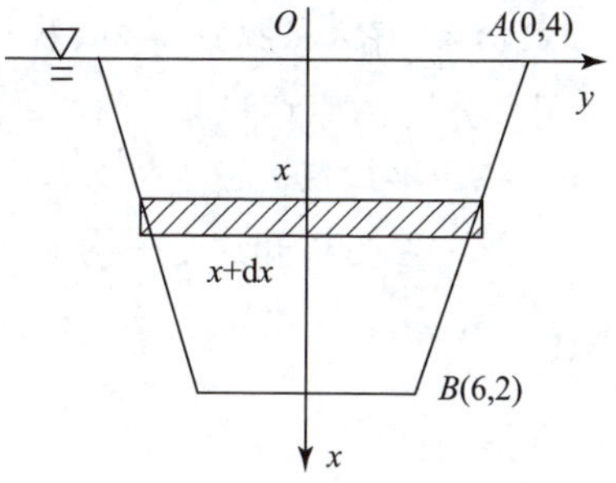

图 3－20

解　建立直角坐标系，如图 3－20 所示，直线 AB 的方程为

$$y = -\frac{1}{3}x + 4.$$

取 x 为积分变量，积分区间为 $[0,6]$．在积分区间 $[0,6]$ 上任取一小区间 $[x, x+dx]$．与它对应的小薄片面积近似于长为 $2y = 2\left(-\frac{1}{3}x + 4\right)$，宽为 dx 的小矩形面积．这个小矩形一侧所受的压力近似于把它放在平行于液体表面，距离液体表面深度为 x 的位置上一面所受的压力．于是可得闸门所受压力的微元

$$\begin{aligned} dF &= \rho \cdot g \cdot x \cdot 2y dx \\ &= 2 \times 9.8 \times 10^3 \times \left(4 - \frac{x}{3}\right) x dx, \end{aligned}$$

闸门所受的压力为

$$\begin{aligned} F &= 2 \times 9.8 \times 10^3 \times \int_0^6 \left(4x - \frac{x^2}{3}\right) dx \\ &= 2 \times 9.8 \times 10^3 \times \left(2x^2 - \frac{1}{9}x^3\right)\Bigg|_0^6 \\ &\approx 9.02 \times 10^5\ (\text{N}). \end{aligned}$$

六、平均值

我们很容易计算出有限个数值的平均值，只需要把这些数值相加，然后除以数值的个数即可．然而在实际问题中，常需要计算一个连续函数在某个区间上一切值的平均值，如在一段时间内的平均气温、平均速度、平均功率等．我们仍可用微元的思想来推导，本书推导过程从略，直接给出以下结论：

连续函数 $y=f(x)$ 在区间［a,b］上的平均值，等于函数 $f(x)$ 在区间［a,b］上的定积分除以区间［a,b］的长度 $b-a$，即

$$\bar{y}=\frac{1}{b-a}\int_a^b f(x)\,\mathrm{d}x.$$

例 9 已知某化学反应的速度为 $V=ake^{-rt}$，式中，a，k，r 为常数，求在时间区间［0，t_1］上反应的平均速度.

解 由平均值公式得

$$\bar{V}=\frac{\int_0^{t_1}ake^{-rt}\mathrm{d}t}{t_1-0}=\frac{ak}{rt_1}(1-e^{-rt_1}).$$

例 10 公司每天要支付的仓库租金、保管费、保证金等都与商品的库存量有关. 现有一公司每 30 天会收到 1 200 箱巧克力，随后每天以一定的比例售给零售商. 已知到货后的 x 天，公司的库存量是 $I(x)=1\,200-40\sqrt{30x}$ 箱，一箱巧克力的库存保管费是 0.05 元. 问：公司平均每天要支付多少保管费？

解 经分析知这是平均值问题，先算出平均每天的库存量

$$\bar{I}=\frac{1}{30}\int_0^{30}(1\,200-40\sqrt{30x})\,\mathrm{d}x=\frac{1}{30}\left(1\,200x-40\sqrt{30}\cdot\frac{2}{3}x^{\frac{3}{2}}\right)\Bigg|_0^{30}=400\text{（箱）},$$

故公司平均每天要支付保管费 $0.05\times400=20$（元）.

做一做

求函数 $y=2x^2+3x+3$ 在区间［1,4］上的平均值.

案例回应

建立直角坐标系如图 3－21 所示，顶部曲线抛物线方程为 $y=0.64-2px^2$，因为过点 $A(-0.8,0)$ 和 $B(0.8,0)$，故求得 $p=\frac{1}{2}$，所以顶部曲线方程为 $y=0.64-x^2$，面积微元 $\mathrm{d}A=(0.64-x^2)\,\mathrm{d}x$.

窗户弓形部分的面积 $A=2\int_0^{0.8}\mathrm{d}A=2\int_0^{0.8}(0.64-x^2)\,\mathrm{d}x\approx0.683(\mathrm{m}^2)$.

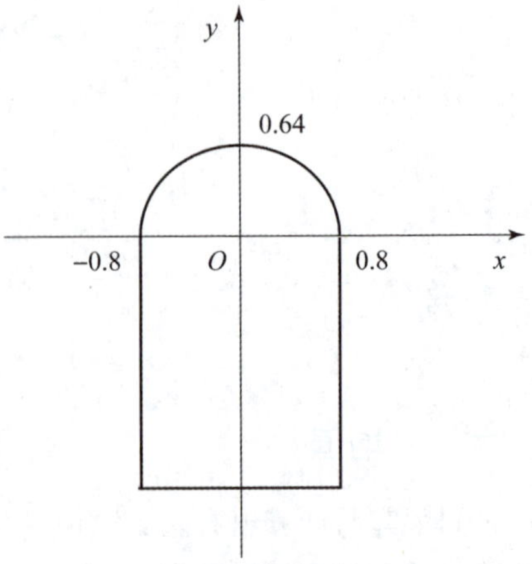

图 3－21

同步训练 3－5

1. 求由抛物线 $x^2=y+1$ 与直线 $y=1+x$ 所围成的面积.

2. 求由抛物线 $y^2=2x$ 与直线 $2x+y-2=0$ 所围成的面积.

3. 求由曲线 $y=x^2$，$y=2-x^2$ 所围成的图形分别绕 x 轴和 y 轴旋转而成的旋转体的体积.

4. 口服药物必须先被吸收进入血液循环，然后才能在机体的不同部位发挥作用．一种典型的吸收率函数具有以下形式：

$$f(t)=kt(t-b)^2 \quad (0\leqslant t\leqslant b)，式中，k 和 b 是常数.$$

求药物吸收的总量.

5. 求函数 $y=\mathrm{e}^{-x}$ 在区间 $[0,1]$ 上的平均值.

6. 一物体以速度 $V=3t^2+2t$（m/s）做直线运动，求由 $t=0$ 到 $t=3$ s 这段时间内的平均速度.

7. 设有一圆锥形储水池，深 15 m，口径 20 m，盛满水，若用吸筒将水吸尽，则要做多少功?

同步训练 3－5 答案

本章小结

1. 如果 $F(x)$ 是 $f(x)$ 在区间 I 上的一个原函数，那么 $F(x)+C$ 就是 $f(x)$ 的**不定积分**，即

$$\int f(x)\,\mathrm{d}x=F(x)+C.$$

2. 积分运算法则：

(1) $\int[f(x)\pm g(x)]\,\mathrm{d}x=\int f(x)\,\mathrm{d}x\pm\int g(x)\,\mathrm{d}x$;

(2) $\int kf(x)\,\mathrm{d}x=k\int f(x)\,\mathrm{d}x$（$k$ 是常数，$k\neq 0$）.

3. 第一换元法：设 $f(u)$ 具有原函数，$u=\varphi(x)$ 可导，则有换元公式

$$\int f(x)\,\mathrm{d}x=\left[\int f(u)\,\mathrm{d}u\right]_{u=\varphi(x)}.$$

4. 第二换元法：设 $x=\varphi(t)$ 是单调的、可导的函数，并且 $\varphi'(t)\neq 0$．又设 $f[\varphi(t)]\cdot\varphi'(t)$ 具有原函数，则有换元公式

$$\int f(x)\,\mathrm{d}x=\left[\int f[\varphi(t)]\varphi'(t)\,\mathrm{d}t\right]_{t=\varphi^{-1}(x)}.$$

5. 分部积分法：$\int uv'\,\mathrm{d}x=uv-\int u'v\,\mathrm{d}x$.

6. 定积分是和式的极限：$\int_a^b f(x)\,\mathrm{d}x=\lim\limits_{\Delta x\to 0}\sum\limits_{i=1}^{n}f(\xi_i)\Delta x_i$.

定积分 $\int_a^b f(x)\,\mathrm{d}x$ 表示由曲线 $f(x)$，直线 $x=a$，$x=b$ 及 Ox 轴所围图形各部分面积的代数和.

7. 微积分基本公式：如果函数 $F(x)$ 是连续函数 $f(x)$ 在区间 $[a,b]$ 上的一个原函数，那么

$$\int_a^b f(x)\mathrm{d}x = F(b) - F(a).$$

8. 会用定积分换元积分公式和分部积分公式解题.

9. 能运用定积分的理论解答一些实际问题，特别是医学中的一些问题.

目标检测

1. 判断题：

（1）若 $f(x)\geqslant 0$，则有 $\int_a^b f(x)\mathrm{d}x\geqslant 0$.（　　）

（2）定积分的值只与积分区间及被积函数有关，与积分变量无关.（　　）

（3）$\int x\mathrm{d}x = \frac{1}{2}(x^2-1)$.（　　）

2. 填空题：

（1）如果在区间 $[a,b]$ 上有 $f(x)\leqslant g(x)$，那么 $\int_a^b f(x)\mathrm{d}x$ ____ $\int_a^b g(x)\mathrm{d}x$.

（2）在定积分 $\int_1^4 \frac{1}{1+\sqrt{x}}\mathrm{d}x$ 中，作换元 $x=t^2$，则新的积分上限应取________，下限应取________.

（3）如果 $f(x)$ 是可积偶函数，则 $\int_{-a}^{a} f(x)\mathrm{d}x =$ ________；如果 $f(x)$ 是可积奇函数，则 $\int_{-a}^{a} f(x)\mathrm{d}x =$ ________.

3. 选择题：

（1）由定积分的几何意义知，定积分 $\int_{-1}^{1}\sqrt{1-x^2}\mathrm{d}x$ 的值是（　　）.

A. 0　　B. π　　C. 1　　D. $\frac{\pi}{2}$

（2）由抛物线 $y=x^2-4$ 与直线 $y=x+2$ 所围成的平面图形的面积为（　　）.

A. 20　　B. $20\frac{5}{6}$　　C. 21　　D. $21\frac{5}{6}$

（3）定积分 $\int_{\frac{1}{e}}^{e}|\ln x|\mathrm{d}x$ 的值是（　　）.

A. 1　　B. e　　C. $2-\frac{2}{e}$　　D. $\frac{1}{e}$

4. 在下列各式空白处填入适当的系数，使等式成立：

（1）$x\mathrm{d}x=$ ____ $\mathrm{d}(5x^2)$；　　（2）$x^3\mathrm{d}x=$ ____ $\mathrm{d}(3x^4-2)$；

（3）$e^{-\frac{x}{2}}\mathrm{d}x=$ ____ $\mathrm{d}(1+e^{-\frac{x}{2}})$；　　（4）$\frac{\mathrm{d}x}{x}=$ ____ $\mathrm{d}(5\ln|x|)$；

(5) $\dfrac{dx}{1+9x^2}=$____ $d(\arctan 3x)$；　　(6) $\dfrac{xdx}{\sqrt{1-x^2}}=$____ $d(\sqrt{1-x^2})$.

5. 求下列不定积分：

(1) $\int \dfrac{dx}{e^x+e^{-x}}$；　　(2) $\int \dfrac{x}{(1-x)^3}dx$；

(3) $\int \dfrac{1+\cos x}{x+\sin x}dx$；　　(4) $\int \dfrac{\ln \ln x}{x}dx$；

(5) $\int \dfrac{\ln(1+x)dx}{\sqrt{x}}$；　　(6) $\int x\cos^2 x dx$；

(7) $\int \sqrt{x}\sin\sqrt{x}dx$；　　(8) $\int \dfrac{dx}{x(x^2+1)}$.

6. 计算下列定积分：

(1) $\int_0^{\pi}\cos x dx$；　　(2) $\int_1^2\left(e^x+\dfrac{1}{x}\right)dx$；

(3) $\int_0^1\dfrac{2x}{1+x^2}dx$；　　(4) $\int_0^2\dfrac{dx}{4+x^2}$；

(5) $\int_0^1\dfrac{\sqrt{x}}{1+\sqrt{x}}dx$；　　(6) $\int_0^{\pi}(1-2x)\sin x dx$；

(7) $\int_1^e x\ln x dx$.

第三章目标检测答案

7. 求由曲线 $y=\ln x$，直线 $y=a$，$y=b$ 及 y 轴（$b>a>0$）所围成的平面图形的面积.

8. 求直线段 $y=\dfrac{R}{h}x$，$x\in[0,h]$ 绕 x 轴旋转一周所得的锥体体积.

9. 求由曲线 $y=x^2$ 与直线 $y=x$ 所围成的图形绕 y 轴旋转一周而成的旋转体的体积.

数学实验三　用 MATLAB 求积分

在 MATLAB 中，积分由 int 函数来实现，该函数可求不定积分和定积分，其基本格式如下：

int(f)：表示函数 f 对默认自变量 x 的不定积分，即求 $\int f(x)dx$；

int(f,t)：表示函数 f 对自变量 t 的不定积分，即求 $\int f(t)dt$；

int(f,x,a,b)：表示函数 f 对自变量 x 从 a 到 b 的定积分，即求 $\int_a^b f(x)dx$.

例 1　计算不定积分 $\int \dfrac{2x}{1+x^2}dx$.

解　在命令窗口中输入：

```
>> syms   x                                   % 创建符号变量 x
```

```
>>f=2*x/(1+x^2);                        % 定义函数 f=2x/(1+x^2)
>>f1=int(f,x)                           % 对函数 f 求不定积分
```

按回车键，输出结果为

```
f1 =

log(1+x^2)                              % 输出的积分结果 ∫2x/(1+x^2)dx = ln(1+x^2)
```

例 2 计算 $\int_0^1 x^2\mathrm{d}x$

解 在命令窗口中输入：

```
>>syms   x                              % 创建符号变量 x
>>f=int('x^2',x,0,1)                    % 对函数 f=x^2 求从 0 到 1 的定积分
```

按回车键，输出结果为

```
f=1/3                                   % 输出的积分结果 ∫_0^1 x^2 dx = 1/3
```

中国数学史

微积分思想的起源

在微积分产生之前，数学发展处于初等数学时期．人类只能研究常量，而对于变量束手无策．在几何上只能讨论三角形和圆，而对于一般曲线则无能为力．我国南北朝时期的数学家祖暅（456—536 年，今河北涞水人，算学家、天文学家，见图 3－22）发展了刘徽的思想，在求出球的体积的同时，得到了一个重要的结论（后人称之为"祖暅原理"）："夫叠基成立积，缘幂势既同，则积不容异．"用现在的话来讲，一个几何体（"立积"）是由一系列很薄的小片（"基"）叠成的；若两个几何体相应的小片的截面积（"幂势"）都相同，那它们的体积（"积"）必然相等，如图 3－23 所示．这是最早的定积分的思想，比牛顿－莱布尼茨建立微积分早 1 000 多年．

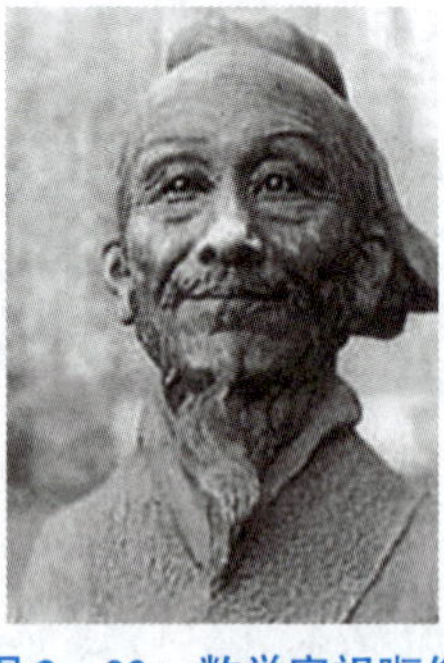

图 3－22　数学家祖暅像

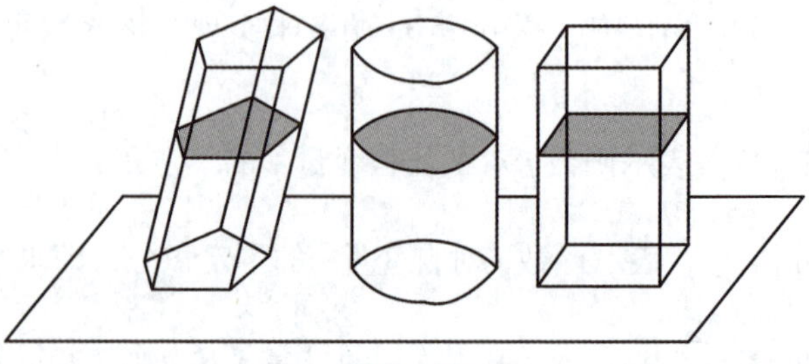

图 3－23

第四章

向量代数与空间解析几何

导读

本章内容是高等数学中很独立的一部分，在这里进行研究，是因为就像在学习一元函数的微积分时使用了许多平面解析几何的知识一样，在下面多元函数微积分的学习时，必须用到这些空间解析几何知识. 因此，本章不仅是学习多元函数微积分的基础，而且是学习后继课程不可缺少的工具.

学习目标

（1）理解空间直角坐标系、向量的概念.

（2）掌握向量的坐标表示法，向量的线性运算，向量的数量积、向量的向量积的计算方法，向量平行、垂直的条件.

（3）能求单位向量、方向余弦、平面的点法式方程、一般式方程、点到平面的距离、直线的点向式方程（对称式方程）、参数式方程.

（4）会判定两平面的位置关系、直线与平面的位置关系、两直线的位置关系.

（5）了解直线的一般式方程，母线平行于坐标轴的柱面的方程及其图形，旋转轴为坐标轴的旋转曲面的方程，球面、椭球面、圆锥面、抛物面的方程及其图形.

素质目标

（1）培养学生创新精神和创新能力.

（2）培养学生灵活、抽象、活跃的数学思维，逐步形成数学意识，让数学这一工具进入到学生的生活实践.

第一节 向量及其运算

导入案例

设有三个力为 $\boldsymbol{F}_1$，$\boldsymbol{F}_2$，$\boldsymbol{F}_3$，它们两两垂直，且 $|\boldsymbol{F}_1| = 2\ 000$ N，$|\boldsymbol{F}_2| = 3\ 000$ N，$|\boldsymbol{F}_3| = 2\ 000\sqrt{3}$ N，问：三个力的合力是多少？

案例分析

我们在高中物理中学习过怎么求平面合力，现在这三个力不在同一平面上，要解决这一问题我们需要先求出 $\boldsymbol{F}_1$、$\boldsymbol{F}_2$ 的合力 $\boldsymbol{F}'$，再将合力 $\boldsymbol{F}'$ 与 $\boldsymbol{F}_3$ 构建平面再求合力，这样做比较麻烦. 学习本节空间向量之后，我们只需要建立空间直角坐标系，利用向量的运算就使这个问题变得非常简单.

一、空间直角坐标系

（一）空间直角坐标系的概念

过空间一点 O，作三条两两互相垂直的数轴 Ox，Oy，Oz，就构成了空间直角坐标系，记作 $Oxyz$. 其中，点 O 称为坐标原点；三条轴 Ox，Oy，Oz 分别称为 x 轴、y 轴、z 轴，也称为横轴、纵轴和竖轴，统称为坐标轴.

在空间直角坐标系中，通常把 x 轴和 y 轴放置在水平面上，z 轴是铅垂线，它们的正向符合右手定则，即以右手握住 z 轴，当右手的四个手指从 x 轴正向以 90°转向 y 轴时，大拇指的指向就是 z 轴的正向，如图 4－1 所示.

在空间直角坐标系中，x 轴及 y 轴所确定的平面称为 xOy 平面，y 轴及 z 轴所确定的平面称为 yOz 平面，z 轴及 x 轴所确定的平面称为 zOx 平面，这三个平面将空间划分成八个部分，称为空间直角坐标系的八个卦限，如图 4－2 所示.

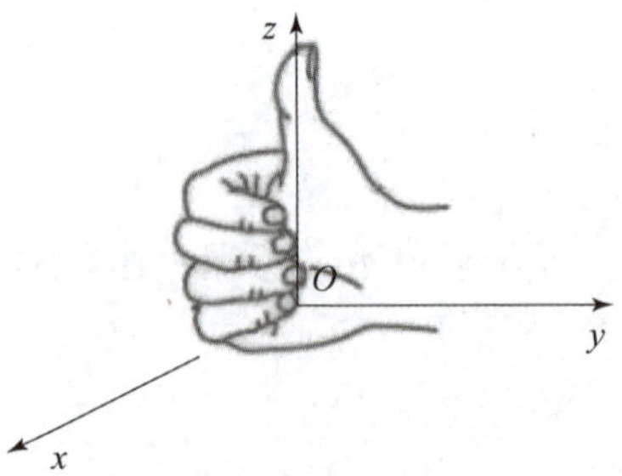

图 4－1

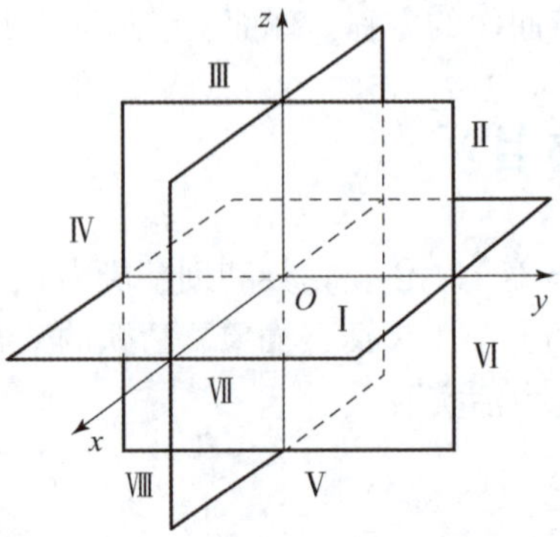

图 4－2

八个卦限中，处于 x 轴、y 轴及 z 轴正半部分的那个卦限称为第一卦限，第一至第四卦限在 xOy 平面的上方，按逆时针方向确定，第五至第八卦限，在 xOy 平面的下方，由第一卦限下方的第五卦限开始，按逆时针方向确定. 这八个卦限分别用字母Ⅰ，Ⅱ，Ⅲ，Ⅳ，Ⅴ，Ⅵ，Ⅶ，Ⅷ表示.

砥砺廉隅

坐标系不仅是一种用于表示空间位置的工具，更是一个帮助我们解决问题、提升格局的强大工具. 在分析数据、解决问题时，引入坐标系的概念，可以将问题的各个方面和要素细化到不同的坐标轴上，能够让我们从更高维度的角度去认知和思考，从而拓展我们的思维视野，找到更科学合理的解决方案. 例如时间管理中著名的四象限法则，就把事情按照紧急程度和重要程度两个维度建立起了平面直角坐标系，从而把事情归为重要不紧急、重要紧急、紧急不重要、不重要不紧急四项，我们可以把遇到的事情都归类到这四个象限中去，从而简化我们的思考. 同学们学习了空间直角坐标系后，我们可以将更复杂的问题按层次归类到八个卦限中去，这样就能达到思路清楚、层次分明、重点突出、易于解决的目的.

（二）空间点的坐标

确定了空间直角坐标系后，就可建立空间点与由三个实数组成的有序数组的一一对应关系.

设点 M 为空间中的任一点，过点 M 分别作垂直于三个坐标轴的三个平面，与 x 轴、y 轴和 z 轴依次交于 A，B，C 三点，若这三点在 x 轴、y 轴和 z 轴上的坐标分别为 x，y，z，则点 M 就确定了唯一的有序数组 (x, y, z)，该数组 (x, y, z) 称为点 M 在空间直角坐标系 $Oxyz$ 中的坐标，如图 4－3 所示. x，y，z 分别称为点 M 的横坐标、纵坐标和竖坐标.

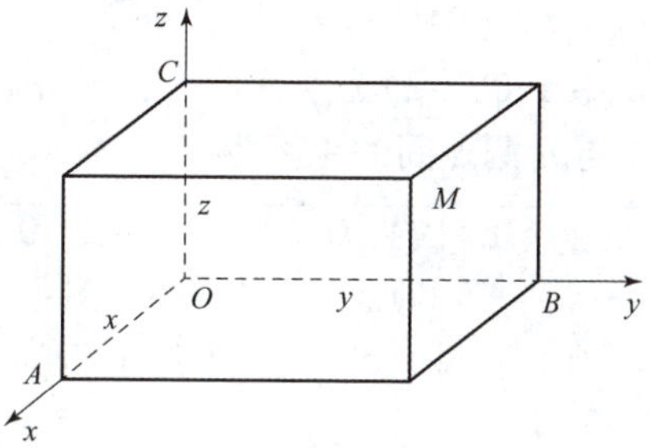

图 4－3

反之，若任意给定一个有序数组 (x, y, z)，在 x 轴、y 轴和 z 轴上分别取坐标为 x，y，z 的三个点 A，B，C，过这三个点分别作垂直于三个坐标轴的平面，这三个平面只有一个交点 M，该点就是以有序数组 (x, y, z) 为坐标的点，这样空间中的点 M 就与有序数组 (x, y, z) 之间建立了一一对应关系.

注意

A、B、C 这三点正好是过点 M 作三个坐标轴的垂线的垂足.

例 1 求点 $A(3, 2, 1)$ 关于各坐标平面对称的点的坐标.

解 点 $A(3, 2, 1)$ 关于 xOy 平面对称的点的坐标为 $(3, 2, -1)$，关于 yOz 平面对称的点的坐标为 $(-3, 2, 1)$，关于 zOx 平面对称的点的坐标为 $(3, -2, 1)$.

做一做

空间直角坐标系的八个卦限中，每个卦限中点的坐标符号规律是什么？

（三）空间两点间的距离

设 $M_1(x_1,y_1,z_1)$，$M_2(x_2,y_2,z_2)$ 为空间两点，过点 M_1，M_2 各作三个分别垂直于三条坐标轴的平面，这六个平面围成一个长方体，如图 4－4 所示. 从图中可以清楚看出，这个长方体的对角线长度就是点 M_1 和点 M_2 之间的距离.

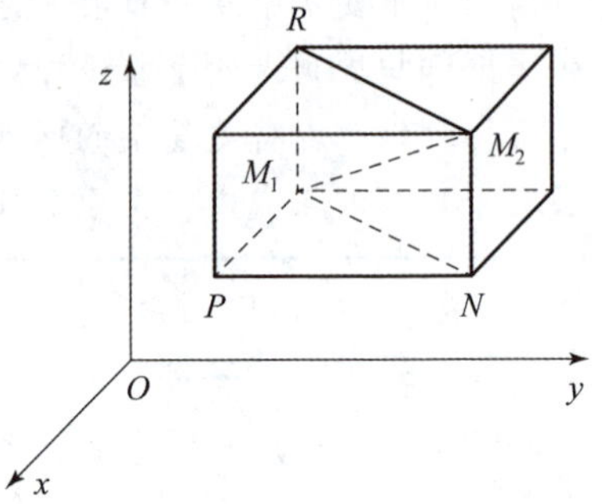

图 4－4

因为 $\triangle M_1NM_2$ 为直角三角形，M_1M_2 为斜边，所以有

$$|M_1M_2|^2 = |M_1N|^2 + |NM_2|^2.$$

又因为 $\triangle M_1PN$ 也为直角三角形，M_1N 为斜边，所以有

$$|M_1N|^2 = |M_1P|^2 + |PN|^2.$$

结合以上两式可得

$$|M_1M_2|^2 = |M_1P|^2 + |PN|^2 + |NM_2|^2.$$

因为 $|M_1P| = |x_2 - x_1|$，$|PN| = |y_2 - y_1|$，$|NM_2| = |z_2 - z_1|$，所以有

$$|M_1M_2| = \sqrt{(x_2-x_1)^2 + (y_2-y_1)^2 + (z_2-z_1)^2}. \qquad (4-1)$$

这就是空间两点间的距离公式.

特殊地，点 $M(x,y,z)$ 与坐标原点 $O(0,0,0)$ 的距离为

$$d = |OM| = \sqrt{x^2+y^2+z^2}.$$

例 2 设 $A(-1,2,0)$ 与 $B(-1,0,-2)$ 为空间两点，求 A 与 B 两点间的距离.

解 由式（4－1）可得 A 与 B 两点间的距离为

$$d = \sqrt{[-1-(-1)]^2 + (0-2)^2 + (-2-0)^2} = 2\sqrt{2}.$$

例 3 在 z 轴上求与点 $A(3,5,-2)$ 和点 $B(-4,1,5)$ 等距的点 M.

解 由于所求的点 M 在 z 轴上，因而可设点 M 的坐标为 $(0, 0, z)$，又由于 $|MA| = |MB|$，由式（4－1），得

$$\sqrt{(3-0)^2 + (5-0)^2 + (-2-z)^2} = \sqrt{(-4-0)^2 + (1-0)^2 + (5-z)^2},$$

解得

$$z = \frac{2}{7}.$$

因此，所求的点为 $M\left(0,0,\frac{2}{7}\right)$.

二、向量的概念及运算

（一）向量的基本概念

在日常生活中，我们经常会遇到一些量，如质量、时间、面积、温度等，它们在取定

一个度量单位后，就可以用一个数来表示，这种只有大小没有方向的量称为标量．但有一些量，如力、位移、速度等，仅仅用一个实数无法将它们确切表示出来，因为它们不仅有大小，而且还有方向，这种既有大小又有方向的量称为向量（或矢量），向量通常用黑体字母 $\boldsymbol{a}$，$\boldsymbol{r}$，$\boldsymbol{v}$，$\boldsymbol{F}$ 等来表示，手写时写成 $\vec{a}$，$\vec{r}$，$\vec{v}$，$\vec{F}$ 等；向量也可以用一个带箭头的线段（有向线段）$\overrightarrow{AB}$来表示，A 称为向量的起点，B 称为向量的终点，有向线段的长度表示向量的大小，有向线段的方向表示向量的方向．

向量的大小称为向量的模，记作 $|\boldsymbol{a}|$，$|\overrightarrow{AB}|$等；模为 1 的向量称为单位向量，对于任意一个非零向量 $\boldsymbol{a}$，与它同方向的单位向量记作 $\boldsymbol{a}_0$；模为 0 的向量称为零向量，记作 $\boldsymbol{0}$．零向量的方向不确定，可以是任意方向．

本书主要讨论的是自由向量，只考虑向量的大小和方向，而不考虑向量的起点和终点位置，即向量在空间中平行移动后仍为相同的向量．因此，可把大小相等、方向相同的向量称为相等的向量，记作 $\boldsymbol{a}=\boldsymbol{b}$．例如，在图 4－5 中，$\boldsymbol{a}=\boldsymbol{b}=\boldsymbol{c}$．

与向量 $\boldsymbol{a}$ 大小相等、方向相反的向量称为 $\boldsymbol{a}$ 的负向量（或反向量），记作 $-\boldsymbol{a}$．

平行于同一直线的一组向量称为平行向量或共线向量，零向量与任一向量平行．

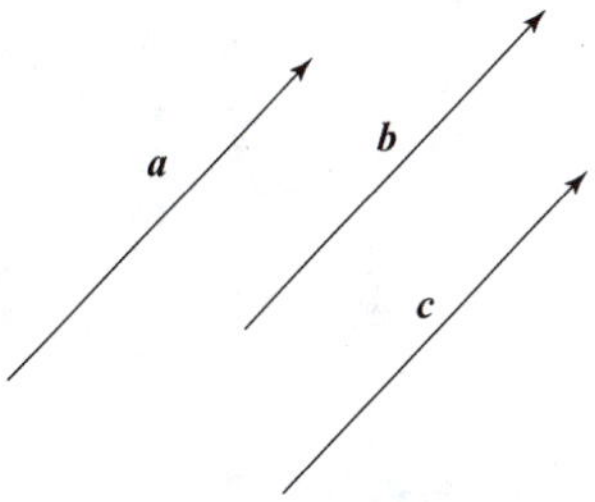

图 4－5

（二）向量的线性运算

1. 向量的加法

定义 1　对向量 $\boldsymbol{a}$，$\boldsymbol{b}$，从同一起点 $\boldsymbol{A}$ 作有向线段$\overrightarrow{AB}$、$\overrightarrow{AD}$分别表示 $\boldsymbol{a}$，$\boldsymbol{b}$，然后以$\overrightarrow{AB}$、$\overrightarrow{AD}$为邻边作平行四边形 $ABCD$，则从起点 A 到顶点 C 的向量$\overrightarrow{AC}$称为向量 $\boldsymbol{a}$ 与 $\boldsymbol{b}$ 的和，记作$\boldsymbol{a}+\boldsymbol{b}$．

这种求和方法称为平行四边形法则，如图 4－6 所示．

由于向量可以平移，因此若将向量 $\boldsymbol{b}$ 平移，使其起点与向量 $\boldsymbol{a}$ 的终点重合，则以 $\boldsymbol{a}$ 的起点为起点、以 $\boldsymbol{b}$ 的终点为终点的向量 $\boldsymbol{c}$ 就是 $\boldsymbol{a}$ 与 $\boldsymbol{b}$ 的和，如图 4－7 所示．这种求和方法称为三角形法则．

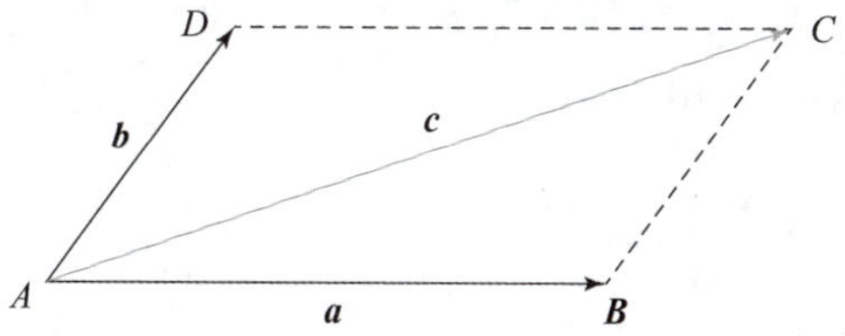

图 4－6

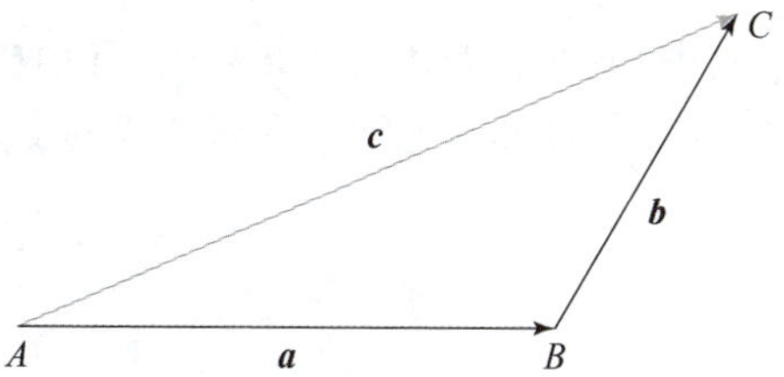

图 4－7

若多个向量（如 $\boldsymbol{a}$，$\boldsymbol{b}$，$\boldsymbol{c}$，$\boldsymbol{d}$）首尾相接，则从第一个向量的起点到最后一个向量的终点的向量就是它们的和 $\boldsymbol{a}+\boldsymbol{b}+\boldsymbol{c}+\boldsymbol{d}$，如图 4－8 所示．

对于任意向 $\boldsymbol{a}$，$\boldsymbol{b}$，$\boldsymbol{c}$，有以下运算法则．

交换律：$\boldsymbol{a}+\boldsymbol{b}=\boldsymbol{b}+\boldsymbol{a}$．

结合律：$(\boldsymbol{a}+\boldsymbol{b})+\boldsymbol{c}=\boldsymbol{a}+(\boldsymbol{b}+\boldsymbol{c})$．

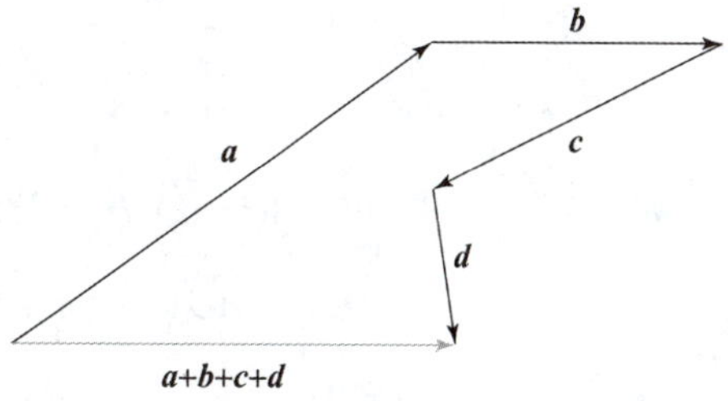

图 4－8

$$\boldsymbol{a}+\boldsymbol{0}=\boldsymbol{a}.$$

$$\boldsymbol{a}+(-\boldsymbol{a})=\boldsymbol{0}.$$

2. 向量的减法

定义2 向量 $\boldsymbol{a}$ 与 $\boldsymbol{b}$ 的负向量 $-\boldsymbol{b}$ 的和，称为向量 $\boldsymbol{a}$ 与 $\boldsymbol{b}$ 的差，即 $\boldsymbol{a}-\boldsymbol{b}=\boldsymbol{a}+(-\boldsymbol{b})$.

由向量减法的定义，从同一起点 O 作有向线段$\overrightarrow{OA}$，$\overrightarrow{OB}$，分别表示 $\boldsymbol{a}$，$\boldsymbol{b}$，则有

$$\boldsymbol{a}-\boldsymbol{b}=\overrightarrow{OA}-\overrightarrow{OB}=\overrightarrow{OA}+(-\overrightarrow{OB})=\overrightarrow{OA}+\overrightarrow{BO}=\overrightarrow{BO}+\overrightarrow{OA}=\overrightarrow{BA}.$$

也就是说，若向量 $\boldsymbol{a}$ 与 $\boldsymbol{b}$ 的起点放在一起，则 $\boldsymbol{a}$ 与 $\boldsymbol{b}$ 的差向量就是以 $\boldsymbol{b}$ 的终点为起点，以 $\boldsymbol{a}$ 的终点为终点的向量，如图4－9所示.

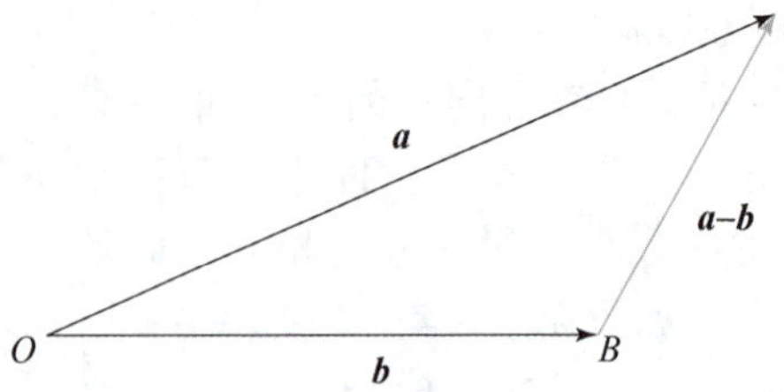

图4－9

3. 向量的数乘

定义3 实数 λ 与向量 $\boldsymbol{a}$ 的乘积是一个向量，记作 $\lambda\boldsymbol{a}$，$\lambda\boldsymbol{a}$ 的模是 $\boldsymbol{a}$ 的模的 $|\lambda|$ 倍，即 $|\lambda\boldsymbol{a}|=|\lambda||\boldsymbol{a}|$，且当 $\lambda>0$ 时，$\lambda\boldsymbol{a}$ 与 $\boldsymbol{a}$ 同向；当 $\lambda<0$ 时，$\lambda\boldsymbol{a}$ 与 $\boldsymbol{a}$ 反向；当 $\lambda=0$ 时，$\lambda\boldsymbol{a}=\boldsymbol{0}$.

对于任意向量 $\boldsymbol{a}$、$\boldsymbol{b}$ 以及任意实数 λ、μ，有以下运算法则.

$$(\lambda\mu)\boldsymbol{a}=\lambda(\mu\boldsymbol{a}).$$

$$(\lambda+\mu)\boldsymbol{a}=\lambda\boldsymbol{a}+\mu\boldsymbol{a}.$$

$$\lambda(\boldsymbol{a}+\boldsymbol{b})=\lambda\boldsymbol{a}+\lambda\boldsymbol{b}.$$

定理1 向量 $\boldsymbol{a}$ 与非零向量 $\boldsymbol{b}$ 平行的充要条件是存在唯一的实数 λ，使得 $\boldsymbol{a}=\lambda\boldsymbol{b}$.

向量的加法、减法及数乘运算统称为向量的线性运算，$\lambda\boldsymbol{a}+\mu\boldsymbol{b}(\lambda、\mu\in\mathbf{R})$ 称为 $\boldsymbol{a}$，$\boldsymbol{b}$ 的一个线性组合.

例4 在平行四边形 $ABCD$ 中，设$\overrightarrow{AB}=\boldsymbol{a}$，$\overrightarrow{AD}=\boldsymbol{b}$. 试用 $\boldsymbol{a}$ 和 $\boldsymbol{b}$ 表示向量$\overrightarrow{MA}$，$\overrightarrow{MB}$，$\overrightarrow{MC}$ 和$\overrightarrow{MD}$，其中 M 是平行四边形对角线的交点，如图4－10所示.

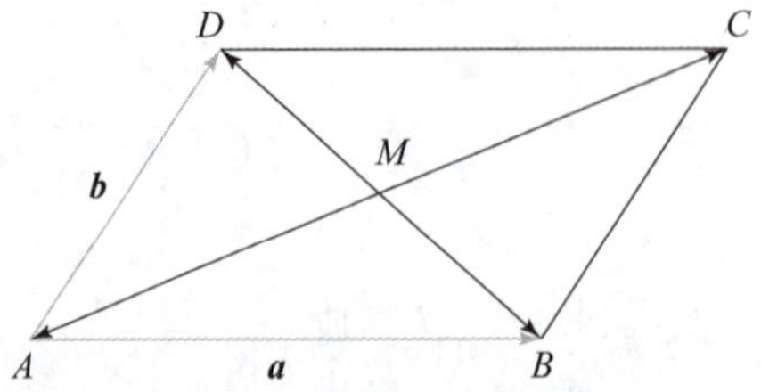

图4－10

解 由图4－10可知$\overrightarrow{AC}=\boldsymbol{a}+\boldsymbol{b}$，又由于平行四边形的对角线互相平分，因此

$$\overrightarrow{MC}=\frac{1}{2}\overrightarrow{AC}=\frac{1}{2}(\boldsymbol{a}+\boldsymbol{b}),\ \overrightarrow{MA}=-\overrightarrow{MC}=-\frac{1}{2}(\boldsymbol{a}+\boldsymbol{b}).$$

又因为$\overrightarrow{BD}=\boldsymbol{b}-\boldsymbol{a}$，所以

$$\overrightarrow{MD}=\frac{1}{2}\overrightarrow{BD}=\frac{1}{2}(\boldsymbol{b}-\boldsymbol{a}),\ \overrightarrow{MB}=-\overrightarrow{MD}=\frac{1}{2}(\boldsymbol{a}-\boldsymbol{b}).$$

（三）向量的坐标表示

对于空间的向量，可以按照下面的方法定义它们的坐标，使向量的运算转化为对它们坐标的运算.

取空间直角坐标系 $Oxyz$，在 x 轴、y 轴、z 轴上各取一个与坐标轴同向的单位向量，依次记作 $\boldsymbol{i}$，$\boldsymbol{j}$，$\boldsymbol{k}$，称为坐标向量.

设 $M(x,y,z)$ 为空间中的一点，O 为坐标原点，向量 $\boldsymbol{r}=\overrightarrow{OM}$ 称为点 M 的向径.

如图 4－11 所示，过点应分别作垂直于三个坐标轴的三个平面，与 x 轴、y 轴、z 轴分别交于 P，Q，R，则

$$\boldsymbol{r}=\overrightarrow{OM}=\overrightarrow{ON}+\overrightarrow{OR}=\overrightarrow{OP}+\overrightarrow{OQ}+\overrightarrow{OR}.$$

由于 $\overrightarrow{OP}$ 与 $\boldsymbol{i}$ 平行，$\overrightarrow{OQ}$ 与 $\boldsymbol{j}$ 平行，$\overrightarrow{OR}$ 与 $\boldsymbol{k}$ 平行，因此

$$\overrightarrow{OP}=x\boldsymbol{i},\ \overrightarrow{OQ}=y\boldsymbol{j},\ \overrightarrow{OR}=z\boldsymbol{k},$$

即

$$\boldsymbol{r}=x\boldsymbol{i}+y\boldsymbol{j}+z\boldsymbol{k}. \qquad (4-2)$$

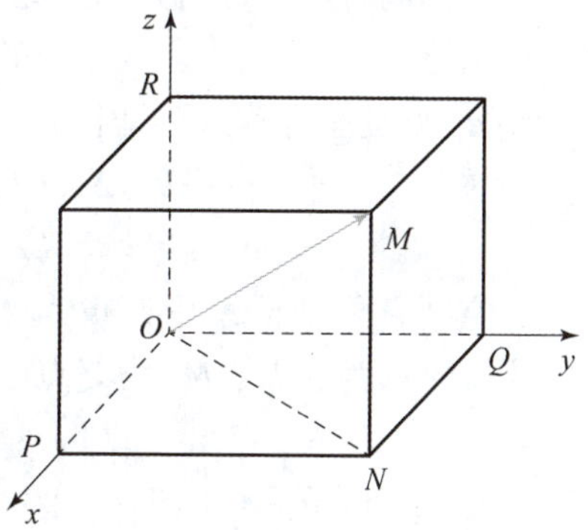

图 4－11

式（4－2）称为向量 $\boldsymbol{r}$ 的坐标表达式，简记为 $\boldsymbol{r}=(x,y,z)$．我们把（x，y，z）称为 $\boldsymbol{r}$ 的坐标.

（四）利用坐标进行向量的线性运算

引入向量的坐标以后，就可将向量的运算转化为代数运算，计算起来比较方便.

设在空间直角坐标系 $Oxyz$ 中，向量 $\boldsymbol{a}=(x_1,y_1,z_1)$，$\boldsymbol{b}=(x_2,y_2,z_2)$，则

$$\boldsymbol{a}=x_1\boldsymbol{i}+y_1\boldsymbol{j}+z_1\boldsymbol{k},\ \boldsymbol{b}=x_2\boldsymbol{i}+y_2\boldsymbol{j}+z_2\boldsymbol{k}.$$

根据向量的线性运算规则，有

$$\begin{aligned}\boldsymbol{a}\pm\boldsymbol{b}&=(x_1\boldsymbol{i}+y_1\boldsymbol{j}+z_1\boldsymbol{k})\pm(x_2\boldsymbol{i}+y_2\boldsymbol{j}+z_2\boldsymbol{k})\\&=(x_1\pm x_2)\boldsymbol{i}+(y_1\pm y_2)\boldsymbol{j}+(z_1\pm z_2)\boldsymbol{k},\end{aligned}$$

$$\lambda\boldsymbol{a}=\lambda(x_1\boldsymbol{i}+y_1\boldsymbol{j}+z_1\boldsymbol{k})=(\lambda x_1)\boldsymbol{i}+(\lambda y_1)\boldsymbol{j}+(\lambda z_1)\boldsymbol{k}.$$

所以 $\boldsymbol{a}\pm\boldsymbol{b}$ 与 $\lambda\boldsymbol{a}$ 的坐标分别为

$$\boldsymbol{a}\pm\boldsymbol{b}=(x_1\pm x_2,y_1\pm y_2,z_1\pm z_2),\ \lambda\boldsymbol{a}=(\lambda x_1,\lambda y_1,\lambda z_1).$$

由此可见，对向量进行加、减及数乘运算，只需对向量的各个坐标分别进行相应的数量运算即可.

定理 1 指出，当向量 $\boldsymbol{a}\neq\boldsymbol{0}$ 时，向量 $\boldsymbol{a}(x_1,y_1,z_1)$ 与 $\boldsymbol{b}=(x_2,y_2,z_2)$ 平行的充要条件是

$$\boldsymbol{a}=\lambda\boldsymbol{b}.$$

坐标表达式为

$$(x_1,y_1,z_1)=\lambda(x_2,y_2,z_2).$$

即向量 $\boldsymbol{a}=(x_1,y_1,z_1)$ 与 $\boldsymbol{b}=(x_2,y_2,z_2)$ 平行的充要条件是其对应坐标成正比：

$$\frac{x_1}{x_2}=\frac{y_1}{y_2}=\frac{z_1}{z_2}.$$

提示

在上述条件中，若某个分母为零，则约定相应的分子也为零.

例5 求解以向量为元的线性方程组

$$\begin{cases}5\boldsymbol{x}-3\boldsymbol{y}=\boldsymbol{a},\\3\boldsymbol{x}-2\boldsymbol{y}=\boldsymbol{b}.\end{cases}$$

式中，$\boldsymbol{a}=(2,1,2)$，$\boldsymbol{b}=(-1,1,-2)$.

解 如同解以实数为元的二元一次线性方程组一样，解得

$$\boldsymbol{x}=2\boldsymbol{a}-3\boldsymbol{b},\ \boldsymbol{y}=3\boldsymbol{a}-5\boldsymbol{b}.$$

将 $\boldsymbol{a}$，$\boldsymbol{b}$ 的坐标代入，即得

$$\boldsymbol{x}=2\boldsymbol{a}-3\boldsymbol{b}=2\times(2,1,2)-3\times(-1,1,-2)=(7,-1,10),$$
$$\boldsymbol{y}=3\boldsymbol{a}-5\boldsymbol{b}=3\times(2,1,2)-5\times(-1,1,-2)=(11,-2,16).$$

在空间直角坐标系中，设点 M_1 的坐标为 (x_1, y_1, z_1)，点 M_2 的坐标为 (x_2, y_2, z_2)，则以 M_1 为起点、M_2 为终点的向量为

$$\overrightarrow{M_1M_2}=\overrightarrow{OM_2}-\overrightarrow{OM_1}.$$

因为$\overrightarrow{OM_2}$与$\overrightarrow{OM_1}$均为向径，所以

$$\begin{aligned}\overrightarrow{M_1M_2}=\overrightarrow{OM_2}-\overrightarrow{OM_1}&=(x_2\boldsymbol{i}+y_2\boldsymbol{j}+z_2\boldsymbol{k})-(x_1\boldsymbol{i}+y_1\boldsymbol{j}+z_1\boldsymbol{k})\\&=(x_2-x_1)\boldsymbol{i}+(y_2-y_1)\boldsymbol{j}+(z_2-z_1)\boldsymbol{k}.\end{aligned}$$

这就是空间任意两点组成的向量的坐标表达式.

指点迷津

向量的坐标等于它的终点坐标减去起点坐标.

（五）向量的模与方向角

1. 向量的模

如图4－11所示，设向量 $\boldsymbol{r}=(x,y,z)=\overrightarrow{OM}$，有

$$|\boldsymbol{r}|=|\overrightarrow{OM}|=\sqrt{|OP|^2+|OQ|^2+|OR|^2}.$$

由$\overrightarrow{OP}=x\boldsymbol{i}$，$\overrightarrow{OQ}=y\boldsymbol{j}$，$\overrightarrow{OR}=z\boldsymbol{k}$，得

$$|OP|=|x|,\quad |OQ|=|y|,\quad |OR|=|z|.$$

于是可得向量 $\boldsymbol{r}=(x,y,z)$ 的模的坐标表达式为

$$|\boldsymbol{r}|=\sqrt{x^2+y^2+z^2}.$$

向量$\overrightarrow{M_1M_2}$的模即为点 $M_1(x_1,y_1,z_1)$ 和点 $M_2(x_2,y_2,z_2)$ 之间的距离，即

$$|\overrightarrow{M_1M_2}|=\sqrt{(x_2-x_1)^2+(y_2-y_1)^2+(z_2-z_1)^2}.$$

例6 求证以 $M_1(4,3,1)$，$M_2(7,1,2)$，$M_3(5,2,3)$ 三点为顶点的三角形是一个等腰三角形.

解 因为

$$|\overrightarrow{M_1M_2}|=\sqrt{(7-4)^2+(1-3)^2+(2-1)^2}=\sqrt{14},$$

$$|\overrightarrow{M_2M_3}|=\sqrt{(5-7)^2+(2-1)^2+(3-2)^2}=\sqrt{6},$$

$$|\overrightarrow{M_3M_1}|=\sqrt{(4-5)^2+(3-2)^2+(1-3)^2}=\sqrt{6}.$$

所以$|M_2M_3|=|M_3M_1|$，即$\triangle M_1M_2M_3$为等腰三角形.

2. 方向角与方向余弦

当把两个非零向量$\boldsymbol{a}$与$\boldsymbol{b}$的起点放到同一点时，两个向量之间的不超过π的夹角称为向量$\boldsymbol{a}$与$\boldsymbol{b}$的夹角，记作$<\boldsymbol{a},\boldsymbol{b}>$或$<\boldsymbol{b},\boldsymbol{a}>$，两个向量夹角的取值范围为$[0,\pi]$.

非零向量$\boldsymbol{r}$与三条坐标轴的夹角α，β，γ称为向量$\boldsymbol{r}$的方向角.

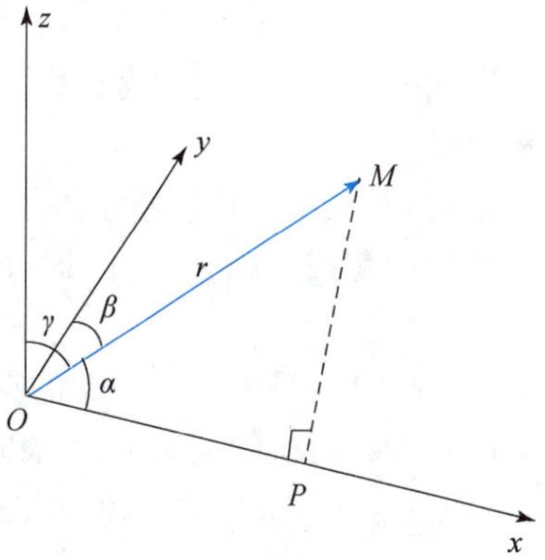

图 4－12

如图 4－12 所示，非零向量$\boldsymbol{r}$的方向角分别为α，β，γ. 设$\boldsymbol{r}=(x,y,z)=\overrightarrow{OM}$，过点$M$作$x$轴的垂线，垂足为点$P$，可知$|OP|=x$，在$\mathrm{Rt}\triangle OPM$中，有

$$\cos\alpha=\frac{x}{|\overrightarrow{OM}|}=\frac{x}{|\boldsymbol{r}|},$$

类似可得

$$\cos\beta=\frac{y}{|\overrightarrow{OM}|}=\frac{y}{|\boldsymbol{r}|},\quad \cos\gamma=\frac{z}{|\overrightarrow{OM}|}=\frac{z}{|\boldsymbol{r}|}.$$

我们将$\cos\alpha$，$\cos\beta$，$\cos\gamma$称为向量$\boldsymbol{r}$的方向余弦.

由于

$$\cos\alpha=\frac{x}{|\boldsymbol{r}|}=\frac{x}{\sqrt{x^2+y^2+z^2}},\quad \cos\beta=\frac{y}{|\boldsymbol{r}|}=\frac{y}{\sqrt{x^2+y^2+z^2}},\quad \cos\gamma=\frac{z}{|\boldsymbol{r}|}=\frac{z}{\sqrt{x^2+y^2+z^2}},$$

因此

$$\cos^2\alpha+\cos^2\beta+\cos^2\gamma=1.$$

即任一非零向量的三个方向余弦的平方和等于 1.

例 7　已知两点$A(2,2,\sqrt{2})$和$B(1,3,0)$，求向量$\overrightarrow{AB}$的模、方向余弦和方向角.

解　由定义知$\overrightarrow{AB}$的坐标为

$$\overrightarrow{AB}=(1-2,3-2,0-\sqrt{2})=(-1,1,-\sqrt{2}),$$

则向量$\overrightarrow{AB}$的模为

$$|\overrightarrow{AB}|=\sqrt{(-1)^2+1^2+(-\sqrt{2})^2}=2.$$

方向余弦为

$$\cos\alpha=\frac{x}{|\overrightarrow{AB}|}=-\frac{1}{2},\quad \cos\beta=\frac{y}{|\overrightarrow{AB}|}=\frac{1}{2},\quad \cos\gamma=\frac{z}{|\overrightarrow{AB}|}=-\frac{\sqrt{2}}{2}.$$

方向角为

$$\alpha=\frac{2\pi}{3},\quad \beta=\frac{\pi}{3},\quad \gamma=\frac{3\pi}{4}.$$

三、向量的数量积与向量积

（一）数量积的定义及性质

在物理中，一质点在恒力 $\boldsymbol{F}$ 的作用下，由点 A 沿直线移到点 B，若力 $\boldsymbol{F}$ 与位移向量 $\overrightarrow{AB}$ 的夹角为 θ，则力 $\boldsymbol{F}$ 所做的功 $\boldsymbol{W}$ 为

$$\boldsymbol{W}=|\boldsymbol{F}||\overrightarrow{AB}|\cos\theta.$$

实际中，会经常遇到这样由两个向量所决定的数量乘积. 由此，我们引入两个向量数量积的概念.

定义4 设 $\boldsymbol{a}$，$\boldsymbol{b}$ 为空间中的两个向量，则数 $|\boldsymbol{a}||\boldsymbol{b}|\cos<\boldsymbol{a},\boldsymbol{b}>$ 称为向量 $\boldsymbol{a}$，$\boldsymbol{b}$ 的数量积（也称内积或点积），记作 $\boldsymbol{a}\cdot\boldsymbol{b}$，读作“$\boldsymbol{a}$ 点乘 $\boldsymbol{b}$”，即

$$\boldsymbol{a}\cdot\boldsymbol{b}=|\boldsymbol{a}||\boldsymbol{b}|\cos<\boldsymbol{a},\boldsymbol{b}>, \tag{4-3}$$

式中，$<\boldsymbol{a},\boldsymbol{b}>$ 是向量 $\boldsymbol{a}$ 与 $\boldsymbol{b}$ 的夹角.

由向量数量积的定义可得出以下几个结论：

（1）$\boldsymbol{a}\cdot\boldsymbol{a}=|\boldsymbol{a}||\boldsymbol{a}|\cos 0°=|\boldsymbol{a}|^2$，因此

$$|\boldsymbol{a}|=\sqrt{\boldsymbol{a}\cdot\boldsymbol{a}}. \tag{4-4}$$

（2）对于两个非零向量 $\boldsymbol{a}$，$\boldsymbol{b}$，有

$$\cos<\boldsymbol{a},\boldsymbol{b}>=\frac{\boldsymbol{a}\cdot\boldsymbol{b}}{|\boldsymbol{a}||\boldsymbol{b}|}. \tag{4-5}$$

（3）对于两个非零向量 $\boldsymbol{a}$，$\boldsymbol{b}$，它们垂直的充要条件是它们的数量积为零，即

$$\boldsymbol{a}\perp\boldsymbol{b}\Leftrightarrow\boldsymbol{a}\cdot\boldsymbol{b}=0. \tag{4-6}$$

向量的数量积

提示

数量积在解决有关长度、角度、垂直等度量问题上起着重要作用.

对于任意向量 $\boldsymbol{a}$，$\boldsymbol{b}$ 及任意实数 λ，有以下运算法则：

交换律：$\boldsymbol{a}\cdot\boldsymbol{b}=\boldsymbol{b}\cdot\boldsymbol{a}$.

分配律：$\boldsymbol{a}\cdot(\boldsymbol{b}+\boldsymbol{c})=\boldsymbol{a}\cdot\boldsymbol{b}+\boldsymbol{a}\cdot\boldsymbol{c}$.

数乘结合律：$(\lambda\boldsymbol{a})\cdot\boldsymbol{b}=\lambda(\boldsymbol{a}\cdot\boldsymbol{b})=\boldsymbol{a}\cdot(\lambda\boldsymbol{b})$.

指点迷津

由运算法则可得推论：两个向量的线性组合的数量积可以按多项式相乘的法则展开，还可以合并同类项.

例8 已知坐标向量 $\boldsymbol{i}$，$\boldsymbol{j}$，$\boldsymbol{k}$，求 $\boldsymbol{i}\cdot\boldsymbol{i}$，$\boldsymbol{j}\cdot\boldsymbol{j}$，$\boldsymbol{k}\cdot\boldsymbol{k}$，$\boldsymbol{i}\cdot\boldsymbol{j}$，$\boldsymbol{j}\cdot\boldsymbol{k}$，$\boldsymbol{k}\cdot\boldsymbol{i}$.

解 由坐标向量的特点及向量内积的定义得

$$\boldsymbol{i}\cdot\boldsymbol{i}=\boldsymbol{j}\cdot\boldsymbol{j}=\boldsymbol{k}\cdot\boldsymbol{k}=1,$$

$$\boldsymbol{i}\cdot\boldsymbol{j}=\boldsymbol{j}\cdot\boldsymbol{k}=\boldsymbol{k}\cdot\boldsymbol{i}=0.$$

例9 已知 $|\boldsymbol{a}|=2$，$|\boldsymbol{b}|=3$，$<\boldsymbol{a},\boldsymbol{b}>=\dfrac{2}{3}\pi$，求 $\boldsymbol{a}\cdot\boldsymbol{b}$，$(\boldsymbol{a}-2\boldsymbol{b})\cdot(\boldsymbol{a}+\boldsymbol{b})$，$|\boldsymbol{a}+\boldsymbol{b}|$.

解　由两向量的数量积定义，有

$$\boldsymbol{a}\cdot\boldsymbol{b}=|\boldsymbol{a}||\boldsymbol{b}|\cos<\boldsymbol{a},\ \boldsymbol{b}>=2\times3\times\cos\frac{2}{3}\pi=2\times3\times\left(-\frac{1}{2}\right)=-3,$$

$$(\boldsymbol{a}-2\boldsymbol{b})\cdot(\boldsymbol{a}+\boldsymbol{b})=\boldsymbol{a}\cdot\boldsymbol{a}+\boldsymbol{a}\cdot\boldsymbol{b}-2\boldsymbol{b}\cdot\boldsymbol{a}-2\boldsymbol{b}\cdot\boldsymbol{b}=|\boldsymbol{a}|^2-\boldsymbol{a}\cdot\boldsymbol{b}-2|\boldsymbol{b}|^2$$
$$=2^2-(-3)-2\times3^2=-11.$$

因为

$$|\boldsymbol{a}+\boldsymbol{b}|^2=(\boldsymbol{a}+\boldsymbol{b})\cdot(\boldsymbol{a}+\boldsymbol{b})=|\boldsymbol{a}|^2+2\boldsymbol{a}\cdot\boldsymbol{b}+|\boldsymbol{b}|^2$$
$$=2^2+2\times(-3)+3^2=7,$$

故可得

$$|\boldsymbol{a}+\boldsymbol{b}|=\sqrt{7}.$$

（二）数量积的坐标运算

在空间直角坐标系下，设向量 $\boldsymbol{a}=(x_1,y_1,z_1)$，向量 $\boldsymbol{b}=(x_2,y_2,z_2)$，即

$$\boldsymbol{a}=x_1\boldsymbol{i}+y_1\boldsymbol{j}+z_1\boldsymbol{k},\ \boldsymbol{b}=x_2\boldsymbol{i}+y_2\boldsymbol{j}+z_2\boldsymbol{k},$$

则

$$\begin{aligned}\boldsymbol{a}\cdot\boldsymbol{b}&=(x_1\boldsymbol{i}+y_1\boldsymbol{j}+z_1\boldsymbol{k})\cdot(x_2\boldsymbol{i}+y_2\boldsymbol{j}+z_2\boldsymbol{k})\\&=x_1x_2(\boldsymbol{i}\cdot\boldsymbol{i})+x_1y_2(\boldsymbol{i}\cdot\boldsymbol{j})+x_1z_2(\boldsymbol{i}\cdot\boldsymbol{k})+\\&\quad y_1x_2(\boldsymbol{j}\cdot\boldsymbol{i})+y_1y_2(\boldsymbol{j}\cdot\boldsymbol{j})+y_1z_2(\boldsymbol{j}\cdot\boldsymbol{k})+\\&\quad z_1x_2(\boldsymbol{k}\cdot\boldsymbol{i})+z_1y_2(\boldsymbol{k}\cdot\boldsymbol{j})+z_1z_2(\boldsymbol{k}\cdot\boldsymbol{k}).\end{aligned}$$

由于 $\boldsymbol{i}\cdot\boldsymbol{i}=\boldsymbol{j}\cdot\boldsymbol{j}=\boldsymbol{k}\cdot\boldsymbol{k}=1$，$\boldsymbol{i}\cdot\boldsymbol{j}=\boldsymbol{j}\cdot\boldsymbol{k}=\boldsymbol{k}\cdot\boldsymbol{i}=0$，因此

$$\boldsymbol{a}\cdot\boldsymbol{b}=x_1x_2+y_1y_2+z_1z_2. \tag{4-7}$$

也就是说，在直角坐标系下，两向量的数量积等于它们对应坐标分量的乘积之和.

同样，利用向量的直角坐标也可以求出向量的模、两向量的夹角以及确定两向量垂直的充要条件.

设非零向量 $\boldsymbol{a}=(x_1,y_1,z_1)$，$\boldsymbol{b}=(x_2,y_2,z_2)$，则

$$|\boldsymbol{a}|=\sqrt{\boldsymbol{a}\cdot\boldsymbol{a}}=\sqrt{x_1^2+y_1^2+z_1^2}, \tag{4-8}$$

$$\cos<\boldsymbol{a},\boldsymbol{b}>=\frac{\boldsymbol{a}\cdot\boldsymbol{b}}{|\boldsymbol{a}||\boldsymbol{b}|}=\frac{x_1x_2+y_1y_2+z_1z_2}{\sqrt{x_1^2+y_1^2+z_1^2}\sqrt{x_2^2+y_2^2+z_2^2}}, \tag{4-9}$$

$$\boldsymbol{a}\perp\boldsymbol{b}\Leftrightarrow x_1y_1+x_2y_2+z_1z_2=0. \tag{4-10}$$

例 10　设向量 $\boldsymbol{a}$ 与 $\boldsymbol{b}$ 的坐标为（2，2，0）与（0，2，−2），求 $\boldsymbol{a}\cdot\boldsymbol{b}$，$|\boldsymbol{a}|$，$|\boldsymbol{b}|$，$<\boldsymbol{a},\ \boldsymbol{b}>$.

解

$$\boldsymbol{a}\cdot\boldsymbol{b}=2\times0+2\times2+0\times(-2)=4,$$

$$|\boldsymbol{a}|=\sqrt{2^2+2^2+0^2}=\sqrt{8}=2\sqrt{2},$$

$$|\boldsymbol{b}|=\sqrt{0^2+2^2+(-2)^2}=\sqrt{8}=2\sqrt{2},$$

$$\cos<\boldsymbol{a},\ \boldsymbol{b}>=\frac{\boldsymbol{a}\cdot\boldsymbol{b}}{|\boldsymbol{a}||\boldsymbol{b}|}=\frac{4}{2\sqrt{2}\times2\sqrt{2}}=\frac{1}{2},$$

$$<\boldsymbol{a},\ \boldsymbol{b}>=\frac{\pi}{3}.$$

例11 在空间直角坐标系中，设三点 $A(5,-4,1)$，$B(3,2,1)$，$C(2,-5,0)$. 求证 $\triangle ABC$ 中 $\angle A$ 是直角.

证 由题意可知

$$\overrightarrow{AB}=(-2,6,0),\overrightarrow{AC}=(-3,-1,-1),$$

则有

$$\overrightarrow{AB}\cdot\overrightarrow{AC}=(-2)\times(-3)+6\times(-1)+0\times(-1)=0.$$

所以 $\overrightarrow{AB}\perp\overrightarrow{AC}$，即 $\angle A$ 是直角.

（三）向量积的定义及性质

在物理学中，要表示一外力对物体的转动所产生的影响，需用力矩的概念来描述. 如图4－13所示，设杠杆 OA 的一端 O 固定，力 $\boldsymbol{F}$ 作用于杠杆上的点 A 处，$\boldsymbol{F}$ 与 $\overrightarrow{OA}$ 的夹角为 θ，则杠杆在 $\boldsymbol{F}$ 的作用下绕点 O 转动. 力 $\boldsymbol{F}$ 对点 O 的力矩 $\boldsymbol{M}$ 是一个向量，$\boldsymbol{M}$ 的大小为

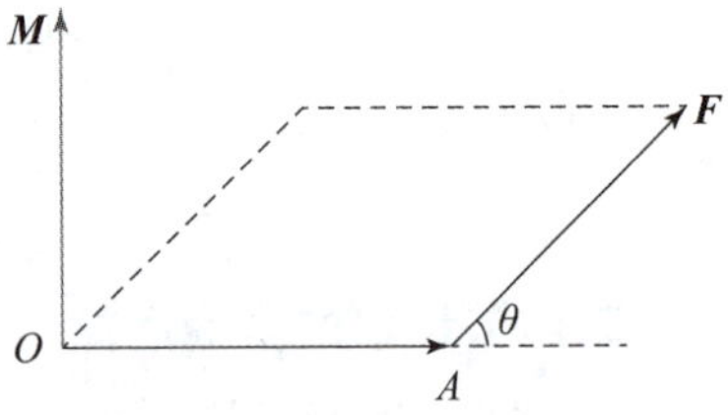

图4－13

$$|\boldsymbol{M}|=|\overrightarrow{OA}||\boldsymbol{F}|\sin<\overrightarrow{OA},\boldsymbol{F}>.$$

$\boldsymbol{M}$ 的方向与 $\overrightarrow{OA}$ 及 $\boldsymbol{F}$ 都垂直，且 $\overrightarrow{OA}$，$\boldsymbol{F}$，$\boldsymbol{M}$ 符合右手定则，即以右手握住 $\boldsymbol{M}$，当右手的四个手指从 $\overrightarrow{OA}$ 正向以不超过180°的角转向 $\boldsymbol{F}$ 时，大拇指的指向就是 $\boldsymbol{M}$ 的正向.

实际中，经常会遇到像这样由两个向量所决定的另一个向量，由此，可引入两向量的向量积的概念.

定义5 设 $\boldsymbol{a}$，$\boldsymbol{b}$ 为空间中的两个向量，由 $\boldsymbol{a}$，$\boldsymbol{b}$ 所决定的向量 $\boldsymbol{c}$，其模为

$$|\boldsymbol{c}|=|\boldsymbol{a}||\boldsymbol{b}|\sin<\boldsymbol{a},\boldsymbol{b}>. \tag{4-11}$$

其方向与 $\boldsymbol{a}$，$\boldsymbol{b}$ 均垂直且 $\boldsymbol{a}$，$\boldsymbol{b}$，$\boldsymbol{c}$ 符合右手定则，则向量 $\boldsymbol{c}$ 称为向量 $\boldsymbol{a}$ 与 $\boldsymbol{b}$ 的向量积（也称外积或叉积），记作 $\boldsymbol{a}\times\boldsymbol{b}$，读作“$\boldsymbol{a}$ 叉乘 $\boldsymbol{b}$”.

两向量 $\boldsymbol{a}$ 与 $\boldsymbol{b}$ 的向量积 $\boldsymbol{a}\times\boldsymbol{b}$ 是一个向量，其模 $|\boldsymbol{a}\times\boldsymbol{b}|$ 的几何意义是以 $\boldsymbol{a}$，$\boldsymbol{b}$ 为邻边的平行四边形的面积.

做一做

请画图证明上述结论.

由向量积的定义可知，对两个非零向量 $\boldsymbol{a}$ 与 $\boldsymbol{b}$，它们平行的充要条件是它们的向量积为零向量，即

$$\boldsymbol{a}/\!/\boldsymbol{b}\Leftrightarrow\boldsymbol{a}\times\boldsymbol{b}=\boldsymbol{0}. \tag{4-12}$$

对任意向量 $\boldsymbol{a}$，$\boldsymbol{b}$ 及任意实数 λ，有以下运算法则.

反交换律：$\boldsymbol{a}\times\boldsymbol{b}=-\boldsymbol{b}\times\boldsymbol{a}$.

分配律：$\boldsymbol{a}\times(\boldsymbol{b}+\boldsymbol{c})=\boldsymbol{a}\times\boldsymbol{b}+\boldsymbol{a}\times\boldsymbol{c}$，$(\boldsymbol{a}+\boldsymbol{b})\times\boldsymbol{c}=\boldsymbol{a}\times\boldsymbol{c}+\boldsymbol{b}\times\boldsymbol{c}$.

数乘结合律：$(\lambda\boldsymbol{a})\times\boldsymbol{b}=\lambda(\boldsymbol{a}\times\boldsymbol{b})=\boldsymbol{a}\times(\lambda\boldsymbol{b})$.

例12 已知坐标向量 $\boldsymbol{i}$，$\boldsymbol{j}$，$\boldsymbol{k}$，求 $\boldsymbol{i}\times\boldsymbol{i}$，$\boldsymbol{j}\times\boldsymbol{j}$，$\boldsymbol{k}\times\boldsymbol{k}$，$\boldsymbol{i}\times\boldsymbol{j}$，$\boldsymbol{j}\times\boldsymbol{k}$，$\boldsymbol{k}\times\boldsymbol{i}$.

解 由向量积的定义，可得 $|\boldsymbol{i}\times\boldsymbol{i}|=|\boldsymbol{i}||\boldsymbol{i}|\sin0°=0$，故 $\boldsymbol{i}\times\boldsymbol{i}=\boldsymbol{0}$.
又 $|\boldsymbol{i}\times\boldsymbol{j}|=|\boldsymbol{i}||\boldsymbol{j}|\sin90°=1$，根据右手定则，$\boldsymbol{i}\times\boldsymbol{j}$ 的方向与 $\boldsymbol{k}$ 相同，故 $\boldsymbol{i}\times\boldsymbol{j}=\boldsymbol{k}$.
类似地，可得 $\boldsymbol{j}\times\boldsymbol{j}=\boldsymbol{0}$，$\boldsymbol{k}\times\boldsymbol{k}=\boldsymbol{0}$；$\boldsymbol{j}\times\boldsymbol{k}=\boldsymbol{i}$，$\boldsymbol{k}\times\boldsymbol{i}=\boldsymbol{j}$.

做一做

已知$|\boldsymbol{a}|$，$|\boldsymbol{b}|$和$\boldsymbol{a}\cdot\boldsymbol{b}$，能否求得$|\boldsymbol{a}\times\boldsymbol{b}|$？

（四）向量积的坐标运算

在空间直角坐标系下，设向量$\boldsymbol{a}=(x_1,y_1,z_1)$，$\boldsymbol{b}=(x_2,y_2,z_2)$，即

$$\boldsymbol{a}=x_1\boldsymbol{i}+y_1\boldsymbol{j}+z_1\boldsymbol{k},\ \boldsymbol{b}=x_2\boldsymbol{i}+y_2\boldsymbol{j}+z_2\boldsymbol{k}.$$

因为

$$\boldsymbol{i}\times\boldsymbol{i}=\boldsymbol{j}\times\boldsymbol{j}=\boldsymbol{k}\times\boldsymbol{k}=\boldsymbol{0},$$
$$\boldsymbol{i}\times\boldsymbol{j}=\boldsymbol{k},\ \boldsymbol{j}\times\boldsymbol{k}=\boldsymbol{i},\ \boldsymbol{k}\times\boldsymbol{i}=\boldsymbol{j},$$
$$\boldsymbol{j}\times\boldsymbol{i}=-\boldsymbol{k},\ \boldsymbol{k}\times\boldsymbol{j}=-\boldsymbol{i},\ \boldsymbol{i}\times\boldsymbol{k}=-\boldsymbol{j},$$

所以

$$\begin{aligned}\boldsymbol{a}\times\boldsymbol{b}&=(x_1\boldsymbol{i}+y_1\boldsymbol{j}+z_1\boldsymbol{k})\times(x_2\boldsymbol{i}+y_2\boldsymbol{j}+z_2\boldsymbol{k})\\&=x_1x_2(\boldsymbol{i}\times\boldsymbol{i})+x_1y_2(\boldsymbol{i}\times\boldsymbol{j})+x_1z_2(\boldsymbol{i}\times\boldsymbol{k})+\\&\quad y_1x_2(\boldsymbol{j}\times\boldsymbol{i})+y_1y_2(\boldsymbol{j}\times\boldsymbol{j})+y_1z_2(\boldsymbol{j}\times\boldsymbol{k})+\\&\quad z_1x_2(\boldsymbol{k}\times\boldsymbol{i})+z_1y_2(\boldsymbol{k}\times\boldsymbol{j})+z_1z_2(\boldsymbol{k}\times\boldsymbol{k})\\&=\boldsymbol{0}+x_1y_2\boldsymbol{k}-x_1z_2\boldsymbol{j}-y_1x_2\boldsymbol{k}+\boldsymbol{0}+y_1z_2\boldsymbol{i}+z_1x_2\boldsymbol{j}-z_1y_2\boldsymbol{i}+\boldsymbol{0}\\&=(y_1z_2-z_1y_2)\boldsymbol{i}+(z_1x_2-x_1z_2)\boldsymbol{j}+(x_1y_2-y_1x_2)\boldsymbol{k}.\end{aligned}$$

例 13 设向量$\boldsymbol{a}=(1,-2,-1)$，$\boldsymbol{b}=(2,0,1)$，求$\boldsymbol{a}\times\boldsymbol{b}$的坐标.

解 $$\begin{aligned}\boldsymbol{a}\times\boldsymbol{b}&=[-2\times1-(-1)\times0]\boldsymbol{i}+[(-1)\times2-1\times1]\boldsymbol{j}+[1\times0-(-2)\times2]\boldsymbol{k}\\&=-2\boldsymbol{i}-3\boldsymbol{j}+4\boldsymbol{k}.\end{aligned}$$

因此，$\boldsymbol{a}\times\boldsymbol{b}$的坐标为$(-2,-3,4)$.

例 14 在空间直角坐标系中，设向量$\boldsymbol{a}=(3,0,2)$，$\boldsymbol{b}=(-1,1-1)$，求同时垂直于向量$\boldsymbol{a}$与$\boldsymbol{b}$的单位向量.

解 设向量$\boldsymbol{c}=\boldsymbol{a}\times\boldsymbol{b}$，则$\boldsymbol{c}$同时与$\boldsymbol{a}$，$\boldsymbol{b}$垂直，即

$\boldsymbol{a}\times\boldsymbol{b}=[0\times(-1)-2\times1]\boldsymbol{i}+[2\times(-1)-3\times(-1)]\boldsymbol{j}+[3\times1-0\times(-1)]\boldsymbol{k}=-2\boldsymbol{i}+\boldsymbol{j}+3\boldsymbol{k}$，

所以，向量$\boldsymbol{c}$的坐标为$(-2,1,3)$.

再求与$\boldsymbol{c}$平行的单位向量$\boldsymbol{c}_0$，设$\boldsymbol{c}_0=\lambda\boldsymbol{c}=(-2\lambda,\lambda,3\lambda)$，因为$\boldsymbol{c}_0$是单位向量，所以有

$$|\boldsymbol{c}_0|=\sqrt{(-2\lambda)^2+\lambda^2+(3\lambda)^2}=1,$$

解得$\lambda=\pm\dfrac{\sqrt{14}}{14}$，所以$\boldsymbol{c}_0=\pm\dfrac{\sqrt{14}}{14}\boldsymbol{c}$，即$\left(-\dfrac{\sqrt{14}}{7},\dfrac{\sqrt{14}}{14},\dfrac{3\sqrt{14}}{14}\right)$与$\left(\dfrac{\sqrt{14}}{7},-\dfrac{\sqrt{14}}{14},-\dfrac{3\sqrt{14}}{14}\right)$为所求的向量.

例 15 在空间直角坐标系中，设点$A(4,-1,2)$，$B(1,2,-2)$，$C(2,0,1)$，求$\triangle ABC$的面积.

解 由两向量积的模的几何意义知，以$\overrightarrow{AB}$，$\overrightarrow{AC}$为邻边的平行四边形的面积为$|\overrightarrow{AB}\times\overrightarrow{AC}|$，该面积是$\triangle ABC$面积的2倍. 接下来先求$\overrightarrow{AB}$，$\overrightarrow{AC}$的坐标，得

$$\overrightarrow{AB}=(-3,3,-4),\ \overrightarrow{AC}=(-2,1,-1),$$

因此

$$\overrightarrow{AB} \times \overrightarrow{AC} = \boldsymbol{i} + 5\boldsymbol{j} + 3\boldsymbol{k},$$

$$|\overrightarrow{AB} \times \overrightarrow{AC}| = \sqrt{1^2 + 5^2 + 3^2} = \sqrt{35}.$$

所以，$\triangle ABC$ 的面积为

$$S_{\triangle ABC} = \frac{\sqrt{35}}{2}.$$

案例回应

本节开篇提出的关于三个力的合力问题，我们首先可以以 $\boldsymbol{F}_1$，$\boldsymbol{F}_2$，$\boldsymbol{F}_3$ 的方向分别为 x 轴、y 轴、z 轴正方向建立空间直角坐标系，因为力是既有大小又有方向的量，所以三个力可以分别用向量来表示，$\boldsymbol{F}_1 = (2\,000, 0, 0)$，$\boldsymbol{F}_2 = (0, 3\,000, 0)$，$\boldsymbol{F}_3 = (0, 0, 2\,000\sqrt{3})$，那么这三个力的合力为向量 $\boldsymbol{F} = \boldsymbol{F}_1 + \boldsymbol{F}_2 + \boldsymbol{F}_3 = (2\,000, 3\,000, 2\,000\sqrt{3})$，要求合力的大小，就是求 $|\boldsymbol{F}|$，根据向量模的坐标表达式求得 $|\boldsymbol{F}| = \sqrt{2\,000^2 + 3\,000^2 + (2\,000\sqrt{3})^2} = 5\,000$，所以三个力的合力为 5 000 N. 向量在生活中有很多的应用，使用向量这一数学工具可以更方便地帮我们解决问题.

同步训练 4－1

1. 在空间直角坐标系中，指出下列各点所在的卦限：

（1）（1，－2，3）；（2）（2，4，－3）；

（3）（1，－1，－1）；（4）（－1，－2，1）.

2. 求点（－1，2，3）关于各坐标平面对称的点的坐标.

3. 求下列各对点之间的距离：

（1）（2，3，1），（2，7，4）；（2）（4，－1，2），（－1，3，4）；

（3）（0，－1，3），（2，1，4）；（4）（－1，4，2），（2，7，3）.

4. 设两点为 $A(2,3,4)$，$B(x,-2,4)$，它们之间的距离为 $|AB| = 5$，求 x.

5. 在 y 轴上找与 $A(-3,2,7)$ 和 $B(3,1,-7)$ 两点等距离的点.

6. 设在空间直角坐标系中有三点 $A(2,1,-1)$，$B(4,-2,-3)$，$C(0,0,2)$，求向量 $\overrightarrow{AB}$，$\overrightarrow{BC}$，$\overrightarrow{CA}$.

7. 已知向量 $\boldsymbol{a} = 5\boldsymbol{i} + \lambda\boldsymbol{j} - \boldsymbol{k}$ 与 $\boldsymbol{b} = -\boldsymbol{i} + 2\boldsymbol{j} + \mu\boldsymbol{k}$ 平行，求 λ 与 μ 的值.

8. 已知三个力 $\boldsymbol{F}_1 = 5\boldsymbol{i} + 2\boldsymbol{j} - 7\boldsymbol{k}$，$\boldsymbol{F}_2 = 3\boldsymbol{i} + 6\boldsymbol{j} + 4\boldsymbol{k}$，$\boldsymbol{F}_3 = 12\boldsymbol{i} + \boldsymbol{j} + 15\boldsymbol{k}$，求它们的合力 $\boldsymbol{F}$.

9. 已知向量 $\boldsymbol{a} = (3,5,-1)$，$\boldsymbol{b} = (2,2,2)$，$\boldsymbol{c} = (4,-1,-3)$，求：

（1）$2\boldsymbol{a} - 3\boldsymbol{b} + 4\boldsymbol{c}$；

（2）$m\boldsymbol{a} + n\boldsymbol{b}$（$m$，$n$ 为常数）.

10. 已知两点 $M_1(4,\sqrt{2},1)$ 和 $M_2(3,0,2)$ 计算向量 $\overrightarrow{M_1M_2}$ 的模、方向余弦和方向角.

11. 求平行于向量 $\boldsymbol{a} = (6,7,-6)$ 的单位向量.

12. 设 $|\boldsymbol{a}| = 2$，$|\boldsymbol{b}| = 4$，$<\boldsymbol{a}, \boldsymbol{b}> = \frac{\pi}{3}$，求 $\boldsymbol{a} \cdot \boldsymbol{b}$，$(2\boldsymbol{a} - \boldsymbol{b}) \cdot \boldsymbol{b}$，$|\boldsymbol{a} - \boldsymbol{b}|$.

13. 在空间直角坐标系中，已知三点 $A(2,3-1)$，$B(1,4-1)$，$C(3,3-2)$，求 $\overrightarrow{AB}$ 与 $\overrightarrow{AC}$

的夹角.

14. 设向量 $\boldsymbol{a}=(2,1,-1)$，$\boldsymbol{b}=(-1,3,0)$，求 $\boldsymbol{a}\times\boldsymbol{b}$.

15. 已知向量 $\boldsymbol{a}=2\boldsymbol{i}-3\boldsymbol{j}+\boldsymbol{k}$，$\boldsymbol{b}=\boldsymbol{i}-\boldsymbol{j}+3\boldsymbol{k}$，$\boldsymbol{c}=\boldsymbol{i}-2\boldsymbol{j}$，计算下列式子：

（1）$(\boldsymbol{a}+\boldsymbol{b})\times(\boldsymbol{b}+\boldsymbol{c})$；　　（2）$(\boldsymbol{a}\times\boldsymbol{b})\cdot\boldsymbol{c}$.

16. 设 $\boldsymbol{a}=3\boldsymbol{i}-\boldsymbol{j}-2\boldsymbol{k}$，$\boldsymbol{b}=\boldsymbol{i}+2\boldsymbol{j}-\boldsymbol{k}$，计算下列式子：

（1）$(-2\boldsymbol{a})\cdot 3\boldsymbol{b}$；　　（2）$\boldsymbol{a}\times\boldsymbol{b}$；　　（3）$\boldsymbol{a}$，$\boldsymbol{b}$ 夹角的余弦.

17. 设 $\boldsymbol{a}=(-2,1,z)$，$\boldsymbol{b}=(3,0,1)$，$\boldsymbol{c}=\left(1,-\dfrac{1}{2},3\right)$，在下列条件下求 z 的值.

（1）$\boldsymbol{a}\perp\boldsymbol{b}$；　　（2）$\boldsymbol{a}/\!/\boldsymbol{c}$.

18. 已知 $\overrightarrow{OA}=\boldsymbol{i}+3\boldsymbol{k}$，$\overrightarrow{OB}=\boldsymbol{j}+8\boldsymbol{k}$，求 $\triangle OAB$ 的面积.

同步训练 4－1 答案

第二节　空间平面与直线

导入案例

在平面直角坐标系 xOy 中有一条直线 l，方程为 $y=3x+2$，设直线与 y 轴交点为 A，如果直线以点 A 为定点旋转，最终直线 l 离开平面 xOy 变成空间中的直线，并且与向量 $\boldsymbol{a}=(1,2,3)$ 平行，问：此时直线 l 的方程是什么？还是 $y=3x+2$ 吗？如果不是，那直线 l 的方程式应该是怎样的？

案例分析

直线 l 离开平面 xOy 变成空间中的直线后，确定直线 l 位置的除了与 x 轴，y 轴之间的位置关系有关系以外，与 z 轴的位置也有关系，所以直线 l 应该在空间直角坐标系下建立方程. 本节我们将介绍空间平面与直线的表达式.

一、平面及其方程

（一）平面方程

本节将利用向量的概念在空间直角坐标系中建立平面的方程，下面将首先推导几种由不同条件所确定的平面方程.

1. 平面的点法式方程

若一个非零向量 $\boldsymbol{n}$ 垂直于平面 Π，则称向量 $\boldsymbol{n}$ 为平面 Π 的一个法向量.

显然，若 $\boldsymbol{n}$ 是平面 Π 的一个法向量，则 $\lambda\boldsymbol{n}$（λ 为任意非零实数）都是 Π 的法向量.

由立体几何知识可知，过一个定点 $M_0=(x_0,y_0,z_0)$ 且垂直于一个非零向量 $\boldsymbol{n}=(A,B,C)$，有且只有一个平面 Π. 下面推导平面 Π 的方程.

设 $M(x,y,z)$ 为平面 Π 上的任一点，由于 $\boldsymbol{n}\perp\Pi$，因此 $\boldsymbol{n}\perp\overrightarrow{M_0M}$. 由两向量垂直的充要条件，得

$$\boldsymbol{n}\cdot\overrightarrow{M_0M}=0,$$

平面的方程

因为

$$\overrightarrow{M_0M}=(x-x_0,y-y_0,z-z_0),\ \boldsymbol{n}=(A,B,C),$$

所以有

$$\boldsymbol{n}\cdot\overrightarrow{M_0M}=A(x-x_0)+B(y-y_0)+C(z-z_0)=0. \qquad (4-13)$$

由于平面 Π 上任意一点（x，y，z）都满足方程（4－13），而不在平面 Π 上的点都不满足方程（4－13），因此方程（4－13）就是平面 Π 的方程.

由于方程（4－13）是由给定点 $M_0=(x_0,y_0,z_0)$ 和法向量 $\boldsymbol{n}=(A,B,C)$ 所确定的，因而称式（4－13）为平面 Π 的点法式方程.

例 1 求过点 $M_0=(1,-2,4)$ 且垂直于向量 $\boldsymbol{n}=(3,-2,1)$ 的平面方程.

解 由于 $\boldsymbol{n}=(3,-2,1)$ 为所求平面的一个法向量，平面又过点 $M_0=(1,-2,4)$，因此由平面的点法式方程（4－13）可得所求平面的方程为

$$3(x-1)-2(y+2)+(z-4)=0,$$

整理得

$$3x-2y+z-11=0.$$

例 2 求通过点 $M_0=(-1,2,-3)$ 且与 xOy 平面平行的平面方程.

解 显然 $\boldsymbol{k}=(0,0,1)$ 为所求平面的一个法向量，因此所求平面的方程为

$$0\times(x+1)+0\times(y-2)+1\times(z+3)=0,$$

整理得

$$z+3=0.$$

2. 平面的截距式方程

例 3 求过三点 $A(a,0,0)$，$B(0,b,0)$，$C(0,0,c)$（$abc\neq0$）的平面 Π 的方程.

解 所求平面 Π 的法向量必定同时垂直于 $\overrightarrow{AB}$ 与 $\overrightarrow{AC}$，因此可取 $\overrightarrow{AB}$ 与 $\overrightarrow{AC}$ 的向量积 $\overrightarrow{AB}\times\overrightarrow{AC}$ 为该平面的一个法向量 $\boldsymbol{n}$，即

$$\boldsymbol{n}=\overrightarrow{AB}\times\overrightarrow{AC}.$$

由于

$$\overrightarrow{AB}=(-a,b,0),\ \overrightarrow{AC}=(-a,0,c),$$

因此

$$\boldsymbol{n}=\overrightarrow{AB}\times\overrightarrow{AC}=bc\boldsymbol{i}+ac\boldsymbol{j}+ab\boldsymbol{k},$$

即

$$\boldsymbol{n}=(bc,ac,ab).$$

所求平面过点 $A(a,0,0)$ 且与 $\boldsymbol{n}=(bc,ac,ab)$ 垂直，故由式（4－13）可得

$$bc(x-a)+ac(y-0)+ab(z-0)=0,$$

整理得

$$bcx+acy+abz=abc.$$

由于 $abc\neq0$，将两边同除以 abc，得该平面的方程为

$$\frac{x}{a}+\frac{y}{b}+\frac{z}{c}=1. \qquad (4-14)$$

例 3 中的 A，B，C 三点为所求平面与三个坐标轴的交点，这三个点中的坐标分量 a，

b，c 分别称为该平面在 x 轴，y 轴和 z 轴上的截距，因此方程（4－14）称为平面 Π 的截距式方程.

做一做

在例 3 中，请尝试用点 B（或点 C）与 $\overrightarrow{AB}\times\overrightarrow{AC}$（或 $\overrightarrow{AB}\times\overrightarrow{BC}$）来求直线方程，看看结果如何.

提示

截距式方程为画不过原点的平面图形提供了极为便利的方法，只需找出平面与各坐标轴的交点，连接这三个点即为该平面，如图 4－14 所示.

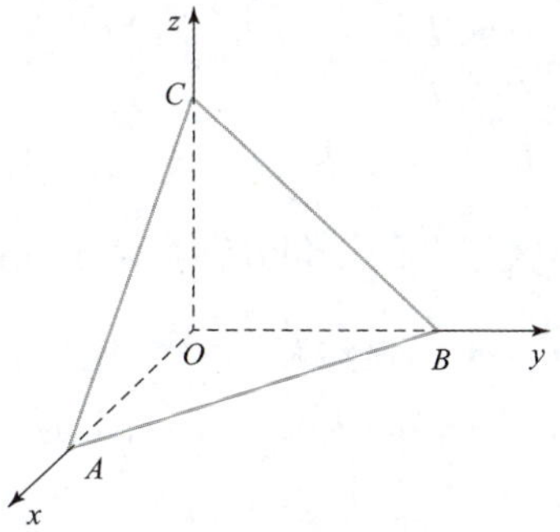

图 4－14

3. 平面的一般式方程

展开平面的点法式方程（4－13），得

$$Ax+By+Cz-(Ax_0+By_0+Cx_0)=0.$$

设 $D=-(Ax_0+By_0+Cx_0)$，则

$$Ax+By+Cz+D=0(A,B,C\text{ 不全为零}). \qquad (4-15)$$

即任意一个平面的方程都是 x，y，z 的一次方程. 方程（4－15）称为平面的一般式方程. 其中 $\boldsymbol{n}=(A,B,C)$ 为该平面的一个法向量.

例 4 求过两点 $A(3,0,-2)$，$B(-1,2,4)$ 且与 x 轴平行的平面 Π 的一般式方程.

解 要求此平面的方程，关键要找出此平面所过的一个点以及平面的一个法向量 $\boldsymbol{n}$.

由已知条件可知，所求平面的法向量同时与 $\overrightarrow{AB}$ 和 x 轴垂直，即法向量同时垂直于 $\overrightarrow{AB}=(-4,2,6)$ 和 $\boldsymbol{i}=(1,0,0)$. 因此，可取 $\boldsymbol{n}=\overrightarrow{AB}\times\boldsymbol{i}$ 作为该平面的一个法向量，即

$$\boldsymbol{n}=\overrightarrow{AB}\times\boldsymbol{i}=6\boldsymbol{j}-2\boldsymbol{k}.$$

所以 $\boldsymbol{n}=(0,6,-2)$ 为所求平面的一个法向量.

所求平面过点 $A(3,0,-2)$ 且垂直于 $\boldsymbol{n}=(0,6,-2)$，故由式（4－13）可得

$$0\times(x-3)+6(y-0)-2(z+2)=0,$$

整理得 Π 的一般式方程为

$$3y-z-2=0.$$

（二）两平面间的位置关系

两个平面之间的位置关系有三种：平行、重合和相交. 下面根据两个平面的方程来讨论它们之间的位置关系.

设有两个平面 Π_1、Π_2，它们的方程分别为

$$\Pi_1: A_1x+B_1y+C_1z+D_1=0\ (A_1,\ B_1,\ C_1\ \text{不同时为零}),$$

$$\Pi_2: A_2x+B_2y+C_2z+D_2=0\ (A_2,\ B_2,\ C_2\ \text{不同时为零}).$$

则它们的法向量分别为 $\boldsymbol{n}_1=(A_1,B_1,C_1)$ 和 $\boldsymbol{n}_2=(A_2,B_2,C_2)$. 根据空间向量的性质，我们容易得出以下结论：

（1）两平面平行 $\Leftrightarrow \boldsymbol{n}_1 /\!/ \boldsymbol{n}_2 \Leftrightarrow \frac{A_1}{A_2}=\frac{B_1}{B_2}=\frac{C_1}{C_2}\neq\frac{D_1}{D_2}$.

（2）两平面重合 $\Leftrightarrow \frac{A_1}{A_2}=\frac{B_1}{B_2}=\frac{C_1}{C_2}=\frac{D_1}{D_2}$.

（3）两平面相交 $\Leftrightarrow A_1,\ B_1,\ C_1$ 与 $A_2,\ B_2,\ C_2$ 不成比例.

当两平面相交时，它们的不大于 $\frac{\pi}{2}$ 的夹角 θ 称为两平面的夹角.

若两平面的法向量分别为 $\boldsymbol{n}_1$，$\boldsymbol{n}_2$，显然有

$$\cos\theta=|\cos<\boldsymbol{n}_1,\boldsymbol{n}_2>|=\frac{|\boldsymbol{n}_1\cdot\boldsymbol{n}_2|}{|\boldsymbol{n}_1||\boldsymbol{n}_2|}=\frac{|A_1A_2+B_1B_2+C_1C_2|}{\sqrt{A_1^2+B_1^2+C_1^2}\sqrt{A_2^2+B_2^2+C_2^2}}. \tag{4-16}$$

特别地，当 $\Pi_1\perp\Pi_2$ 时，$\boldsymbol{n}_1\perp\boldsymbol{n}_2$，则 $\boldsymbol{n}_1\cdot\boldsymbol{n}_2=0$，即

$$A_1A_2+B_1B_2+C_1C_2=0. \tag{4-17}$$

反之亦然. 所以

$$\text{两平面垂直}\Leftrightarrow A_1A_2+B_1B_2+C_1C_2=0.$$

（三）点到平面的距离

在空间直角坐标系中，设点 $M_0(x_0,y_0,z_0)$，平面 Π：$Ax+By+Cz+D=0$（A，B，C 不全为零），可以证明点 M_0 到平面 Π 的距离为

$$d=\frac{|Ax_0+By_0+Cz_0+D|}{\sqrt{A^2+B^2+C^2}}. \tag{4-18}$$

例 5　求点 $P\left(2,0,-\frac{1}{2}\right)$ 到平面 Π：$4x-4y+2z+17=0$ 的距离.

解　由点到平面的距离公式，得

$$d=\frac{\left|4\times2-4\times0+2\times\left(-\frac{1}{2}\right)+17\right|}{\sqrt{4^2+(-4)^2+2^2}}=\frac{24}{6}=4.$$

例 6　求两个平行平面 $x-y+3z+1=0$ 与 $x-y+3z-5=0$ 间的距离.

解　在一个平面 $x-y+3z+1=0$ 上任取一点，如取点 $P(-1,0,0)$，则点 P 到另一平面的距离即为两平行平面间的距离，所以

$$d=\frac{|-1\times1+0\times(-1)+0\times3-5|}{\sqrt{1^2+(-1)^2+3^2}}=\frac{6}{\sqrt{11}}=\frac{6\sqrt{11}}{11}.$$

二、空间直线及其方程

直线的方程

（一）空间直线的方程

1. 直线的点向式方程

一个点和一个方向可以确定一条直线，而方向可以用一个非零向量来表示，因此，一个点和一个非零向量可确定一条直线.

如果一个非零向量 $\boldsymbol{s}$ 与直线 l 平行，则称 $\boldsymbol{s}$ 向量是直线 l 的一个方向向量.

显然，若 $\boldsymbol{s}$ 是直线 l 的一个方向向量，则 $\lambda\boldsymbol{s}$（λ 为任意非零实数）都是 l 的方向向量.

如图 4－15 所示，在空间直角坐标系中，设 $M_0(x_0,y_0,z_0)$ 是直线 l 上的一个点，$\boldsymbol{s}=(m,n,p)$ 为 l 的一个方向向量，下面求直线的方程.

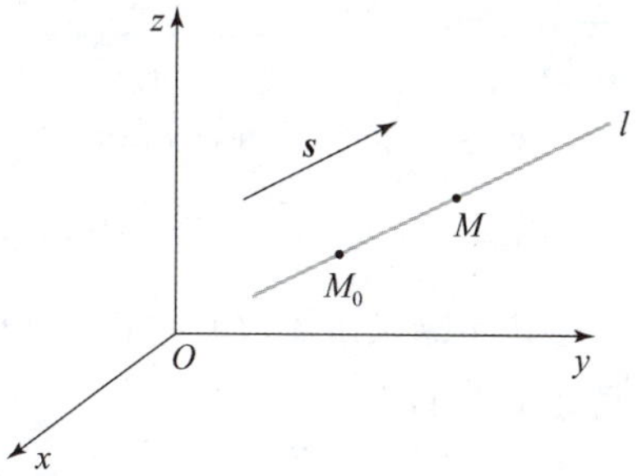

图 4－15

设 $M(x,y,z)$ 为直线 l 上的任一点，则 $\overrightarrow{M_0M}/\!/\boldsymbol{s}$，所以，存在一个非零实数 λ，使得 $\overrightarrow{M_0M}=\lambda\boldsymbol{s}$，而 $\overrightarrow{M_0M}=(x-x_0,y-y_0,z-z_0)$，$\lambda\boldsymbol{s}(\lambda m,\lambda n,\lambda p)$，因此有

$$\begin{cases}x-x_0=\lambda m,\\ y-y_0=\lambda n,\\ z-z_0=\lambda p.\end{cases}$$

消去 λ，得

$$\frac{x-x_0}{m}=\frac{y-y_0}{n}=\frac{z-z_0}{p}. \tag{4-19}$$

式（4－19）称为直线 l 的点向式方程，又称对称式方程，其中（x_0，y_0，z_0）是直线 l 上一点的坐标，$\boldsymbol{s}=(m,n,p)$ 为直线 l 的一个方向向量.

指点迷津

由于直线 l 的方向向量 $\boldsymbol{s}\neq\boldsymbol{0}$，因此 m，n，p 不全为零，但当有一个为零时，如 $m=0$ 时，式（4－19）应理解为

$$\begin{cases}x-x_0=0,\\ \dfrac{y-y_0}{n}=\dfrac{z-z_0}{p}.\end{cases}$$

该直线与 yOz 平面平行.

当有两个为零时，如 $m=n=0$ 时，式（4－19）应理解为

$$\begin{cases}x-x_0=0,\\ y-y_0=0.\end{cases}$$

该直线与 z 轴平行.

设点向式方程 $\dfrac{x-x_0}{m}=\dfrac{y-y_0}{n}=\dfrac{z-z_0}{p}=t$，

就可将点向式方程变成**参数方程**（t 为参数）：

$$\begin{cases}x=x_0+mt,\\y=y_0+nt,\\z=z_0+pt.\end{cases} \tag{4-20}$$

例7 设直线 l 过两点 $A(-1,2,3)$ 和 $B(2,0,-1)$，求直线 l 的方程.

解 直线 l 的一个方向向量为 $\overrightarrow{AB}$，则 $\overrightarrow{AB}=(3,-2,-4)$.

将点 A 和 $\overrightarrow{AB}$ 代入式（4－19）可得 l 的方程为

$$\frac{x+1}{3}=\frac{y-2}{-2}=\frac{z-3}{-4}. \tag{4-21}$$

指点迷津

上述例7中，用点 B 和 $\overrightarrow{AB}$ 代入式（4－19）也可得到 l 的方程，其结果为

$$\frac{x-2}{3}=\frac{y}{-2}=\frac{z+1}{-4}. \tag{4-22}$$

这个结果跟式（4－21）不太一致，这是为什么呢？下面我们用直线的参数方程来解释这个问题.

令式（4－21）整个式子等于 t_1，即 $\frac{x+1}{3}=\frac{y-2}{-2}=\frac{z-3}{-4}=t_1$. 故可得

$$\begin{cases}x=3t_1-1,\\y=-2t_1+2,\\z=-4t_1+3.\end{cases} \tag{4-23}$$

同理，我们可令式（4－22）整个式子等于 t_2，得出对应的参数方程为

$$\begin{cases}x=3t_2+2,\\y=-2t_2,\\z=-4t_2-1.\end{cases} \tag{4-24}$$

令 $t_2=t_1-1$，代入式（4－24）可得到式（4－23），虽然 t_2 与 t_1 的取值始终差1，但 t_2 与 t_1 的取值范围都是所有实数，当 t_1 和 t_2 遍历所有实数取值时，两组 x，y，z 的取值组成的直线是同一条，这说明式（4－22）和式（4－21）表示的是同一条直线.

例8 求过点 $M(1,0,-2)$ 且与两平面 Π_1：$x+z=5$ 和 Π_2：$2x-3y+z=18$ 都平行的直线方程.

解 所求的直线与 Π_1，Π_2 都平行，即与 Π_1，Π_2 的法向量 $\boldsymbol{n}_1$，$\boldsymbol{n}_2$ 都垂直，其中

$$\boldsymbol{n}_1=(1,0,1),\ \boldsymbol{n}_2=(2,-3,1).$$

因此，可用 $\boldsymbol{n}_1\times\boldsymbol{n}_2$ 作为直线的一个方向向量 $\boldsymbol{s}$，即

$$\boldsymbol{s}=\boldsymbol{n}_1\times\boldsymbol{n}_2=3\boldsymbol{i}+\boldsymbol{j}-3\boldsymbol{k},$$

$$\boldsymbol{s}=(3,1,-3).$$

将 $M(1,0,-2)$ 和 $\boldsymbol{s}=(3,1,-3)$ 代入式（4－19）即可得所求直线的方程

$$\frac{x-1}{3}=\frac{y-0}{1}=\frac{z+2}{-3}.$$

2. 直线的一般式方程

空间两个相交平面确定一条直线，所以将两个相交平面方程联立起来就代表空间直线的方程．设两个不平行平面的方程为

$$\Pi_1:\ A_1x+B_1y+C_1z+D_1=0,$$
$$\Pi_2:\ A_2x+B_2y+C_2z+D_2=0,$$

则

$$\begin{cases}A_1x+B_1y+C_1z+D_1=0,\\A_2x+B_2y+C_2z+D_2=0.\end{cases}\tag{4-25}$$

表示一条直线，式中，A_1，B_1，C_1 与 A_2，B_2，C_2 不成比例．式（4-25）称为直线的一般式方程．

例 9　将直线的一般式方程 $\begin{cases}2x-y+3z-1=0,\\3x+2y-z-12=0\end{cases}$ 化为点向式方程．

解　先求直线上一点 $M_0(x,y,z)$，不妨设 $z=0$，代入方程中得

$$\begin{cases}2x-y-1=0,\\3x+2y-12=0,\end{cases}$$

解得

$$x=2,\ y=3.$$

所以 $M_0(2,3,0)$ 为直线上的一点．

然后再求直线的一个方向向量 $\boldsymbol{s}$．由于直线与两个平面的法向量 $\boldsymbol{n}_1$，$\boldsymbol{n}_2$ 都垂直，其中 $\boldsymbol{n}_1=(2,-1,3)$，$\boldsymbol{n}_2=(3,2,-1)$，因此可用 $\boldsymbol{n}_1\times\boldsymbol{n}_2$ 作为直线的一个方向向量 $\boldsymbol{s}$，即

$$\boldsymbol{s}=\boldsymbol{n}_1\times\boldsymbol{n}_2=-5\boldsymbol{i}+11\boldsymbol{j}+7\boldsymbol{k},$$
$$\boldsymbol{s}=(-5,11,7).$$

将 $M_0(2,3,0)$ 和 $\boldsymbol{s}=(-5,11,7)$ 代入式（4-19）得该直线的点向式方程

$$\frac{x-2}{-5}=\frac{y-3}{11}=\frac{z}{7}.$$

例 10　求平面 $2x-y+5z-3=0$ 与 xOy 平面相交的交线方程．

解　xOy 平面的方程为 $z=0$，因此，所求的交线方程为

$$\begin{cases}2x-y+5z-3=0,\\z=0.\end{cases}$$

（二）两直线间的位置关系

空间中两条直线的位置关系可以用两直线方程构成的方程组的解来确定．

设两条直线 l_1 与 l_2 的方程为

$$l_1:\ \frac{x-x_1}{m_1}=\frac{y-y_1}{n_1}=\frac{z-z_1}{p_1}，方向向量\ \boldsymbol{s}_1=(m_1,n_1,p_1),$$

$$l_2:\ \frac{x-x_2}{m_2}=\frac{y-y_2}{n_2}=\frac{z-z_2}{p_2}，方向向量\ \boldsymbol{s}_2=(m_2,n_2,p_2).$$

由它们的方程构成的方程组为

$$\begin{cases}\dfrac{x-x_1}{m_1}=\dfrac{y-y_1}{n_1}=\dfrac{z-z_1}{p_1},\\[2ex]\dfrac{x-x_2}{m_2}=\dfrac{y-y_2}{n_2}=\dfrac{z-z_2}{p_2}.\end{cases}\tag{4-26}$$

对方程组（4-26）求解，有以下几种情况：

（1）若方程组（4-26）有无穷组解，则 l_1 与 l_2 重合.

（2）若方程组（4-26）只有一组解，则 l_1 与 l_2 相交，且方程组的解即为 l_1 与 l_2 的交点坐标.

（3）若方程组（4-26）无解，且 $\boldsymbol{s}_1 /\!/ \boldsymbol{s}_2$，即 $\boldsymbol{s}_1 \times \boldsymbol{s}_2 = \boldsymbol{0}$，则 l_1 与 l_2 平行.

（4）若方程组（4-26）无解，且 $\boldsymbol{s}_1 \times \boldsymbol{s}_2 \neq \boldsymbol{0}$，则 l_1 与 l_2 为异面直线.

两相交直线 l_1 与 l_2 所形成的4个角中，不大于$\frac{\pi}{2}$的那对对顶角 θ 称为两条直线的夹角.

若 l_1 与 l_2 的方向向量分别为 $\boldsymbol{s}_1$、$\boldsymbol{s}_2$，显然有

$$\cos\theta = |\cos<\boldsymbol{s}_1, \boldsymbol{s}_2>| = \frac{|\boldsymbol{s}_1 \cdot \boldsymbol{s}_2|}{|\boldsymbol{s}_1||\boldsymbol{s}_2|}. \tag{4-27}$$

提示

（1）若 $l_1 /\!/ l_2$，规定 l_1 与 l_2 的夹角为0.

（2）对于异面直线，可把两条直线平移至相交状态，此时它们的夹角称为异面直线的夹角.

（3）$l_1 \perp l_2 \Leftrightarrow \boldsymbol{s}_1 \cdot \boldsymbol{s}_2 = 0 \Leftrightarrow m_1m_2 + n_1n_2 + p_1p_2 = 0$.

例11 判断直线 l_1：$\frac{x-2}{5} = \frac{y+1}{1} = \frac{z-1}{-3}$与 l_2：$\begin{cases} x=2, \\ y=1 \end{cases}$的位置关系.

解 由题意易知，由 l_1，l_2 的方程联立得到的方程组无解，因此直线 l_1 与 l_2 不相交；而 l_1 的一个方向向量为 $\boldsymbol{s}_1 = (5,1,-3)$，$l_2$ 的一个方向向量为 $\boldsymbol{s}_2 = (0,0,1)$，$\boldsymbol{s}_1 \times \boldsymbol{s}_2 = (1,-5,0) \neq 0$，因此 l_1 与 l_2 为异面直线.

（三）直线与平面的位置关系

1. 直线与平面位置关系的判定

在空间中，直线与平面的位置关系有三种：直线在平面内、直线与平面平行、直线与平面相交，它们的位置关系可以用直线与平面的方程构成的方程组的解来判定.

设直线 l：$\frac{x-x_0}{m} = \frac{y-y_0}{n} = \frac{z-z_0}{p}$，平面 Π：$Ax+By+Cz+D=0$，将两个方程联立起来得到的方程组为

$$\begin{cases} \frac{x-x_0}{m} = \frac{y-y_0}{n} = \frac{z-z_0}{p}, \\ Ax+By+Cz+D=0. \end{cases} \tag{4-28}$$

对方程组（4-28）求解，有以下几种情况：

（1）若方程组（4-28）有无穷组解，则 l 在 Π 内.

（2）若方程组（4-28）无解，则 $l /\!/ \Pi$.

（3）若方程组（4-28）只有一组解，则 l 与 Π 相交，方程组的解即为 l 与 Π 的交点坐标.

指点迷津

我们还可以根据直线的方向向量 $\boldsymbol{s}$ 与平面的法向量 $\boldsymbol{n}$ 的关系来判定直线与平面的位置关系.

(1) 若 $\boldsymbol{s}\cdot\boldsymbol{n}=0$，即 $\boldsymbol{s}\perp\boldsymbol{n}$，则 l 在 Π 内或 $l/\!/\Pi$.

(2) 若 $\boldsymbol{s}\cdot\boldsymbol{n}\neq0$，即 $\boldsymbol{s}$ 与 $\boldsymbol{n}$ 不垂直，则 l 与 Π 相交.

例 12　判断下列直线 l 与平面 Π 的位置关系，若相交，求出交点坐标.

(1) Π：$2x+y-z=0$，l：$\dfrac{x-1}{1}=\dfrac{y+1}{1}=\dfrac{z}{3}$；

(2) Π：$x-y+2z=0$，l：$\begin{cases}x+y+z=1,\\2x+3z=1;\end{cases}$

(3) Π：$x+2y-5z-11=0$，l：$\dfrac{x-5}{2}=\dfrac{y+3}{-2}=\dfrac{z-1}{3}$.

解　(1) 联立平面 Π 与直线 l 的方程得方程组 $\begin{cases}2x+y-z=0,\\\dfrac{x-1}{1}=\dfrac{y+1}{1}=\dfrac{z}{3},\end{cases}$

设 $\dfrac{x-1}{1}=\dfrac{y+1}{1}=\dfrac{z}{3}=t$，则 $\begin{cases}x=t+1,\\y=t-1,\\z=3t,\end{cases}$ 代入 $2x+y-z=0$，得

$$2(t+1)+(t-1)-3t=0,$$

即 $1=0$（无解）. 因此，$l/\!/\Pi$.

(2) 联立平面 Π 与直线 l 的方程得方程组 $\begin{cases}x-y+2z=0,\\x+y+z=1,\\2x+3z=1,\end{cases}$ 该方程组第一、二个式子相加得 $2x+3z=1$，这与第三个式子相等，故 $2x+3z=1$ 为方程组的解，即该方程组有无穷组解. 因此，l 在 Π 内.

(3) 联立平面 Π 与直线 l 的方程得方程组 $\begin{cases}x+2y-5z-11=0,\\\dfrac{x-5}{2}=\dfrac{y+3}{-2}=\dfrac{z-1}{3}.\end{cases}$

设 $\dfrac{x-5}{2}=\dfrac{y+3}{-2}=\dfrac{z-1}{3}=t$，则 $\begin{cases}x=2t+5,\\y=-2t-3,\\z=3t+1,\end{cases}$ 代入 $x+2y-5z-11=0$，解得 $t=-1$，即 $\begin{cases}x=3,\\y=-1,\\z=-2,\end{cases}$ 这就是方程组的解. 因此，Π 与 l 相交，且交点坐标为 $(3,\ -1,\ -2)$.

2. 直线与平面的夹角

直线与其在平面内的投影之间的夹角 $\theta\left(0\leqslant\theta\leqslant\dfrac{\pi}{2}\right)$ 称为直线与平面的夹角.

设直线 l：$\dfrac{x-x_0}{m}=\dfrac{y-y_0}{n}=\dfrac{z-z_0}{p}$，平面 Π：$Ax+By+Cz+D=0$，则直线 l 的方向向量为

$\boldsymbol{s}=(m,n,p)$，平面 Π 的法向量为 $\boldsymbol{n}=(A,B,C)$．如图 4－16 所示，设直线 l 与平面 Π 法线之间不大于 $\frac{\pi}{2}$ 的夹角为 φ，则有 $\theta=\frac{\pi}{2}-\varphi$.

所以

$$\sin\theta=\cos\varphi=\frac{|\boldsymbol{s}\cdot\boldsymbol{n}|}{|\boldsymbol{s}||\boldsymbol{n}|}=\frac{|Am+Bn+Cp|}{\sqrt{m^2+n^2+p^2}\sqrt{A^2+B^2+C^2}}. \tag{4-29}$$

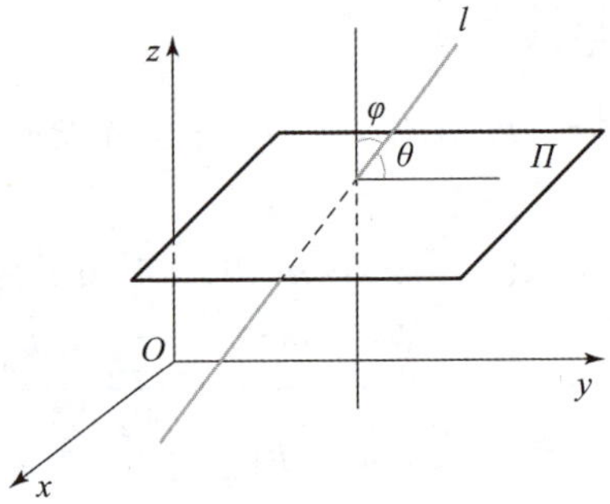

图 4－16

特别地，$l\perp\Pi\Leftrightarrow\boldsymbol{s}/\!/\boldsymbol{n}\Leftrightarrow\boldsymbol{s}\times\boldsymbol{n}=\boldsymbol{0}\Leftrightarrow\frac{m}{A}=\frac{n}{B}=\frac{p}{C}$.

案例回应

由于直线改变了位置，因此直线 l 的方程肯定也要跟着改变．首先在现有的平面坐标系 xOy 的基础上构建 z 轴，使 x 轴、y 轴、z 轴两两垂直且满足右手法则；直线 l 以与 y 轴交点 A 为定点旋转，那么建立空间直角坐标系后点 A 仍在直线上．直线 l 在 xOy 平面上时，点 A 坐标为（0，2），建立空间直角坐标系后点 A 的坐标就是（0，2，0）；由于旋转后直线 l 与向量 $\boldsymbol{a}=(1,2,3)$ 平行，因此由空间直线的点向式方程可得直线 l 的方程为 $x=\frac{y-2}{2}=\frac{z}{3}$.

同步训练 4－2

1. 求过点 $A(3,0,-2)$ 且与平面 $3x-y+4z+10=0$ 平行的平面方程.
2. 求过点 $A(3,1,-1)$，$B(1,-1,0)$ 且平行于向量 $\boldsymbol{a}=(-1,0,2)$ 的平面方程.
3. 设平面 $Ax-2y-z+1=0$ 与平面 $3x+By+2z-9=0$ 平行，试求 A 和 B 的值.
4. 计算下列距离：

（1）点（3，1，0）到平面 $4x-y+2\sqrt{2}z+4=0$；

（2）原点到平面 $15x-10y+6z-190=0$.

5. 求平面 $x-y+2\sqrt{2}z-5=0$ 与 yOz 平面的夹角.
6. 计算平行平面 $11x+2y-10z+25=0$ 与 $11x+2y-10z-20=0$ 之间的距离.
7. 求过点（2，－3，0）且以 $\boldsymbol{n}=(1,-2,3)$ 为法向量的平面的方程.
8. 求过三点 $M_1(2,-1,4)$，$M_2(-1,3,-2)$ 和 $M_3(0,2,3)$ 的平面的方程.
9. 求通过 x 轴和点（4，－3，－1）的平面的方程.
10. 直线上一点 M 和直线的方向向量 $\boldsymbol{s}$ 如下，求直线的方程.

（1）$M(3,1,7)$，$\boldsymbol{s}=(1,2,5)$；

（2）$M(0,-1,1)$，$\boldsymbol{s}=(2,-1,0)$.

11. 求过 $A(3,1,-1)$，$B(2,0,1)$ 两点的直线方程.
12. 求过点（2，0，－3），且与直线 $\begin{cases}x-y+1=0,\\2x+z-5=0\end{cases}$ 平行的直线方程.

13. 当 k 为何值时，平面 $kx+3y-5z-2=0$ 与直线 $\frac{x-1}{4}=\frac{y+1}{3}=\frac{z}{1}$ 平行？

14. 求过点（1，-2，4）且与平面 $2x-3y+z-4=0$ 垂直的直线方程．

15. 求直线 l_1：$\frac{x-1}{1}=\frac{y}{-4}=\frac{z+3}{1}$ 和 l_2：$\frac{x}{2}=\frac{y+2}{-2}=\frac{z}{-1}$ 的夹角．

同步训练 4－2 答案

第三节　空间曲面及其方程

导入案例

中国第一高塔——广州塔，因外形修长且上下粗、中间细，又被称为“小蛮腰”．建筑师是从哪里来的灵感设计出这么具有美感的建筑呢？你知道这种图形在数学中叫什么吗？你知道还有哪些建筑也采用了这种图形呢？

案例分析

广州塔非常大气美观，它采用的是什么曲面呢？这正是我们本节要讲的内容．

前面介绍的关于 x，y，z 的一次方程 $Ax+By+Cz+D=0$ 为平面方程，也称为一次曲面．本节将介绍常见的二次曲面，其方程是关于 x，y，z 的二次方程．

一、旋转曲面

以一条平面曲线绕其平面上的一条直线旋转一周所形成的曲面称为旋转曲面，旋转曲线和定直线分别称为旋转曲面的母线和轴．

设在 yOz 平面上有一已知曲线 C，它的方程为

$$f(y,z)=0,$$

将该曲线绕 z 轴旋转一周，就得到一个以 z 轴为轴的旋转曲面，如图 4－17 所示．

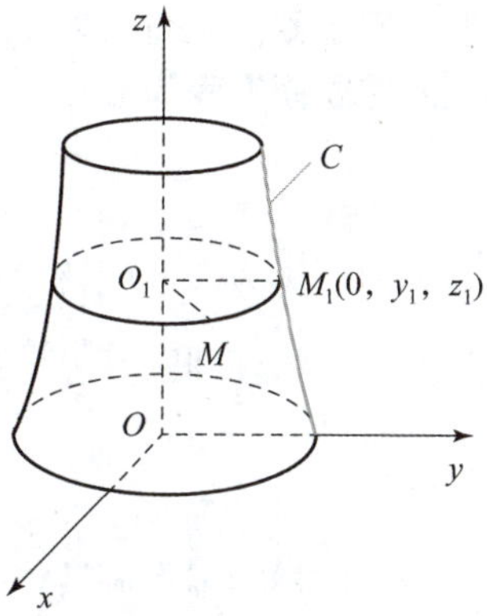

图 4－17

下面建立该曲面的方程．

设 $M_1(0,y_1,z_1)$ 为曲线 C 上的任一点，则有

$$f(y_1,z_1)=0. \tag{4-30}$$

当曲线 C 绕 z 轴旋转时，点 M_1 绕 z 轴转到另一点 $M(x,y,z)$，这时 $z=z_1$ 保持不变，且点 M 到 z 轴的距离为

$$d=\sqrt{x^2+y^2}=|y_1|.$$

将 $z=z_1$，$y_1=\pm\sqrt{x^2+y^2}$ 代入式（4－30），就有

$$f(\pm\sqrt{x^2+y^2},z)=0.$$

这就是所求旋转曲面的方程．

由此可知，在曲线 C 的方程 $f(y,z)=0$ 中将 y 改成 $\pm\sqrt{x^2+y^2}$，便得曲线 C 绕 z 轴旋

转所形成的旋转曲面的方程.

同理，曲线 C 绕 y 轴旋转所形成的旋转曲面的方程为

$$f(y, \pm\sqrt{x^2+z^2})=0.$$

指点迷津

上述替换变量规则的记忆方法：绕 a 轴旋转就保留 a 变量，将另一个变量 b（或 c）替换成 $\pm\sqrt{b^2+c^2}$ 即可.

例1 求由 yOz 平面上的直线 $z=ky$（$k>0$）绕 z 轴旋转所形成的旋转曲面的方程.

解 绕 z 轴旋转，将 y 换成 $\pm\sqrt{x^2+y^2}$，得所求方程为

$$z=\pm k\sqrt{x^2+y^2},$$

即

$$z^2=k^2(x^2+y^2).$$

这是一个顶点在原点，对称轴为 z 轴的圆锥面，如图 4－18 所示.

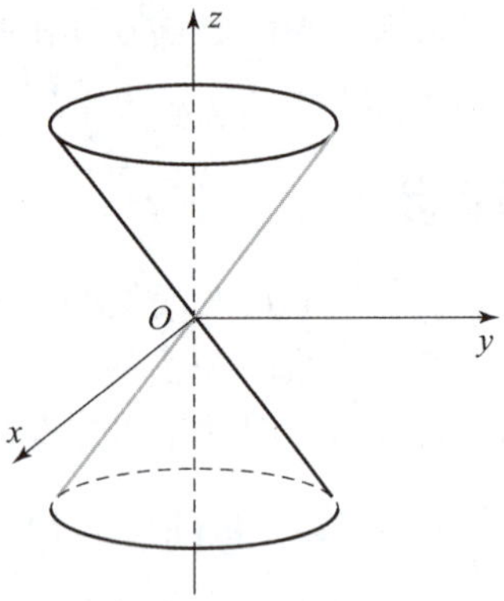

图 4－18

例2 将 xOy 平面上的椭圆 $\frac{x^2}{a^2}+\frac{y^2}{b^2}=1$（$a>b$）分别绕长轴（即 x 轴）和短轴（即 y 轴）旋转一周，求所得旋转曲面的方程.

解 因为旋转轴是 x 轴，在方程 $\frac{x^2}{a^2}+\frac{y^2}{b^2}=1$ 中保留坐标 x 不变，用 $\pm\sqrt{y^2+z^2}$ 代替 y，即得将椭圆绕其长轴旋转一周所得的旋转曲面方程为

$$\frac{x^2}{a^2}+\frac{y^2}{b^2}+\frac{z^2}{b^2}=1.$$

该曲面称为长形旋转椭球面，如图 4－19 所示.

同样，将椭圆 $\frac{x^2}{a^2}+\frac{y^2}{b^2}=1$ 绕其短轴旋转一周所得的旋转曲面方程为

$$\frac{x^2}{a^2}+\frac{y^2}{b^2}+\frac{z^2}{a^2}=1.$$

该曲面称为扁形旋转椭球面，如图 4－20 所示.

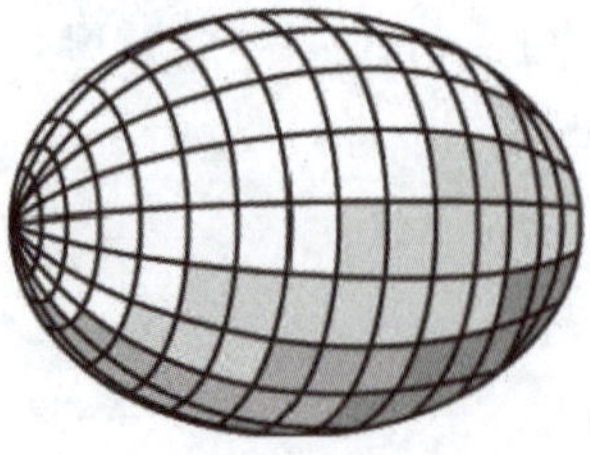
图 4－19

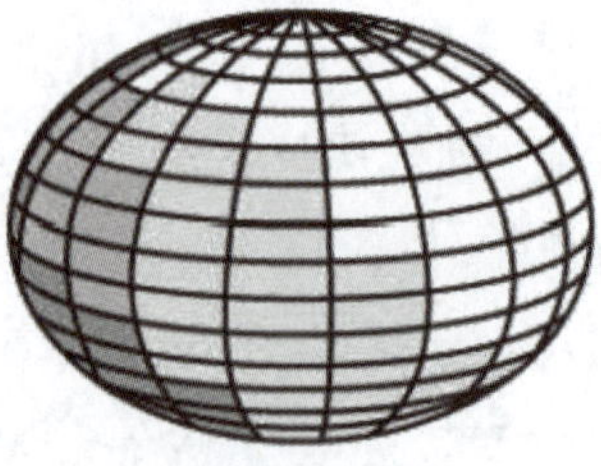
图 4－20

例3 将 xOy 平面上的双曲线 $\frac{x^2}{a^2}-\frac{y^2}{b^2}=1$ 分别绕虚轴（即 y 轴）和实轴（即 x 轴）旋转一周，求所得旋转曲面的方程.

解　将此双曲线绕虚轴（即 y 轴）旋转一周所得的旋转曲面方程为

$$\frac{x^2}{a^2}-\frac{y^2}{b^2}+\frac{z^2}{a^2}=1.$$

该曲面称为旋转单叶双曲面，如图 4－21 所示.

将此双曲线绕实轴（即 x 轴）旋转一周所得的旋转曲面方程为

$$\frac{x^2}{a^2}-\frac{y^2}{b^2}-\frac{z^2}{b^2}=1.$$

该曲面称为旋转双叶双曲面，如图 4－22 所示.

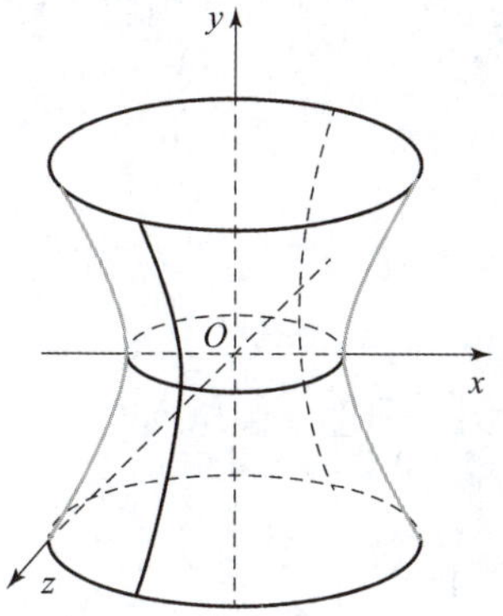

图 4－21

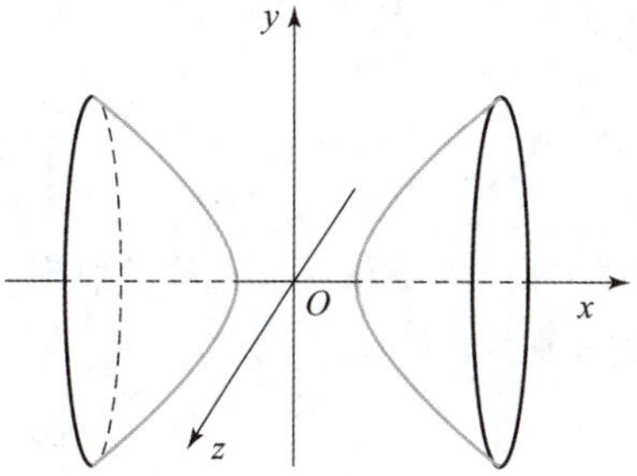

图 4－22

例 4　将 yOz 平面上的抛物线 $y^2=2pz$ 绕它的对称轴（即 z 轴）旋转一周，求所得旋转曲面的方程.

解　该旋转曲面方程为

$$x^2+y^2=2pz.$$

该曲面称为旋转抛物面，如图 4－23 所示.

（一）椭球面

在空间直角坐标系下，方程 $\frac{x^2}{a^2}+\frac{y^2}{b^2}+\frac{z^2}{c^2}=1$（$a>0$，$b>0$，$c>0$）表示的曲面称为椭球面，如图 4－24 所示. 其中，a，b，c 称为椭球面的半轴.

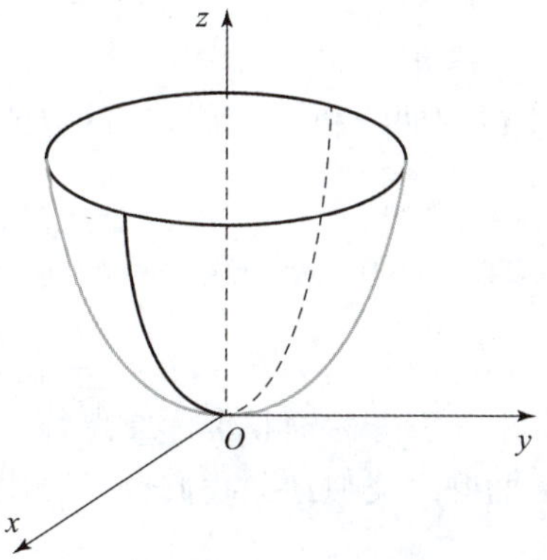

图 4－23

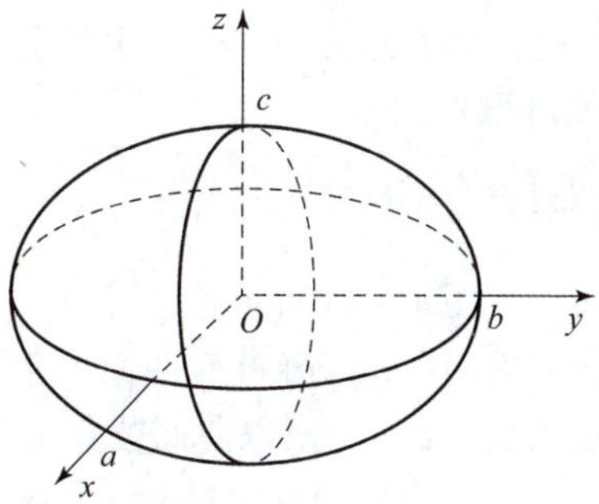

图 4－24

由椭球面方程可知，它的图形具有如下性质：

（1）对称性：三个坐标平面都是它的对称平面，三条坐标轴都是它的对称轴，坐标原点是它的对称中心.

（2）有界性：从椭球面方程可以看出：

$$\frac{x^2}{a^2}\leqslant 1,\ \frac{y^2}{b^2}\leqslant 1,\ \frac{z^2}{c^2}\leqslant 1,$$

即

$$|x|\leqslant|a|,\ |y|\leqslant|b|,\ |z|\leqslant|c|.$$

可见，椭球面完全被封闭在 $x=\pm a$，$y=\pm b$，$z=\pm c$ 这 6 个平面所围成的长方体内部.

下面讨论用平行截割法截椭球面的截痕形状.

用 xOy 平面即 $z=0$ 去截椭球面，截痕方程为

$$\begin{cases}\dfrac{x^2}{a^2}+\dfrac{y^2}{b^2}=1,\\ z=0.\end{cases}$$

这就是椭球面与 xOy 平面的交线，其形状为一个椭圆. 同理，椭球面与 zOx 平面、yOz 平面的交线分别为

$$\begin{cases}\dfrac{x^2}{a^2}+\dfrac{z^2}{c^2}=1,\\ y=0,\end{cases}\quad\begin{cases}\dfrac{y^2}{b^2}+\dfrac{z^2}{c^2}=1,\\ x=0.\end{cases}$$

它们的图形分别是在 zOx 平面、yOz 平面上的椭圆.

（二）双曲面

1. 单叶双曲面

在空间直角坐标系下，方程 $\dfrac{x^2}{a^2}+\dfrac{y^2}{b^2}-\dfrac{z^2}{c^2}=1$（$a>0$，$b>0$，$c>0$）表示的曲面称为单叶双曲面，如图 4－25 所示.

显然，单叶双曲面和椭球面一样，它关于三个坐标平面、三条坐标轴和坐标原点都对称.

单叶双曲面与三个坐标平面的交线分别是

$$\begin{cases}\dfrac{x^2}{a^2}+\dfrac{y^2}{b^2}=1,\\ z=0,\end{cases}\quad\begin{cases}\dfrac{x^2}{a^2}-\dfrac{z^2}{c^2}=1,\\ y=0,\end{cases}\quad\begin{cases}\dfrac{y^2}{b^2}-\dfrac{z^2}{c^2}=1,\\ x=0.\end{cases}$$

它们的图形分别是 xOy 平面上的椭圆，xOz 平面上的双曲线和 yOz 平面上的双曲线.

2. 双叶双曲面

在空间直角坐标系下，方程 $\dfrac{x^2}{a^2}+\dfrac{y^2}{b^2}-\dfrac{z^2}{c^2}=-1$（$a>0$，$b>0$，$c>0$）表示的曲面称为双叶双曲面，如图 4－26 所示.

从上述方程可知，双叶双曲面关于三个坐标平面、三条坐标轴和坐标原点都对称，曲面上的点满足 $z^2\geqslant c^2$，所以曲面被分成 $z\geqslant c$ 和 $z\leqslant -c$ 两叶. 类似地，我们也可以用平行截割法讨论它的截痕形状，这里不再赘述.

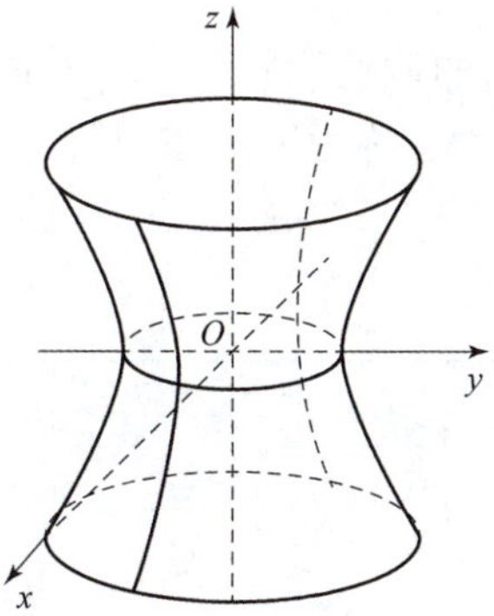

图 4－25

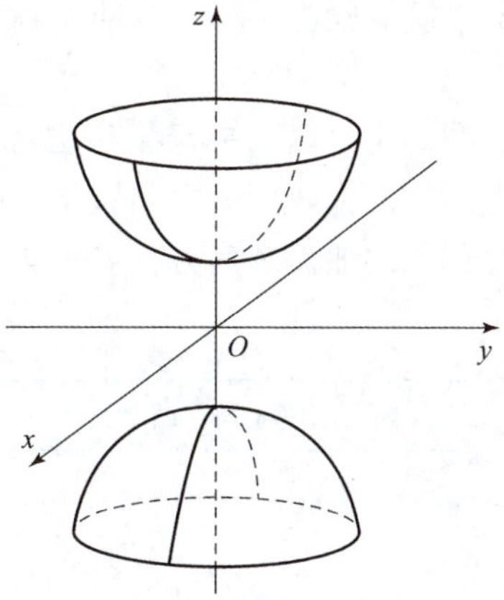

图 4－26

指点迷津

结合图 4－22 和图 4－26 可看出，当双叶双曲面方程等式的右边为 1 时，等式左边正数项对应的变量所代表的数轴的方向，就是双曲线图形的两叶互相远离的方向.

（三）抛物面

1. 椭圆抛物面

在空间直角坐标系下，方程$\frac{x^2}{a^2}+\frac{y^2}{b^2}=z$（$a>0$，$b>0$）表示的曲面称为椭圆抛物面，如图 4－27 所示.

从上面方程可知，椭圆抛物面关于 xOz 和 yOz 平面以及 z 轴对称，但它没有对称中心，因为 $z=\frac{x^2}{a^2}+\frac{y^2}{b^2}\geqslant 0$，所有曲面全部落在 xOy 平面的 $z\geqslant 0$ 那一侧.

2. 双曲抛物面

在空间直角坐标系下，方程$\frac{x^2}{a^2}-\frac{y^2}{b^2}=z$（$a>0$，$b>0$）表示的曲面称为双曲抛物面，如图 4－28 所示.

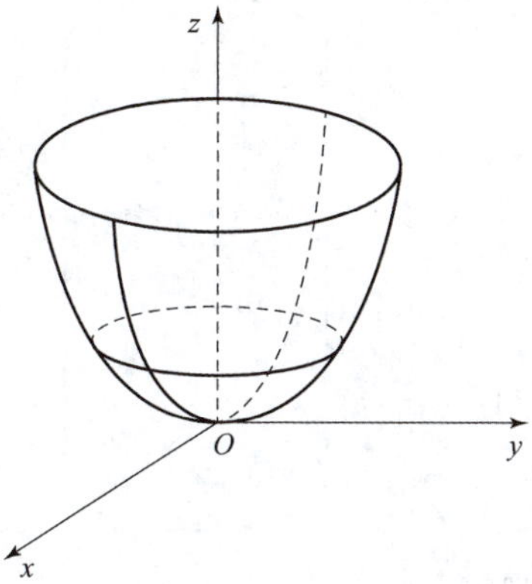

图 4－27

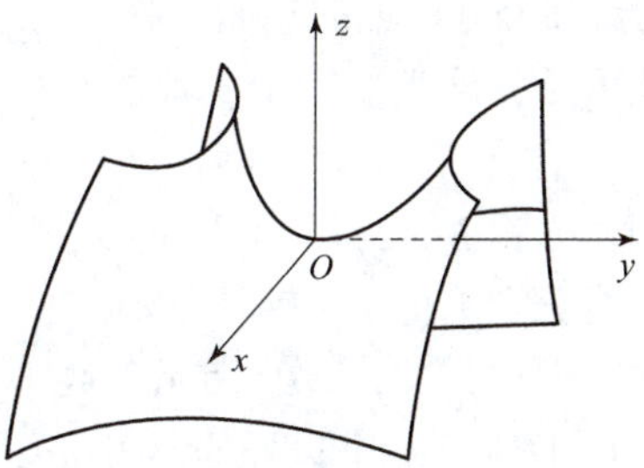

图 4－28

显然，和椭圆抛物面一样，双曲抛物面也关于 xOz 和 yOz 平面以及 z 轴对称，但它没有对称中心.

类似地，我们也可以用平行截割法讨论双曲抛物面的截痕形状，此处不再赘述. 从图形来看，双曲抛物面大致像一只马鞍子，所以双曲抛物面也称为“马鞍面”.

几种常见的二次曲面及其方程如表 4－1 所示.

表 4－1

二次曲面的名称	二次曲面的方程
椭球面	$\frac{x^2}{a^2}+\frac{y^2}{b^2}+\frac{z^2}{c^2}=1$
单叶双曲面	$\frac{x^2}{a^2}+\frac{y^2}{b^2}-\frac{z^2}{c^2}=1$
双叶双曲面	$\frac{x^2}{a^2}+\frac{y^2}{b^2}-\frac{z^2}{c^2}=-1$
椭圆抛物面	$\frac{x^2}{a^2}+\frac{y^2}{b^2}=z$
双曲抛物面	$\frac{x^2}{a^2}-\frac{y^2}{b^2}=z$

二、柱面

直线 l 沿定曲线 C（不与直线 l 在同一平面内）平行移动形成的轨迹称为柱面，定曲线 C 称为准线，动直线 l 称为母线.

我们只讨论母线平行于坐标轴的柱面方程.

设准线 C 是 xOy 平面上的一条曲线，其方程为

$$F(x,y)=0.$$

以平行于 z 轴的直线 l 沿曲线 C 平行移动，就得到一个柱面，如图 4－29 所示.

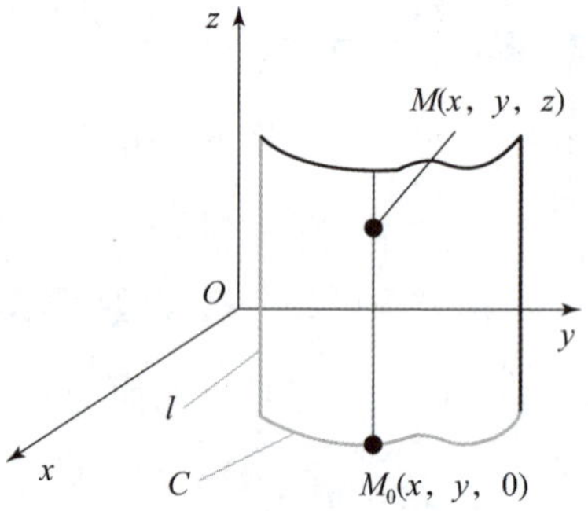

图 4－29

在柱面上任取一点 $M(x,y,z)$，过点 M 作一条平行于 z 轴的直线，则该直线与 xOy 平面的交点为 $M_0(x,y,0)$. 由于 M_0 在准线 C 上，故有

$$F(x,y)=0.$$

这就是母线平行于 z 轴的柱面方程.

由此可见，母线平行于 z 轴的柱面方程的特征是只含 x，y，不含 z.

同理，方程 $F(y,z)=0$ 及 $F(x,z)=0$ 都表示柱面，它们的母线分别平行于 x 轴及 y 轴.

例如，方程 $x^2+y^2=R^2$ 表示母线平行于 z 轴的柱面，准线是 xOy 平面上一个以原点为中心、半径为 R 的圆，如图 4－30 所示. 这种柱面称为圆柱面.

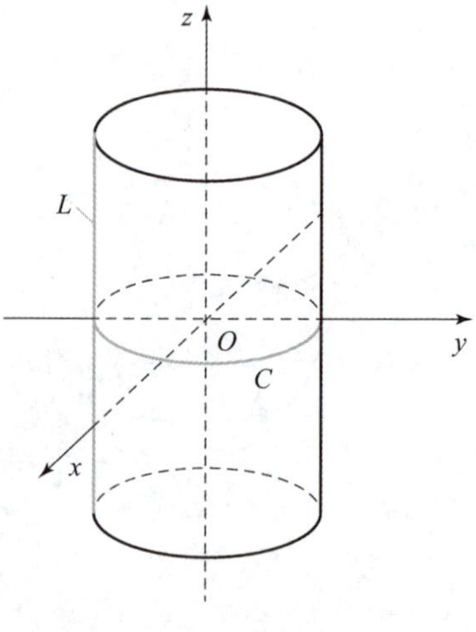

图 4－30

又如，方程$\frac{x^2}{a^2}+\frac{y^2}{b^2}=1$的图形是母线平行于$z$轴的椭圆柱面.

案例回应

广州塔采用的是单叶双曲面的形状，单叶双曲面独特的外形不仅赋予建筑流线型、动感和现代感，创造出别具一格的建筑外观，而且具备良好的稳定性. 此外，采用单叶双曲面的造型，在修建时还可以只由直的钢梁来建造，这样既可以使用最少的材料来维持结构的完整性，又可以使结构材料生产变得简单. 除了广州塔还有很多建筑都采用单叶双曲面的形状建造，例如国家体育馆的鸟巢、核电站的冷却塔等.

同步训练 4－3

1. 求由yOz平面上的直线$z=2y$绕z轴旋转而成的旋转曲面的方程.
2. 求由zOx平面上的抛物线$z^2=3x$绕x轴旋转而成的旋转曲面的方程.
3. 求由xOy平面上的双曲线$\frac{x^2}{9}-\frac{y^2}{4}=1$绕$x$轴旋转而成的旋转曲面的方程.

同步训练 4－3 答案

本章小结

1. 本章介绍了空间直角坐标系、空间向量、向量的模、单位向量、方向角、方向余弦的基本概念.

2. 空间两点间的距离：若$M_1(x_1,y_1,z_1)$、$M_2(x_2,y_2,z_2)$为空间任意两点，则M_1M_2的距离$d=|M_1M_2|=\sqrt{(x_2-x_1)^2+(y_2-y_1)^2+(z_2-z_1)^2}$.

3. 向量的线性运算：加法运算、减法运算、数乘运算.

4. 向量$\boldsymbol{\gamma}=x\boldsymbol{i}+y\boldsymbol{j}+z\boldsymbol{k}$的坐标表示为$\boldsymbol{\gamma}=(x,y,z)$.

5. 已知向量$\boldsymbol{a}=(x_1,y_1,z_1)$，$\boldsymbol{b}=(x_2,y_2,z_2)$，则$\boldsymbol{a}\pm\boldsymbol{b}=(x_1\pm x_2,y_1\pm y_2,z_1\pm z_2)$，$\lambda\boldsymbol{a}=(\lambda x_1,\lambda y_1,\lambda z_1)$.

6. 向量$\boldsymbol{r}=(x,y,z)$的模的坐标表达式为$|\boldsymbol{r}|=\sqrt{x^2+y^2+z^2}$.

7. $\boldsymbol{a}\cdot\boldsymbol{b}=|\boldsymbol{a}||\boldsymbol{b}|\cos\theta$表示向量$\boldsymbol{a}$、$\boldsymbol{b}$的数量积（结果是一个数）；向量的数量积等于它们对应坐标分量的乘积之和，即$\boldsymbol{a}\cdot\boldsymbol{b}=x_1x_2+y_1y_2+z_1z_2$.

数量积的运算性质有$\boldsymbol{a}\cdot\boldsymbol{b}=\boldsymbol{b}\cdot\boldsymbol{a}$、$(\boldsymbol{a}+\boldsymbol{b})\cdot\boldsymbol{c}=\boldsymbol{a}\cdot\boldsymbol{c}+\boldsymbol{b}\cdot\boldsymbol{c}$、$(\lambda\boldsymbol{a})\cdot\boldsymbol{c}=\lambda(\boldsymbol{a}\cdot\boldsymbol{c})$（$\lambda$为实数）.

8. $\boldsymbol{a}\times\boldsymbol{b}$表示两向量$\boldsymbol{a}$与$\boldsymbol{b}$的向量积（结果是一个向量），其方向与$\boldsymbol{a}$、$\boldsymbol{b}$均垂直且符合右手定则，其模$|\boldsymbol{a}\times\boldsymbol{b}|$的几何意义是以$\boldsymbol{a}$、$\boldsymbol{b}$为邻边的平行四边形的面积.

向量积的运算性质：

$$\boldsymbol{a}\times\boldsymbol{b}=-\boldsymbol{b}\times\boldsymbol{a},\ \boldsymbol{a}\times(\boldsymbol{b}+\boldsymbol{c})=\boldsymbol{a}\times\boldsymbol{b}+\boldsymbol{a}\times\boldsymbol{c},\ (\boldsymbol{a}+\boldsymbol{b})\times\boldsymbol{c}=\boldsymbol{a}\times\boldsymbol{c}+\boldsymbol{b}\times\boldsymbol{c},$$
$$(\lambda\boldsymbol{a})\times\boldsymbol{b}=\lambda(\boldsymbol{a}\times\boldsymbol{b})=\boldsymbol{a}\times(\lambda\boldsymbol{b})\ (\lambda\text{ 为实数}).$$

9. 平面的方程：点法式 $A(x-x_0)+B(y-y_0)+C(z-z_0)=0$；截距式 $\frac{x}{a}+\frac{y}{b}+\frac{z}{c}=1$；一般式 $Ax+By+Cz+D=0$（A，B，C 不全为零）.

10. 设有两个平面 Π_1、Π_2，它们的方程分别为 Π_1：$A_1x+B_1y+C_1z+D_1=0$（A_1，B_1，C_1 不同时为零），Π_2：$A_2x+B_2y+C_2z+D_2=0$（A_2，B_2，C_2 不同时为零）.

（1）两平面平行 $\Leftrightarrow \boldsymbol{n}_1 /\!/ \boldsymbol{n}_2 \Leftrightarrow \frac{A_1}{A_2}=\frac{B_1}{B_2}=\frac{C_1}{C_2}\neq\frac{D_1}{D_2}$.

（2）两平面重合 $\Leftrightarrow \frac{A_1}{A_2}=\frac{B_1}{B_2}=\frac{C_1}{C_2}=\frac{D_1}{D_2}$.

（3）两平面相交 $\Leftrightarrow A_1$，B_1，C_1 与 A_2，B_2，C_2 不成比例.

（4）两平面垂直 $\Leftrightarrow A_1A_2+B_1B_2+C_1C_2=0$.

11. 当两平面相交时，它们的不大于 $\frac{\pi}{2}$ 的夹角 θ 称为两平面的夹角.

若两平面的法向量分别为 $\boldsymbol{n}_1$，$\boldsymbol{n}_2$，有

$$\cos\theta=|\cos<\boldsymbol{n}_1,\ \boldsymbol{n}_2>|=\frac{|\boldsymbol{n}_1\cdot\boldsymbol{n}_2|}{|\boldsymbol{n}_1||\boldsymbol{n}_2|}=\frac{|A_1A_2+B_1B_2+C_1C_2|}{\sqrt{A_1^2+B_1^2+C_1^2}\sqrt{A_2^2+B_2^2+C_2^2}}.$$

12. 在空间直角坐标系中，设点 $M_0(x_0,y_0,z_0)$，平面 Π：$Ax+By+Cz+D=0$（A，B，C 不全为零），点到平面的距离为 $d=\frac{|Ax_0+By_0+Cz_0+D|}{\sqrt{A^2+B^2+C^2}}$.

13. 直线的点向式方程：$\frac{x-x_0}{m}=\frac{y-y_0}{n}=\frac{z-z_0}{p}$，直线的参数方程：（$t$ 为参数）

$\begin{cases}x=x_0+mt,\\y=y_0+nt,\\z=z_0+pt,\end{cases}$ 直线的一般式方程：$\begin{cases}A_1x+B_1y+C_1z+D_1=0,\\A_2x+B_2y+C_2z+D_2=0.\end{cases}$

14. 两直线的方向向量的夹角（通常指锐角）叫作两直线的夹角，两直线的夹角可以用两直线的方向向量夹角公式来计算.

15. 两直线 L_1 和 L_2 垂直 $\Leftrightarrow m_1m_2+n_1n_2+p_1p_2=0$；

两直线 L_1 和 L_2 平行 $\Leftrightarrow \frac{m_1}{m_2}=\frac{n_1}{n_2}=\frac{p_1}{p_2}$.

16. 通过直线与平面方程组的解的个数确定直线与平面的位置关系：无穷组解则直线在平面内、无解则直线与平面平行、只有一个解则直线与平面相交.

17. 以 z 轴为旋转轴的旋转曲面的方程为 $f(\pm\sqrt{x^2+y^2},z)=0$；曲线绕哪个轴旋转，该变量不变，另一个变量换成其余两个变量的平方和的平方根的形式即可.

18. 几种常见的二次曲面及其方程：椭球面、单叶双曲面、双叶双曲面、椭圆抛物面、双曲抛物面.

19. 直线 l 沿定曲线 C（不与直线 l 在同一平面内）平行移动形成的轨迹称为柱面，定曲线 C 称为准线，动直线 l 称为母线. x，y，z 三个变量中若缺其中之一，例如 y，则表示母线平行于 y 轴的柱面.

20. 常用的柱面：圆柱面：$x^2+y^2=R^2$（母线平行于 z 轴），抛物柱面：$y^2=2x$（母线平行于 z 轴）.

目标检测

1. 填空题.

(1) 已知 $\boldsymbol{a}=2\boldsymbol{i}+3\boldsymbol{j}-4\boldsymbol{k}$，$\boldsymbol{b}=5\boldsymbol{i}-3\boldsymbol{j}+\boldsymbol{k}$，则向量 $\boldsymbol{c}=2\boldsymbol{a}-3\boldsymbol{b}$ 在 z 轴方向上的分向量为__________.

(2) 过点 $M_1(3,-2,1)$ 和 $M_2(-1,0,2)$ 的直线方程为__________.

(3) 设 $|\boldsymbol{a}|=2$，$|\boldsymbol{b}|=\sqrt{2}$，且 $\boldsymbol{a}\cdot\boldsymbol{b}=2$，则 $|\boldsymbol{a}\times\boldsymbol{b}|=$__________.

(4) 设空间两直线 $\dfrac{x-1}{1}=\dfrac{y+1}{2}=\dfrac{z-1}{\lambda}$ 与 $x+1=y-1=z$ 相交于一点，则 $\lambda=$________.

(5) 已知向量 $\boldsymbol{a}$ 与 $\boldsymbol{c}=(4,7,-4)$ 平行且方向相反，若 $|\boldsymbol{a}|=27$，则 $\boldsymbol{a}=$________.

(6) 方程 $z=x^2+y^2$ 在空间直角坐标系中表示的曲面是__________.

(7) 平面 $x-y+2z-1=0$ 与平面 $2x+y+z-3=0$ 的夹角为__________.

(8) xOy 平面上的双曲线 $4x^2-9y^2=36$ 绕 y 轴旋转一周所得旋转曲面的方程为__________.

2. 选择题.

(1) 设 $\boldsymbol{a}$，$\boldsymbol{b}$，$\boldsymbol{c}$ 为三个任意向量，则 $(\boldsymbol{a}+\boldsymbol{b})\times\boldsymbol{c}=$ (　　).

A. $\boldsymbol{a}\times\boldsymbol{c}+\boldsymbol{c}\times\boldsymbol{b}$　　B. $\boldsymbol{c}\times\boldsymbol{a}+\boldsymbol{c}\times\boldsymbol{b}$

C. $\boldsymbol{a}\times\boldsymbol{c}+\boldsymbol{b}\times\boldsymbol{c}$　　D. $\boldsymbol{c}\times\boldsymbol{a}+\boldsymbol{b}\times\boldsymbol{c}$

(2) 设向量 $\boldsymbol{a}$ 与 $\boldsymbol{b}$ 平行且方向相反，又 $|\boldsymbol{a}|>|\boldsymbol{b}|>0$，则有 (　　).

A. $|\boldsymbol{a}+\boldsymbol{b}|=|\boldsymbol{a}|-|\boldsymbol{b}|$　　B. $|\boldsymbol{a}+\boldsymbol{b}|>|\boldsymbol{a}|-|\boldsymbol{b}|$

C. $|\boldsymbol{a}+\boldsymbol{b}|<|\boldsymbol{a}|-|\boldsymbol{b}|$　　D. $|\boldsymbol{a}+\boldsymbol{b}|=|\boldsymbol{a}|+|\boldsymbol{b}|$

(3) 直线 $\dfrac{x+3}{-2}=\dfrac{y+4}{-7}=\dfrac{z}{3}$ 与平面 $4x-2y-2z=3$ 的关系为 (　　).

A. 平行但直线不在平面上　　B. 直线在平面上

C. 垂直相交　　D. 相交但不垂直

(4) 已知 $|\boldsymbol{a}|=1$，$|\boldsymbol{b}|=\sqrt{2}$ 且 $<\boldsymbol{a},\boldsymbol{b}>=\dfrac{\pi}{4}$，则 $|\boldsymbol{a}+\boldsymbol{b}|=$ (　　).

A. 1　　B. $1+\sqrt{2}$　　C. 2　　D. $\sqrt{5}$

(5) 下列等式中正确的是 (　　).

A. $\boldsymbol{i}+\boldsymbol{j}=\boldsymbol{k}$　　B. $\boldsymbol{i}\cdot\boldsymbol{j}=\boldsymbol{k}$　　C. $\boldsymbol{i}\cdot\boldsymbol{i}=\boldsymbol{j}\cdot\boldsymbol{j}$　　D. $\boldsymbol{i}\times\boldsymbol{i}=\boldsymbol{i}\cdot\boldsymbol{i}$

第四章目标检测答案

(6) 曲面 $x^2-y^2=z$ 在 xOz 平面上的截线方程为 (　　).

A. $x^2=z$　　B. $\begin{cases}y^2=-z,\\x=0\end{cases}$　　C. $\begin{cases}x^2-y^2=0,\\z=0\end{cases}$　　D. $\begin{cases}x^2=z,\\y=0\end{cases}$

3. 已知 $|\boldsymbol{a}|=2$，$|\boldsymbol{b}|=5$，$<\boldsymbol{a},\boldsymbol{b}>=\dfrac{2\pi}{3}$. 问：$\lambda$ 为何值时，向量 $\boldsymbol{\mu}=\lambda\boldsymbol{a}+17\boldsymbol{b}$ 与 $\boldsymbol{\nu}=3\boldsymbol{a}-\boldsymbol{b}$ 互相垂直.

4. 求两平行平面 $3x+6y-2z+14=0$ 与 $3x+6y-2z-7=0$ 之间的距离.

5. 求过点（-3，2，5）且与两平面 $x-4z-3=0$ 和 $2x-y-5z-1=0$ 的交线平行的直线的方程.

6. 一平面过点 $A(1,0,-1)$ 且平行向量 $\boldsymbol{a}=(2,1,1)$ 和 $\boldsymbol{b}=(1,-1,0)$，试求这个平面方程.

数学实验四　用 MATLAB 进行向量运算

在 MATLAB 中，可直接对向量进行运算，其命令调用格式如下：

A + B：求向量 $\boldsymbol{A}$ 与 $\boldsymbol{B}$ 的和.

A - B：求向量 $\boldsymbol{A}$ 与 $\boldsymbol{B}$ 的差.

k * A 或 A * k：求实数 k 与向量 $\boldsymbol{A}$ 的积.

dot(A,B)：求向量 $\boldsymbol{A}$ 与 $\boldsymbol{B}$ 的数量积.

cross(A,B)：求向量 $\boldsymbol{A}$ 与 $\boldsymbol{B}$ 的向量积.

norm(A)：求向量 $\boldsymbol{A}$ 的模.

acos(dot(A,B)/(norm(A) * norm(B)))：求向量 $\boldsymbol{A}$ 与 $\boldsymbol{B}$ 的夹角 α（弧度制）.

例　已知向量 $\boldsymbol{a}=(-2,4,0)$，$\boldsymbol{b}=(-6,-3,8)$，求向量 $\boldsymbol{a}$ 与 $\boldsymbol{b}$ 的夹角.

解　在命令窗口中输入：

```
>>a=[-2,4,0];b=[-6,-3,8];
>>acos(dot(a,b)/(norm(a)*norm(b)))
```

按回车键，输出结果为

```
ans =
    pi/2
```

因此，所求夹角为 $\frac{\pi}{2}$.

中国数学史

宋元时期系统地建立了几何代数化体系

公元前，在《周髀算经》中，就记载了："数之法出于圆方，圆出于方，方出于矩，矩出于九九八十一". 在我国古代，丈量田亩，储囤粮食，建筑城墙，开掘沟渠，无不碰到大量的关于面积、体积的几何问题，这就提出了"数形结合"的问题，使数学家必须用代数方法去解决面积、体积的几何问题，这就是几何代数化的最早雏形.

几何代数化，到了宋元时期，得到了高度的发展. "天元术"是中国古代创造的并用于解高次方程的方法，宋元时期将"天元术"原理用于解联立方程组，于是产生了"二元术""三元术""四元术"，使世界代数学发展到高峰. 几何代数化，在沈括、李冶、杨辉、朱世杰等大数学家的推动下，使这一方法更加系统化. 如沈括在"隙积术"研究过程中，创造了高阶等差级数求和方法，反过来，他又利用高阶等差级数求和方法，解决了许多几何问题. 杨辉用“天元术”方法，解决了大量的直角三角形的相关问题，将几何的特征用代数式来表达，几何关系表达成代数式间的代数关系，用代数方法成功地解决了许多几何问题. 朱世杰推出了一系列高阶等差级数求和公式，并开创性地研究出高阶等差级数求和的一般方法——招差数. 这样使研究“垛积”几何问题，就有了一般的代数方法，使几何代数化更加系统化. 正如中国国家自然科学奖一等奖获得者吴文俊教授所说：“宋元时期创立了所谓‘天元术’一类新的理论和方法，不仅可以用来解决许多新问题，对老的问题（所谓古问）也是有力的工具，与老的方法（所谓古法）相比可以事半功倍. 这些新理论新方法的实质在于几何代数化.”

第五章

多元函数微积分

导读

在我们的生活中，很多时候一个事物的变化是许多其他事物共同作用的结果，反映在数学上，就是一个变量依赖于多个变量，由此引出了多元函数以及多元函数的微积分问题，多元函数微积分尤其在医学图像处理上有很重要的应用. 本章将在一元函数微积分学的基础上，讨论二元函数微积分，至于三元或者一般的 n 元函数的微积分，完全可以仿照二元函数的情形来研究，它们之间没有本质的区别.

学习目标

（1）了解多元函数的概念、几何意义及多元函数的极限与连续的概念.

（2）理解多元函数偏导数和全微分的概念、二元函数的极值和最值的概念、二重积分的概念和性质.

（3）掌握二元函数的一阶、二阶偏导数的求法，多元复合函数及隐函数的求导，二重积分在直角坐标系中的计算方法.

（4）会求二元函数的全微分，会计算二元函数的极值和最值.

（5）能将多元函数微积分应用于医学.

素质目标

（1）体会现象与本质的辩证关系.

（2）体会事物的联系具有普遍性.

第一节　多元函数的基本概念

导入案例

糖尿病患者的空腹血糖变化主要受哪些因素的影响？

案例分析

糖尿病患者的空腹血糖影响因素有很多，主要是空腹胰岛素、糖化血红蛋白、血清总胆固醇、甘油三酯，这就是一个多元函数问题.

一、多元函数的概念

多元函数的概念

1. 二元函数的定义

例 1　一定量理想气体的体积 V、压强 P 与绝对温度 T 之间的关系：

$$P=\frac{RT}{V}\ (R\text{ 是常数}).$$

这里有三个变量 P、V、T，当 V、T 在集合 $\{(V,T)\mid V>0,T>T_0\}$ 内取定一对值 $(V,\ T)$ 时，就有唯一确定的压强值 P 与之对应.

例 2　设某直角三角形的底边长为 x，高为 y，则该直角三角形的面积 S 为

$$S=\frac{1}{2}xy.$$

这里有三个变量 S、x、y，当 x、y 在集合 $\{(x,y)\mid x>0,y>0\}$ 内取定一对值 (x,y) 时，就有唯一确定的面积 S 与之对应.

以上两个例子的具体意义虽然不同，但它们却有共同的性质，抽出这些共性就可得出以下二元函数的定义.

定义 1　设有三个变量 x，y，z，当变量 x，y 在某一范围 D 内任取一对值 (x,y) 时，按照一定的对应法则 f，变量 z 总有唯一确定的值与之对应，则称变量 z 是变量 x，y 的**二元函数**，记作 $z=f(x,y)$，式中，x，y 称为**自变量**；z 称为**因变量**；自变量 x，y 的取值范围 D 称为该函数的**定义域**.

当自变量 x，y 分别取 x_0，y_0 时，对应的因变量 z 的值称为函数 $z=f(x,y)$ 在点 $(x_0,\ y_0)$ 处的**函数值**，记作

$$f(x_0,y_0)\text{或}z\Big|_{(x_0,y_0)},\ z\Big|_{\substack{x=x_0\\y=y_0}}.$$

当自变量取遍定义域 D 内的一切点时，对应函数值的全体所构成的集合称为函数 $z=f(x,y)$ 的**值域**，记作 $f(D)$，即

$$f(D)=\{z\mid z=f(x,y),(x,y)\in D\}.$$

类似地，我们可以定义三元函数、四元函数及四元以上的函数. 二元及二元以上的函数统称为**多元函数**.

二元函数的定义域 D 是 xOy 面上的平面区域. 围成平面区域的直线或曲线称为区域的**边界**，边界上的点称为**边界点**，包括边界在内的区域称为**闭区域**，不包括边界在内的区域称为**开区域**. 如果一个区域 D 内任意两点之间的距离都不超过某一常数 M，则称 D 为**有界区域**，否则称为**无界区域**.

例如，$\{(x,y)\mid x+y>0\}$ 是无界开区域（见图 5－1），$\{(x,y)\mid 0\leqslant x^2+y^2\leqslant 1\}$ 是有界闭区域（见图 5－2）.

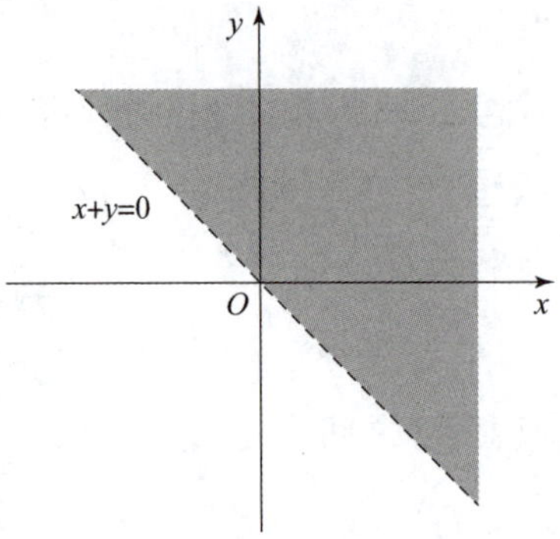

图5－1

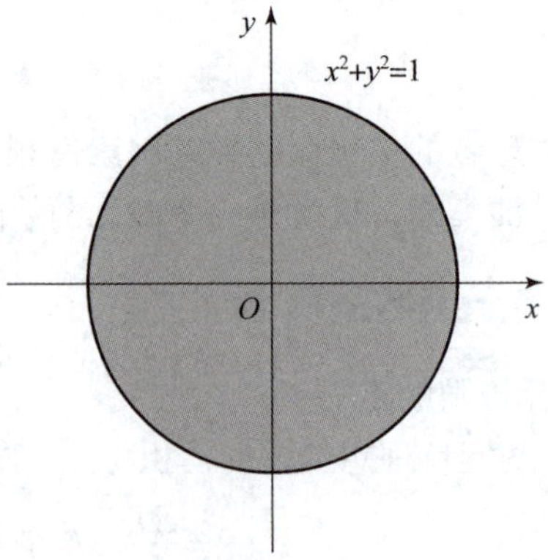

图5－2

指点迷津

在求二元函数的定义域时，应分两种情况考虑：

（1）如果自变量和因变量具有实际意义，则应根据自变量的实际意义确定函数的定义域.

（2）如果函数用一般的解析式表示，自变量没有明确的实际意义，则应取使解析式有意义的自变量的取值范围作为函数的定义域.

例3 求函数 $z=\sqrt{1-x^2-y^2}$ 的定义域.

解 由题意可知，该函数的定义域应满足

$$1-x^2-y^2\geqslant 0.$$

所以，所求定义域为

$$D=\{(x,y)\,|\,x^2+y^2\leqslant 1\}.$$

该函数定义域的图形是以原点为圆心、半径为1的圆内及圆周上点的全体，如图5－3所示.

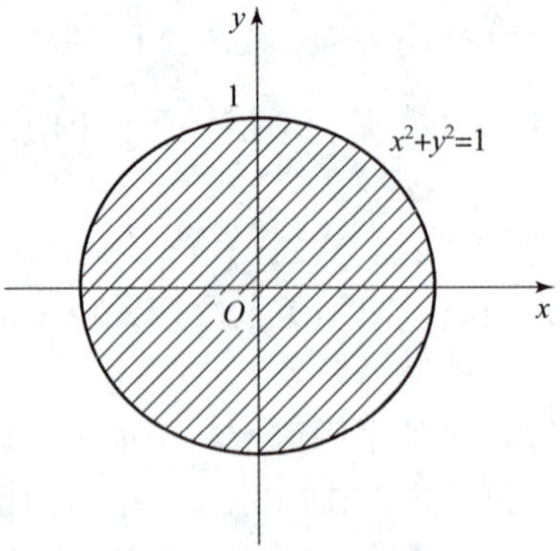

图5－3

做一做

求下列二元函数的定义域：

（1）$z=\ln(y-x^2+1)$；（2）$z=\arcsin(x^2+y^2-1)$；（3）$z=\sqrt{x-\sqrt{y}}$.

2. 多元函数的图形

设二元函数 $z=f(x,y)$ 的定义域为 D，对于 D 中任一点 $P(x,y)$，对应的函数值为 $z=f(x,y)$．这样，以 x 为横坐标、y 为纵坐标和 $z=f(x,y)$ 为竖坐标在空间就确定一点 $M(x,y,z)$．当 (x,y) 取遍 D 上的一切点时，得到一个空间点集

$$\{(x,y,z)\mid z=f(x,y),(x,y)\in D\}.$$

这个点集称为**二元函数 $z=f(x,y)$ 的图形**，该图形通常是一张曲面，定义域 D 就是此曲面在平面 xOy 上的投影，如图 5－4 所示.

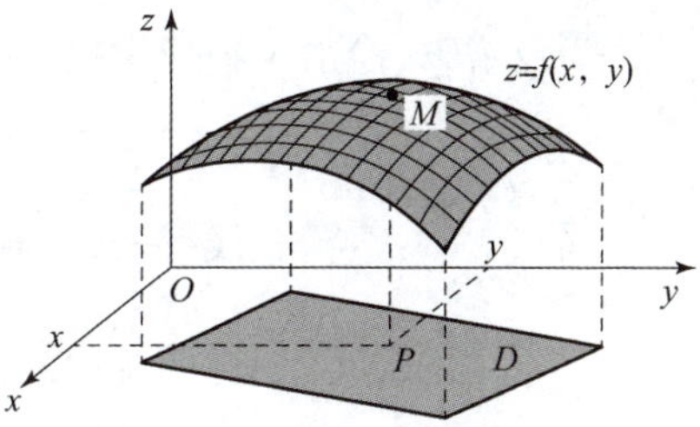

图 5－4

二、多元函数的极限

在介绍二元函数的极限定义前，我们先引入平面上点的邻域的概念.

设 $P_0(x_0,y_0)$ 是 xOy 平面上的一个点，δ 是某一正数，与点 $P_0(x_0,y_0)$ 距离小于 δ 的点 $P(x,y)$ 的全体，称为点 $P_0(x_0,y_0)$ 的 δ **邻域**，记作 $U(P_0,\delta)$，即

$$U(P_0,\delta)=\{(x,y)\mid\sqrt{(x-x_0)^2+(y-y_0)^2}<\delta\}.$$

点 $P_0(x_0,y_0)$ 的去心邻域记作 $\mathring{U}(P_0,\delta)$，即

$$\mathring{U}(P_0,\delta)=\{(x,y)\mid 0<\left|\sqrt{(x-x_0)^2+(y-y_0)^2}\right|<\delta\}.$$

定义 2　设函数 $z=f(x,y)$ 在点 $P_0(x_0,y_0)$ 的某去心邻域内有定义，点 $P(x,y)$ 是该邻域内异于点 $P_0(x_0,y_0)$ 的任意一点，如果当点 $P(x,y)$ 以任意方式无限地趋于点 $P_0(x_0,y_0)$ 时，函数 $f(x,y)$ 总趋于一个确定的常数 A，则称常数 A 为函数 $f(x,y)$ 当 $(x,y)\to(x_0,y_0)$ 时的**极限**，记作

$$\lim_{(x,y)\to(x_0,y_0)}f(x,y)=A \text{ 或 } f(x,y)\to A((x,y)\to(x_0,y_0)),$$

也记作

$$\lim_{P\to P_0}f(P)=A \text{ 或 } f(P)\to A(P\to P_0).$$

多元函数的极限

二元函数的极限定义可相应地推广到三元及三元以上的函数.

注意

关于二元函数的极限定义进行以下说明：

(1) 为了区别于一元函数的极限，我们把二元函数的极限称为二重极限.

(2) 点 P 必须是使函数 $f(x,y)$ 有定义的点.

(3) 当点 P 以任意方式趋于点 P_0 时，函数 $z=f(x,y)$ 都无限趋于同一个常数，这样二重极限才存在，否则不存在．当点 P 仅以一种或多种特殊的方式趋于点 P_0（如沿着一条直线或多条直线趋于点 P_0）时，即使函数 $z=f(x,y)$ 都无限趋于同一常数，也不能断定函数的极限存在.

例 4　讨论当点 $P(x,y)$ 趋于点 $(0,0)$ 时，函数 $f(x,y)=\dfrac{xy}{x^2+y^2}$ 的极限.

解 当点 $P(x,y)$ 沿 x 轴趋于点（0，0），即当 $y=0$ 而 $x\to 0$ 时，有

$$\lim_{\substack{(x,y)\to(0,0)\\ y=0}} f(x,y)=\lim_{x\to 0} f(x,0)=\lim_{x\to 0} 0=0.$$

当点 $P(x,y)$ 沿 y 轴趋于点（0，0），即当 $x=0$ 而 $y\to 0$ 时，有

$$\lim_{\substack{(x,y)\to(0,0)\\ x=0}} f(x,y)=\lim_{y\to 0} f(0,y)=\lim_{y\to 0} 0=0.$$

当点 $P(x,y)$ 沿直线 $y=kx(k\neq 0)$ 趋于点（0，0），即 $y=kx$ 而 $x\to 0$ 时，有

$$\lim_{\substack{(x,y)\to(0,0)\\ y=kx}} f(x,y)=\lim_{x\to 0}\frac{kx^2}{x^2+k^2x^2}=\frac{k}{1+k^2}.$$

综上所述，虽然当点 $P(x,y)$ 沿 x 轴、y 轴趋于点（0，0）时，函数 $f(x,y)$ 的极限存在并且相等，但 $\lim\limits_{(x,y)\to(0,0)} f(x,y)$ 并不存在，因为当点 $P(x,y)$ 沿 $y=kx$（$k\neq 0$）趋于点（0，0）时，函数 $f(x,y)$ 的极限随 k 的取值不同而改变.

二元函数的极限运算法则与一元函数类似.

例 5 求极限 $\lim\limits_{(x,y)\to(0,2)}\dfrac{\sin(xy)}{x}$.

解 $\lim\limits_{(x,y)\to(0,2)}\dfrac{\sin(xy)}{x}=\lim\limits_{(x,y)\to(0,2)}\dfrac{\sin(xy)}{xy}y=\lim\limits_{xy\to 0}\dfrac{\sin(xy)}{xy}\cdot\lim\limits_{y\to 2}y=1\times 2=2.$

做一做

求下列极限：(1) $\lim\limits_{(x,y)\to(1,2)}(3x-2y)$；　　(2) $\lim\limits_{(x,y)\to(0,0)}\dfrac{2-\sqrt{xy+4}}{xy}$.

三、多元函数的连续性

定义 3 设函数 $z=f(x,y)$ 在点 $P_0(x_0,y_0)$ 的某邻域内有定义，如果

$$\lim_{(x,y)\to(x_0,y_0)} f(x,y)=f(x_0,y_0),$$

则称函数 $f(x,y)$ 在点 $P_0(x_0,y_0)$ 处**连续**．如果函数 $f(x,y)$ 在点 $P_0(x_0,y_0)$ 处**不连续**，则称函数在点 $P_0(x_0,y_0)$ 处**间断**，称点 $P_0(x_0,y_0)$ 为函数 $z=f(x,y)$ 的**不连续点或间断点**.

二元函数在一点的连续性定义，可以用增量的形式来表示．若函数在 $P_0(x_0,y_0)$ 的自变量 x，y 各有一个改变量 Δx，Δy，则相应的函数就有一个改变量

$$\Delta z=\Delta f=f(x_0+\Delta x,y_0+\Delta y)-f(x_0,y_0).$$

Δz 称为二元函数 $z=f(x,y)$ 在点 $P_0(x_0,y_0)$ 的全增量.

多元函数的连续性

定义 4 设二元函数 $z=f(x,y)$ 在 $P_0(x_0,y_0)$ 邻域内有定义，若

$$\lim_{\substack{\Delta x\to 0\\ \Delta y\to 0}}\Delta z=\lim_{\substack{\Delta x\to 0\\ \Delta y\to 0}}[f(x_0+\Delta x,y_0+\Delta y)-f(x_0,y_0)]=0,$$

则称函数 $f(x,y)$ 在点 $P_0(x_0,y_0)$ 处**连续**，点 $P_0(x_0,y_0)$ 为函数 $z=f(x,y)$ 的**连续点**．如果函数 $f(x,y)$ 在点 $P_0(x_0,y_0)$ 处**不连续**，则称函数在点 $P_0(x_0,y_0)$ 处**间断**.

二元函数的间断性与一元函数有所不同，有时它可能是间断点，有时可能是间断线.

如果函数 $f(x,y)$ 在区域 D 内的每一点处都连续，则称 $z=f(x,y)$ 在区域 D 上连续，或称 $z=f(x,y)$ 是 D 上的**连续函数**.

与一元连续函数类似，多元连续函数有如下特点：

（1）多元连续函数的和、差、积、商（分母不为零）及复合函数仍是连续函数.

（2）多元初等函数在其定义区域内连续，所谓**定义区域**，是指包含在定义域内的开区域或闭区域. 所以，求某个多元初等函数在其定义域内一点处的极限时，只要计算出函数在该点处的函数值即可.

（3）在有界闭区域 D 上的多元连续函数，必定在 D 上有界，且能取得它的最大值和最小值.

（4）在有界闭区域 D 上的多元连续函数必取得介于最大值和最小值之间的任何值.

提示

多元初等函数是指可用一个式子表示的多元函数，这个式子是由常数及具有不同变量的一元基本初等函数经过有限次的四则运算或有限次复合运算得到的. 例如，$\dfrac{x+x^2-y^2}{1+y^2}$，$\sin(x+y)$，$e^{x^2+y^2+z^2}$等都是多元初等函数.

例 6　求 $\lim\limits_{(x,y)\to(1,2)}\dfrac{x+y}{xy}$.

解　函数 $f(x,y)=\dfrac{x+y}{xy}$是初等函数，其定义域为

$$D=\{(x,y)\,|\,x\neq0,y\neq0\}.$$

因为点（1，2）为 D 内的一点，所以

$$\lim_{(x,y)\to(1,2)}\frac{x+y}{xy}=f(1,2)=\frac{1+2}{1\times2}=\frac{3}{2}.$$

案例回应

糖尿病患者空腹血糖变化与血清总胆固醇、甘油三酯、空腹胰岛素、糖化血红蛋白关系如下：

$$Y=\beta_0+\beta_1X_1+\beta_2X_2+\beta_3X_3+\beta_4X_4+e.$$

式中，Y 表示糖尿病患者空腹血糖；X_1 表示血清总胆固醇；X_2 表示甘油三酯；X_3 表示空腹胰岛素；X_4 表示糖化血红蛋白；β_0、β_1、β_2、β_3、β_4、e 为常数.

这是一个以 X_1、X_2、X_3、X_4 为自变量的四元函数. 四个变量每取一定值时，按照确定的对应关系可以确定空腹血糖.

同步训练 5－1

1. 求下列各函数的定义域：

（1）$z=\ln(x^2-y)$；　　（2）$z=\sqrt{x+y}$.

2. 求下列各极限：

（1）$\lim\limits_{(x,y)\to(1,2)}(4x-2y)$；　　（2）$\lim\limits_{(x,y)\to(0,1)}\dfrac{1-xy}{x^2+y^2}$；

（3）$\lim\limits_{(x,y)\to(1,0)}\dfrac{\ln(x+e^{y})}{\sqrt{x^2+y^2}}$；　　（4）$\lim\limits_{(x,y)\to(0,\frac{\pi}{2})}\dfrac{1-\cos(x^2+y^2)}{(x^2+y^2)x^2y^2}$.

3. 已知函数 $f(x,y)=x^2+y^2-xy\tan\dfrac{x}{y}$，求 $f(tx,ty)$.

4. 讨论极限 $\lim\limits_{(x,y)\to(0,0)}\dfrac{x+y}{x-y}$ 是否存在.

同步训练 5－1 答案

第二节　多元函数微分学

导入案例

肌肉注射或皮下注射后血液中药物浓度 y 与时间 t 的关系为 $y=\dfrac{A}{\sigma_2-\sigma_1}(e^{-\sigma_1 t}-e^{-\sigma_2 t})$，式中，$A$，$\sigma_1$，$\sigma_2$ 都是正数，且 $\sigma_1<\sigma_2$. 问：何时血液中药物浓度最大?

案例分析

血液中药物浓度最大，即是求函数的最大值，可归结为求导问题. 一元函数求导可解决最大值问题，对于多元函数，也可以利用导数求极值或最值.

一、偏导数

1. 偏导数的概念及其计算法

在研究一元函数时，我们从研究函数的变化率引入导数的概念. 对于多元函数，同样需要讨论它的变化率，但多元函数的自变量不止一个，因变量与自变量的关系要比一元函数复杂得多. 本节首先考虑多元函数关于其中一个自变量的变化率，以二元函数 $z=f(x,y)$ 为例，如果只有自变量 x 变化，而自变量 y 固定（即看成常量），这时它就是 x 的一元函数，该函数对 x 的导数，就称为二元函数 $z=f(x,y)$ 对 x 的偏导数，即有如下定义：

定义 1　设函数 $z=f(x,y)$ 在点（x_0，y_0）的某一邻域内有定义，当 y 固定在 y_0，而 x 在 x_0 处有增量 Δx 时，相应的函数有增量 $f(x_0+\Delta x,y_0)-f(x_0,y_0)$，如果

$$\lim_{\Delta x\to 0}\frac{\Delta z_x}{\Delta x}=\lim_{\Delta x\to 0}\frac{f(x_0+\Delta x,y_0)-f(x_0,y_0)}{\Delta x}$$

存在，则称此极限为函数 $z=f(x,y)$ 在点（x_0，y_0）处对 x 的偏导数，记作

$$\left.\frac{\partial z}{\partial x}\right|_{\substack{x=x_0\\y=y_0}},\ \left.\frac{\partial f}{\partial x}\right|_{\substack{x=x_0\\y=y_0}},\ z'_x\Big|_{\substack{x=x_0\\y=y_0}}\text{或}f'_x(x_0,y_0).$$

类似地，函数 $z=f(x,y)$ 在点（x_0，y_0）处对 y 的偏导数定义为

$$\lim_{\Delta y\to 0}\frac{\Delta z_y}{\Delta y}=\lim_{\Delta y\to 0}\frac{f(x_0,y_0+\Delta y)-f(x_0,y_0)}{\Delta y},$$

记作

$$\left.\frac{\partial z}{\partial y}\right|_{\substack{x=x_0\\y=y_0}},\ \left.\frac{\partial f}{\partial y}\right|_{\substack{x=x_0\\y=y_0}},\ z'_y\Big|_{\substack{x=x_0\\y=y_0}}\text{或}f'_y(x_0,\ y_0).$$

如果函数 $z=f(x,y)$ 在区域 D 内每一点 (x,y) 处对 x 的偏导数都存在，则这个偏导数就是 x，y 的函数，称它为函数 $z=f(x,y)$ 对自变量 x 的偏导函数，记作

$$\frac{\partial z}{\partial x},\ \frac{\partial f}{\partial x},\ z'_x \text{ 或 } f'_x(x,\ y).$$

如果函数 $z=f(x,y)$ 在区域 D 内每一点 (x,y) 处对 y 的偏导数都存在，则这个偏导数就是 x，y 的函数，称它为函数 $z=f(x,y)$ 对自变量 y 的偏导函数，记作

$$\frac{\partial z}{\partial y},\ \frac{\partial f}{\partial y},\ z'_y \text{ 或 } f'_y(x,\ y).$$

提示

由偏导数的定义可知，函数 $f(x,y)$ 在点 $(x_0,\ y_0)$ 处对 x 的偏导数 $f'_x(x_0,y_0)$ 就是偏导函数 $f'_x(x,y)$ 在点 $(x_0,\ y_0)$ 处的函数值；函数 $f(x,y)$ 在点 $(x_0,\ y_0)$ 处对 y 的偏导数 $f'_y(x_0,y_0)$ 就是偏导函数 $f'_y(x,y)$ 在点 $(x_0,\ y_0)$ 处的函数值. 以后，在不至于混淆的地方，也把偏导函数简称为**偏导数**.

偏导数的定义可以推广到二元以上的函数. 例如，三元函数 $u=f(x,y,z)$ 在点 (x,y,z) 处对三个自变量的偏导数分别定义为

$$f'_x(x,y,z)=\lim_{\Delta x\to 0}\frac{f(x+\Delta x,y,z)-f(x,y,z)}{\Delta x},$$

$$f'_y(x,y,z)=\lim_{\Delta y\to 0}\frac{f(x,y+\Delta y,z)-f(x,y,z)}{\Delta y},$$

$$f'_z(x,y,z)=\lim_{\Delta z\to 0}\frac{f(x,y,z+\Delta z)-f(x,y,z)}{\Delta z}.$$

求多元函数对某个自变量的偏导数时，只需把其他自变量看作常量，按照一元函数的求导公式和求导法则进行求导即可. 下面通过例题进行具体说明.

例 1　设 $z=x^3-2x^2y+3y^4$，求 $\frac{\partial z}{\partial x}$，$\frac{\partial z}{\partial y}$，$\left.\frac{\partial z}{\partial x}\right|_{\substack{x=1\\y=1}}$ 和 $\left.\frac{\partial z}{\partial y}\right|_{\substack{x=1\\y=-1}}$.

解　把 y 看作常量，得

$$\frac{\partial z}{\partial x}=3x^2-4xy.$$

把 x 看作常量，得

$$\frac{\partial z}{\partial y}=-2x^2+12y^3.$$

则有

$$\left.\frac{\partial z}{\partial x}\right|_{\substack{x=1\\y=1}}=(3x^2-4xy)\Big|_{\substack{x=1\\y=1}}=3\times 1^2-4\times 1\times 1=-1,$$

$$\left.\frac{\partial z}{\partial y}\right|_{\substack{x=1\\y=-1}}=(-2x^2+12y^3)\Big|_{\substack{x=1\\y=-1}}=-2\times 1^2+12\times(-1)^3=-14.$$

例 2　设 $z=x^y\ (x>0)$，求 $\frac{\partial z}{\partial x}$，$\frac{\partial z}{\partial y}$.

解 $\frac{\partial z}{\partial x}=yx^{y-1}$，$\frac{\partial z}{\partial y}=x^y\ln x$.

例3 设 $z=\ln xy$，求$\frac{\partial z}{\partial x}$，$\frac{\partial z}{\partial y}$.

解 $\frac{\partial z}{\partial x}=\frac{1}{xy}\cdot y=\frac{1}{x}$，$\frac{\partial z}{\partial y}=\frac{1}{xy}\cdot x=\frac{1}{y}$.

例4 设 $z=\mathrm{e}^x\sin(xy)$，求$\frac{\partial z}{\partial x}$，$\frac{\partial z}{\partial y}$.

解 $\frac{\partial z}{\partial x}=\mathrm{e}^x\sin(xy)+\mathrm{e}^x\cos(xy)\cdot y=\mathrm{e}^x[\sin(xy)+y\cos(xy)]$，$\frac{\partial z}{\partial y}=\mathrm{e}^x\cos(xy)\cdot x=x\mathrm{e}^x\cos(xy)$.

例5 设 $r=\sqrt{x^2+y^2+z^2}$，求$\frac{\partial r}{\partial x}$，$\frac{\partial r}{\partial y}$，$\frac{\partial r}{\partial z}$.

解 把 y，z 都看作常量，得

$$\frac{\partial r}{\partial x}=\frac{1}{2}\cdot\frac{2x}{\sqrt{x^2+y^2+z^2}}=\frac{x}{\sqrt{x^2+y^2+z^2}}.$$

把 x，z 都看作常量，得

$$\frac{\partial r}{\partial y}=\frac{1}{2}\cdot\frac{2y}{\sqrt{x^2+y^2+z^2}}=\frac{y}{\sqrt{x^2+y^2+z^2}}.$$

把 x，y 都看作常量，得

$$\frac{\partial r}{\partial z}=\frac{1}{2}\cdot\frac{2z}{\sqrt{x^2+y^2+z^2}}=\frac{z}{\sqrt{x^2+y^2+z^2}}.$$

做一做

1. 求下列函数的偏导数：

（1）$z=x^2+y^2$；（2）$z=x^5-6x^4y^2+y^6$；（3）$z=\ln(x^2+y^2)$；（4）$u=\mathrm{e}^{x^2+y^2+z^2}$.

2. 设$f(x,y)=\mathrm{e}^x\sin y$，求$f'_x\left(0,\frac{\pi}{2}\right)$，$f'_y\left(0,\frac{\pi}{2}\right)$.

2. 高阶偏导数

定义2 设函数 $z=f(x,y)$在区域 D 内具有偏导数

$$\frac{\partial z}{\partial x}=f'_x(x,y)，\frac{\partial z}{\partial y}=f'_y(x,y)，$$

则在 D 内$f'_x(x,y)$，$f'_y(x,y)$都是 x，y 的函数．如果这两个函数的偏导数都存在，则称它们为函数 $z=f(x,y)$的**二阶偏导数**，按照对变量求导次序的不同，有下列四个二阶偏导数：

$$\frac{\partial}{\partial x}\left(\frac{\partial z}{\partial x}\right)=\frac{\partial^2 z}{\partial x^2}=f''_{xx}(x,y)\quad(1)，\quad\frac{\partial}{\partial y}\left(\frac{\partial z}{\partial x}\right)=\frac{\partial^2 z}{\partial x\partial y}=f''_{xy}(x,y)\quad(2)，$$

$$\frac{\partial}{\partial x}\left(\frac{\partial z}{\partial y}\right)=\frac{\partial^2 z}{\partial y\partial x}=f''_{yx}(x,y)\quad(3)，\quad\frac{\partial}{\partial y}\left(\frac{\partial z}{\partial y}\right)=\frac{\partial^2 z}{\partial y^2}=f''_{yy}(x,y)\quad(4)，$$

其中，第（2）、(3）两个偏导数称为**二阶混合偏导数**.

类似地，可以定义三阶及三阶以上的偏导数．二阶及二阶以上的偏导数统称为**高阶偏导数**.

例 6　设 $z=x^3y-3xy^2+y^3$，求 $\frac{\partial^2 z}{\partial x^2}$，$\frac{\partial^2 z}{\partial y^2}$，$\frac{\partial^2 z}{\partial x\partial y}$，$\frac{\partial^2 z}{\partial y\partial x}$.

解　因为 $\frac{\partial z}{\partial x}=3x^2y-3y^2$，$\frac{\partial z}{\partial y}=x^3-6xy+3y^2$，所以

$$\frac{\partial^2 z}{\partial x^2}=\frac{\partial}{\partial x}\left(\frac{\partial z}{\partial x}\right)=6xy,\quad \frac{\partial^2 z}{\partial y^2}=\frac{\partial}{\partial y}\left(\frac{\partial z}{\partial y}\right)=-6x+6y,$$

$$\frac{\partial^2 z}{\partial x\partial y}=\frac{\partial}{\partial y}\left(\frac{\partial z}{\partial x}\right)=3x^2-6y,\quad \frac{\partial^2 z}{\partial y\partial x}=\frac{\partial}{\partial x}\left(\frac{\partial z}{\partial y}\right)=3x^2-6y.$$

做一做

设（1）$u(x,y)=xy$，（2）$u(x,y)=xe^x\sin y$，求二阶偏导数.

值得注意的是，这些函数关于 x，y 的两个二阶混合偏导数都相等，即 $\frac{\partial^2 z}{\partial x\partial y}=\frac{\partial^2 z}{\partial y\partial x}$. 也就是说，这些函数的混合偏导数和先对 x 还是先对 y 求导的顺序无关. 但是这个结论并不是对任意的函数都成立，例如，考虑函数

$$f(x,y)=\begin{cases} xy\dfrac{x^2-y^2}{x^2+y^2}, & x^2+y^2\neq 0, \\ 0, & x=y=0. \end{cases}$$

此时

$$f'_x(x,y)=\begin{cases} y\dfrac{x^4+4x^2y^2-y^4}{(x^2+y^2)^2}, & x^2+y^2\neq 0, \\ 0, & x=y=0. \end{cases}$$

$$f'_y(x,y)=\begin{cases} x\dfrac{x^4+4x^2y^2-y^4}{(x^2+y^2)^2}, & x^2+y^2\neq 0, \\ 0, & x=y=0. \end{cases}$$

再从定义出发，可以求得

$$f''_{xy}(0,0)=-1,\ f''_{yx}(0,0)=1.$$

两者并不相等.

但如果 f''_{xy} 及 f''_{yx} 在点 (x,y) 都是连续的，则两者必相等. 这就是下面的定理：

定理 1　如果函数 $z=f(x,y)$ 的两个二阶混合偏导数 $\frac{\partial^2 z}{\partial x\partial y}$，$\frac{\partial^2 z}{\partial y\partial x}$ 在区域 D 内连续，则在区域 D 内有

$$\frac{\partial^2 z}{\partial x\partial y}=\frac{\partial^2 z}{\partial y\partial x}.$$

注意

以上定理说明，二阶混合偏导数在连续的情况下与求导次序无关.

对于二元以上的函数，也可以类似地定义高阶偏导数，而且高阶混合偏导数在偏导数连续的情况下也与求导的次序无关.

二、全微分

1. 全微分的概念

由偏导数的定义知道，二元函数对某个自变量的偏导数表示当另一个自变量固定时，因变量相对于该自变量的变化率，根据一元函数微分学中增量与微分的关系，可知

$$f(x+\Delta x,y)-f(x,y)\approx f'_x(x,y)\Delta x,\ f(x,y+\Delta y)-f(x,y)\approx f'_y(x,y)\Delta y.$$

以上两式的左边分别称为二元函数对 x 和对 y 的**偏增量**，右边分别称为二元函数对 x 和对 y 的**偏微分**.

在实际问题中，有时需要研究多元函数中各个自变量都取得增量时因变量所获得的增量，即所谓全增量的问题. 下面以二元函数为例进行讨论.

设函数 $z=f(x,y)$ 在点 $P(x,y)$ 的某邻域内有定义，$P'(x+\Delta x,y+\Delta y)$ 为该邻域内的任意一点，则称这两点的函数值之差 $f(x+\Delta x,y+\Delta y)-f(x,y)$ 为函数在点 P 对应于自变量增量 Δx 和 Δy 的**全增量**，记作 Δz，即

$$\Delta z=f(x+\Delta x,y+\Delta y)-f(x,y).$$

一般来讲，计算全增量 Δz 比较复杂，与一元函数的情形一样，我们希望用自变量的增量 Δx，Δy 的线性函数来近似地代替函数的全增量 Δz，从而引入如下定义：

定义 3　设函数 $z=f(x,y)$ 在点 (x,y) 的某邻域内有定义，如果函数在点 (x,y) 处的全增量 $\Delta z=f(x+\Delta x,y+\Delta y)-f(x,y)$ 可以表示为

$$\Delta z=A\Delta x+B\Delta y+o(\rho).$$

式中，A，B 不依赖于 Δx，Δy 而仅与 x，y 有关；$\rho=\sqrt{(\Delta x)^2+(\Delta y)^2}$，则称函数 $z=f(x,y)$ 在点 (x,y) 处**可微分**（简称**可微**），称 $A\Delta x+B\Delta y$ 为函数 $z=f(x,y)$ 在点 (x,y) 处的全微分，记作 $\mathrm{d}z$，即

$$\mathrm{d}z=A\Delta x+B\Delta y.$$

如果函数 $z=f(x,y)$ 在区域 D 内各点处都可微，则称函数 $z=f(x,y)$ 在区域 D 内可微.

提示

如果函数 $z=f(x,y)$ 在点 (x,y) 处可微，则函数在该点处必连续.

定理 2（可微的必要条件）　若函数 $z=f(x,y)$ 在点 (x,y) 处可微，则函数 $z=f(x,y)$ 在点 (x,y) 处的两个偏导数 $\frac{\partial z}{\partial x}$，$\frac{\partial z}{\partial y}$ 必定存在，且函数 $z=f(x,y)$ 在点 (x,y) 处的全微分为

$$\mathrm{d}z=\frac{\partial z}{\partial x}\Delta x+\frac{\partial z}{\partial y}\Delta y.$$

与一元函数类似，规定 $\Delta x=\mathrm{d}x$，$\Delta y=\mathrm{d}y$，则函数 $z=f(x,y)$ 在点 (x,y) 处的全微分可写成

$$\mathrm{d}z=\frac{\partial z}{\partial x}\mathrm{d}x+\frac{\partial z}{\partial y}\mathrm{d}y.$$

提示

偏导数存在是全微分存在的必要条件而不是充分条件.

定理 3（可微的充分条件）　若函数 $z=f(x,y)$ 的偏导数$\frac{\partial z}{\partial x}$，$\frac{\partial z}{\partial y}$在点$(x,y)$处连续，则函数在该点处一定可微.

类似地，以上二元函数全微分的定义及可微的必要条件、充分条件，可以推广到三元及三元以上的函数. 例如，若三元函数 $u=f(x,y,z)$ 可微，则其全微分可写为

$$du=\frac{\partial u}{\partial x}dx+\frac{\partial u}{\partial y}dy+\frac{\partial u}{\partial z}dz.$$

例 7　求 $z=e^x\sin(2x-y)$ 的全微分.

解　因为$\frac{\partial z}{\partial x}=e^x\sin(2x-y)+2e^x\cos(2x-y)$，$\frac{\partial z}{\partial y}=-e^x\cos(2x-y)$，所以

$$dz=\frac{\partial z}{\partial x}dx+\frac{\partial z}{\partial y}dy=e^x[\sin(2x-y)+2\cos(2x-y)]dx-e^x\cos(2x-y)dy.$$

例 8　求 $z=x^2y^2$ 在点（2，-1）处的全微分.

解　因为

$$\frac{\partial z}{\partial x}=2xy^2,\quad \frac{\partial z}{\partial y}=2x^2y,$$

$$\left.\frac{\partial z}{\partial x}\right|_{\substack{x=2\\y=-1}}=2\times2\times(-1)^2=4,\quad \left.\frac{\partial z}{\partial y}\right|_{\substack{x=2\\y=-1}}=2\times2^2\times(-1)=-8,$$

所以

$$\left.dz\right|_{\substack{x=2\\y=-1}}=4dx-8dy.$$

做一做

1. 求下列函数的全微分：

（1）$z=y^x$；（2）$z=e^{\frac{x}{y}}$；（3）$z=e^{xy^2}$；（4）$u=\ln(x^2+y^2+z^2)$.

2. 求下列函数在指定点的全微分：

（1）$f(x,y)=3x^2y-xy^2$，在点（2，-1）处；（2）$f(x,y)=\frac{\sin x}{y^2}$，在点$\left(\frac{\pi}{2},\ 2\right)$处.

2. 全微分在近似计算中的应用

由二元函数全微分的定义及全微分存在的充分条件可知，当二元函数 $z=f(x,y)$ 在点 (x,y) 处的两个偏导数 $f'_x(x,y)$，$f'_y(x,y)$ 连续，且 $|\Delta x|$ 和 $|\Delta y|$ 都较小时，有近似公式

$$\Delta z\approx dz=f'_x(x,y)\Delta x+f'_y(x,y)\Delta y. \tag{5-1}$$

式（5-1）也可以写成

$$f(x+\Delta x,y+\Delta y)\approx f(x,y)+f'_x(x,y)\Delta x+f'_y(x,y)\Delta y. \tag{5-2}$$

与一元函数的情形类似，可用式（5-1）、式（5-2）对二元函数作近似计算，举例如下：

例 9　计算 $1.04^{2.02}$ 的近似值.

解　设函数 $f(x,y)=x^y$，显然，要计算的值就是函数在 $x=1.04$，$y=2.02$ 时的函数值 $f(1.04,2.02)$.

取 $x=1$，$y=2$，$\Delta x=0.04$，$\Delta y=0.02$. 由于

$$f'_x(x,y)=yx^{y-1},\ f'_y(x,y)=x^y\ln x,$$

$$f(1,2)=1,\ f'_x(1,2)=2,\ f'_y(1,2)=0,$$

因此，应用式（5－2）便有

$$1.04^{2.02}\approx 1+2\times 0.04+0\times 0.02=1.08.$$

三、多元复合函数的求导法则

复合函数的求导法则无论在一元函数还是多元函数中，都具有非常重要的作用，现将一元复合函数的求导法则推广到多元复合函数.

多元复合函数有多种复合情形，下面主要讨论常见的两种.

1. 一元函数与多元函数复合的情形

定理 4　如果函数 $u=\varphi(t)$ 及 $v=\psi(t)$ 都在 t 处可导，函数 $z=f(u,v)$ 在对应点 (u,v) 处具有连续偏导数，则复合函数 $z=f[\varphi(t),\psi(t)]$ 在点 t 处可导，且有

$$\frac{\mathrm{d}z}{\mathrm{d}t}=\frac{\partial z}{\partial u}\frac{\mathrm{d}u}{\mathrm{d}t}+\frac{\partial z}{\partial v}\frac{\mathrm{d}v}{\mathrm{d}t}. \tag{5-3}$$

式（5－3）可用图 5－5 来表达，z 到 t 有两条路径，每条路径中的箭头表示前一个变量对后一个变量的导数（此处的导数包含偏导数），两个箭头相连表示两个导数相乘，z 对 t 求导就是两条路径之和.

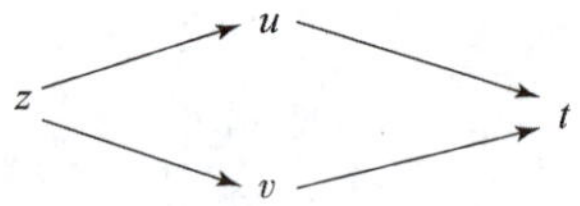

图 5－5

例 10　设 $z=uv$，而 $u=\mathrm{e}^t$，$v=\cos t$，求全导数 $\frac{\mathrm{d}z}{\mathrm{d}t}$.

解　$\frac{\mathrm{d}z}{\mathrm{d}t}=\frac{\partial z}{\partial u}\frac{\mathrm{d}u}{\mathrm{d}t}+\frac{\partial z}{\partial v}\frac{\mathrm{d}v}{\mathrm{d}t}=v\mathrm{e}^t-u\sin t=\mathrm{e}^t\cos t-\mathrm{e}^t\sin t.$

做一做

设 $z=\mathrm{e}^{x-2y}$，且 $x=\sin t$，$y=t^3$，求 $\frac{\mathrm{d}z}{\mathrm{d}t}$.

定理 4 可以推广到复合函数的中间变量多于两个的情形. 例如，设 $z=f(u,v,w)$，u，v，w 都是 t 的函数，则

$$\frac{\mathrm{d}z}{\mathrm{d}t}=\frac{\partial z}{\partial u}\frac{\mathrm{d}u}{\mathrm{d}t}+\frac{\partial z}{\partial v}\frac{\mathrm{d}v}{\mathrm{d}t}+\frac{\partial z}{\partial w}\frac{\mathrm{d}w}{\mathrm{d}t}. \tag{5-4}$$

式（5－4）可用图 5－6 来表达，z 到 t 有三条路径，每条路径的两个箭头相连表示两个导数（此处的导数包含偏导数）相乘，z 对 t 求导是三条路径之和.

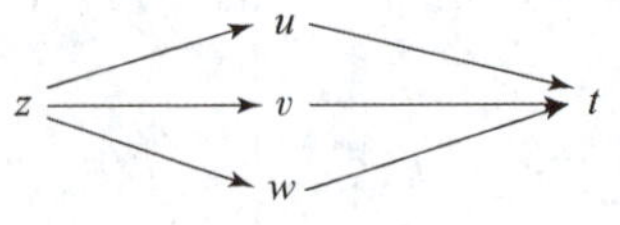

图 5－6

2. 多元函数与多元函数复合的情形

定理 5　设 $u=\varphi(x,y)$，$v=\psi(x,y)$ 都在点 (x,y) 处具有对 x 及对 y 的偏导数，函数 $z=f(u,v)$ 在对应点 (u,v) 处具有连续偏导数，则复合函数 $z=f[\varphi(x,y),\psi(x,y)]$ 在点 (x,y) 处的两个偏导数均存在，且有

$$\frac{\partial z}{\partial x}=\frac{\partial z}{\partial u}\frac{\partial u}{\partial x}+\frac{\partial z}{\partial v}\frac{\partial v}{\partial x}, \tag{5-5}$$

$$\frac{\partial z}{\partial y}=\frac{\partial z}{\partial u}\frac{\partial u}{\partial y}+\frac{\partial z}{\partial v}\frac{\partial v}{\partial y}. \tag{5-6}$$

式（5－5）和式（5－6）可用图5－7来表达.

例11 设 $z=e^u\sin v$，而 $u=xy$，$v=x+y$，求$\frac{\partial z}{\partial x}$，$\frac{\partial z}{\partial y}$.

解

$$\frac{\partial z}{\partial x}=\frac{\partial z}{\partial u}\frac{\partial u}{\partial x}+\frac{\partial z}{\partial v}\frac{\partial v}{\partial x}=e^u\sin v\cdot y+e^u\cos v\cdot 1=e^u(y\sin v+\cos v)$$
$$=e^{xy}[y\sin(x+y)+\cos(x+y)],$$
$$\frac{\partial z}{\partial y}=\frac{\partial z}{\partial u}\frac{\partial u}{\partial y}+\frac{\partial z}{\partial v}\frac{\partial v}{\partial y}=e^u\sin v\cdot x+e^u\cos v\cdot 1=e^u(x\sin v+\cos v)$$
$$=e^{xy}[x\sin(x+y)+\cos(x+y)].$$

做一做

设 $z=ue^v$，而 $u=x^2+y^2$，$v=xy$，求$\frac{\partial z}{\partial x}$，$\frac{\partial z}{\partial y}$.

定理5可以推广到复合函数的中间变量多于两个的情形. 例如，设 $z=f(u,v,w)$，而 $u=u(x,y)$，$v=v(x,y)$，$w=w(x,y)$，则

$$\frac{\partial z}{\partial x}=\frac{\partial z}{\partial u}\frac{\partial u}{\partial x}+\frac{\partial z}{\partial v}\frac{\partial v}{\partial x}+\frac{\partial z}{\partial w}\frac{\partial w}{\partial x}, \tag{5-7}$$

$$\frac{\partial z}{\partial y}=\frac{\partial z}{\partial u}\frac{\partial u}{\partial y}+\frac{\partial z}{\partial v}\frac{\partial v}{\partial y}+\frac{\partial z}{\partial w}\frac{\partial w}{\partial y}. \tag{5-8}$$

式（5－7）和式（5－8）可用图5－8来表达.

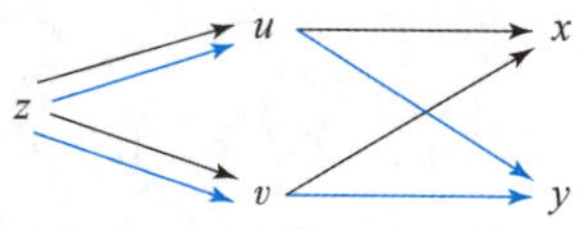

图5－7

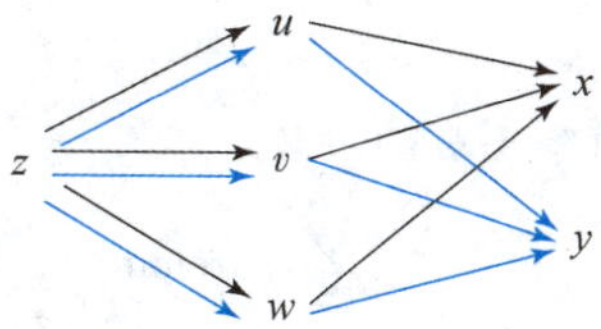

图5－8

四、隐函数的求导公式

在一元函数中，我们曾介绍过隐函数的概念，并介绍了利用一元复合函数的求导法则求由方程 $F(x,y)=0$ 所确定的隐函数 $y=f(x)$ 的导数，下面我们根据多元复合函数的求导法则来推导一元隐函数和二元隐函数的求导公式.

设方程 $F(x,y)=0$ 确定了一元隐函数 $y=f(x)$，将 $y=f(x)$ 代入方程，得

$$F[x,f(x)]=0.$$

上式左边可以看成 x 的一个复合函数，根据多元复合函数的求导法则，两边对 x 求导，得 $F'_x+F'_y\frac{dy}{dx}=0$. 若 $F'_y\neq 0$，则有

$$\frac{dy}{dx}=-\frac{F'_x}{F'_y}. \tag{5-9}$$

式（5－9）就是一元隐函数的求导公式.

类似地，设方程 $F(x,y,z)=0$ 确定了二元隐函数 $z=f(x,y)$，将 $z=f(x,y)$ 代入方程得 $F[x,y,f(x,y)]=0$，根据多元复合函数的求导法则，式（5－9）两边分别对 x，y 求导得

$$F'_x+F'_z\frac{\partial z}{\partial x}=0,\quad F'_y+F'_z\frac{\partial z}{\partial y}=0.$$

若 $F'_z\neq 0$，则有

$$\frac{\partial z}{\partial x}=-\frac{F'_x}{F'_z},\quad \frac{\partial z}{\partial y}=-\frac{F'_y}{F'_z}. \tag{5-10}$$

式（5－10）就是二元隐函数的求导公式.

例 12 设方程 $(x^2+y^2)^2-2(x^2-y^2)=0$ 确定了函数 $y=f(x)$，求 $\frac{dy}{dx}$.

解 设 $F(x,y)=(x^2+y^2)^2-2(x^2-y^2)$，因为

$$F'_x=4x(x^2+y^2)-4x,\quad F'_y=4y(x^2+y^2)+4y,$$

所以

$$\frac{dy}{dx}=-\frac{F'_x}{F'_y}=\frac{x-x(x^2+y^2)}{y(x^2+y^2)+y}.$$

例 13 设方程 $xy+\sin z+y=2z$ 确定了隐函数 $z=f(x,y)$，求 $\frac{\partial z}{\partial x}$，$\frac{\partial z}{\partial y}$.

解 设 $F(x,y,z)=xy+\sin z+y-2z$，因为

$$F'_x=y,\quad F'_y=x+1,\quad F'_z=\cos z-2,$$

所以

$$\frac{\partial z}{\partial x}=-\frac{F'_x}{F'_z}=\frac{y}{2-\cos z},\quad \frac{\partial z}{\partial y}=-\frac{F'_y}{F'_z}=\frac{x+1}{2-\cos z}.$$

做一做

求下列隐函数的导数：

（1）设 $\ln\sqrt{x^2+y^2}=\arctan\frac{y}{x}$，求 $\frac{dy}{dx}$；（2）设 $x+2y+z-2\sqrt{xyz}=0$，求 $\frac{\partial z}{\partial x}$ 及 $\frac{\partial z}{\partial y}$.

五、多元函数的极值及最值

1. 多元函数的极值

定义 4 设函数 $z=f(x,y)$ 在点 $(x_0,\ y_0)$ 的某一邻域内有定义，若对于该邻域内异于 $(x_0,\ y_0)$ 的任一点 (x,y)，都有

$$f(x,y)<f(x_0,y_0),$$

则称函数 $z=f(x,y)$ 在点 $(x_0,\ y_0)$ 处有**极大值** $f(x_0,y_0)$，点 $(x_0,\ y_0)$ 称为函数 $z=f(x,y)$ 的**极大值点**；若对于该邻域内异于 $(x_0,\ y_0)$ 的任一点 (x,y)，都有

$$f(x,y)>f(x_0,y_0),$$

则称函数 $z=f(x,y)$ 在点 $(x_0,\ y_0)$ 处有**极小值** $f(x_0,y_0)$，点 $(x_0,\ y_0)$ 称为函数 $z=f(x,y)$

的**极小值点**．极大值与极小值统称为**极值**．使函数取得极值的点称为**极值点**．

例 14　函数 $z=2x^2+3y^2$ 在点（0，0）处有极小值0．因为对于点（0，0）的任一邻域内异于（0，0）的点，其函数值都为正，而在点（0，0）处的函数值为0．从几何上看，这是显然的，因为点（0，0，0）是开口向上的椭圆抛物面 $z=2x^2+3y^2$ 的顶点，如图 5－9 所示．

例 15　函数 $z=-\sqrt{x^2+y^2}$ 在点（0，0）处有极大值0．因为对于点（0，0）的任一邻域内异于（0，0）的点，其函数值都为负，而在点（0，0）处的函数值为0．从几何上看，点（0，0，0）是开口向下的半圆锥面 $z=-\sqrt{x^2+y^2}$ 的顶点，如图 5－10 所示．

例 16　函数 $z=y^2-x^2$ 在点（0，0）处既不取得极大值也不取得极小值，因为在点（0，0）处的函数值为0，而在点（0，0）的任一邻域内，总有使函数值为正的点，也有使函数值为负的点，从几何上看，函数 $z=y^2-x^2$ 表示的是双曲抛物面（马鞍面），如图 5－11 所示．

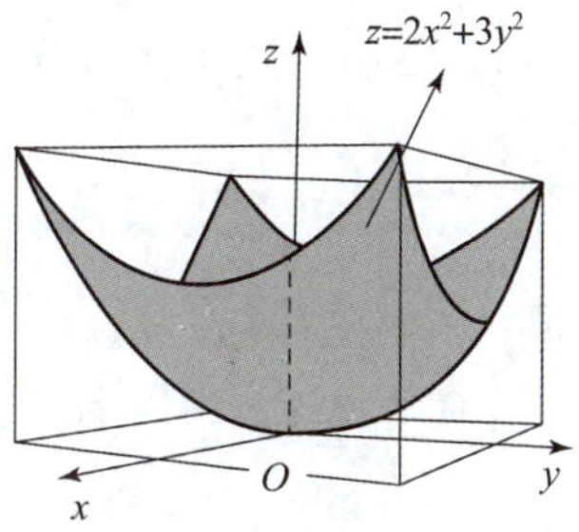

图 5－9

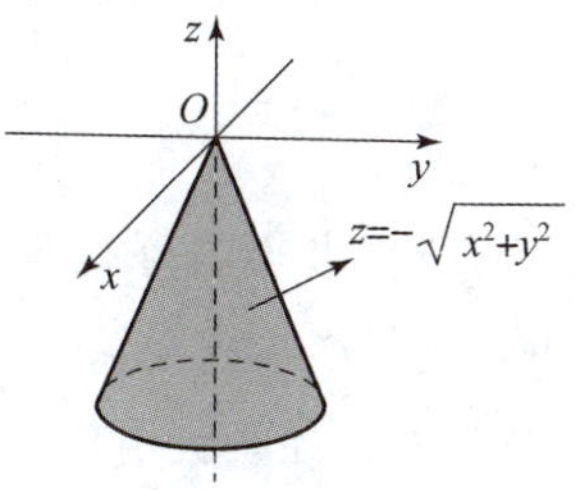

图 5－10

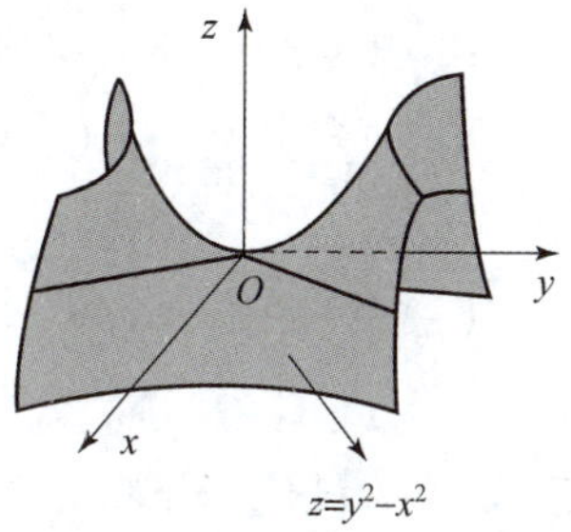

图 5－11

二元函数的极值概念可以推广到 n 元函数，设 n 元函数 $u=f(P)$ 在点 P_0 的某一邻域有定义，若对于该邻域内异于 P_0 的点 P，都有

$$f(P)<f(P_0)\,(\text{或}\,f(P)>f(P_0)),$$

则称函数 $f(P)$ 在点 P_0 处有极大值（或极小值）$f(P_0)$．

在一元函数中，一般利用导数来解决极值问题；在二元函数中，可以利用偏导数来解决极值问题，下面两个定理就是关于这个问题的结论．

定理 6（极值存在的必要条件）　设函数 $z=f(x,y)$ 在点（x_0，y_0）处具有偏导数，且在该点处有极值，则有

$$f'_x(x_0,y_0)=0,\ f'_y(x_0,y_0)=0.$$

以上定理可以推广到三元及三元以上的函数，例如，设三元函数 $u=f(x,y,z)$ 在点（x_0，y_0，z_0）处具有偏导数，且在该点处有极值，则有

$$f'_x(x_0,y_0,z_0)=0,\ f'_y(x_0,y_0,z_0)=0,\ f'_z(x_0,y_0,z_0)=0.$$

与一元函数的情形类似，对于多元函数，凡是能使一阶偏导数同时为 0 的点称为函数**驻点**．

指点迷津

由定理 6 可知，具有偏导数的函数的极值点必定是驻点，但函数的驻点不一定是极值点．例如，在例 16 中，点（0，0）是函数 $z=y^2-x^2$ 的驻点，但不是其极值点．

定理 7（极值存在的充分条件） 设函数 $z=f(x,y)$ 在点 (x_0, y_0) 的某邻域内连续并有一阶及二阶连续偏导数，且 $f'_x(x_0,y_0)=0$，$f'_y(x_0,y_0)=0$，令

$$f''_{xx}(x_0,y_0)=A,\ f''_{xy}(x_0,y_0)=B,\ f''_{yy}(x_0,y_0)=C,$$

则有

（1）当 $AC-B^2>0$ 且 $A>0$ 时，函数 $f(x,y)$ 在点 (x_0, y_0) 处有极小值 $f(x_0,y_0)$；

当 $AC-B^2>0$ 且 $A<0$ 时，函数 $f(x,y)$ 在点 (x_0, y_0) 处有极大值 $f(x_0,y_0)$；

（2）当 $AC-B^2<0$ 时，函数 $f(x,y)$ 在点 (x_0, y_0) 处无极值；

（3）当 $AC-B^2=0$ 时，函数 $f(x,y)$ 在点 (x_0, y_0) 处可能有极值，也可能无极值.

链接

求多元函数极值的步骤

若函数 $z=f(x,y)$ 具有二阶连续偏导数，则求其极值的一般步骤如下：

（1）先求出一阶、二阶偏导数 $f'_x(x,y)$，$f'_y(x,y)$，$f''_{xx}(x,y)$，$f''_{xy}(x,y)$，$f''_{yy}(x,y)$.

（2）解方程组 $\begin{cases}f'_x(x,y)=0,\\ f'_y(x,y)=0\end{cases}$ 求得一切实数解，即可求得一切驻点.

（3）对于每一个驻点 (x_0, y_0)，求出二阶偏导数的值（$A=f''_{xx}(x_0,y_0)$，$B=f''_{xy}(x_0,y_0)$，$C=f''_{yy}(x_0,y_0)$），并确定 $AC-B^2$ 的符号，然后按照定理 7，判断 $f(x_0, y_0)$ 是否为极值，如果是，说明是极大值还是极小值.

例 17 求函数 $f(x,y)=x^3+y^3-3xy$ 的极值.

解 （1）先求一阶、二阶偏导数，即

$$f'_x(x,y)=3x^2-3y,\ f'_y(x,y)=3y^2-3x,$$
$$f''_{xx}(x,y)=6x,\ f''_{xy}(x,y)=-3,\ f''_{yy}(x,y)=6y.$$

（2）解方程组 $\begin{cases}3x^2-3y=0,\\ 3y^2-3x=0,\end{cases}$ 求得驻点为 (0, 0) 和 (1, 1).

（3）在驻点 (0, 0) 处，因为 $A=f''_{xx}(0,0)=0$，$B=f''_{xy}(0,0)=-3$，$C=f''_{yy}(0,0)=0$，$AC-B^2<0$，所以点 (0, 0) 不是函数的极值点.

在驻点 (1, 1) 处，因为 $A=f''_{xx}(1,1)=6$，$B=f''_{xy}(1,1)=-3$，$C=f''_{yy}(1,1)=6$，$AC-B^2=27>0$，且 $A=6>0$，所以点 (1, 1) 是函数的极小值点，极小值为 $f(1,1)=-1$.

注意

与一元函数类似，多元函数的极值可能在驻点处取得，也可能在偏导数不存在的点处取得. 例如，在例 15 中，函数 $z=-\sqrt{x^2+y^2}$ 在点 (0, 0) 处取得极大值，但该函数在点 (0, 0) 处的偏导数不存在.

2. 多元函数的最值

与一元函数类似，如果二元函数 $z=f(x,y)$ 在有界闭区域 D 上连续，则该函数在 D 上一定可以取得最大值和最小值.

求二元函数最大值和最小值的一般方法：考查函数 $f(x,y)$ 的所有驻点、一阶偏导数不存在的点及边界点的函数值，比较这些值，其中最大者（或最小者）即为函数在 D 上的最大值（或最小值）. 但是，二元函数可能会有无限个驻点及边界点，比较无限个函数值会非常复杂，不容易求出最值，下面介绍在实际问题中经常遇到的一种简单情形的求最值问题.

在实际问题中，如果根据问题的性质，知道函数在 D 上连续，其最大值（或最小值）一定在 D 内取得，并知道函数在 D 内可微，且只有一个驻点，则可以肯定该驻点处的函数值就是函数在 D 上的最大值（或最小值）.

例 18 某厂要用铁板做成一个体积为 2 m^3 的有盖长方体水箱. 问：当长、宽和高各多少时，才能使用料最省？

解 设水箱的长为 x m，宽为 y m，则其高应为$\frac{2}{xy}$ m. 此水箱所用材料的面积为

$$A=2\left(xy+y\cdot\frac{2}{xy}+x\cdot\frac{2}{xy}\right),$$

即

$$A=2\left(xy+\frac{2}{x}+\frac{2}{y}\right)\ (x>0,\ y>0).$$

可见材料面积 $A=A(x,y)$ 是 x 和 y 的二元函数，这就是目标函数，下面求使该函数取得最小值的点 (x,y).

令

$$A'_x=2\left(y-\frac{2}{x^2}\right)=0,\ A'_y=2\left(x-\frac{2}{y^2}\right)=0,$$

解上述方程组，得

$$x=\sqrt[3]{2},\ y=\sqrt[3]{2}.$$

根据题意可知，函数 $A=A(x,y)$ 在 D 上连续，且其最小值一定存在，并在开区域 $D=\{(x,y)|x>0,y>0\}$ 内取得. 又知函数 $A=A(x,y)$ 在 D 内可微，且只有唯一的驻点 $(\sqrt[3]{2},\sqrt[3]{2})$，因此可断定当 $x=\sqrt[3]{2}$，$y=\sqrt[3]{2}$时，A 取得最小值. 即当水箱的长为$\sqrt[3]{2}$ m、宽为$\sqrt[3]{2}$ m、高为$\frac{2}{\sqrt[3]{2}\cdot\sqrt[3]{2}}=\sqrt[3]{2}(\mathrm{m})$ 时，水箱所用的材料最省.

3. 条件极值

如果函数的自变量除了限制在定义域内以外，再无其他限制条件，这种极值称为无条件极值. 但在实际问题中，有时会遇到对函数的自变量还有附加条件的极值问题.

例如，求表面积为 a^2 而体积为最大的长方体的体积问题. 设长方体的三棱长分别为 x，y，z，则体积 $V=xyz$. 又因长方体的表面积为 a^2，所以自变量 x，y，z 还必须满足附加条件 $2(xy+yz+xz)=a^2$. 像这种对自变量有附加条件的极值称为**条件极值**.

条件极值可转化为无条件极值来进行求解，例如，上述问题中，可由条件 $2(xy+yz+xz)=a^2$，将 z 表示成

$$z=\frac{a^2-2xy}{2(x+y)}.$$

再把它代入 $V=xyz$ 中，于是问题就化为求

$$V=\frac{xy}{2}\cdot\frac{a^2-2xy}{x+y}$$

的无条件极值.

但在很多情形下，条件极值转化为无条件极值比较复杂，下面介绍一种不用将条件极值转化为无条件极值，就可以直接求解的方法——**拉格朗日乘数法**.

设函数$f(x,y)$和$\varphi(x,y)$在所考虑的区域内有连续的一阶偏导数，且$\varphi'_x(x,y)$，$\varphi'_y(x,y)$不同时为0，求函数$z=f(x,y)$在附加条件$\varphi(x,y)=0$下的可能极值点，可通过以下步骤来求解：

（1）构造辅助函数$L(x,y)=f(x,y)+\lambda\varphi(x,y)$，式中，$\lambda$为参数.

（2）求辅助函数$L(x,y)$对x，y的一阶偏导数，并使之为0，然后与方程$\varphi(x,y)=0$联立起来，组成方程组

$$\begin{cases}f'_x(x,y)+\lambda\varphi'_x(x,y)=0,\\ f'_y(x,y)+\lambda\varphi'_y(x,y)=0,\\ \varphi(x,y)=0.\end{cases}$$

（3）由以上方程组解出x，y，λ，则点(x,y)就是函数$z=f(x,y)$在附加条件$\varphi(x,y)=0$下的可能极值点.

以上求条件极值的方法称为**拉格朗日乘数法**，辅助函数$L(x,y)$称为**拉格朗日函数**，λ称为**拉格朗日乘子**.

拉格朗日乘数法还可以推广到自变量多于两个而条件多于一个的情形. 利用拉格朗日乘数法，求出可能极值点后，还需要确定所求的点是否为极值点. 在实际问题中，一般可以根据问题本身的性质来判定.

例 19 设某公司下属的甲、乙两厂生产同一产品，当甲、乙两厂的产量分别为x件和y件时，总成本为$C(x,y)=3x^2+xy+y^2+200\ 000$（元）. 现有总成本530 000元，问：如何分配甲、乙两厂的生产指标，才能使甲、乙两厂的产量之和最大.

解 所求问题是在附加条件

$$\varphi(x,y)=3x^2+xy+y^2+200\ 000-530\ 000=0$$

下，求函数$z=x+y$的最大值.

（1）构造拉格朗日函数

$$L(x,y)=x+y+\lambda(3x^2+xy+y^2+200\ 000-530\ 000).$$

（2）求拉格朗日函数$L(x,y)$对x，y的一阶偏导数，并使之为0，然后与方程$\varphi(x,y)=0$联立起来，组成方程组

$$\begin{cases}1+6\lambda x+\lambda y=0,\\ 1+\lambda x+2\lambda y=0,\\ 3x^2+xy+y^2=330\ 000.\end{cases}$$

（3）因为$x\geqslant0$，$y\geqslant0$，所以由以上方程组可解得

$$x=100,\ y=500,\ \lambda=-\frac{1}{1\ 100}.$$

所以$(100,500)$为可能极值点.

根据题意可知，最大值一定存在，所以最大值就在这个可能的极值点处取得，也就是说当$x=100$，$y=500$时，两厂的产量之和最大，最大为$100+500=600$（件）.

案例回应

求导，令 $y'=0$，因为 $y'=\frac{A}{\sigma_2-\sigma_1}[e^{-\sigma_1 t}(-\sigma_1)-e^{-\sigma_2 t}(-\sigma_2)]$，则$\frac{A}{\sigma_2-\sigma_1}[e^{-\sigma_1 t}(-\sigma_1)-e^{-\sigma_2 t}(-\sigma_2)]=0$，解得 $t=\frac{\ln\frac{\sigma_2}{\sigma_1}}{\sigma_2-\sigma_1}$，即当 $t=\frac{\ln\frac{\sigma_2}{\sigma_1}}{\sigma_2-\sigma_1}$时血液中药物浓度最大.

同步训练 5－2

1. 求下列函数的一阶偏导数：

(1) $z=x^3y-y^3x$；　　(2) $z=\arctan\frac{x}{y}+\ln(xy)$；

(3) $z=xye^{x+y}$；　　(4) $z=\sin(xy)+\cos^2(xy)$.

2. 求函数 $z=x^4+y^4-4x^2y^2$ 的二阶偏导数.

3. 求下列函数的全微分：

(1) $z=\sin(x^2+y^2)$；　　(2) $z=e^{xy}$.

4. 设 $z=e^{u-2v}$，$u=\sin x$，$v=x-y$，求$\frac{\partial z}{\partial x}$.

5. 设 $z=u^2+v^2$，$u=x+y$，$v=x-y$，求$\frac{\partial z}{\partial x}$，$\frac{\partial z}{\partial y}$.

6. 设 $e^x-x^2y+\sin y=0$，求$\frac{dy}{dx}$.

7. 设$\frac{x}{z}=\ln\frac{z}{y}$，求$\frac{\partial z}{\partial x}$，$\frac{\partial z}{\partial y}$.

同步训练 5－2 答案

8. 求下列函数的极值：

(1) $f(x,y)=4(x-y)-x^2-y^2$；(2) 求函数 $z=xy$ 在附加条件 $x+y=1$ 下的极大值.

9. 从斜边之长为 l 的一切直角三角形中，求周长最大的直角三角形.

第三节　多元函数积分学

导入案例

设有一段长为 L，截面半径为 R 的血管，其左端动脉端的血压为 P_1，右端相对静脉的血压为 $P_2(P_1>P_2)$，血液黏滞系数为 η. 假设血管中的血液流动是稳定的，由实验可知，在血管的横截面上离血管中心 r 处的血液流速为 $V(r)=\frac{P_1-P_2}{4\eta L}(R^2-r^2)$，问：单位时间内血管稳定流动时的血流量是多少？

案例分析

取血管的一个横截面来讨论单位时间内血流量，这就是一个一元函数的定积分问题，二重积分也可转化为一元函数定积分来计算.

一、二重积分的定义

例 1（曲顶柱体的体积） 设有一个立体，它的底是 xOy 平面上的闭区域 D，它的侧面是以 D 的边界曲线为准线，而母线平行于 z 轴的柱面，它的顶是曲面 $z=f(x,y)$，这里 $f(x,y)\geqslant 0$ 且在 D 上连续. 这种立体称为**曲顶柱体**，如图 5－12 所示. 现在来讨论如何定义和计算该曲顶柱体的体积 V.

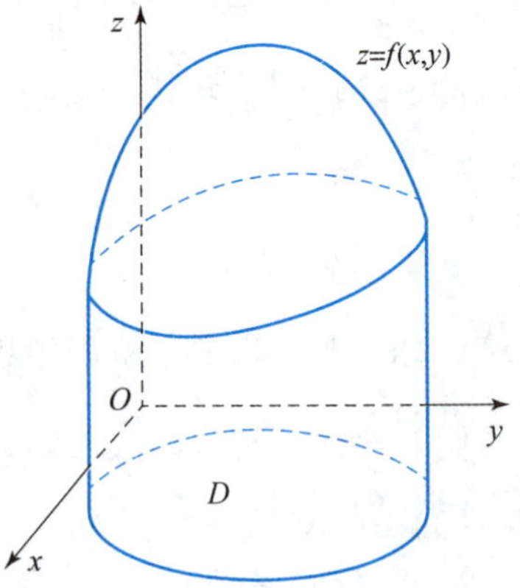

图 5－12

我们知道，平顶柱体的高是不变的，它的体积可以用公式

$$体积=高\times底面积$$

来定义和计算，但对于曲顶柱体来讲，当点 (x,y) 在 D 上变动时，高 $f(x,y)$ 是一个变量，它的体积不能直接用上式来定义和计算. 我们可以用类似于求曲边梯形面积的方法进行计算，具体步骤如下：

（1）分割.

把 D 任意分成 n 个小闭区域 $\Delta\sigma_1$，$\Delta\sigma_2$，…，$\Delta\sigma_n$，分别以这些小闭区域的边界曲线为准线，作母线平行于 z 轴的柱面，这些柱面把原来的曲顶柱体分成 n 个细曲顶柱体.

（2）近似代替.

当这些小闭区域的直径（区域上任意两点间距离的最大值）很小时，由于 $f(x,y)$ 连续，对于同一个小闭区域来讲，高 $f(x,y)$ 变化很小，这时细曲顶柱体可近似看成细平顶柱体. 我们在每个小闭区域 $\Delta\sigma_i$（这个小闭区域的面积也记作 $\Delta\sigma_i$）中任取一点（ξ_i,η_i），则细曲顶柱体的体积 ΔV_i 就近似为以 $\Delta\sigma_i$ 为底、$f(\xi_i,\eta_i)$ 为高的细平顶柱体的体积（见图 5－13），即

$$\Delta V_i\approx f(\xi_i,\eta_i)\Delta\sigma_i(i=1,2,\cdots,n)$$

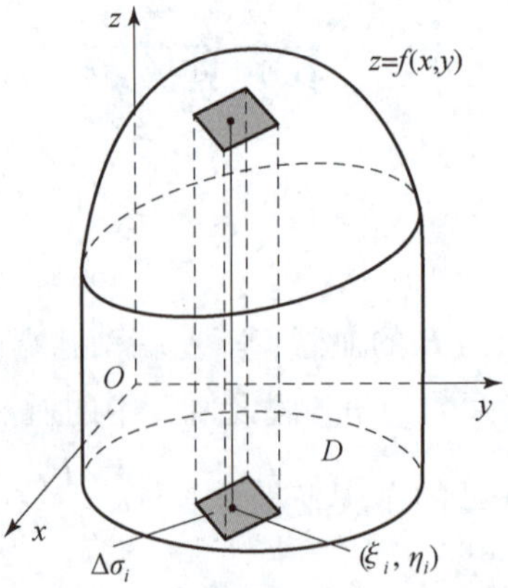

图 5－13

(3) 求和.

n 个细平顶柱体的体积相加，便得到整个曲顶柱体体积的近似值，即

$$V=\sum_{i=1}^{n}\Delta V_i\approx\sum_{i=1}^{n}f(\xi_i,\eta_i)\Delta\sigma_i\ .$$

(4) 取极限.

当各小闭区域的直径中的最大者（记作 λ）趋于 0 时，如果上述和的极限存在，则此极限就是所求曲顶柱体的体积，即

$$V=\lim_{\lambda\to 0}\sum_{i=1}^{n}f(\xi_i,\eta_i)\Delta\sigma_i\ .$$

例 2（平面薄板的质量） 如图 5－14 所示，设有一平面薄片占有 xOy 面上的有界闭区域 D，它在点 (x,y) 处的面密度为 $\rho(x,y)$，这里 $\rho(x,y)>0$ 且在 D 上连续，现在计算该薄片的质量 m.

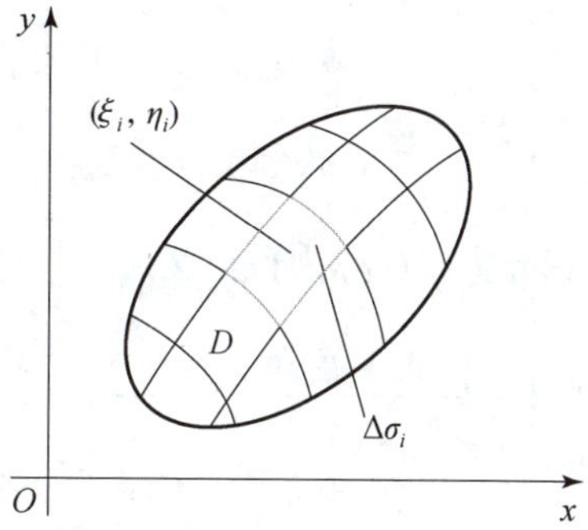

图 5－14

我们知道，如果薄片是均匀的，即面密度是常数，那么薄片的质量可以用公式

质量＝面密度×面积

来计算. 现在面密度 $\rho(x,y)$ 是变量，薄片的质量不能直接用上式来计算，但可以用求曲顶柱体体积的方法来计算，具体步骤如下：

(1) 分割.

把 D 任意分成 n 个小闭区域 $\Delta\sigma_i(i=1,2,\cdots,n)$.

(2) 近似代替.

由于 $\rho(x,y)$ 连续，当这些小闭区 $\Delta\sigma_i$ 的直径很小时，小闭区域上的薄板密度可以看成不变的，我们在 $\Delta\sigma_i$ 上任取一点 (ξ_i,η_i)，则该小闭区域上的薄板质量 Δm_i，就近似为 $\rho(\xi_i,\eta_i)\Delta\sigma_i$，即

$$\Delta m_i\approx\rho(\xi_i,\eta_i)\Delta\sigma_i.$$

(3) 求和.

n 个小闭区域上的薄板质量近似值相加，便得到整个平面薄板质量的近似值，即

$$m\approx\sum_{i=1}^{n}\rho(\xi_i,\eta_i)\Delta\sigma_i\ .$$

(4) 取极限.

当各小闭区域的直径中的最大者（记作 λ）趋于 0 时，如果上述和的极限存在，则此极限就是所求平面薄板的质量，即

$$m=\lim_{\lambda\to 0}\sum_{i=1}^{n}\rho(\xi_i,\eta_i)\Delta\sigma_i\ .$$

以上两个实例虽然实际意义不同，但是解决问题的方法却是相同的，即采用“分割→近似代替→求和→取极限”的方法，最后都归结为求具有特定结构的和的极限问题，类似于这样的实际问题还有很多，我们抛开实际问题的具体意义，从数学角度加以研究，就可以抽象出二重积分的定义.

定义1 设 $z=f(x,y)$ 为有界闭区域 D 上的有界函数．把闭区域 D 任意分成 n 个小闭区域

$$\Delta\sigma_1,\ \Delta\sigma_2,\ \cdots,\ \Delta\sigma_n,$$

其中，$\Delta\sigma_i$ 表示第 i 个小闭区域，也表示它的面积．在每个小闭区域 $\Delta\sigma_i$ 上任取一点（ξ_i，η_i），作乘积 $f(\xi_i,\eta_i)\Delta\sigma_i(i=1,2,\cdots,n)$，并作和 $\sum\limits_{i=1}^{n}f(\xi_i,\eta_i)\Delta\sigma_i$．如果当各小闭区域的直径中的最大值 $\lambda\to0$ 时，该和的极限总存在，且与闭区域 D 的分法及点（ξ_i,η_i）的取法无关，则称此极限为函数 $f(x,y)$ 在闭区域 D 上的**二重积分**，记作 $\iint\limits_D f(x,y)\mathrm{d}\sigma$，即

$$\iint\limits_D f(x,y)\mathrm{d}\sigma=\lim_{\lambda\to0}\sum_{i=1}^{n}f(\xi_i,\eta_i)\Delta\sigma_i,$$

式中，x 与 y 称为**积分变量**；$f(x,y)$ 称为**被积函数**；$f(x,y)\mathrm{d}\sigma$ 称为被积表达式，$\mathrm{d}\sigma$ 称为**面积元素**；D 称为**积分区域**；$\sum\limits_{i=1}^{n}f(\xi_i,\eta_i)\Delta\sigma_i$ 称为**积分和**.

指点迷津

（1）在直角坐标系中，有时也把面积元素 $\mathrm{d}\sigma$ 记作 $\mathrm{d}x\mathrm{d}y$，而把二重积分记作

$$\iint\limits_D f(x,y)\mathrm{d}x\mathrm{d}y,$$

式中，$\mathrm{d}x\mathrm{d}y$ 称为**直角坐标系中的面积元素**.

（2）如果被积函数 $f(x,y)$ 在闭区域 D 上连续，则 $f(x,y)$ 在 D 上的二重积分必定存在，以后总假定 $f(x,y)$ 在 D 上连续.

（3）二重积分与被积函数、积分区域有关，与积分变量的记号无关，即

$$\iint\limits_D f(x,y)\mathrm{d}x\mathrm{d}y=\iint\limits_D f(u,v)\mathrm{d}u\mathrm{d}v.$$

（4）二重积分的几何意义：若 $f(x,y)\geqslant0$，二重积分表示以 $f(x,y)$ 为曲顶，以 D 为底的曲顶柱体的体积；若 $f(x,y)\leqslant0$，二重积分表示曲顶柱体体积的负值；若 $f(x,y)$ 有正、有负，二重积分就等于 xOy 面上方的柱体体积减去 xOy 面下方的柱体体积.

砥砺廉隅

二重积分让我们深刻体会到：不要为实现人生目标而顾虑重重，你可以将人生目标细分为若干个子目标（或阶段目标）．有了一个个可以付诸行动的子目标或阶段目标，你就知道具体要去做什么，你就会感到自己在攀登成功的阶梯，逐步靠近你的梦想．只要你有了一个个行动的成果，哪怕是微不足道的一点点成果，也说明你正在朝着目标靠近.

二、二重积分的性质

二重积分与定积分有类似的性质，具体如下：

性质1 被积函数的常数因子可提到积分号外面，即

$$\iint_D kf(x,y)\,\mathrm{d}\sigma = k\iint_D f(x,y)\,\mathrm{d}\sigma\ (k\text{ 为常数}).$$

性质2（被积函数的可加性） 函数和与差的积分等于各函数积分的和与差，即

$$\iint_D [f_1(x,y) \pm f_2(x,y)]\,\mathrm{d}\sigma = \iint_D f_1(x,y)\,\mathrm{d}\sigma \pm \iint_D f_2(x,y)\,\mathrm{d}\sigma.$$

性质3（积分区域的可加性） 若闭区域 D 被有限条曲线分为有限个部分闭区域，则在 D 上的二重积分等于在各部分闭区域上的二重积分的和. 例如，若 D 分为两个部分闭区域 D_1，D_2，则

$$\iint_D f(x,y)\,\mathrm{d}\sigma = \iint_{D_1} f(x,y)\,\mathrm{d}\sigma + \iint_{D_2} f(x,y)\,\mathrm{d}\sigma.$$

性质4 若在 D 上，$f(x,y)\equiv 1$，σ 为 D 的面积，则

$$\iint_D 1\,\mathrm{d}\sigma = \iint_D \mathrm{d}\sigma = \sigma.$$

性质4的几何意义：高为1的平顶柱体的体积在数值上等于柱体的底面积.

性质5（保序性） 若在 D 上，$f(x,y)\leqslant\varphi(x,y)$，则有

$$\iint_D f(x,y)\,\mathrm{d}\sigma \leqslant \iint_D \varphi(x,y)\,\mathrm{d}\sigma.$$

推论 由于 $-|f(x,y)|\leqslant f(x,y)\leqslant |f(x,y)|$，因此

$$\left|\iint_D f(x,y)\,\mathrm{d}\sigma\right| \leqslant \iint_D |f(x,y)|\,\mathrm{d}\sigma.$$

性质6 设 M 与 m 分别是 $f(x,y)$ 在闭区域 D 上的最大值和最小值，σ 是 D 的面积，则有

$$m\sigma \leqslant \iint_D f(x,y)\,\mathrm{d}\sigma \leqslant M\sigma.$$

性质7（二重积分的中值定理） 设函数 $f(x,y)$ 在 D 闭区域上连续，σ 是 D 的面积，则在 D 上至少存在一点 (ξ,η)，使得

$$\iint_D f(x,y)\,\mathrm{d}\sigma = f(\xi,\eta)\sigma.$$

三、二重积分的计算

利用定义来计算二重积分一般比较困难，下面介绍在直角坐标系和极坐标系中把二重积分化成两次单积分（即两次定积分）进行计算的方法.

（一）在直角坐标系中计算二重积分

讨论在直角坐标系中计算二重积分 $\iint_D f(x,y)\,\mathrm{d}\sigma$ 的方法时，我们假定 $f(x,y)$ 在积分区域 D 上连续，且 $f(x,y)\geqslant 0$. 在具体讨论之前，先介绍 X 型区域和 Y 型区域的相关概念.

如果积分区域 D 可用不等式 $\varphi_1(x)\leqslant y\leqslant\varphi_2(x), a\leqslant x\leqslant b$ 来表示，即

$$D=\{(x,y)\mid\varphi_1(x)\leqslant y\leqslant\varphi_2(x), a\leqslant x\leqslant b\},$$

则称 D 为 X **型区域**，其中函数 $\varphi_1(x)$，$\varphi_2(x)$ 在区间 $[a,b]$ 上连续. X 型区域的特点是穿过 D 内部且平行于 y 轴的直线与 D 的边界相交不多于两点，如图 5 – 15 所示.

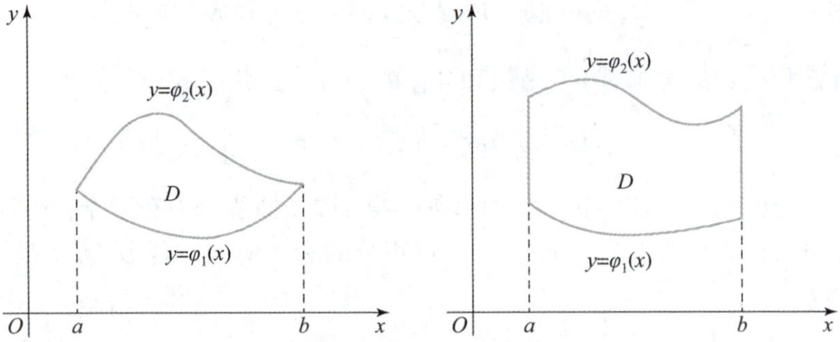

图 5 – 15

如果积分区域 D 可用不等式 $\psi_1(y)\leqslant x\leqslant\psi_2(y)$，$c\leqslant y\leqslant d$ 来表示，即

$$D=\{(x,y)\mid\psi_1(y)\leqslant x\leqslant\psi_2(y), c\leqslant y\leqslant d\},$$

则称 D 为 Y **型区域**，其中函数 $\psi_1(y)$，$\psi_2(y)$ 在区间 $[c,d]$ 上连续. Y 型区域的特点是穿过 D 内部且平行于 x 轴的直线与 D 的边界相交不多于两点，如图 5 – 16 所示.

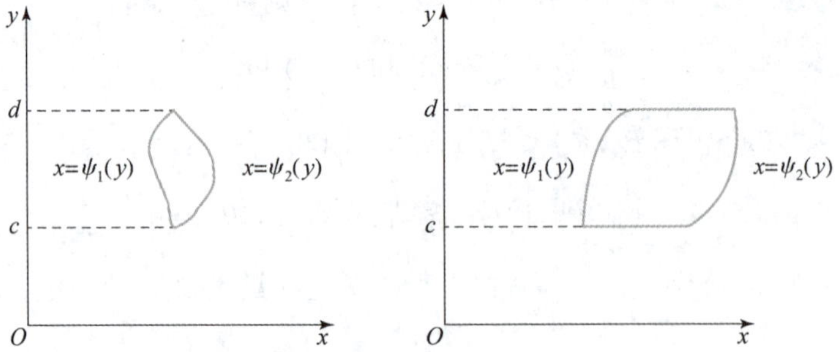

图 5 – 16

1. 积分区域 D 为 X 型区域的二重积分计算

由二重积分的几何意义可知，二重积分 $\iint\limits_D f(x,y)\mathrm{d}\sigma$ 是以 D 为底、以曲面 $z=f(x,y)$ 为顶的曲顶柱体体积. 下面用“平行截面”的方法来计算这个曲顶柱体的体积.

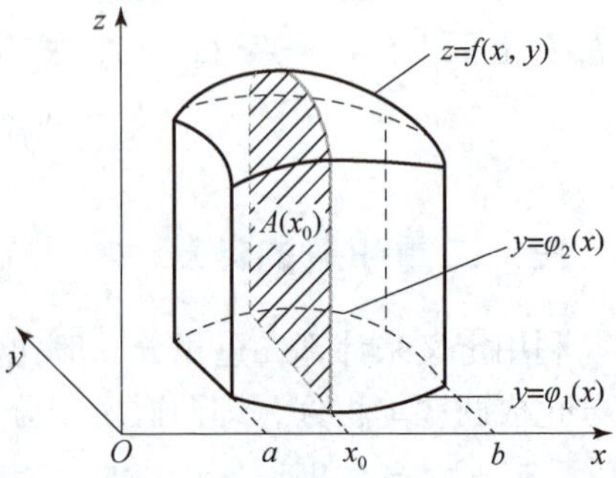

图 5 – 17

先计算平行截面的面积，如图 5 – 17 所示，在区间 $[a,b]$ 上任意取定一点 x_0，作平行于 yOz 面的平面 $x=x_0$，用这个平面去截曲顶柱体，得到一个以区间 $[\varphi_1(x_0),\varphi_2(x_0)]$ 为底、曲线 $z=f(x_0,y)$ 为曲边的曲边梯形，其面积为

$$A(x_0)=\int_{\varphi_1(x_0)}^{\varphi_2(x_0)}f(x_0,y)\mathrm{d}y.$$

一般地，过区间$[a,b]$上任一点x且平行于面yOz的平面截曲顶柱体，所得截面的面积为

$$A(x)=\int_{\varphi_1(x)}^{\varphi_2(x)}f(x,y)\,\mathrm{d}y.$$

应用计算"平行截面面积为已知的立体的体积"的方法，得该曲顶柱体的体积为

$$V=\int_a^b A(x)\,\mathrm{d}x=\int_a^b\left[\int_{\varphi_1(x)}^{\varphi_2(x)}f(x,y)\,\mathrm{d}y\right]\mathrm{d}x.$$

因为$V=\iint\limits_D f(x,y)\,\mathrm{d}\sigma$，所以

$$\iint\limits_D f(x,y)\,\mathrm{d}\sigma=\int_a^b\left[\int_{\varphi_1(x)}^{\varphi_2(x)}f(x,y)\,\mathrm{d}y\right]\mathrm{d}x.$$

上式右边的积分称为先对y、后对x的二次积分．也就是说，先把x看成常数，把$f(x,y)$只看成y的函数，对y计算从$\varphi_1(x)$到$\varphi_2(x)$的定积分；然后把算得的结果（是x的函数）再对x计算在区间$[a,b]$上的定积分．先对y、后对x的二次积分也常记作

$$\int_a^b\mathrm{d}x\int_{\varphi_1(x)}^{\varphi_2(x)}f(x,y)\,\mathrm{d}y,$$

即

$$\iint\limits_D f(x,y)\,\mathrm{d}\sigma=\int_a^b\mathrm{d}x\int_{\varphi_1(x)}^{\varphi_2(x)}f(x,y)\,\mathrm{d}y.\tag{5-11}$$

这就是把二重积分化为先对y、后对x的二次积分公式.

2. 积分区域 D 为 Y 型区域的二重积分计算

类似地，如图5－18所示，如果积分区域D为Y型区域，用平行于xOz面的平面去截以D为底、以曲面$z=f(x,y)$为顶的曲顶柱体，则可以得到以下二重积分计算公式

$$\iint\limits_D f(x,y)\,\mathrm{d}\sigma=\int_c^d\left[\int_{\psi_1(y)}^{\psi_2(y)}f(x,y)\,\mathrm{d}x\right]\mathrm{d}y.$$

上式右边积分称为**先对x、后对y的二次积分**．这个积分也常记作

$$\int_c^d\mathrm{d}y\int_{\psi_1(y)}^{\psi_2(y)}f(x,y)\,\mathrm{d}x,$$

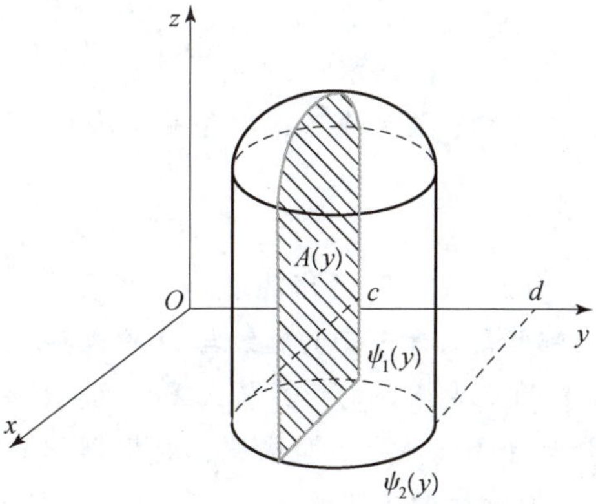

图5－18

即

$$\iint\limits_D f(x,y)\,\mathrm{d}\sigma=\int_c^d\mathrm{d}y\int_{\psi_1(y)}^{\psi_2(y)}f(x,y)\,\mathrm{d}x.\tag{5-12}$$

这就是把二重积分化为先对x、后对y的二次积分公式.

注意

在以上讨论中，我们都假定了$f(x,y)\geqslant 0$，实际上式（5－11）、式（5－12）的成立并不受此条件限制.

例3 计算$\iint\limits_D xy\,\mathrm{d}\sigma$，其中$D=\{(x,y)\mid x-2\leqslant y\leqslant\sqrt{x},0\leqslant x\leqslant 1\}$.

解 因为 D 是 X 型区域，所以利用式（5－11）得

$$\iint_D xy\mathrm{d}\sigma = \int_0^1 \mathrm{d}x\int_{x-2}^{\sqrt{x}} xy\mathrm{d}y = \int_0^1 \left(\frac{1}{2}xy^2\right)\Big|_{x-2}^{\sqrt{x}}\mathrm{d}x = \int_0^1 \left[\frac{1}{2}x^2 - \frac{1}{2}x(x-2)^2\right]\mathrm{d}x$$

$$= \int_0^1 \left(-\frac{1}{2}x^3 + \frac{5}{2}x^2 - 2x\right)\mathrm{d}x = \left(-\frac{1}{8}x^4 + \frac{5}{6}x^3 - x^2\right)\Big|_0^1 = -\frac{7}{24}.$$

例 4 计算 $\iint_D xy\mathrm{d}\sigma$，其中 $D=\{(x,y)\mid y^2\leqslant x\leqslant y+2,\ -1\leqslant y\leqslant 2\}$.

解 因为 D 是 Y 型区域，所以利用式（5－12）得

$$\iint_D xy\mathrm{d}\sigma = \int_{-1}^2 \mathrm{d}y\int_{y^2}^{y+2} xy\mathrm{d}x = \int_{-1}^2 \left(\frac{1}{2}x^2y\right)\Big|_{y^2}^{y+2}\mathrm{d}y$$

$$= \int_{-1}^2 \left[\frac{1}{2}(y+2)^2y - \frac{1}{2}y^5\right]\mathrm{d}y = \int_{-1}^2 \left(-\frac{1}{2}y^5 + \frac{1}{2}y^3 + 2y^2 + 2y\right)\mathrm{d}y$$

$$= \left(-\frac{1}{12}y^6 + \frac{1}{8}y^4 + \frac{2}{3}y^3 + y^2\right)\Big|_{-1}^2 = \frac{45}{8}.$$

指点迷津

（1）如图 5－19 所示，若积分区域 D 既是 X 型区域（可用不等式 $\varphi_1(x)\leqslant y\leqslant\varphi_2(x)$，$a\leqslant x\leqslant b$ 表示），又是 Y 型区域（可用不等式 $\psi_1(y)\leqslant x\leqslant\psi_2(y)$，$c\leqslant y\leqslant d$ 表示），则

$$\int_a^b \mathrm{d}x\int_{\varphi_1(x)}^{\varphi_2(x)} f(x,y)\mathrm{d}y = \int_c^d \mathrm{d}y\int_{\psi_1(y)}^{\psi_2(y)} f(x,y)\mathrm{d}x.$$

上式表明，这两个不同次序的二次积分相等，因为它们都等于同一个二重积分

$$\iint_D f(x,y)\mathrm{d}\sigma.$$

（2）若积分区域既不是 X 型区域，也不是 Y 型区域，其特点是既有一部分使穿过 D 内部且平行于 y 轴的直线与 D 的边界相交多于两点，又有一部分使穿过 D 内部且平行于 x 轴的直线与 D 的边界相交多于两点. 对于这种情况，可以把 D 分成几部分，使每一部分是 X 型区域或 Y 型区域，再根据积分区域的可加性（性质 3）进行计算，例如，如图 5－20 所示的区域既不是 X 型区域，也不是 Y 型区域，可把其分成 D_1，D_2，D_3 三部分进行计算（每部分都是 X 型区域）.

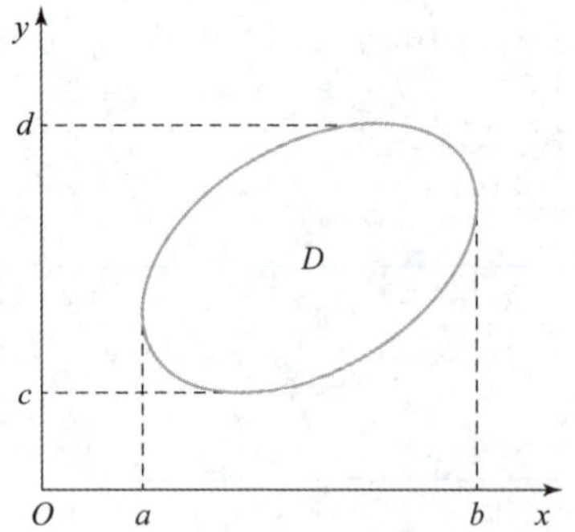

图 5－19

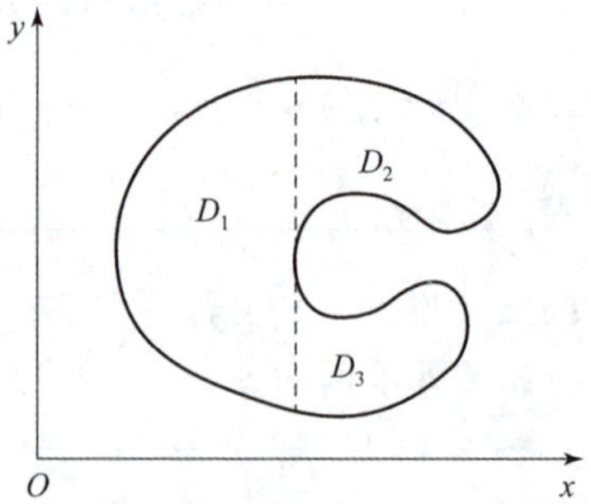

图 5－20

例 5　计算 $\iint\limits_D xy\mathrm{d}\sigma$，其中 D 是由 $y=1$，$x=2$ 及 $y=x$ 所围成的闭区域.

解　依据题意画出积分区域 D，如图 5-21 所示. D 既是 X 型区域，又是 Y 型区域.

方法 1：若 D 表示为 X 型区域，即

$$D=\{(x,y)\mid 1\leqslant y\leqslant x,1\leqslant x\leqslant 2\},$$

则有 $\iint\limits_D xy\mathrm{d}\sigma=\int_1^2\mathrm{d}x\int_1^x xy\mathrm{d}y=\int_1^2\left(\frac{1}{2}xy^2\right)\Big|_1^x\mathrm{d}x=\int_1^2\left(\frac{1}{2}x^3-\frac{1}{2}x\right)\mathrm{d}x=\left(\frac{1}{8}x^4-\frac{1}{4}x^2\right)\Big|_1^2=\frac{9}{8}.$

方法 2：若 D 表示为 Y 型区域，即

$$D=\{(x,y)\mid y\leqslant x\leqslant 2,1\leqslant y\leqslant 2\},$$

则有 $\iint\limits_D xy\mathrm{d}\sigma=\int_1^2\mathrm{d}y\int_y^2 xy\mathrm{d}x=\int_1^2\left(\frac{1}{2}x^2y\right)\Big|_y^2\mathrm{d}y=\int_1^2\left(2y-\frac{1}{2}y^3\right)\mathrm{d}y=\left(y^2-\frac{1}{8}y^4\right)\Big|_1^2=\frac{9}{8}.$

例 6　计算 $\iint\limits_D \mathrm{e}^{-y^2}\mathrm{d}\sigma$，其中 D 为由 $y=x$，$y=1$ 及 y 轴所围成的区域.

解　依据题意画出积分区域 D，如图 5-22 所示，D 既是 X 型区域，又是 Y 型区域.

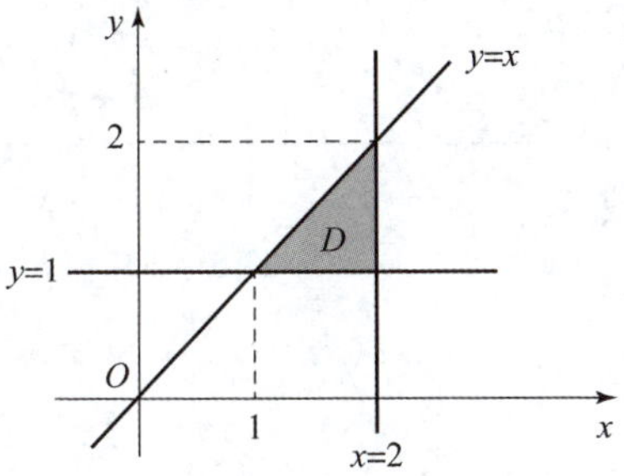

图 5-21

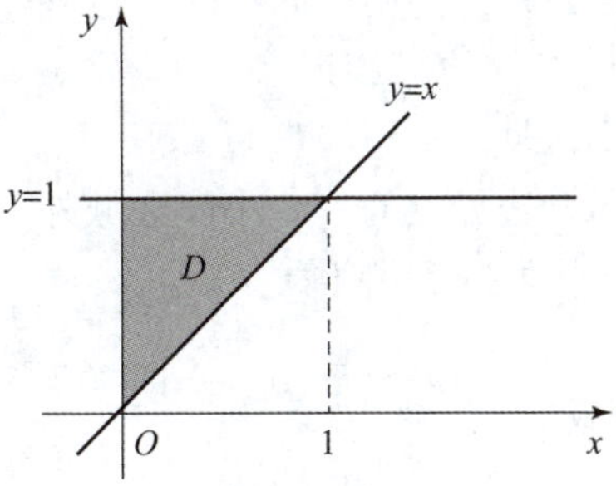

图 5-22

方法 1：若 D 表示为 Y 型区域，即

$$D=\{(x,y)\mid 0\leqslant x\leqslant y,0\leqslant y\leqslant 1\},$$

则有

$$\iint\limits_D \mathrm{e}^{-y^2}\mathrm{d}\sigma=\int_0^1\mathrm{d}y\int_0^y \mathrm{e}^{-y^2}\mathrm{d}x=\int_0^1 \mathrm{e}^{-y^2}y\mathrm{d}y=-\frac{1}{2}\int_0^1 \mathrm{e}^{-y^2}\mathrm{d}(-y^2)=\left(-\frac{1}{2}\mathrm{e}^{-y^2}\right)\Big|_0^1=\frac{1}{2}(1-\mathrm{e}^{-1}).$$

方法 2：若 D 表示为 X 型区域，即

$$D=\{(x,y)\mid x\leqslant y\leqslant 1,0\leqslant x\leqslant 1\},$$

则有

$$\iint\limits_D \mathrm{e}^{-y^2}\mathrm{d}\sigma=\int_0^1\mathrm{d}x\int_x^1 \mathrm{e}^{-y^2}\mathrm{d}y.$$

上式关于 y 的积分计算比较复杂. 所以这里将 D 表示为 Y 型区域，计算二重积分比较方便.

做一做

计算二重积分 $\iint\limits_D \frac{x^2}{y^2}\mathrm{d}x\mathrm{d}y$，其中区域 D 是由直线 $y=2$，$y=x$ 和双曲线 $xy=1$ 所围成的闭区域.

提示

在计算二重积分时，应恰当地选择积分的先后次序，既要考虑被积函数 $f(x,y)$ 的特性，又要考虑积分区域 D 的形状.

（二）在极坐标系中计算二重积分

在有些计算中，二重积分 $\iint\limits_D f(x,y)\,\mathrm{d}\sigma$ 化为极坐标形式进行计算会比较简单，下面我们根据二重积分的定义

$$\iint\limits_D f(x,y)\,\mathrm{d}\sigma=\lim_{\lambda\to 0}\sum_{i=1}^{n}f(\xi_i,\eta_i)\Delta\sigma_i$$

来研究这个和的极限在极坐标系中的形式.

如图 5－23 所示，假定从极点 O 出发且穿过闭区域 D 内部的射线与 D 的边界曲线相交不多于两点. 我们用以极点为中心的一族同心圆（ρ = 常数）以及从极点出发的一族射线（θ = 常数），把 D 分成 n 个小闭区域.

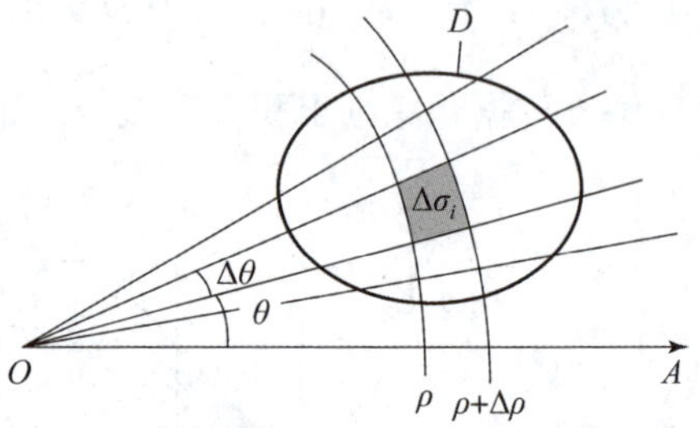

图 5－23

除了包含边界点的一些小闭区域外，小闭区域的面积 $\Delta\sigma_i$，可按下式计算：

$$\Delta\sigma_i=\frac{1}{2}(\rho_i+\Delta\rho_i)^2\Delta\theta_i-\frac{1}{2}\rho_i^2\Delta\theta_i=\frac{1}{2}(2\rho_i+\Delta\rho_i)\Delta\rho_i\Delta\theta_i$$

$$=\frac{\rho_i+(\rho_i+\Delta\rho_i)}{2}\Delta\rho_i\Delta\theta_i=\bar{\rho}_i\Delta\rho_i\Delta\theta_i.$$

式中，$\bar{\rho}_i$ 为相邻两圆弧半径的平均值，在该小闭区域内取圆周 $\rho=\bar{\rho}_i$ 上的一点$(\bar{\rho}_i,\bar{\theta}_i)$，设这点的直角坐标为$(\xi_i,\eta_i)$，则由极坐标和直角坐标之间的关系 $\xi_i=\bar{\rho}_i\cos\bar{\theta}_i$，$\eta_i=\bar{\rho}_i\sin\bar{\theta}_i$ 可得

$$\lim_{\lambda\to 0}\sum_{i=1}^{n}f(\xi_i,\eta_i)\Delta\sigma_i=\lim_{\lambda\to 0}\sum_{i=1}^{n}f(\bar{\rho}_i\cos\bar{\theta}_i,\bar{\rho}_i\sin\bar{\theta}_i)\bar{\rho}_i\Delta\bar{\rho}_i\Delta\bar{\theta}_i,$$

即

$$\iint\limits_D f(x,y)\,\mathrm{d}\sigma=\iint\limits_D f(\rho\cos\theta,\rho\sin\theta)\rho\,\mathrm{d}\rho\,\mathrm{d}\theta.$$

这里我们把点(ρ,θ)看成在同一平面上的点(x,y)的极坐标表示，所以上式右边的积分区域仍然记作 D. 因为在直角坐标系中 $\iint\limits_D f(x,y)\,\mathrm{d}\sigma$ 也常记作 $\iint\limits_D f(x,y)\,\mathrm{d}x\mathrm{d}y$，所以上式又可写成

$$\iint\limits_D f(x,y)\,\mathrm{d}x\mathrm{d}y=\iint\limits_D f(\rho\cos\theta,\rho\sin\theta)\rho\,\mathrm{d}\rho\,\mathrm{d}\theta. \qquad (5-13)$$

这就是二重积分的变量从直角坐标变换为极坐标的变换公式，其中 $\rho\mathrm{d}\rho\mathrm{d}\theta$ 就是极坐标系中的**面积元素**.

式（5－13）表明，要把二重积分中的变量从直角坐标变换为极坐标，只要把被积函数中的 x 与 y 分别换成 $\rho\cos\theta$ 与 $\rho\sin\theta$，并把直角坐标系中的面积元素 $\mathrm{d}x\mathrm{d}y$ 换成极坐标系中的面积元素 $\rho\mathrm{d}\rho\mathrm{d}\theta$ 即可.

在极坐标系中，也可以将二重积分 $\iint\limits_D f(\rho\cos\theta,\rho\sin\theta)\rho\mathrm{d}\rho\mathrm{d}\theta$ 化为二次积分进行计算，下面分三种情况进行讨论：

1. 极点在积分区域 D 的外部

如图 5－24 所示，设极点在积分区域 D 的外部，D 可以用不等式

$$\varphi_1(\theta)\leqslant\rho\leqslant\varphi_2(\theta)，\ \alpha\leqslant\theta\leqslant\beta$$

来表示，其中 $\varphi_1(\theta)$，$\varphi_2(\theta)$ 在区间 $[\alpha,\beta]$ 上连续.

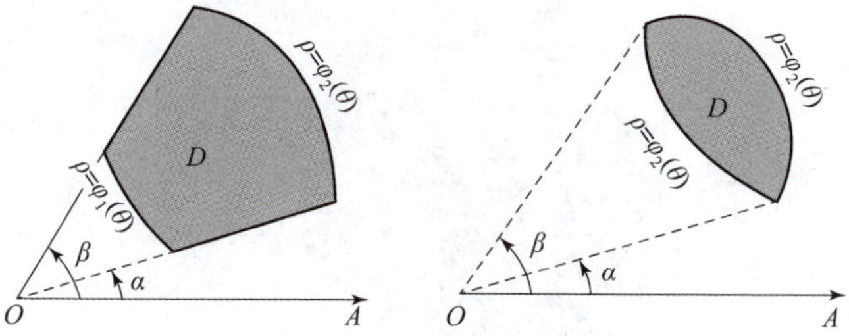

（a）　　　　（b）

图 5－24

如图 5－25 所示，先在区间 $[\alpha,\beta]$ 上任意取定一个 θ 值，D 中与该 θ 值对应的点在线段 EF 上，EF 上任意一点的极径 ρ 都满足 $\varphi_1(\theta)\leqslant\rho\leqslant\varphi_2(\theta)$，而 θ 是在 $[\alpha,\beta]$ 上任意取定的，所以 θ 满足 $\alpha\leqslant\theta\leqslant\beta$. 因此，极坐标系中二重积分化为二次积分的计算公式为

$$\iint\limits_D f(\rho\cos\theta,\rho\sin\theta)\rho\mathrm{d}\rho\mathrm{d}\theta=\int_\alpha^\beta\left[\int_{\varphi_1(\theta)}^{\varphi_2(\theta)}f(\rho\cos\theta,\rho\sin\theta)\rho\mathrm{d}\rho\right]\mathrm{d}\theta.$$

上式也写成

$$\iint\limits_D f(\rho\cos\theta,\rho\sin\theta)\rho\mathrm{d}\rho\mathrm{d}\theta=\int_\alpha^\beta\mathrm{d}\theta\int_{\varphi_1(\theta)}^{\varphi_2(\theta)}f(\rho\cos\theta,\rho\sin\theta)\rho\mathrm{d}\rho.\qquad(5-14)$$

2. 极点在积分区域 D 的边界上

如果积分区域 D 是如图 5－26 所示的曲边扇形（即极点在积分区域 D 的边界上），那么可以把它看成图 5－24（a）当 $\varphi_1(\theta)\equiv0$，$\varphi_2(\theta)=\varphi(\theta)$ 时的特例，这时 D 可以用不等式

$$0\leqslant\rho\leqslant\varphi(\theta)，\ \alpha\leqslant\theta\leqslant\beta$$

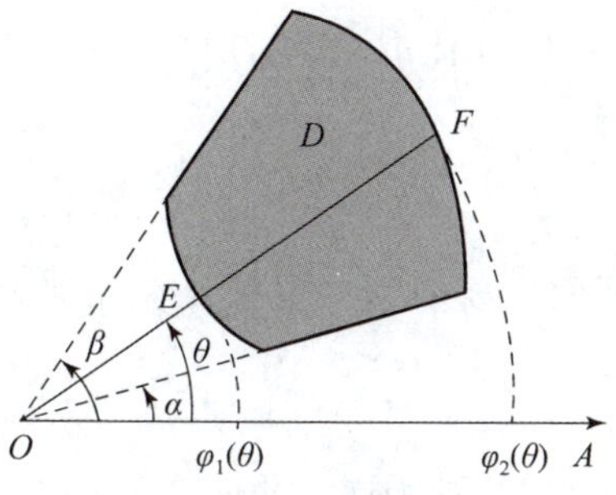

图 5－25

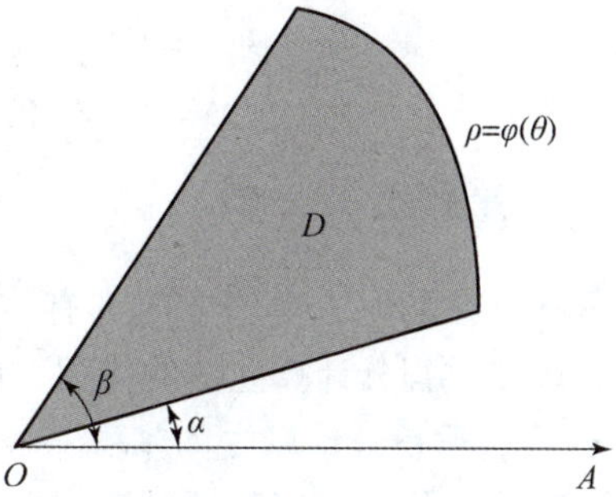

图 5－26

来表示，而式（5－14）成为

$$\iint_D f(\rho\cos\theta,\rho\sin\theta)\rho\mathrm{d}\rho\mathrm{d}\theta=\int_\alpha^\beta\mathrm{d}\theta\int_0^{\varphi(\theta)}f(\rho\cos\theta,\rho\sin\theta)\rho\mathrm{d}\rho.$$

3. 极点在积分区域 D 的内部

如图 5－27 所示，如果极点在积分区域 D 的内部，那么可以把它看成图 5－26 当 $\alpha=0$ 且 $\beta=2\pi$ 时的特例，这时 D 可以用不等式

$$0\leqslant\rho\leqslant\varphi(\theta)，0\leqslant\theta\leqslant2\pi$$

来表示，而式（5－14）成为

$$\iint_D f(\rho\cos\theta,\rho\sin\theta)\rho\mathrm{d}\rho\mathrm{d}\theta=\int_0^{2\pi}\mathrm{d}\theta\int_0^{\varphi(\theta)}f(\rho\cos\theta,\rho\sin\theta)\rho\mathrm{d}\rho.$$

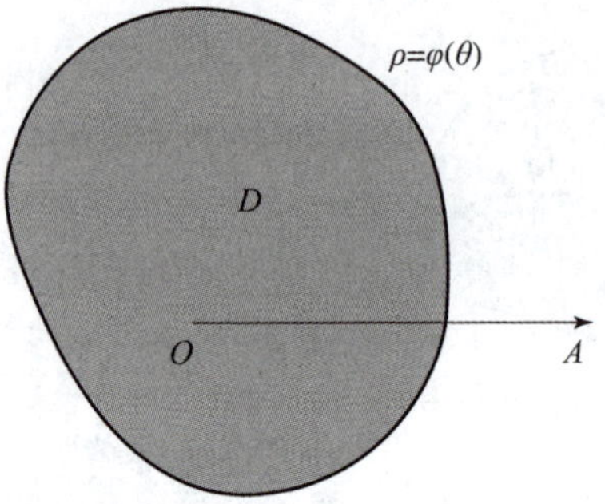

图 5－27

提示

一般情况下，当二重积分的被积函数中的自变量以 x^2+y^2，x^2-y^2，xy，$\frac{x}{y}$ 等形式出现，以及积分区域是以原点为中心的圆域、扇形域或环形域时，利用极坐标进行计算会比较简便.

例 7 计算 $\iint_D \mathrm{e}^{-x^2-y^2}\mathrm{d}x\mathrm{d}y$，其中 D 是由圆心在原点、半径为 1 的圆周所围成的闭区域.

解 在极坐标系中，积分区域 D 可表示为

$$0\leqslant\rho\leqslant1，0\leqslant\theta\leqslant2\pi,$$

所以有

$$\iint_D \mathrm{e}^{-x^2-y^2}\mathrm{d}x\mathrm{d}y=\iint_D \mathrm{e}^{-\rho^2}\rho\mathrm{d}\rho\mathrm{d}\theta=\int_0^{2\pi}\mathrm{d}\theta\int_0^1\mathrm{e}^{-\rho^2}\rho\mathrm{d}\rho=\int_0^{2\pi}\left(-\frac{1}{2}\mathrm{e}^{-\rho^2}\right)\Big|_0^1\mathrm{d}\theta$$

$$=\int_0^{2\pi}\left(\frac{1}{2}-\frac{1}{2}\mathrm{e}^{-1}\right)\mathrm{d}\theta=\left(\frac{1}{2}-\frac{1}{2}\mathrm{e}^{-1}\right)\cdot\theta\Big|_0^{2\pi}=\pi(1-\mathrm{e}^{-1}).$$

四、二重积分的应用

二重积分在几何、物理方面都有重要应用，下面主要介绍二重积分在几何上的应用，例如，利用二重积分计算立体的体积、曲面的面积.

1. 利用二重积分计算立体体积

根据二重积分的几何意义可知，当 $f(x,y)\geqslant0$ 时，以 D 为底、曲面 $f(x,y)$ 为顶的曲顶

柱体的体积为 $V=\iint\limits_D f(x,y)\,\mathrm{d}\sigma$.

例 8　求平面 $2x+y+z=4$ 和三个坐标平面所围成的四面体体积.

解　平面 $2x+y+z=4$ 与三条坐标轴的交点为 $P(2,0,0)$，$Q(0,4,0)$，$R(0,0,4)$，据此画出该四面体，如图 5－28 所示.

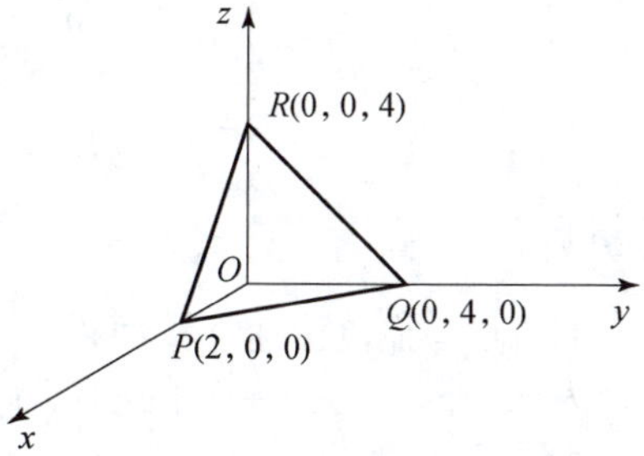

图 5－28

该四面体可视为曲顶柱体，$\triangle POQ$ 相当于曲顶柱体的底 D、平面 $z=4-2x-y$ 相当于曲顶柱体的顶. 在 xOy 平面，直线 PQ 的方程是

$$y=4-2x.$$

若将 D 表示为 X 型区域，则

$$D=\{(x,y)\mid 0\leqslant y\leqslant 4-2x,0\leqslant x\leqslant 2\},$$

于是

$$V=\iint\limits_D(4-2x-y)\,\mathrm{d}\sigma=\int_0^2\mathrm{d}x\int_0^{4-2x}(4-2x-y)\,\mathrm{d}y$$

$$=\int_0^2\left(4y-2xy-\frac{1}{2}y^2\right)\Big|_0^{4-2x}\mathrm{d}x=\int_0^2(2x^2-8x+8)\,\mathrm{d}x=\frac{16}{3}.$$

2. 利用二重积分计算曲面面积

设曲面 S 的方程为 $z=f(x,y)$，它在 xOy 面上的投影区域为 D_{xy}，且函数 $f(x,y)$ 在 D_{xy} 上具有连续偏导数 $f'_x(x,y)$ 和 $f'_y(x,y)$，则曲面 S 的面积为

$$A=\iint\limits_{D_{xy}}\sqrt{1+\left(\frac{\partial z}{\partial x}\right)^2+\left(\frac{\partial z}{\partial y}\right)^2}\,\mathrm{d}x\mathrm{d}y.$$

上式即为计算曲面面积的公式，在这里不予证明.

设曲面的方程为 $x=g(y,z)$ 或 $y=h(z,x)$，可分别把曲面投影到 yOz 面上（投影区域记作 D_{yz}）或 xOz 面上（投影区域记作 D_{xz}），类似地，可得

$$A=\iint\limits_{D_{yz}}\sqrt{1+\left(\frac{\partial x}{\partial y}\right)^2+\left(\frac{\partial x}{\partial z}\right)^2}\,\mathrm{d}y\mathrm{d}z\ \text{或}\ A=\iint\limits_{D_{xz}}\sqrt{1+\left(\frac{\partial y}{\partial x}\right)^2+\left(\frac{\partial y}{\partial z}\right)^2}\,\mathrm{d}x\mathrm{d}z.$$

例 9　求半径为 a 的球的表面积.

解　取球心为坐标原点，则该球面方程为 $x^2+y^2+z^2=a^2$，由球面的对称性可知，该球面的表面积是它在第 I 卦限部分的 8 倍. 因为第 I 卦限内球面方程为

$$z=\sqrt{a^2-x^2-y^2},$$

所以

$$\frac{\partial z}{\partial x}=-\frac{x}{\sqrt{a^2-x^2-y^2}},\quad \frac{\partial z}{\partial y}=-\frac{y}{\sqrt{a^2-x^2-y^2}},$$

于是

$$\sqrt{1+\left(\frac{\partial z}{\partial x}\right)^2+\left(\frac{\partial z}{\partial y}\right)^2}=\frac{a}{\sqrt{a^2-x^2-y^2}},$$

因此，整个球的表面积为

$$A=8\iint\limits_D\sqrt{1+\left(\frac{\partial z}{\partial x}\right)^2+\left(\frac{\partial z}{\partial y}\right)^2}\,\mathrm{d}\sigma=8\iint\limits_D\frac{a}{\sqrt{a^2-x^2-y^2}}\mathrm{d}\sigma.$$

式中，积分区域 D 是第 I 卦限内球面的投影，其可用极坐标形式表示为 $0\leqslant\rho\leqslant a$，$0\leqslant\theta\leqslant\dfrac{\pi}{2}$.

所以

$$A=8\iint\limits_{D}\frac{a}{\sqrt{a^2-x^2-y^2}}\mathrm{d}\sigma=8\int_0^{\frac{\pi}{2}}\mathrm{d}\theta\int_0^a\frac{a}{\sqrt{a^2-\rho^2}}\rho\mathrm{d}\rho$$

$$=-8a\int_0^{\frac{\pi}{2}}\sqrt{a^2-\rho^2}\Big|_0^a\mathrm{d}\theta=8a^2\int_0^{\frac{\pi}{2}}\mathrm{d}\theta=4\pi a^2.$$

案例回应

血流量 = 血流流速 × 截面积，由于血液流速随流层而变化，故在横截面上任取一个内半径为 r，外半径为 $r+\mathrm{d}r$ 的小圆环.

小圆环面积：$\Delta S\approx\mathrm{d}S=2\pi r\mathrm{d}r.$

在该小圆环上血液流速可近似认为是相等的，所以在单位时间内通过该小圆环的血流量：

$$\Delta Q=V(r)\cdot\Delta S\approx2\pi rV(r)\mathrm{d}r,$$

$$\mathrm{d}Q=2\pi rV(r)\mathrm{d}r=2\pi\frac{P_1-P_2}{4\eta L}(R^2-r^2)r\mathrm{d}r,$$

于是

$$Q=\int_0^R\mathrm{d}Q=2\pi\int_0^R\frac{P_1-P_2}{4\eta L}(R^2-r^2)r\mathrm{d}r=\pi\frac{P_1-P_2}{2\eta L}\int_0^R(R^2r-r^3)\mathrm{d}r$$

$$=\pi\frac{P_1-P_2}{2\eta L}\left(\frac{1}{2}R^2r^2-\frac{1}{4}r^4\right)\Big|_0^R=\frac{P_1-P_2}{8\eta L}R^4\pi.$$

因此，单位时间内血管稳定流动的血流量为$\dfrac{P_1-P_2}{8\eta L}\pi R^4$.

同步训练 5－3

1. 填空题.

（1）设 $I=\int_0^1\mathrm{d}x\int_x^1\mathrm{e}^{-y^2}\mathrm{d}y$，交换积分顺序后，$I=$__________.

（2）设 $I=\int_1^3\mathrm{d}x\int_{x^2}^{x+9}f(x,y)\mathrm{d}y$，交换积分顺序后，$I=$__________.

（3）设 $I=\int_0^4\mathrm{d}x\int_{3x^2}^{12x}f(x,y)\mathrm{d}y$，交换积分顺序后，$I=$__________.

2. 利用二重积分的几何意义，计算下列二重积分的值：

（1）$\iint\limits_{D}\mathrm{d}\sigma$，其中 $D=\{(x,y)\mid x^2+y^2\leqslant1\}$；

（2）$\iint\limits_{D}\sqrt{9-x^2-y^2}\mathrm{d}\sigma$，其中 $D=\{(x,y)\mid x^2+y^2\leqslant9\}$.

3. 在直角坐标系中计算下列二重积分：

（1）$\iint\limits_{D}\left(1-\dfrac{x}{3}+\dfrac{y}{4}\right)\mathrm{d}\sigma$，其中 $D=\{(x,y)\mid-1\leqslant x\leqslant1,-2\leqslant y\leqslant2\}$；

（2）$\iint\limits_{D}(x^2+y^2)\mathrm{d}\sigma$，其中 $D=\{(x,y)\mid-1\leqslant x\leqslant1,-1\leqslant y\leqslant1\}$.

4. 画出积分区域，并在直角坐标系中计算下列二重积分：

(1) $\iint\limits_{D}(3x+2y)\mathrm{d}\sigma$，其中 D 是由两坐标轴及直线 $x+y=2$ 所围成的闭区域；

(2) $\iint\limits_{D}xy^2\mathrm{d}x\mathrm{d}y$，其中 D 是由抛物线 $y^2=4x$ 及直线 $x=1$ 所围成的闭区域.

同步训练 5-3 答案

5. 在极坐标系中计算下列二重积分：

(1) $\iint\limits_{D}\mathrm{e}^{x^2+y^2}\mathrm{d}\sigma$，其中 D 是由圆周 $x^2+y^2=4$ 所围成的闭区域；

(2) $\iint\limits_{D}(1-x^2+y^2)\mathrm{d}\sigma$，其中 D 是由 $y=x$，$y=0$，$x^2+y^2=1$ 所围成的在第 I 卦限内的闭区域.

本章小结

1. 多元函数的概念、极限与连续性

设有三个变量 x，y，z，当变量 x，y 在某一范围 D 内任取一对值 (x,y) 时，按照一定的对应法则 f，变量 z 总有唯一确定的值与之对应，则称变量 z 是变量 x，y 的二元函数.

二元函数 $f(x,y)$ 当 $(x,y)\to(x_0,y_0)$ 时的极限，记作

$$\lim_{(x,y)\to(x_0,y_0)}f(x,y)=A \text{ 或 } f(x,y)\to A((x,y)\to(x_0,y_0)).$$

如果函数 $f(x,y)$ 在区域 D 内的每一点处都连续，则称 $z=f(x,y)$ 在区域 D 上连续，或称 $z=f(x,y)$ 是 D 上的连续函数.

2. 偏导数

求二元函数的偏导数不需引进新的办法，只需用一元函数的求导方法，把一个自变量视为常数，而对另一个自变量进行一元函数的求导即可.

如果函数 $z=f(x,y)$ 的两个二阶混合偏导数 $\frac{\partial^2 z}{\partial x\partial y}$，$\frac{\partial^2 z}{\partial y\partial x}$ 在区域 D 内连续，则在区域 D 内有

$$\frac{\partial^2 z}{\partial x\partial y}=\frac{\partial^2 z}{\partial y\partial x}.$$

3. 全微分

可微的必要条件：若函数 $z=f(x,y)$ 在点 (x,y) 处可微，则函数 $z=f(x,y)$ 在点 (x,y) 处的两个偏导数 $\frac{\partial z}{\partial x}$，$\frac{\partial z}{\partial y}$ 必定存在，且函数 $z=f(x,y)$ 在点 (x,y) 处的全微分为

$$\mathrm{d}z=\frac{\partial z}{\partial x}\Delta x+\frac{\partial z}{\partial y}\Delta y.$$

可微的充分条件：若函数 $z=f(x,y)$ 的偏导数 $\frac{\partial z}{\partial x}$，$\frac{\partial z}{\partial y}$ 在点 (x,y) 处连续，则函数在该点处一定可微.

4. 多元复合函数的求导法则与隐函数的求导公式

设 $u=\varphi(x,y)$，$v=\psi(x,y)$ 都在点 (x,y) 处具有对 x 及对 y 的偏导数，函数 $z=f(u,v)$

在对应点 (u,v) 处具有连续偏导数，则复合函数 $z=f[\varphi(x,y),\psi(x,y)]$ 在点 (x,y) 处的两个偏导数均存在，且有

$$\frac{\partial z}{\partial x}=\frac{\partial z}{\partial u}\frac{\partial u}{\partial x}+\frac{\partial z}{\partial v}\frac{\partial v}{\partial x},\quad \frac{\partial z}{\partial y}=\frac{\partial z}{\partial u}\frac{\partial u}{\partial y}+\frac{\partial z}{\partial v}\frac{\partial v}{\partial y}.$$

设方程 $F(x,y,z)=0$ 确定了二元隐函数 $z=f(x,y)$，将 $z=f(x,y)$ 代入方程得

$$F[x,y,f(x,y)]=0.$$

根据多元复合函数的求导法则，上式两边分别对 x，y 求导得

$$F'_x+F'_z\frac{\partial z}{\partial x}=0,\quad F'_y+F'_z\frac{\partial z}{\partial y}=0.$$

若 $F'_z\neq 0$，则有

$$\frac{\partial z}{\partial x}=-\frac{F'_x}{F'_z},\quad \frac{\partial z}{\partial y}=-\frac{F'_y}{F'_z}.$$

5. 二元函数的极值与最值

对具有连续二阶偏导数的函数 $z=f(x,y)$，求其极值时，应先求出偏导数，再解出定义域内的全部驻点，然后求出驻点处的二阶偏导数值，根据 $\Delta=AC-B^2$ 和 A 的符号确定是否有极值.

若函数 $z=f(x,y)$ 在有界闭区域 D 上连续，则函数在 D 上一定取得最大值和最小值. 实际问题中求条件极值时，通常采用拉格朗日乘数法.

6. 二重积分

函数 $f(x,y)$ 在闭区域 D 上的二重积分，记作 $\iint\limits_D f(x,y)\mathrm{d}\sigma$，即

$$\iint\limits_D f(x,y)\mathrm{d}\sigma=\lim_{\lambda\to 0}\sum_{i=1}^{n}f(\xi_i,\eta_i)\Delta\sigma_i.$$

我们主要介绍了在直角坐标系和极坐标系中计算二重积分的方法，并介绍了利用二重积分计算体积以及曲面的面积.

目 标 检 测

1. 选择题.

(1) $\lim\limits_{\substack{x\to 0\\ y\to 0}}\frac{x^2y}{x^4+y^2}=$（　　）.

A. 0　　B. 不存在　　C. $\frac{1}{2}$　　D. 1

(2) 设函数 $f(x,y)=\begin{cases}x\sin\frac{1}{y}+y\sin\frac{1}{x}, & xy\neq 0,\\ 0, & xy=0,\end{cases}$ 则极限 $\lim\limits_{\substack{x\to 0\\ y\to 0}}f(x,y)=$（　　）.

A. 0　　B. 不存在　　C. 2　　D. 1

(3) 设函数 $f(x,y)=\begin{cases}\frac{xy}{\sqrt{x^2+y^2}}, & x^2+y^2\neq 0,\\ 0, & x^2+y^2=0,\end{cases}$ 则 $f(x,y)$（　　）.

A. 处处连续　　B. 处处有极限，但不连续
C. 仅在点（0，0）连续　　D. 除点（0，0）外处处连续

（4）函数 $z=f(x,y)$ 在点（x_0，y_0）处具有偏导数是它在该点存在全微分的（　　）条件.

A. 必要非充分　　B. 充分非必要
C. 充要　　D. 既非充分又非必要

（5）设 $f(x,y)=\arcsin\sqrt{\dfrac{y}{x}}$，则 $f'_x(2,1)=$（　　）.

A. $-\dfrac{1}{4}$　　B. $\dfrac{1}{4}$　　C. $-\dfrac{1}{2}$　　D. $-\dfrac{1}{2}$

（6）设 $z=\arctan\dfrac{x}{y}$，$x=u+v$，$y=u-v$，则 $z'_u+z'_v=$（　　）.

A. $\dfrac{u-v}{u^2-v^2}$　　B. $\dfrac{v-u}{u^2-v^2}$　　C. $\dfrac{u-v}{u^2+v^2}$　　D. $\dfrac{v-u}{u^2+v^2}$

（7）设 $z=y^x$，则 $\left(\dfrac{\partial z}{\partial x}+\dfrac{\partial z}{\partial y}\right)_{(2,1)}=$（　　）.

A. 2　　B. $1+\ln 2$　　C. 0　　D. 1

（8）设函数 $z=1-\sqrt{x^2+y^2}$，则点（0，0）是函数 z 的（　　）.

A. 极大值点但非最大值点　　B. 极大值点且是最大值点
C. 极小值点但非最小值点　　D. 极小值点且是最小值点

（9）函数 $f(x,y,z)=z-2$ 在 $4x^2+2y^2+z^2=1$ 条件下的极大值是（　　）.

A. -2　　B. -1　　C. 0　　D. 1

2. 填空题.

（1）函数 $z=\sqrt{\ln(x+y)}$ 的定义域为________.

（2）$\lim\limits_{\substack{x\to 0\\ y\to 1}}\dfrac{\ln(y+e^{x^2})}{\sqrt{x^2+y^2}}=$________.

（3）设函数 $f(x,y)=\dfrac{xy}{x+y}$，则 $f(x+y,x-y)=$________.

（4）设 $f(x,y)=\begin{cases}\dfrac{\tan(x^2+y^2)}{x^2+y^2}, & (x,y)\neq(0,0),\\ A, & (x,y)=(0,0),\end{cases}$ 要使 $f(x,y)$ 在点（0,0）处连续，则 $A=$________.

（5）函数 $z=\dfrac{x^2+y^2}{x-1}$ 的间断点是________.

（6）设 $u=\dfrac{x}{\sqrt{x^2+y^2}}$，则在极坐标下，$\dfrac{\partial u}{\partial r}=$________.

（7）设 $u=xy+\dfrac{y}{x}$，则 $\dfrac{\partial^2 u}{\partial x^2}=$__________.

（8）设函数 $z=f(x,y)$ 由方程 $xy^2z=x+y+z$ 所确定，则 $\dfrac{\partial z}{\partial y}=$__________.

（9）函数 $z=2x^2-3y^2-4x-6y-1$ 的驻点是__________.

（10）函数 $f(x,y,z)=-2x^2$ 在 $x^2-y^2-2z^2=2$ 条件下的极大值为__________.

（11）由抛物面 $z=2-x^2-y^2$，柱面 $x^2+y^2=1$ 及 xOy 平面所围成的空间立体的体积可用二重积分表示为________.

3. 计算题.

（1）求下列二元函数的定义域，并绘出定义域的图形：

①$z=\sqrt{1-x^2-y^2}$；　　②$z=\dfrac{1}{\ln(x+y)}$.

（2）求极限：

①$\lim\limits_{\substack{x\to0\\y\to0}}\dfrac{y\sin 2x}{\sqrt{xy+1}-1}$；　　②$\lim\limits_{\substack{x\to0\\y\to0}}\dfrac{1-\sqrt{x^2y+1}}{x^3y^2}\sin(xy)$.

（3）设 $u=x\sin y+y\cos x$，求 u'_x，u'_y.

（4）设函数 $z=f(x,y)$ 由方程 $xy+yz+zx=3$ 所确定，求$\dfrac{\partial z}{\partial y}$，$\dfrac{\partial z}{\partial x}$（其中 $x+y\neq0$）.

（5）求函数 $f(x,y)=2x^2-2xy+2y^2+4x-3y+1$ 的极值.

（6）设 $z=\mathrm{e}^{3x+2y}$，而 $x=\cos t$，$y=t^2$，求$\dfrac{\mathrm{d}z}{\mathrm{d}t}$.

（7）求函数 $f(x,y)=\ln(x^2+y^2+\mathrm{e}^{xy})$ 的全微分.

（8）计算下列二重积分：

① $\iint\limits_D x\sin y\mathrm{d}\sigma, D=\left\{(x,y)\,|\,1\leqslant x\leqslant2, 0\leqslant y\leqslant\dfrac{\pi}{2}\right\}$；

② $\iint\limits_D \dfrac{x^2}{y^2}\mathrm{d}\sigma$，$D$ 由 $x=2$，$y=x$，$xy=1$ 曲线所围成；

③ $\iint\limits_D x\cos(x+y)\mathrm{d}x\mathrm{d}y$，$D$ 为以（0，0），（π，0），（π，π）为顶点的三角区域.

（9）利用极坐标计算下列二重积分：

① $\iint\limits_D \sqrt{R^2-x^2-y^2}\mathrm{d}x\mathrm{d}y, D: x^2+y^2\leqslant R$；

② $\iint\limits_D y\mathrm{d}\sigma, D: x^2+y^2=4, x,y\geqslant0$.

第五章目标检测答案

4. 要造一个容积为 128 m^3 的长方体敞口水池，已知水池侧壁的单位造价是底部的 2 倍，问：水池的尺寸应如何选择，方能使其造价最低？

数学实验五　用 MATLAB 求二重积分

由于二重积分可以化成二次积分来进行计算，因此在 MATLAB 中，可以反复使用 int( ) 函数来计算二重积分，具体步骤如下：

（1）在 MATLAB 命令窗口中定义符号变量，如输入“syms　x　y”.

（2）进行内层积分，输入"I1 = int（表达式，积分变量，下限，上限）".

（3）进行外层积分，输入"I = int（I1，积分变量，下限，上限）".

（4）按回车键，输出结果.

例 1　计算二重积分 $\int_0^1 dx \int_0^{x^2} (x + 2y) dy$.

解　在命令窗口中输入：

```
>> syms   x   y
>> I1 = int(x + 2 * y,y,0,x^2)
I1 =
x^3 + x^4
>> I = int(I1,x,0,1)
```

按回车键，输出结果为

```
I =
9/20
```

即　$\int_0^1 dx \int_0^{x^2} (x + 2y) dy = \frac{9}{20}$.

例 2　计算二重积分 $\int_0^{\pi} dy \int_{\pi}^{2\pi} (y\sin x + x\cos y) dx$.

解　在命令窗口中输入：

```
>> syms   x   y
>> I1 = int(y * sin (x) + x * cos (y) ,x,pi,2 * pi)
I1 =
(3 * pi^2 * cos (y) )/2 - 2 * y
>> I = int(I1,y,0,pi)
```

按回车键，输出结果为

```
I =
- pi^2
```

即　$\int_0^{\pi} dy \int_{\pi}^{2\pi} (y\sin x + x\cos y) dx = -\pi^2$.

中国数学史

中国古代数学瑰宝《九章算术》

《九章算术》是我国古代《十部算经》中最重要的一部，也是中国古代数学体系形成的代表作，对我国数学发展有着深远的影响，千余年间一直被作为教科书，对于东西方数学的发展都有一定的影响，如朝鲜、日本都曾经选它为教科书. 该书包括分数和比例等计算方法，先经过印度传入阿拉伯，而后再传入欧洲，成为世界数学名著，被译成多种文字. 如前苏联、德国、日本、朝鲜、英国等各国均有《九章算术》译本.

《九章算术》据考至迟在公元前 1 世纪，其内容可追溯到周朝时期. 《周礼》记载了西周贵族子弟必学六门课程（"六艺"），其中有一门就是《九数》. 据刘徽《九章算术注》序言记载，称《九章算术》源于《九数》，并经过西汉张苍、耿寿昌（约公元前50年）整理、删补、定型.

《九章算术》共计264个问题，202术（解题法则），按问题性质分为方田、粟米、衰分、少广、商功、均输、盈不足、方程、勾股等九章.

第一章方田，共计38题21术，讲平面图形面积的丈量和计算，其中也包括分数计算，是世界上最早使用的测量和计算方法.

第二章粟米，共计46题33术，主要讲各种粮食交换之间的计算，计算方法主要是比例.

第三章衰分，主要讲比例分配和等差、等比数列问题.

第四章少广，计24题16术，主要讲田亩的面积和球的体积，求出边长或直径的算法.该章记载着世界上最早的多位数开平方、开立方的法则.

第五章商功，计28题24术，主要是立方体体积的计算.

第六章均输，计28题28术，主要讨论处理行程和合理解决征税问题.

第七章盈不足，计20题17术，主要解决过剩与不足问题.

第八章方程，计18题19术，主要内容是一元一次方程组、不定方程，是世界上最早研究方程并形成理论的著作.

第九章勾股，计24题22术，主要内容为解直角三角形.

第六章

无穷级数

导读

无穷级数是表示函数、研究函数以及进行数值计算的有效工具，它在医学、工程技术和数学分支中有着广泛的应用. 本章首先利用极限思想研究常数项级数，将常数项级数的敛散性问题转化为数列极限的存在性问题，并给出级数的基本性质与判别方法；然后讨论一类最简单的函数项级数——幂级数，介绍如何求幂级数的和以及如何将函数展开成幂级数，使得我们可以利用简单的多项式函数来逼近复杂函数.

学习目标

（1）理解级数收敛与发散、绝对收敛与条件收敛的概念.

（2）掌握级数收敛的判别法、幂级数的运算与性质、常用麦克劳林展开式.

（3）了解级数的基本性质、幂级数的概念.

（4）会判断级数的绝对收敛与条件收敛、求幂级数的收敛半径与收敛区间、求幂级数的和函数、将函数展开成幂级数.

（5）树立数学建模意识，能将无穷级数应用于医学.

素质目标

（1）领会量变引起质变的哲学辩证法.

（2）体会特殊与一般的辩证关系，锻炼分析问题、解决问题的能力.

第一节　数项级数

导入案例

口服某种药，该药需以 200 mg 左右的量在体内一直保持，疾病才能被控制，又知该药以每天30%的量从病人体内排出，试问：病人每天应服用多少药量？

案例分析

设病人每天应服用的药量为 a，则病人第 n 天服用的药量 a 在第 n 天时将会有 a 保持在体内，

病人第 $n-1$ 天服用的药量 a 在第 n 天时将会有 $0.7a$ 保持在体内，

病人第 $n-2$ 天服用的药量 a 在第 n 天时将会有 0.7^2a 保持在体内，

……

病人第 $n-i(0\leqslant i\leqslant n-1)$ 天服用的药量 a 在第 n 天时将会有 0.7^ia 保持在体内，

……

病人第1天服用的药量 a 在第 n 天时将会有 $0.7^{n-1}a$ 保持在体内，

因此在第 n 天时累计共有

$$a+0.7a+0.7^2a+\cdots+0.7^ia+\cdots+0.7^{n-1}a=\sum_{i=0}^{n-1}0.7^ia$$

保持在体内.

因为需要一定剂量的该药在体内一直保持才能控制疾病，这就意味着我们需要计算上式在当 n 很大很大时的值，即研究无穷多项数列的求和问题，这正是本节要学习的内容.

一、级数的收敛与发散

数项级数的概念

定义1 对于给定数列 $\{u_n\}$，表达式

$$u_1+u_2+u_3+\cdots+u_n+\cdots$$

称为**常数项无穷级数**或**数项级数**，简称**级数**，记为 $\sum\limits_{n=1}^{\infty}u_n$，即

$$\sum_{n=1}^{\infty}u_n=u_1+u_2+u_3+\cdots+u_n+\cdots,$$

式中，第 n 项 u_n 叫作级数的一般项或通项.

定义1指出了级数是无穷多项数量的依次相加，但没有指出其“和”是否存在，因此只是一个形式上的定义.

我们从有限项的和出发，利用极限思想，研究无穷多项的“和”.

数项级数的前 n 项和记为

$$S_n=\sum_{i=1}^{n}u_i=u_1+u_2+u_3+\cdots+u_n,$$

称为数项级数的第 n 个部分和，简称**部分和**.

定义2 若级数 $\sum\limits_{n=1}^{\infty}u_n$ 的部分和数列 $\{S_n\}$ 的极限存在，且 $\lim\limits_{n\to\infty}S_n=S$，则称级数 $\sum\limits_{n=1}^{\infty}u_n$ 收敛，极限值 S 为级数的**和**，记为

$$S=\sum_{n=1}^{\infty}u_n=u_1+u_2+u_3+\cdots+u_n+\cdots.$$

和与部分和的差值 $r_n=S-S_n=u_{n+1}+u_{n+2}+u_{n+3}+\cdots$ 为级数的余项.

若 $\{S_n\}$ 极限不存在，则称级数 $\sum\limits_{n=1}^{\infty}u_n$ 发散.

指点迷津

定义 2 将级数的收敛或发散（简称敛散性）问题转化为数列极限的存在性问题，提供了一个最基本的级数敛散性的判定方法.

砥砺廉隅

对于0.999 9…与1的大小关系，初学者很容易根据直观经验，判断0.999 9…<1. 但是，如果把0.999 9…写成无穷级数，即有

$$\begin{aligned}0.9999\cdots &= 0.9+0.09+0.009+0.0009+\cdots\\&=\sum_{i=1}^{\infty}0.9\times0.1^{i-1}=\lim_{n\to\infty}\sum_{i=1}^{n}0.9\times0.1^{i-1}\\&=\lim_{n\to\infty}\frac{0.9(1-0.1^n)}{1-0.1}=1.\end{aligned}$$

这个结果打破了我们的直观认识，即使我们已经计算出0.999 9…=1，仍会让很多初学者感到难以接受. 究其原因，主要因为是我们逮着前面有限的部分就开跑了，想当然地试图运用有限的运算和思想方法去解决无限的问题，从而忽略了后面无限积累的作用.

在高等数学的学习过程中，我们需要运用好极限思想去分析和解决无限的问题，借助量变引起质变的哲学辩证法规律去更好地理解无限积累的作用，不能够唯直观、唯经验论，一切都要以演绎推理为前提，不能够逮着半截就开跑，要整体、全面地看待问题.

例 1 讨论**等比级数（几何级数）**

$$a+aq+aq^2+\cdots+aq^{n-1}+\cdots\quad(a\neq0)$$

的敛散性.

解 当 $q\neq1$ 时，第 n 个部分和 $S_n=a+aq+aq^2+\cdots+aq^{n-1}=\frac{a(1-q^n)}{1-q}$. ①若 $|q|<1$，则 $\lim\limits_{n\to\infty}q^n=0$，从而 $\lim\limits_{n\to\infty}S_n=\frac{a}{1-q}$，此时级数收敛，其和为 $\frac{a}{1-q}$；②若 $|q|>1$，则 $\lim\limits_{n\to\infty}q^n=\infty$，从而 $\lim\limits_{n\to\infty}S_n=\infty$，此时级数发散；③若 $q=-1$，则 q^n 会随 n 为奇数或偶数而等于 -1 或 1，从而 $\lim\limits_{n\to\infty}S_n$ 不存在，此时级数发散.

当 $q=1$ 时，第 n 个部分和 $S_n=na$，$\lim\limits_{n\to\infty}S_n=\infty$，级数发散.

综上，当 $|q|<1$ 时，等比级数收敛，其和为 $\frac{a}{1-q}$；当 $|q|\geqslant1$ 时，等比级数发散.

例 2 判断级数

$$\frac{1}{1\times2}+\frac{1}{2\times3}+\cdots+\frac{1}{n(n+1)}+\cdots$$

的敛散性.

解 因为

$$\frac{1}{n(n+1)}=\frac{1}{n}-\frac{1}{n+1},$$

所以

$$S_n=\frac{1}{1\times 2}+\frac{1}{2\times 3}+\cdots+\frac{1}{n(n+1)}=\left(1-\frac{1}{2}\right)+\left(\frac{1}{2}-\frac{1}{3}\right)+\cdots+\left(\frac{1}{n}-\frac{1}{n+1}\right)=1-\frac{1}{n+1},$$

从而

$$\lim_{n\to\infty}S_n=\lim_{n\to\infty}\left(1-\frac{1}{n+1}\right)=1.$$

故该级数收敛，其和为 1.

做一做

利用"拆项相消"求和

$$S_n=\sum_{i=1}^{n}\frac{1}{i(i+a)}.$$

二、级数的基本性质

性质 1 若级数 $\sum\limits_{n=1}^{\infty}u_n$ 收敛，k 为任意常数，则级数 $\sum\limits_{n=1}^{\infty}ku_n$ 也收敛，且

$$\sum_{n=1}^{\infty}ku_n=k\sum_{n=1}^{\infty}u_n.$$

若级数 $\sum\limits_{n=1}^{\infty}u_n$ 发散，k 为非零常数，则级数 $\sum\limits_{n=1}^{\infty}ku_n$ 也发散.

提示

性质 1 表明①级数的每一项同时乘以一个非零常数后，其敛散性不变；②收敛级数与任意常数的乘积运算可以与求和运算交换运算顺序.

性质 2 若级数 $\sum\limits_{n=1}^{\infty}u_n$，$\sum\limits_{n=1}^{\infty}v_n$ 均收敛，则 $\sum\limits_{n=1}^{\infty}(u_n\pm v_n)$ 也收敛，且

$$\sum_{n=1}^{\infty}(u_n\pm v_n)=\sum_{n=1}^{\infty}u_n\pm\sum_{n=1}^{\infty}v_n.$$

提示

性质 2 表明①两个收敛级数逐项相加（减）后所得的新级数仍然收敛；②收敛级数的和差运算可以与求和运算交换运算顺序.

注意

①若级数 $\sum\limits_{n=1}^{\infty}u_n$ 收敛，级数 $\sum\limits_{n=1}^{\infty}v_n$ 发散，则 $\sum\limits_{n=1}^{\infty}(u_n\pm v_n)$ 发散；②若级数 $\sum\limits_{n=1}^{\infty}u_n$，$\sum\limits_{n=1}^{\infty}v_n$ 均发散，则 $\sum\limits_{n=1}^{\infty}(u_n\pm v_n)$ 可能收敛，也可能发散.

由性质 1、2 知，若级数 $\sum_{n=1}^{\infty} u_n$，$\sum_{n=1}^{\infty} v_n$ 均收敛，则对于任意常数 c，d，有

$$\sum_{n=1}^{\infty}(cu_n + dv_n) = c\sum_{n=1}^{\infty} u_n + d\sum_{n=1}^{\infty} v_n.$$

例 3 判断级数 $\sum_{n=1}^{\infty} \frac{3+(-1)^n}{e^n}$ 的敛散性.

解 $\sum_{n=1}^{\infty} \frac{1}{e^n}$ 是 $q=\frac{1}{e}$ 的等比级数，收敛于 $\frac{\frac{1}{e}}{1-\frac{1}{e}} = \frac{1}{e-1}$. 同理，$\sum_{n=1}^{\infty} \frac{(-1)^n}{e^n}$ 是 $q=-\frac{1}{e}$ 的等比级数，收敛于 $\frac{-\frac{1}{e}}{1+\frac{1}{e}} = -\frac{1}{e+1}$. 由性质 1、2 知，$\sum_{n=1}^{\infty} \frac{3+(-1)^n}{e^n}$ 也收敛，且其和为

$$\sum_{n=1}^{\infty} \frac{3+(-1)^n}{e^n} = 3\sum_{n=1}^{\infty} \frac{1}{e^n} + \sum_{n=1}^{\infty} \frac{(-1)^n}{e^n} = 3\times\frac{1}{e-1} + \left(-\frac{1}{e+1}\right) = \frac{2e+4}{e^2-1}.$$

性质 3 添加、去掉或改变级数的有限项，其敛散性不变.

性质 4 在收敛级数的项中，任意加括号，不改变其收敛性，且其和不变.

由性质 4 可知，(1) 一个级数在添加括号后所成的新级数如果发散，那么原级数发散；(2) 一个级数在添加括号后所成的新级数收敛，并不能断定原级数也收敛，如级数 $(1-1)+(1-1)+(1-1)+\cdots$ 是收敛的，但级数 $1-1+1-1+1-1+\cdots$ 是发散的.

性质 5（收敛级数的必要条件） 若级数 $\sum_{n=1}^{\infty} u_n$ 收敛，则其一般项 u_n 趋于零，即

$$\lim_{n\to\infty} u_n = 0.$$

注意

(1) $\lim_{n\to\infty} u_n = 0$ 是级数收敛的必要条件，常用于判别级数发散；(2) $\lim_{n\to\infty} u_n = 0$ 不是级数收敛的充分条件，如调和级数 $\sum_{n=1}^{\infty} \frac{1}{n}$，虽然有 $\lim_{n\to\infty} \frac{1}{n} = 0$，但它是发散的.

例 4 判断级数 $\sum_{n=1}^{\infty} n\sin\frac{1}{n}$ 的敛散性.

解 因为

$$\lim_{n\to\infty} u_n = \lim_{n\to\infty} n\sin\frac{1}{n} = \lim_{n\to\infty} \frac{\sin\frac{1}{n}}{\frac{1}{n}} = 1 \neq 0,$$

所以由性质 5 知该级数是发散的.

案例回应

当 n 很大很大时，级数

$$a + 0.7a + 0.7^2 a + \cdots + 0.7^{n-1} a + \cdots$$

的和

$$\sum_{i=0}^{\infty} 0.7^i a = \lim_{n\to\infty}\sum_{i=0}^{n-1} 0.7^i a = \lim_{n\to\infty}\frac{a(1-0.7^n)}{1-0.7} = \frac{a}{0.3}$$

即是病人在服药很多天以后体内能一直保持的药量值. 因为需要保持 200 mg 左右的药量，所以有

$$\frac{a}{0.3}=200,$$

解得 $a=60$，即病人每天需服用 60 mg 药量.

同步训练 6-1

1. 写出下列级数的前五项：

(1) $\sum_{n=0}^{\infty}\frac{n+1}{n^2+1}$；　(2) $\sum_{n=1}^{\infty}\frac{2\times4\times\cdots\times 2n}{1\times3\times\cdots\times(2n-1)}$；

(3) $\sum_{n=1}^{\infty}\frac{(-1)^{n-1}}{2^n}$；　(4) $\sum_{n=1}^{\infty}\frac{n!}{n^2}$.

2. 写出下列级数的一般项：

(1) $\frac{1}{2\ln 2}+\frac{1}{3\ln 3}+\frac{1}{4\ln 4}+\cdots$；　(2) $\frac{1}{2}+\frac{2}{5}+\frac{3}{10}+\frac{4}{17}+\cdots$；

(3) $1-\frac{1}{2^2}+\frac{1}{3^2}-\frac{1}{4^2}+\cdots$；　(4) $1+\frac{1\times3}{1\times2}+\frac{1\times3\times5}{1\times2\times3}+\frac{1\times3\times5\times7}{1\times2\times3\times4}+\cdots$.

3. 判断下列级数的敛散性，并求出其中收敛级数的和：

(1) $\sum_{n=0}^{\infty}3^n$；　(2) $\sum_{n=2}^{\infty}\frac{1}{n^2-1}$；

(3) $\sum_{n=0}^{\infty}\frac{e+(-1)^n}{2^n}$；　(4) $\sum_{n=1}^{\infty}n\ln\left(1+\frac{1}{n}\right)$；

(5) $\sum_{n=1}^{\infty}\left(\ln^n\pi-\frac{1}{\pi^n}\right)$；　(6) $\sum_{n=1}^{\infty}\frac{1}{\sqrt{n+1}+\sqrt{n}}$.

同步训练 6-1 答案

4. 证明题.

(1) 根据级数收敛与发散的定义证明级数 $\sum_{n=1}^{\infty}\sin\frac{n\pi}{3}$ 发散（提示：分子、分母同乘 $2\sin\frac{\pi}{6}$，再积化和差）；

(2) 根据级数收敛的必要条件证明级数 $\sum_{n=1}^{\infty}\sin\frac{n\pi}{3}$ 发散.

第二节　数项级数的判别法

导入案例

对于上一节的案例，在不求“和”的情况下，试利用级数的敛散性说明：为什么病人

每天应服用药量一定能被解出.

案例分析

要病人每天应服用药量能被解出，需要级数

$$a+0.7a+0.7^2a+\cdots+0.7^{n-1}a+\cdots$$

的和存在，即要求级数收敛. 在上一节中，我们利用了级数收敛的定义，即部分和数列的极限存在，计算出了“和”值. 具体地，上述级数是一个公比为0.7的等比级数，因此可以很容易求出它的部分和，进而求出其部分和数列的极限. 事实上，并非所有级数的部分和都容易求出，这意味着使用级数收敛的定义来判别级数的敛散性并非总是行之有效的. 那么我们能否不通过计算级数的部分和也能达到判断级数敛散性的目的呢？这正是本节要解决的问题.

一、正项级数及其判别法

定义1　若数项级数 $\sum\limits_{n=1}^{\infty}u_n$ 的每一项 $u_n\geqslant 0$，则称该级数为**正项级数**.

1. 比较判别法

定理1（比较判别法）　设正项级数 $\sum\limits_{n=1}^{\infty}u_n$，$\sum\limits_{n=1}^{\infty}v_n$ 满足 $u_n\leqslant v_n$（$n=1, 2, 3, \cdots$）.

（1）若 $\sum\limits_{n=1}^{\infty}v_n$ 收敛，则 $\sum\limits_{n=1}^{\infty}u_n$ 收敛；

（2）若 $\sum\limits_{n=1}^{\infty}u_n$ 发散，则 $\sum\limits_{n=1}^{\infty}v_n$ 发散.

提示

定理1通俗地讲，大的收敛则小的收敛，小的发散则大的发散.

例1　判断调和级数 $\sum\limits_{n=1}^{\infty}\dfrac{1}{n}$ 的敛散性.

解

$$\sum_{n=1}^{\infty}\frac{1}{n}=1+\frac{1}{2}+\frac{1}{3}+\cdots+\frac{1}{n}+\cdots=1+\frac{1}{2}+\left(\frac{1}{3}+\frac{1}{4}\right)+\left(\frac{1}{5}+\cdots+\frac{1}{8}\right)+\left(\frac{1}{9}+\cdots+\frac{1}{16}\right)+\cdots>1+\frac{1}{2}+\frac{2}{4}+\frac{4}{8}+\frac{8}{16}+\cdots=1+\frac{m}{2}(m\to\infty).$$

因为级数 $1+\dfrac{1}{2}+\dfrac{2}{4}+\dfrac{4}{8}+\dfrac{8}{16}+\cdots$ 发散，所以由比较判别法知调和级数发散.

例2　讨论 p 级数 $\sum\limits_{n=1}^{\infty}\dfrac{1}{n^p}(p>0)$ 的敛散性.

解　（1）当 $p=1$ 时，p 级数为调和级数，故发散；

（2）当 $p<1$ 时，$\dfrac{1}{n^p}\geqslant\dfrac{1}{n}$，由比较判别法知其发散；

（3）当 $p>1$ 时，

$$\sum_{n=1}^{\infty}\frac{1}{n^p}=1+\frac{1}{2^p}+\frac{1}{3^p}+\cdots+\frac{1}{n^p}+\cdots$$

$$=1+\left(\frac{1}{2^p}+\frac{1}{3^p}\right)+\left(\frac{1}{4^p}+\cdots+\frac{1}{7^p}\right)+\left(\frac{1}{8^p}+\cdots+\frac{1}{15^p}\right)+\cdots<1+\frac{2}{2^p}+\frac{4}{4^p}+\frac{8}{8^p}+\cdots$$

$$=1+\frac{1}{2^{p-1}}+\frac{1}{2^{2p-2}}+\frac{1}{2^{3p-3}}+\cdots.$$

因为级数 $1+\frac{1}{2^{p-1}}+\frac{1}{2^{2p-2}}+\frac{1}{2^{3p-3}}+\cdots$是公比为 $0<\frac{1}{2^{p-1}}<1$ 的等比级数，是收敛的，所以由比较判别法知，此时的 p 级数收敛.

综上，当 $p>1$ 时，p 级数收敛；当 $p\leqslant1$ 时，p 级数发散.

定理 2（比较判别法的极限形式） 设正项级数 $\sum_{n=1}^{\infty}u_n$，$\sum_{n=1}^{\infty}v_n$ 满足 $\lim_{n\to\infty}\frac{u_n}{v_n}=a$.

（1）若 $a=0$，则 $\sum_{n=1}^{\infty}v_n$ 收敛时，$\sum_{n=1}^{\infty}u_n$ 也收敛；

（2）若 $a=+\infty$，则 $\sum_{n=1}^{\infty}v_n$ 发散时，$\sum_{n=1}^{\infty}u_n$ 也发散；

（3）若 $0<a<+\infty$，则 $\sum_{n=1}^{\infty}u_n$ 与 $\sum_{n=1}^{\infty}v_n$ 敛散性相同.

例 3 判别级数 $\sum_{n=1}^{\infty}\sin\frac{1}{n}$ 的敛散性.

解 由$\frac{1}{n}\in(0,1]$知 $\sin\frac{1}{n}>0$，因此 $\sum_{n=1}^{\infty}\sin\frac{1}{n}$ 是正项级数. 又 $\lim_{n\to\infty}\frac{\sin\frac{1}{n}}{\frac{1}{n}}=1$，且 $\sum_{n=1}^{\infty}\frac{1}{n}$ 发散，故 $\sum_{n=1}^{\infty}\sin\frac{1}{n}$ 发散.

2. 比值判别法

定理 3（比值判别法） 设正项级数 $\sum_{n=1}^{\infty}u_n$ 满足 $\lim_{n\to\infty}\frac{u_{n+1}}{u_n}=p$.

（1）若 $p<1$，则 $\sum_{n=1}^{\infty}u_n$ 收敛；

（2）若 $p>1$，则 $\sum_{n=1}^{\infty}u_n$ 发散；

（3）若 $p=1$，则 $\sum_{n=1}^{\infty}u_n$ 可能收敛，也可能发散.

例 4 讨论级数 $\sum_{n=1}^{\infty}\frac{a^n}{n}(a>0)$ 的敛散性.

解

$$\lim_{n\to\infty}\frac{u_{n+1}}{u_n}=\lim_{n\to\infty}\frac{\frac{a^{n+1}}{n+1}}{\frac{a^n}{n}}=\lim_{n\to\infty}\frac{an}{n+1}=a.$$

根据题意以及比值判别法知，当 $0<a<1$ 时级数收敛；当 $a>1$ 时级数发散；当 $a=1$ 时，级数恰为调和级数，此时级数发散.

指点迷津

比值判别法只能判定 $p<1$ 或 $p>1$ 时正项级数的敛散性. 当 $p=1$ 时，需要用其他方法来判定，如例 4.

3. 根值判别法

定理 4（根值判别法） 设正项级数 $\sum_{n=1}^{\infty} u_n$ 满足 $\lim_{n\to\infty}\sqrt[n]{u_n}=p$.

（1）若 $p<1$，则 $\sum_{n=1}^{\infty} u_n$ 收敛；

（2）若 $p>1$，则 $\sum_{n=1}^{\infty} u_n$ 发散；

（3）若 $p=1$，则 $\sum_{n=1}^{\infty} u_n$ 可能收敛，也可能发散.

例 5 判别级数 $\sum_{n=1}^{\infty}\left(\frac{3n}{n+3}\right)^n$ 的敛散性.

解
$$\lim_{n\to\infty}\sqrt[n]{u_n}=\lim_{n\to\infty}\sqrt[n]{\left(\frac{3n}{n+3}\right)^n}=\lim_{n\to\infty}\frac{3n}{n+3}=3>1.$$
由根值判别法知该级数发散.

二、交错级数及其判别法

定义 2 设 $u_n\geqslant 0$ $(n=1,2,3,\cdots)$，级数
$$u_1-u_2+u_3-u_4+u_5-\cdots=\sum_{n=1}^{\infty}(-1)^{n-1}u_n,$$
或
$$-u_1+u_2-u_3+u_4-u_5+\cdots=\sum_{n=1}^{\infty}(-1)^n u_n.$$
称为交错级数. 即交错级数的各项是正负交错的.

定理 5（莱布尼茨判别法） 若交错级数满足：

（1）$u_n\geqslant u_{n+1}$ $(n=1,2,3,\cdots)$；

（2）$\lim_{n\to\infty}u_n=0$.

则交错级数收敛，且其和 $S\leqslant u_1$，其余项 r_n 的绝对值 $|r_n|\leqslant u_{n+1}$.

例 6 判别级数 $\sum_{n=1}^{\infty}\frac{(-1)^n}{n}$ 的敛散性.

解 因为 $\frac{1}{n}\geqslant\frac{1}{n+1}$，且 $\lim_{n\to\infty}\frac{1}{n}=0$，所以由莱布尼茨判别法知该级数收敛.

三、绝对收敛与条件收敛

定义 3 将数项级数 $\sum_{n=1}^{\infty}u_n$ 的每项取绝对值，即得正项级数 $\sum_{n=1}^{\infty}|u_n|$.

（1）若 $\sum_{n=1}^{\infty}|u_n|$ 收敛，则称 $\sum_{n=1}^{\infty}u_n$ 绝对收敛；

（2）若 $\sum_{n=1}^{\infty} u_n$ 收敛，而 $\sum_{n=1}^{\infty} |u_n|$ 发散，则称 $\sum_{n=1}^{\infty} u_n$ **条件收敛**.

定理 6 若 $\sum_{n=1}^{\infty} |u_n|$ 收敛，则 $\sum_{n=1}^{\infty} u_n$ 一定收敛.

推论 若 $\sum_{n=1}^{\infty} u_n$ 发散，则 $\sum_{n=1}^{\infty} |u_n|$ 一定发散.

注意

（1）$\sum_{n=1}^{\infty} u_n$ 收敛，并不能说明 $\sum_{n=1}^{\infty} |u_n|$ 也收敛；（2）若 $\sum_{n=1}^{\infty} |u_n|$ 发散，则 $\sum_{n=1}^{\infty} u_n$ 可能收敛，也可能发散.

例 7 指出下列级数是绝对收敛还是条件收敛.

（1）$\sum_{n=1}^{\infty} \frac{(-1)^n}{n}$；（2）$\sum_{n=1}^{\infty} \frac{(-1)^n}{n^2}$.

解 （1）由例 1 知 $\sum_{n=1}^{\infty} \left|\frac{(-1)^n}{n}\right| = \sum_{n=1}^{\infty} \frac{1}{n}$ 发散，由例 6 知 $\sum_{n=1}^{\infty} \frac{(-1)^n}{n}$ 收敛，从而 $\sum_{n=1}^{\infty} \frac{(-1)^n}{n}$ 条件收敛；

（2）因为 $\sum_{n=1}^{\infty} \left|\frac{(-1)^n}{n^2}\right| = \sum_{n=1}^{\infty} \frac{1}{n^2}$ 收敛，所以 $\sum_{n=1}^{\infty} \frac{(-1)^n}{n^2}$ 绝对收敛.

案例回应

对于级数

$$a + 0.7a + 0.7^2 a + \cdots + 0.7^{n-1} a + \cdots,$$

因为由比值判别法知

$$\lim_{n\to\infty} \frac{u_{n+1}}{u_n} = \lim_{n\to\infty} \frac{0.7^n}{0.7^{n-1}} = \lim_{n\to\infty} 0.7 = 0.7 < 1,$$

所以级数收敛，因此其“和”一定存在，从而一定能计算出病人每天应服药量.

同步训练 6－2

1. 用比较判别法判定下列级数的敛散性：

（1）$\sum_{n=1}^{\infty} \frac{1}{2n-1}$；　　（2）$\sum_{n=1}^{\infty} \frac{1}{1+a^n} (a > 0)$.

2. 用比值判别法判定下列级数的敛散性：

（1）$\sum_{n=1}^{\infty} \frac{3^n}{n!}$；　　（2）$\sum_{n=1}^{\infty} n \tan \frac{\pi}{2^{n+1}}$.

3. 用根值判别法判定下列级数的敛散性：

（1）$\sum_{n=1}^{\infty} \left(\frac{n}{2n+1}\right)^n$；　　（2）$\sum_{n=1}^{\infty} \frac{1}{[\ln(n+1)]^n}$.

4. 判定下列级数的敛散性，若级数收敛，判断是绝对收敛还是条件收敛：

(1) $\sum_{n=1}^{\infty}\frac{(-1)^n}{\sqrt{n}}$；　　(2) $\sum_{n=0}^{\infty}\frac{(n+1)(-1)^n}{3^n}$；

(3) $\sum_{n=1}^{\infty}\frac{(-1)^n}{n^p}(p>0)$；　　(4) $\sum_{n=1}^{\infty}(-1)^n\frac{2^{n^2}}{n!}$.

同步训练 6-2 答案

第三节　幂　级　数

导入案例

一般来说，不同人群对于药物的代谢速度通常是不一样的. 如青年人比儿童和老人的代谢速度快，肝功好的人比肝功差的人代谢快等. 现我们考虑一般的情形：口服某种药，该药需以 200 mg 左右的量在体内一直保持，疾病才能被控制，又知该药以每天 $v\%$（$0<v<100$）的量从病人体内代谢掉，试说明无论针对何种代谢速度 $v\%$ 的用药群体，为什么总能计算出相应的每天应服用药量.

案例分析

对于一般情形，仍设病人每天应服用的药量为 a，继续采用第一节中类似的分析过程可得第 n 天时累计共有

$$a+(1-v\%)a+(1-v\%)^2a+\cdots+(1-v\%)^ia+\cdots+(1-v\%)^{n-1}a=\sum_{i=0}^{n-1}(1-v\%)^ia$$

的药量保持在体内. 当 n 很大很大时，即有

$$a+(1-v\%)a+(1-v\%)^2a+\cdots+(1-v\%)^na+\cdots=\sum_{n=0}^{\infty}(1-v\%)^na.$$

令 $x=1-v\%$，则 $x\in(0,1)$，且有

$$a+ax+ax^2+\cdots+ax^n+\cdots=\sum_{n=0}^{\infty}ax^n,$$

亦即我们需要研究 $\sum_{n=0}^{\infty}ax^n$ 在（0，1）上的敛散性，这就是我们本节所要讨论的问题.

一、幂级数的概念

幂级数的概念

定义 1　给定一个定义在区间 I 上的函数列 $\{u_n(x)\}$，表达式

$$u_1(x)+u_2(x)+u_3(x)+\cdots+u_n(x)+\cdots$$

称为定义在该区间上的**函数项无穷级数**或**函数项级数**，简称级数，记为 $\sum_{n=1}^{\infty}u_n(x)$，即

$$\sum_{n=1}^{\infty}u_n(x)=u_1(x)+u_2(x)+u_3(x)+\cdots+u_n(x)+\cdots.$$

指点迷津

当我们在区间 I 上取定 x 时，上式退化为数项级数. 在学习过程中，要善于借助特殊与一般的辩证关系来理解数项级数与函数项级数之间的区别与联系.

定义 2 对于每一个确定的值 $x_0 \in I$，数项级数 $\sum\limits_{n=1}^{\infty} u_n(x_0)$ 收敛（或发散），则称函数项级数 $\sum\limits_{n=1}^{\infty} u_n(x)$ 在点 x_0 处收敛（或发散），点 x_0 称为级数 $\sum\limits_{n=1}^{\infty} u_n(x)$ 的收敛点（或发散点）. 所有收敛点（或发散点）组成的集合称为级数 $\sum\limits_{n=1}^{\infty} u_n(x)$ 的**收敛域**（或发散域）.

对于收敛域内的任意一点 x，级数 $\sum\limits_{n=1}^{\infty} u_n(x)$ 收敛且有和 $S(x)$ 与之对应，即在收敛域上有

$$S(x) = \sum_{n=1}^{\infty} u_n(x),$$

称 $S(x)$ 为函数项级数 $\sum\limits_{n=1}^{\infty} u_n(x)$ 的和函数. 把函数项级数的第 n 个部分和函数记为 $S_n(x)$，则在收敛域上有

$$S(x) = \lim_{n\to\infty} S_n(x),$$

记 $r_n(x) = S(x) - S_n(x) = u_{n+1}(x) + u_{n+2}(x) + u_{n+3}(x) + \cdots$ 为函数项级数的余项.

定义 3 由幂函数序列 $\{a_n(x-x_0)^n\}(x \in \mathbf{R})$ 所形成的函数项级数

$$\sum_{n=0}^{\infty} a_n(x-x_0)^n = a_0 + a_1(x-x_0) + a_2(x-x_0)^2 + \cdots + a_n(x-x_0)^n + \cdots$$

称为关于 $x-x_0$ 的幂级数，式中，x 是自变量，x_0 是常数，常数 a_0，a_1，a_2，…，a_n，…称为幂级数的系数. 特别地，当 $x_0 = 0$ 时

$$\sum_{n=0}^{\infty} a_n x^n = a_0 + a_1 x + a_2 x^2 + \cdots + a_n x^n + \cdots$$

是关于 x 的幂级数.

幂级数是一类最简单的函数项级数，从某种意义上讲，它可以看作多项式函数的延伸.

因为将 $x-x_0$ 作变量代换成 x，$\sum\limits_{n=0}^{\infty} a_n(x-x_0)^n$ 即转化为 $\sum\limits_{n=0}^{\infty} a_n x^n$，所以不失一般性，下面着重讨论级数 $\sum\limits_{n=0}^{\infty} a_n x^n$.

二、幂级数的收敛半径与收敛区间

定理 1 若幂级数 $\sum\limits_{n=0}^{\infty} a_n x^n$ 不是仅在 $x=0$ 一点收敛，也不是在整个数轴上收敛，则存在一个确定的正数 R，使得当 $|x| < R$ 时，幂级数绝对收敛；当 $|x| > R$ 时，幂级数发散；当 $x = \pm R$ 时，幂级数可能收敛也可能发散.

称正数 R 为幂级数的**收敛半径**，开区间 $(-R, R)$ 为幂级数的**收敛区间**，由幂级数在 $\pm R$ 处的敛散性可以确定其收敛域为 $(-R, R)$，$(-R, R]$，$[-R, R)$ 或 $[-R, R]$ 这四个区间之一.

显然任意一个幂级数 $\sum\limits_{n=0}^{\infty} a_n x^n$ 在 $x=0$ 处总是收敛的. 若幂级数 $\sum\limits_{n=0}^{\infty} a_n x^n$ 仅在 $x=0$ 处收敛，则规定其收敛半径 $R=0$，显然此时的收敛域为 $\{0\}$；若幂级数 $\sum\limits_{n=0}^{\infty} a_n x^n$ 在整个数轴上收敛，则规定其收敛半径 $R=+\infty$，收敛区间为 $(-\infty, +\infty)$，显然此时的收敛域亦为 $(-\infty, +\infty)$.

下面我们利用正项级数的比值判别法求 R.

设幂级数 $\sum_{n=0}^{\infty} a_n x^n$ 满足 $\lim_{n\to\infty}\left|\frac{a_{n+1}}{a_n}\right|=\rho$，则 $\rho\geqslant 0$，且

$$\lim_{n\to\infty}\left|\frac{a_{n+1}x^{n+1}}{a_n x^n}\right|=|x|\lim_{n\to\infty}\left|\frac{a_{n+1}}{a_n}\right|=|x|\rho.$$

由正项级数的比值判别法知，当 $|x|\rho<1$ 时，$\sum_{n=0}^{\infty} a_n x^n$ 绝对收敛；当 $|x|\rho>1$ 时，$\sum_{n=0}^{\infty}|a_n x^n|$ 发散，且由极限的局部保号性知，从某个 n 开始 $|a_{n+1}x^{n+1}|>|a_n x^n|$，因此 $\lim_{n\to\infty}|a_n x^n|\neq 0$，所以 $\lim_{n\to\infty}a_n x^n\neq 0$，从而 $\sum_{n=0}^{\infty} a_n x^n$ 发散．说明 $|x|\rho=1$ 为该幂级数收敛与发散的临界条件，解得 $|x|=\frac{1}{\rho}$ $(\rho\neq 0)$，所以

$$R=\frac{1}{\rho}(\rho\neq 0)=\lim_{n\to\infty}\left|\frac{a_n}{a_{n+1}}\right|.$$

并且当 $\rho=0$ 时，$R=+\infty$．

例 1　求幂级数 $\sum_{n=0}^{\infty} n!x^n$ 的收敛区间．

解　该幂级数的收敛半径为

$$R=\lim_{n\to\infty}\left|\frac{a_n}{a_{n+1}}\right|=\lim_{n\to\infty}\left|\frac{n!}{(n+1)!}\right|=\lim_{n\to\infty}\frac{1}{n+1}=0,$$

故幂级数 $\sum_{n=0}^{\infty} n!x^n$ 仅在 $x=0$ 处收敛．

例 2　求幂级数 $\sum_{n=0}^{\infty}\frac{x^n}{n!}$ 的收敛区间．

解　该幂级数的收敛半径为

$$R=\lim_{n\to\infty}\left|\frac{a_n}{a_{n+1}}\right|=\lim_{n\to\infty}\left|\frac{\frac{1}{n!}}{\frac{1}{(n+1)!}}\right|=\lim_{n\to\infty}(n+1)=+\infty,$$

故幂级数 $\sum_{n=0}^{\infty}\frac{x^n}{n!}$ 的收敛区间为 $(-\infty,+\infty)$．

例 3　求幂级数 $\sum_{n=1}^{\infty}\frac{(-1)^n x^n}{n}$ 的收敛区间．

解　该幂级数的收敛半径为

$$R=\lim_{n\to\infty}\left|\frac{a_n}{a_{n+1}}\right|=\lim_{n\to\infty}\left|\frac{\frac{(-1)^n}{n}}{\frac{(-1)^{n+1}}{n+1}}\right|=\lim_{n\to\infty}\frac{n+1}{n}=1,$$

故幂级数 $\sum_{n=1}^{\infty}\frac{(-1)^n x^n}{n}$ 的收敛区间为 $(-1,1)$．

做一做

讨论幂级数 $\sum_{n=1}^{\infty}\frac{(-1)^n x^n}{n}$ 在收敛区间端点处的敛散性，并指出其收敛域．

例4 求幂级数 $\sum_{n=1}^{\infty}3^n x^{3n}$ 的收敛区间.

解 $\lim_{n\to\infty}\left|\frac{3^{n+1}x^{3(n+1)}}{3^n x^{3n}}\right| = \lim_{n\to\infty}|3x^3| = \lim_{n\to\infty}3|x|^3$.

由正项级数的比值判别法知，当 $3|x|^3<1$ 时，该幂级数收敛；当 $3|x|^3>1$ 时，该幂级数发散. 令 $3|x|^3=1$，解得 $|x|=\frac{1}{\sqrt[3]{3}}$，所以该幂级数的收敛区间为 $\left(-\frac{1}{\sqrt[3]{3}}, \frac{1}{\sqrt[3]{3}}\right)$.

> **注意**
>
> 对于缺项幂级数不能直接使用 $R=\lim_{n\to\infty}\left|\frac{a_n}{a_{n+1}}\right|$ 来计算收敛半径，如例4.

三、幂级数的运算与和函数的性质

定理2（代数运算） 若幂级数 $\sum_{n=0}^{\infty}a_n x^n$ 和 $\sum_{n=0}^{\infty}b_n x^n$ 的收敛半径分别为 R_a 和 R_b，则有

$$k\sum_{n=0}^{\infty}a_n x^n = \sum_{n=0}^{\infty}ka_n x^n, \quad |x|<R_a,$$

$$\sum_{n=0}^{\infty}a_n x^n \pm \sum_{n=0}^{\infty}b_n x^n = \sum_{n=0}^{\infty}(a_n \pm b_n)x^n, \quad |x|<R,$$

$$\left(\sum_{n=0}^{\infty}a_n x^n\right)\left(\sum_{n=0}^{\infty}b_n x^n\right) = \sum_{n=0}^{\infty}c_n x^n, \quad |x|<R,$$

式中，k 为常数；$R=\min(R_1,R_2)$；$c_n=\sum_{i=0}^{n}a_i b_{n-i}$.

定理3（和函数的连续性） 幂级数 $\sum_{n=0}^{\infty}a_n x^n$ 的和函数 $S(x)$ 在其收敛区间 $(-R, R)$ 内连续.

定理4（和函数的可导性） 幂级数 $\sum_{n=0}^{\infty}a_n x^n$ 的和函数 $S(x)$ 在其收敛区间 $(-R, R)$ 内可导，且有**逐项求导公式**

$$S'(x) = \left(\sum_{n=0}^{\infty}a_n x^n\right)' = \sum_{n=0}^{\infty}(a_n x^n)' = \sum_{n=0}^{\infty}na_n x^{n-1}, \quad |x|<R,$$

逐项求导后所得到的幂级数的收敛区间仍为 $(-R, R)$.

反复应用定理4可得：幂级数 $\sum_{n=0}^{\infty}a_n x^n$ 的和函数 $S(x)$ 在其收敛区间 $(-R, R)$ 内具有任意阶导数.

定理5（和函数的可积性） 幂级数 $\sum_{n=0}^{\infty}a_n x^n$ 的和函数 $S(x)$ 在其收敛区间 $(-R, R)$ 内可积，且有**逐项积分公式**

$$\int_0^x S(t)\,dt = \int_0^x\left(\sum_{n=0}^{\infty}a_n t^n\right)dt = \sum_{n=0}^{\infty}\int_0^x a_n t^n\,dt = \sum_{n=0}^{\infty}\frac{a_n}{n+1}x^{n+1}, \quad |x|<R.$$

逐项积分后所得到的幂级数的收敛区间仍为 $(-R, R)$.

例 5 求幂级数 $\sum_{n=1}^{\infty} \frac{x^n}{n}$ 的和函数.

解 该幂级数的收敛半径为

$$R = \lim_{n\to\infty}\left|\frac{a_n}{a_{n+1}}\right| = \lim_{n\to\infty}\left|\frac{\frac{1}{n}}{\frac{1}{n+1}}\right| = \lim_{n\to\infty}\frac{n+1}{n} = 1.$$

设和函数为 $S(x)$，即 $S(x) = \sum_{n=1}^{\infty} \frac{x^n}{n}$，在其收敛区间内对其逐项求导得

$$S'(x) = \left(\sum_{n=1}^{\infty} \frac{x^n}{n}\right)' = \sum_{n=1}^{\infty} \left(\frac{x^n}{n}\right)' = \sum_{n=1}^{\infty} x^{n-1} = \frac{1}{1-x}, |x| < 1,$$

故

$$S(x) = \int_0^x S'(t)\mathrm{d}t = \int_0^x \frac{1}{1-t}\mathrm{d}t = -\int_0^x \frac{1}{1-t}\mathrm{d}(1-t) = -\ln(1-x), |x| < 1.$$

例 6 求幂级数 $\sum_{n=1}^{\infty} nx^{n-1}$ 的和函数.

解 该幂级数的收敛半径为

$$R = \lim_{n\to\infty}\left|\frac{a_n}{a_{n+1}}\right| = \lim_{n\to\infty}\left|\frac{n}{n+1}\right| = \lim_{n\to\infty}\frac{n}{n+1} = 1,$$

设和函数为 $S(x)$，即 $S(x) = \sum_{n=1}^{\infty} nx^{n-1}$，在其收敛区间内对其逐项积分得

$$\int_0^x S(t)\mathrm{d}t = \int_0^x \sum_{n=1}^{\infty} nt^{n-1}\mathrm{d}t = \sum_{n=1}^{\infty} \int_0^x nt^{n-1}\mathrm{d}t = \sum_{n=1}^{\infty} x^n = \frac{x}{1-x}, |x| < 1,$$

两边求导得

$$S(x) = \left(\frac{x}{1-x}\right)' = \frac{1}{(1-x)^2}, |x| < 1.$$

案例回应

对于在案例分析中已经建立的幂级数数学模型

$$a + ax + ax^2 + \cdots + ax^n + \cdots = \sum_{n=0}^{\infty} ax^n,$$

其收敛半径为

$$R = \lim_{n\to\infty}\left|\frac{a_n}{a_{n+1}}\right| = \lim_{n\to\infty}\left|\frac{a}{a}\right| = \lim_{n\to\infty} 1 = 1.$$

故该幂级数对任意 $x \in (0,1)$ 收敛，从而说明无论针对何种代谢速度 $v\%$ 的用药群体，我们总能计算出相应的每天应服用药量.

同步训练 6 – 3

1. 求下列幂级数的收敛区间：

(1) $\sum_{n=1}^{\infty} nx^n$；　　(2) $\sum_{n=1}^{\infty} \frac{x^n}{2 \times 4 \times \cdots \times (2n)}$；

(3) $\sum_{n=1}^{\infty}(-1)^n \frac{x^{2n-1}}{5^{2n-1}}$；　　(4) $\sum_{n=1}^{\infty} 1 \times 3 \times \cdots \times (2n-1)x^n$.

2. 求下列幂级数的和函数：

(1) $\sum_{n=0}^{\infty} \frac{x^{4n+1}}{4n+1}$；　　(2) $\sum_{n=1}^{\infty}(n+2)x^{n+3}$.

同步训练 6-3 答案

第四节　函数的幂级数展开

导入案例

在基因表达动力学的研究中，RNA 和蛋白质的增长速率可以用自然常数 e 来表示. 在近似计算中，我们如何求 e 的精度为 10^{-3} 的近似值？

案例分析

在上一节中我们看到，幂级数在其收敛区间内可以表示为某个和函数. 若我们现在考虑相反的问题，即假设自然常数 e 恰好是某个幂级数的和函数，而幂级数本质上又是无限多项幂函数的和，那么我们是否可以视精确度的不同而相应地采用其中的有限项幂函数的和来近似逼近 e？通过本节的学习，我们就可以解决该问题.

一、麦克劳林展开式

一般地，对于给定的函数 $f(x)$，如果能找到一个幂级数，使得它在某区间内收敛，且其和函数恰为 $f(x)$. 我们就说，函数 $f(x)$ 在该区间内能展开成幂级数.

若函数 $f(x)$ 在点 x_0 的某邻域 $U(x_0)$ 内能展开成幂级数，即有

$$f(x)=\sum_{n=0}^{\infty} a_n (x-x_0)^n = a_0 + a_1(x-x_0) + a_2(x-x_0)^2 + \cdots + a_n(x-x_0)^n + \cdots,$$

则由和函数的可导性知，$f(x)$ 在 $U(x_0)$ 内具有任意阶导数，且

$$f^{(n)}(x) = n!\ a_n + (n+1)!\ a_{n+1}(x-x_0) + \frac{(n+2)!}{2!}a_{n+2}(x-x_0)^2 + \cdots.$$

将 $x=x_0$ 代入上式可得

$$f^{(n)}(x_0) = n!a_n,$$

从而

$$a_n = \frac{f^{(n)}(x_0)}{n!}.$$

泰勒展开式

说明该幂级数必为

$$\sum_{n=0}^{\infty} \frac{f^{(n)}(x_0)}{n!}(x-x_0)^n = f(x_0) + f'(x_0)(x-x_0) + \frac{f''(x_0)}{2!}(x-x_0)^2 + \cdots + \frac{f^{(n)}(x_0)}{n!}(x-x_0)^n + \cdots,$$

称其为函数 $f(x)$ 在点 x_0 处的泰勒级数. 而展开式必为

$$f(x)=\sum_{n=0}^{\infty}\frac{f^{(n)}(x_0)}{n!}(x-x_0)^n,$$

称其为函数 $f(x)$ 在点 x_0 处的**泰勒展开式**.

指点迷津

函数 $f(x)$ 在点 x_0 的某邻域 $U(x_0)$ 内能展开成幂级数的充要条件是函数 $f(x)$ 在点 x_0 处的泰勒展开式成立，即是函数 $f(x)$ 在点 x_0 处的泰勒级数在 $U(x_0)$ 内收敛，且收敛于 $f(x)$.

定理 1　设函数 $f(x)$ 在点 x_0 的某邻域 $U(x_0)$ 内具有各阶导数，则 $f(x)$ 在该邻域内能展开成泰勒级数的充要条件是该泰勒级数的余项满足

$$\lim_{n\to\infty}r_n(x)=0,\ x\in U(x_0).$$

下面着重讨论 $x_0=0$ 的情形．在上述泰勒级数中取 $x_0=0$ 得

$$\sum_{n=0}^{\infty}\frac{f^{(n)}(0)}{n!}x^n=f(0)+f'(0)x+\frac{f''(0)}{2!}x^2+\cdots+\frac{f^{(n)}(0)}{n!}x^n+\cdots,$$

称其为函数 $f(x)$ 的**麦克劳林级数**．若 $f(x)$ 能在 $(-R,R)$ 内展开成 x 的幂级数，则有

$$f(x)=\sum_{n=0}^{\infty}\frac{f^{(n)}(0)}{n!}x^n,\ |x|<R,$$

称其为函数 $f(x)$ 的**麦克劳林展开式**.

二、初等函数的幂级数展开

1. 直接展开法

由前面的讨论知，我们可以按照下列步骤将函数 $f(x)$ 展开成 x 的幂级数.

（1）求出函数 $f(x)$ 的各阶导数 $f'(x)$，$f''(x)$，$\cdots$，$f^{(n)}(x)$，$\cdots$，若在 $x=0$ 处某阶导数不存在，则停止进行，该函数不能展开成 x 的幂级数.

（2）求出函数及其各阶导数在 $x=0$ 处的值

$$f(0),\ f'(0),\ f''(0),\ \cdots,\ f^{(n)}(0),\cdots.$$

（3）写出幂级数

$$f(0)+f'(0)x+\frac{f''(0)}{2!}x^2+\cdots+\frac{f^{(n)}(0)}{n!}x^n+\cdots,$$

并求出其收敛半径 R.

（4）考查余项 $r_n(x)=\frac{f^{(n+1)}(0)}{(n+1)!}x^{n+1}+\frac{f^{(n+2)}(0)}{(n+2)!}x^{n+2}+\frac{f^{(n+3)}(0)}{(n+3)!}x^{n+3}+\cdots$ 在 $(-R,R)$ 内的极限是否为零．若为零，则函数 $f(x)$ 在 $(-R,R)$ 内的幂级数展开式为

$$f(x)=f(0)+f'(0)x+\frac{f''(0)}{2!}x^2+\cdots+\frac{f^{(n)}(0)}{n!}x^n+\cdots,\ |x|<R.$$

通常利用表达式 $r_n(x)=\frac{f^{(n+1)}(\theta x)}{(n+1)!}x^{n+1}(0<\theta<1)$ 考查余项的极限.

例 1　将函数 $f(x)=e^x$ 展开成 x 的幂级数.

解 所给函数的各阶导数为 $f^{(n)}(x)=e^x(n=1,2,3,\cdots)$，因此 $f^{(n)}(0)=e^0=1(n=0,1,2,\cdots)$，这里 $f^{(0)}(0)=f(0)$. 于是得幂级数

$$1+x+\frac{x^2}{2!}+\cdots+\frac{x^n}{n!}+\cdots,$$

其收敛半径 $R=\lim\limits_{n\to\infty}\left|\dfrac{a_n}{a_{n+1}}\right|=\lim\limits_{n\to\infty}\left|\dfrac{\frac{1}{n!}}{\frac{1}{(n+1)!}}\right|=\lim\limits_{n\to\infty}(n+1)=+\infty.$

对于任何有限的数 x 与 $\theta(0<\theta<1)$，余项的绝对值

$$|r_n(x)|=\left|\frac{f^{(n+1)}(\theta x)}{(n+1)!}x^{n+1}\right|=\left|e^{\theta x}\frac{x^{n+1}}{(n+1)!}\right|<e^{|x|}\frac{|x|^{n+1}}{(n+1)!},$$

因为 $e^{|x|}$ 有限，$\dfrac{|x|^{n+1}}{(n+1)!}$ 是收敛级数 $\sum\limits_{n=0}^{\infty}\dfrac{|x|^{n+1}}{(n+1)!}$ 的一般项，所以 $\lim\limits_{n\to\infty}e^{|x|}\dfrac{|x|^{n+1}}{(n+1)!}=0$，从而 $\lim\limits_{n\to\infty}|r_n(x)|=0$，因此 $\lim\limits_{n\to\infty}r_n(x)=0$，于是得展开式

$$e^x=1+x+\frac{x^2}{2!}+\cdots+\frac{x^n}{n!}+\cdots,\quad -\infty<x<+\infty.$$

例 2 将函数 $f(x)=\sin x$ 展开成 x 的幂级数.

解 所给函数的各阶导数为 $f^{(n)}(x)=\sin\left(x+n\cdot\dfrac{\pi}{2}\right)(n=1,2,3,\cdots)$，$f^{(n)}(0)=\sin\dfrac{n\pi}{2}$ $(n=0,1,2,\cdots)$ 顺序循环地取 0，1，0，-1，…. 于是得幂级数

$$x-\frac{x^3}{3!}+\frac{x^5}{5!}-\cdots+\frac{(-1)^n}{(2n+1)!}x^{2n+1}+\cdots.$$

对于任何有限的数 x，由 $\lim\limits_{n\to\infty}\left|\dfrac{\frac{(-1)^{n+1}}{(2n+3)!}x^{2n+3}}{\frac{(-1)^n}{(2n+1)!}x^{2n+1}}\right|=\lim\limits_{n\to\infty}\left|\dfrac{1}{2n+3}x^2\right|=|x|^2\lim\limits_{n\to\infty}\dfrac{1}{2n+3}=0$ 知，其收敛半径 $R=+\infty$.

对于任何有限的数 x 与 $\theta(0<\theta<1)$，余项的绝对值

$$|r_n(x)|=\left|\frac{f^{(n+1)}(\theta x)}{(n+1)!}x^{n+1}\right|=\left|\sin\left(\theta x+\frac{n\pi}{2}\right)\frac{x^{n+1}}{(n+1)!}\right|\leqslant\left|\frac{x^{n+1}}{(n+1)!}\right|=\frac{|x|^{n+1}}{(n+1)!}\to0(n\to\infty),$$

从而 $\lim\limits_{n\to\infty}|r_n(x)|=0$，因此 $\lim\limits_{n\to\infty}r_n(x)=0$，于是得展开式

$$\sin x=x-\frac{x^3}{3!}+\frac{x^5}{5!}-\cdots+\frac{(-1)^n}{(2n+1)!}x^{2n+1}+\cdots,-\infty<x<+\infty.$$

2. 间接展开法

前述将函数展开成幂级数的例子，是直接按公式 $a_n=\dfrac{f^{(n)}(x_0)}{n!}$ 计算幂级数的系数，然后考查余项是否趋于零. 这种直接展开的方法不但计算量较大，而且需要研究余项. 下面介绍间接展开的方法，即利用一些已知的函数展开式，通过幂级数的代数运算及其和函数的逐项求导、逐项积分以及变量代换等，将所给函数展开成幂级数.

例如，对

$$\sin x=\sum_{n=0}^{\infty}\frac{(-1)^n}{(2n+1)!}x^{2n+1}=x-\frac{x^3}{3!}+\frac{x^5}{5!}-\cdots+\frac{(-1)^n}{(2n+1)!}x^{2n+1}+\cdots,-\infty<x<+\infty$$

两边求导，可得

$$\cos x=\sum_{n=0}^{\infty}\frac{(-1)^n}{(2n)!}x^{2n}=1-\frac{x^2}{2!}+\frac{x^4}{4!}-\cdots+\frac{(-1)^n}{(2n)!}x^{2n}+\cdots,\ -\infty<x<+\infty.$$

例如，将

$$\frac{1}{1-x}=\sum_{n=0}^{\infty}x^n=1+x+x^2+\cdots+x^n+\cdots,\ -1<x<1$$

中的 x 换成 $-x$，可得

$$\frac{1}{1+x}=\sum_{n=0}^{\infty}(-1)^n x^n=1-x+x^2+\cdots+(-1)^n x^n+\cdots,\ -1<x<1,$$

再对上式两边从 0 到 x 积分，可得

$$\ln(1+x)=\sum_{n=0}^{\infty}\frac{(-1)^n x^{n+1}}{n+1}=x-\frac{x^2}{2}+\frac{x^3}{3}-\cdots+\frac{(-1)^n x^{n+1}}{n+1}+\cdots,\ -1<x<1.$$

例 3　将函数 $f(x)=\cos x$ 展开成 $\left(x-\frac{\pi}{4}\right)$ 的幂级数，并指出展开式成立的区间.

解　$$f(x)=\cos x=\cos\left[\frac{\pi}{4}+\left(x-\frac{\pi}{4}\right)\right]=\cos\frac{\pi}{4}\cos\left(x-\frac{\pi}{4}\right)-\sin\frac{\pi}{4}\sin\left(x-\frac{\pi}{4}\right)$$

$$=\frac{1}{\sqrt{2}}\left[\cos\left(x-\frac{\pi}{4}\right)-\sin\left(x-\frac{\pi}{4}\right)\right]$$

$$=\frac{1}{\sqrt{2}}\left[\sum_{n=0}^{\infty}\frac{(-1)^n}{(2n)!}\left(x-\frac{\pi}{4}\right)^{2n}-\sum_{n=0}^{\infty}\frac{(-1)^n}{(2n+1)!}\left(x-\frac{\pi}{4}\right)^{2n+1}\right]$$

$$=\frac{1}{\sqrt{2}}\sum_{n=0}^{\infty}\left[\frac{(-1)^n}{(2n)!}\left(x-\frac{\pi}{4}\right)^{2n}-\frac{(-1)^n}{(2n+1)!}\left(x-\frac{\pi}{4}\right)^{2n+1}\right]$$

$$-\infty<x<\infty.$$

例 4　将函数 $f(x)=\dfrac{1}{x^2+3x+2}$ 展开成（$x-1$）的幂级数，并指出展开式成立的区间.

解

$$f(x)=\frac{1}{x^2+3x+2}=\frac{1}{(x+1)(x+2)}=\frac{1}{x+1}-\frac{1}{x+2}=\frac{1}{2+(x-1)}-\frac{1}{3+(x-1)}$$

$$=\frac{1}{2\left(1+\frac{x-1}{2}\right)}-\frac{1}{3\left(1+\frac{x-1}{3}\right)}$$

$$=\frac{1}{2}\sum_{n=0}^{\infty}(-1)^n\left(\frac{x-1}{2}\right)^n-\frac{1}{3}\sum_{n=0}^{\infty}(-1)^n\left(\frac{x-1}{3}\right)^n$$

$$=\sum_{n=0}^{\infty}(-1)^n\left(\frac{1}{2^{n+1}}-\frac{1}{3^{n+1}}\right)(x-1)^n.$$

且 x 需满足

$$\begin{cases}-1<\dfrac{x-1}{2}<1,\\[2mm]-1<\dfrac{x-1}{3}<1,\end{cases}$$

解得

$$-1<x<3.$$

案例回应

在 e^x 的麦克劳林展开式

$$e^x=1+x+\frac{x^2}{2!}+\cdots+\frac{x^n}{n!}+\cdots,\quad -\infty<x<+\infty$$

中，令 $x=1$，可得

$$e=1+1+\frac{1}{2!}+\cdots+\frac{1}{n!}+\cdots.$$

取前六项作为其近似值，则误差

$$|r_6(1)|=\left|\frac{f^{(7)}(\theta)}{7!}\right|=\left|\frac{e^\theta}{7!}\right|<\frac{e}{7!}<10^{-3},\quad 0<\theta<1,$$

所以

$$e\approx1+1+\frac{1}{2!}+\cdots+\frac{1}{6!}\approx2.718.$$

同步训练 6－4

1. 将下列函数展开成 x 的幂级数，并指出其收敛区间：

（1）$\operatorname{sh}x=\dfrac{e^x-e^{-x}}{2}$；（2）$\ln(a+x)(a>0)$；

（3）$\cos^2x$；（4）$\arctan x$.

2. 将 $\lg x$ 展开成（$x-1$）的幂级数，并指出展开式成立的区间.

3. 将 $\sin x$ 展开成 $\left(x+\dfrac{\pi}{3}\right)$ 的幂级数，并指出展开式成立的区间.

同步训练 6－4 答案

本章小结

1. 给出了数项级数及其部分和的定义、级数收敛与发散的概念、级数的基本性质.

2. 讲解了正项级数的比较判别法、比值判别法和根值判别法，交错级数的莱布尼茨判别法，级数绝对收敛与条件收敛的概念.

3. 探讨了一类最简单的函数项级数——幂级数，主要利用正项级数的比值判别法推导了幂级数的收敛半径，并给出幂级数的运算及其和函数的性质.

4. 讨论了求解幂函数和函数的逆问题——函数的幂级数展开，从直接展开法到间接展开法，着重介绍了五种常用的幂级数展开式.

5. 研究了药代动力学中的一类幂级数模型，基因表达动力学中所涉及自然常数 e 的一种近似计算方法.

目标检测

1. 选择题.

(1) 若级数 $\sum_{n=1}^{\infty} u_n$ 收敛，则下列级数一定发散的是（　　）.

A. $\sum_{n=1}^{\infty} 0.1u_n$

B. $\sum_{n=1}^{\infty} (u_n + 0.1)$

C. $\sum_{n=1}^{\infty} (u_n + 0.1^n)$

D. $\sum_{n=1}^{\infty} u_{n+1\,000}$

(2) $\lim\limits_{n\to\infty} u_n = 0$ 是级数 $\sum_{n=1}^{\infty} u_n$ 收敛的（　　）.

A. 充要条件

B. 充分非必要条件

C. 必要非充分条件

D. 无关条件

(3) 设 $\sum_{n=1}^{\infty} u_n$ 为正项级数，下列说法正确的是（　　）.

A. 若 $\lim\limits_{n\to\infty} \dfrac{u_n}{\frac{1}{n}} = 1$，则 $\sum_{n=1}^{\infty} u_n$ 收敛

B. 若 $\lim\limits_{n\to\infty} \dfrac{u_{n+1}}{u_n} = 1$，则 $\sum_{n=1}^{\infty} u_n$ 收敛

C. 若 $\lim\limits_{n\to\infty} \sqrt[n]{u_n} = 1$，则 $\sum_{n=1}^{\infty} u_n$ 收敛

D. 若 $u_n \leqslant \dfrac{1}{n^2}$，则 $\sum_{n=1}^{\infty} u_n$ 收敛

(4) 设 $\sum_{n=1}^{\infty} u_n$ 为任意项级数，下列说法正确的是（　　）.

A. 若 $\sum_{n=1}^{\infty} |u_n|$ 收敛，则 $\sum_{n=1}^{\infty} u_n$ 收敛

B. 若 $\sum_{n=1}^{\infty} u_n$ 收敛，则 $\sum_{n=1}^{\infty} |u_n|$ 条件收敛

C. 若 $\sum_{n=1}^{\infty} |u_n|$ 收敛，则 $\sum_{n=1}^{\infty} u_n$ 条件收敛

D. 若 $\sum_{n=1}^{\infty} u_n$ 条件收敛，则 $\sum_{n=1}^{\infty} u_n$ 绝对收敛

(5) 设幂级数 $\sum_{n=0}^{\infty} a_n x^n$ 满足 $\lim\limits_{n\to\infty} \left| \dfrac{a_{n+1}}{a_n} \right| = 2$，则该幂级数的收敛半径为（　　）.

A. $\dfrac{1}{2}$

B. 2

C. $\sqrt{2}$

D. $\dfrac{\sqrt{2}}{2}$

（6）设幂级数 $\sum_{n=0}^{\infty} a_n x^n$ 和 $\sum_{n=0}^{\infty} b_n x^n$ 的收敛半径分别为2和3，则幂级数 $\sum_{n=0}^{\infty}(a_n+b_n)x^n$ 的收敛半径为（　　）.

A. 1　　B. 2　　C. 3　　D. 5

（7）$\sin x$ 的麦克劳林展开式是（　　）.

A. $\sum_{n=0}^{\infty}(-1)^n\cdot\frac{x^{2n+1}}{(2n)!}$　　B. $\sum_{n=1}^{\infty}(-1)^n\cdot\frac{x^{2n}}{(2n+1)!}$

C. $\sum_{n=0}^{\infty}(-1)^n\cdot\frac{x^{2n+1}}{(2n+1)!}$　　D. $\sum_{n=1}^{\infty}(-1)^n\cdot\frac{x^{2n}}{(2n)!}$

2. 填空题.

（1）级数收敛的充要条件是它的部分和数列________________.

（2）交错级数 $\sum_{n=1}^{\infty}(-1)^n u_n$ 收敛的充分条件是________________.

（3）$\ln(1+x)$的麦克劳林展开式是________________.

3. 证明题.

（1）根据比较判别法证明级数 $\sum_{n=1}^{\infty}\ln\left(1+\frac{1}{n^2}\right)$ 收敛.

（2）根据比值判别法证明级数 $\sum_{n=1}^{\infty}\frac{2^n}{n(n+2)}$ 发散.

（3）根据根值判别法证明级数 $\sum_{n=2}^{\infty}\frac{2^n}{\sqrt{n^n}}$ 收敛.

（4）证明级数 $\sum_{n=1}^{\infty}(-1)^n\frac{n}{n^3+1}$ 绝对收敛.

（5）证明级数 $\sum_{n=1}^{\infty}(-1)^n\frac{n}{n^2+1}$ 条件收敛.

(6) 证明级数 $\sum_{n=1}^{\infty}(-1)^n\frac{n}{n+1}$ 发散.

4. 计算题.

(1) 求幂级数 $\sum_{n=1}^{\infty}\frac{3^n}{n^2+1}x^n$ 的收敛区间.

(2) 求幂级数 $\sum_{n=0}^{\infty}\frac{x^n}{n+1}$ 的和函数.

第六章目标检测答案

(3) 将 a^x 展开成 x 的幂级数，并指出其收敛区间.

(4) 将$\frac{1}{x^2+3x+2}$展开成 $(x+4)$ 的幂级数，并指出展开式成立的区间.

5. 应用题

口服某种药，该药需以 90 mg 左右的量在体内一直保持，疾病才能被控制，又知该药以每天 45% 的量从病人体内排出，试问：病人每天应服用多少药量？

数学实验六　用 MATLAB 求级数的和

在 MATLAB 中，级数求和是由 symsum 函数实现的，symsum 函数的调用格式一般为 symsum(f,n,a,b)，其中 f 为级数的通项，n 为级数的自变量，a 和 b 分别为级数求和的起始项和终止项.

例 求级数$1+\frac{1}{2^2}+\frac{1}{3^2}+\cdots+\frac{1}{n^2}+\cdots$的和.

解 在命令窗口中输入：

```
>> syms    n
>> symsum(1/n^2,n,1,inf)
```

按回车键，输出结果为

```
ans =
pi^2/6
```

即$s=\frac{\pi^2}{6}$.

中国数学史

华夏经典《孙子算经》

《孙子算经》是中国古代的数学著作，约成书于公元4世纪. 它是《算经十书》之一，由孙子撰写. 全书分上、中、下三卷，上卷描述了度量衡的相关知识、算筹计数的制度和算筹乘除法则；中卷则通过实例讲解了算筹的分数算法、开平方、面积的计算以及体积的计算；下卷则是各种实际应用的题目，其中有一道名扬世界的题目，即“物不知其数”问题：“今有物不知其数，三三数之剩二，五五数之剩三，七七数之剩二. 问物几何?”答曰：二十三.

题目内容：现有不知其数的一堆东西，三个三个地数剩下两个，五个五个地数剩下三个，七个七个地数剩下两个. 假设这一堆东西的个数为N，就是N被三除余二，被五除余三，被七除余二，求数N.

用同余式表示：

$$\begin{cases}N\equiv 2(\mathrm{mod}\,3),\\ N\equiv 3(\mathrm{mod}\,5),\\ N\equiv 2(\mathrm{mod}\,7),\end{cases}$$

如果列为方程组：

$$\begin{cases}N=3x+2,\\ N=5x+3,\\ N=7x+2.\end{cases}$$

《孙子算经》不但给出了答案，而且还给出了解法. 解法术文：“三三数之剩二，置一百四十；五五数之剩三，置六十三；七七数之剩二，置三十；并之，得二百三十三，以二百一十减之即得.”依照术文，其表达式：

$$N=70\times 2+21\times 3+15\times 2-2\times 105=23.$$

这实质上是对一次同余式问题进行了系统的研究，并给出了完整的解法. 这个问题的解决奠定了数论的基础，并对后续的数学研究产生了深远的影响.

欧洲最早研究一次同余式定理的是意大利数学家斐波那契（Fibonacci，1175—1250年），比中国至少晚了900年. 他在《算盘书》中引用了《孙子算经》的算法. 从那以后，在西方数学史里将这个定理称为孙子定理或中国剩余定理.

第七章

微分方程

导读

在自然科学特别是生物学和医学研究的过程中，寻求变量之间的函数关系是十分重要的. 函数是客观事物的内部联系在数量方面的反映. 利用函数关系可以对客观事物的规律性进行研究，因此如何寻求函数关系，在实践中具有重要意义. 但在实际问题中，往往很难直接找到变量之间的函数关系，却比较容易建立起这些变量与它们的导数或微分之间的联系，从而得到一个关于未知函数的导数或微分的方程，即微分方程. 通过求解这种方程，同样可以找到指定未知量之间的函数关系. 因此，微分方程是数学联系实际，并应用于实际的重要途径和桥梁，是各个学科进行研究的强有力的工具. 微分方程是一门独立的数学学科，有完整的理论体系. 本章主要介绍微分方程的一些基本概念和几种常用解法.

学习目标

(1) 掌握可分离变量微分方程的解法、一阶线性微分方程的解法.
(2) 理解微分方程的基本概念、医学中的数学模型.
(3) 了解二阶微分方程及其解法.
(4) 会解微分方程.
(5) 能利用微分方程解决医学中的实际问题.

素质目标

(1) 养成脚踏实地、认真负责的工作作风.
(2) 培养精益求精、追求卓越的工匠精神.

第一节　微分方程的基本概念

导入案例

英国学者马尔萨斯认为人口的相对增长率为常数，即如果设 t 时刻人口数为 $x(t)$，则人口增长速度$\frac{dx}{dt}$与人口总量 $x(t)$ 成正比，从而建立了马尔萨斯模型

$$\begin{cases}\frac{dx}{dt}=ax, \\ x(t_0)=x_0,\end{cases} \quad a>0. \tag{7-1}$$

这是一个含有一阶导数的模型，求人口总数与时间的函数关系 $x(t)$.

案例分析

这个问题是给出了函数与其变化率之间的关系，怎样求解该函数呢？学习了本节内容就能解决这个问题.

例 1　一曲线通过点（1，2）且在该曲线上任何一点 $M(x,y)$ 处的切线斜率为 $2x$，求曲线的方程.

解　设所求曲线方程为 $y=f(x)$，根据导数的几何意义得

$$\frac{dy}{dx}=2x, \tag{7-2}$$

则 $dy=2xdx$，对方程两端积分，得

$$y=\int 2xdx,$$

即

$$y=x^2+C.$$

微分方程的基本概念

因为曲线过点（1，2），代入 $y=x^2+C$，得 $2=1^2+C$，所以 $C=1$.

即所求曲线方程为 $y=x^2+1$.

例 2　质量为 m 的物体从空中自由下落（不计空气阻力），试求物体下落的距离 s 与时间 t 的函数关系 $s(t)$.

解　由题意知，未知函数 $s(t)$ 应满足方程：

$$m\frac{d^2s}{dt^2}=mg,$$

或

$$\frac{d^2s}{dt^2}=g. \tag{7-3}$$

两边同时积分得

$$\frac{ds}{dt}=gt+C_1,$$

再积分一次得

$$s=\frac{1}{2}gt^2+C_1t+C_2,$$

式中，C_1，C_2 是两个任意常数.

一、微分方程

定义 1 把含有未知函数的导数（或微分）的方程叫作微分方程.

如上述例子中的方程（7－1）、方程（7－2）、方程（7－3）都是微分方程.

未知函数是一元函数的，叫作常微分方程；未知函数是多元函数的，叫作偏微分方程．本章重点讨论常微分方程，以后简称微分方程或方程.

> **注意**
>
> 微分方程是联系自变量、未知函数以及未知函数的导数（或微分）的关系式.
> 例如，$y'=xy$，$y''+2y'-3y=e^x$，$(t^2+x)dt+xdx=0$ 等都是微分方程.

二、微分方程的阶

定义 2 微分方程中出现的未知函数的最高阶导数的阶数，叫作微分方程的阶．例如方程（7－1）、方程（7－2）是一阶微分方程，方程（7－3）是二阶微分方程.

三、微分方程的解

定义 3 如果把某个函数以及它的导数代入微分方程能使方程成为恒等式，则这个函数叫作微分方程的解．或者说，满足微分方程的函数叫作微分方程的解.

例如，$y=x^2+C$ 是 $\frac{dy}{dx}=2x$ 的解，$s=\frac{1}{2}gt^2+C_1t+C_2$ 是 $\frac{d^2s}{dt^2}=g$ 的解.

这两个解中包含任意常数，且任意常数的个数与微分方程的阶数相同，我们把这样的解叫作微分方程的通解．根据具体的需要，有时需确定通解中的任意常数，设微分方程的未知函数为 $y=y(x)$.

如果微分方程是一阶的，通常用来确定任意常数的条件是：

当 $x=x_0$ 时，$y=y_0$，

或写成

$$y|_{x=x_0}=y_0,$$

式中，x_0，y_0 都是给定的值.

如果微分方程是二阶的，通常用来确定任意常数的条件是：

当 $x=x_0$ 时，$y=y_0$，$y'=y'_0$，

或写成

$$y|_{x=x_0}=y_0,\quad y'|_{x=x_0}=y'_0,$$

式中，x_0，y_0 和 y'_0 都是给定的值．这样的条件叫作初始条件.

确定了通解中任意常数以后的解叫微分方程的特解，如 $y=x^2+1$ 是微分方程（7－2）的特解.

> **指点迷津**
>
> 如果微分方程的解中含有任意常数，称为通解，由给定条件求出常数值后，所得的解称为特解.

四、解微分方程

寻求微分方程解的过程，称为解微分方程.

案例回应

由式（7－1）得

$$\frac{dx}{x}=a\,dt,$$

两边同时积分得 $\ln x=at+\ln C$,

所以 $x(t)=Ce^{at}$（C 为任意常数），

将 $x(t_0)=x_0$ 代入上式得 $C=x_0e^{-at_0}$. 故人口总数与时间的函数关系为 $x(t)=x_0e^{a(t-t_0)}$.

同步训练 7－1

1. 什么叫微分方程的阶？下列方程哪些是微分方程？若是微分方程，请指出它的阶数.

（1）$y'=xy$;　　（2）$x^2+y^2=1$;

（3）$dx=(3x^2+y)dy$;　　（4）$y''+4y=x$;

（5）$y(y')^2=3x+1$;　　（6）$x^2dy+y^2dx=0$.

2. 验证下列函数（C 为任意常数）是否为相应方程的解？是通解还是特解？

（1）$\frac{dy}{dx}-2y=0$.

A. $y=e^x$　　B. $y=e^{2x}$　　C. $y=Ce^{2x}$

（2）$xy'=y\left(1-\ln\frac{x}{y}\right)$.

A. $y=x$　　B. $y=xe^{Cx}$　　C. $y=x^2e^x$

3. 验证 $x=2(\sin 2t-\sin 3t)$ 为方程 $\frac{d^2x}{dt^2}+4x=10\sin 3t$ 的满足初始条件 $x|_{t=0}=0$，$x'|_{t=0}=-2$ 的特解.

4. 求下列方程的特解：

（1）$\frac{dy}{dt}=\sin\omega t$（$\omega$ 为常数），$y|_{t=0}=0$;

（2）$y'=\frac{1}{x}$，$y|_{x=e}=0$;

（3）$\frac{d^2y}{dx^2}=6x$，初始条件为 $y|_{x=0}=0$，$y'|_{x=0}=2$.

同步训练 7－1 答案

5. 一曲线通过点（1，0），且曲线上任意点 $M(x,y)$ 处的切线斜率为 x^2，求曲线的方程.

第二节　一阶微分方程

导入案例

用某药进行静脉注射，其血药浓度下降是一级速率过程，即$\begin{cases}\dfrac{\mathrm{d}C}{\mathrm{d}t}=-kC,\\ C(0)=C_0\end{cases}$第一次注射后，经一小时浓度降至初始浓度的$\dfrac{\sqrt{2}}{2}$，如果要使血药浓度不低于初始浓度的一半，问：经过多长时间要进行第二次注射？

案例分析

这个问题就是怎样解一阶微分方程的问题，不同的微分方程求解方法不同，本节将介绍一阶微分方程的两种解法.

一阶微分方程是含 x，y 及 y'的方程，它的一般形式为

$$F(x,y,y')=0.$$

一阶微分方程

最简单的一阶微分方程为

$$\frac{\mathrm{d}y}{\mathrm{d}x}=f(x),$$

可改写成

$$\mathrm{d}y=f(x)\mathrm{d}x,$$

将两边积分得出通解

$$y=\int f(x)\mathrm{d}x=F(x)+C.$$

若微分方程满足条件

$$y\big|_{x=x_0}=y_0,$$

并将它代入方程的通解，确定出任意常数 C，即可得出方程的特解.

下面介绍两种类型的一阶微分方程的解法.

一、可分离变量的微分方程

在一阶微分方程

$$\frac{\mathrm{d}y}{\mathrm{d}x}=F(x,y) \tag{7-4}$$

中，如果函数 $F(x,y)$可分解为两个连续函数$f(x)$和 $g(y)$的乘积，即

$$\frac{\mathrm{d}y}{\mathrm{d}x}=f(x)g(y), \tag{7-5}$$

则称方程（7－5）为**可分离变量的微分方程**. 根据这种方程的特点，我们可通过积分来求解.

对于方程（7－5），当 $g(y)\neq 0$ 时，用$\dfrac{\mathrm{d}x}{g(y)}$乘方程两端，得

$$\frac{\mathrm{d}y}{g(y)}=f(x)\,\mathrm{d}x.$$

这叫作分离变量．将上式两端分别积分，便得方程的通解

$$\int\frac{\mathrm{d}y}{g(y)}=\int f(x)\,\mathrm{d}x+C\ (C\text{ 是任意常数}).$$

方程（7－5）中若 $g(y)=0$ 有实根 y_0，则 $y=y_0$（y_0 常数）也是方程（7－5）的解．上述求解可分离变量的方程的方法称为**分离变量法**．

例 1　求微分方程$\dfrac{\mathrm{d}y}{\mathrm{d}x}=2xy$ 的通解．

解　此方程是可分离变量的，分离变量后得

$$\frac{\mathrm{d}y}{y}=2x\mathrm{d}x,$$

两端积分

$$\int\frac{\mathrm{d}y}{y}=\int 2x\mathrm{d}x,$$

得

$$\ln|y|=x^2+C_1,$$

从而

$$y=\pm\mathrm{e}^{x^2+C_1}=\pm\mathrm{e}^{C_1}\mathrm{e}^{x^2}.$$

因 $\pm\mathrm{e}^{C_1}$仍是任意常数，所以可把它记作 C，得方程的通解为

$$y=C\mathrm{e}^{x^2}.$$

例 2　求方程$(1+y^2)\mathrm{d}x-x(1+x^2)y\mathrm{d}y=0$ 的通解．

解　用 $x(1+x^2)(1+y^2)$除方程的两边，得

$$\frac{\mathrm{d}x}{x(1+x^2)}-\frac{y\mathrm{d}y}{1+y^2}=0,$$

两边分别积分

$$\int\frac{\mathrm{d}x}{x(1+x^2)}-\int\frac{y\mathrm{d}y}{1+y^2}=C_1,$$

因为 $\displaystyle\int\frac{\mathrm{d}x}{x(1+x^2)}=\int\left(\frac{1}{x}-\frac{x}{1+x^2}\right)\mathrm{d}x=\ln|x|-\frac{1}{2}\ln(1+x^2),$

$$\int\frac{y\mathrm{d}y}{1+y^2}=\frac{1}{2}\ln(1+y^2),$$

所以

$$\ln|x|-\frac{1}{2}\ln(1+x^2)-\frac{1}{2}\ln(1+y^2)=C_1,$$

即

$$\ln\frac{x^2}{(1+x^2)(1+y^2)}=2C_1,$$

$$\frac{x^2}{(1+x^2)(1+y^2)}=\mathrm{e}^{2C_1}=\frac{1}{C}.$$

通解为

$$(1+x^2)(1+y^2)=Cx^2.$$

例 3　求微分方程$\dfrac{\mathrm{d}y}{\mathrm{d}x}=\dfrac{1}{x-y}+1$ 的通解．

解　作变量代换 $z=x-y$，两端对 x 求导，得

$$\frac{\mathrm{d}z}{\mathrm{d}x}=1-\frac{\mathrm{d}y}{\mathrm{d}x},$$

又因$\frac{dy}{dx}=\frac{1}{z}+1$，所以 $$\frac{dz}{dx}=1-\frac{1}{z}-1,$$

化简为 $$zdz=-dx,$$

两端分别积分得 $$z^2=-2x+C,$$

方程的通解为 $$(x-y)^2=-2x+C.$$

例 4 持续性颅内压与容积的关系表现为如下的微分方程：

$$\frac{dp}{dV}=ap(b-p),$$

式中，p 是颅内压，V 是容积，a，b 是常数，求方程的解.

解 将方程分离变量得 $$\frac{dp}{p(b-p)}=adV,$$

两边积分得 $$\frac{1}{b}\ln\frac{p}{b-p}=aV+\frac{1}{b}\ln\frac{1}{C},$$

化简得 $$p=\frac{b}{1+Ce^{-abV}}.$$

例 5 设某种流行病感染通过一封闭团体内 N 个成人之间的接触而传播，无移除的简单流行病学模型是

$$\frac{dy}{dt}=-ky(N-y),$$

式中，y 是时间 t 时的易感人群，k 称为感染率. 假定开始时团体中只有一个感染者，求函数 y.

解 这是可分离变量的微分方程，求得其通解 $y=\frac{N}{1+Ce^{kNt}}$.

根据初始条件，当 $t=0$ 时，有 $y=N-1$，代入上式可解得

$$C=\frac{1}{N-1},$$

于是 $$y=\frac{N(N-1)}{N-1+e^{kNt}}.$$

二、可化为分离变量的微分方程

有些微分方程从形式上看不是可分离变量方程，但只要作适当的代换，就可将方程化为可分离变量的方程. 一般常见的是以下两种：

（1）$\frac{dy}{dx}=f(ax+by)$，其中 a，b 是常数.

作变量代换 $z=ax+by$，两端对 x 求导，得

$$\frac{dz}{dx}=a+b\frac{dy}{dx}.$$

因$\frac{dy}{dx}=f(z)$，故得

$$\frac{dz}{dx}=a+bf(z)\text{或}\frac{dz}{a+bf(z)}=dx,$$

即原方程已化为可分离变量的方程，两端分别积分，得

$$x = \int \frac{dz}{a + bf(z)} + C.$$

注意

$\frac{dy}{dx} = f(ax + by)$ 方程的特点：方程的一端是关于自变量与未知函数的线性函数.

（2）一阶齐次微分方程 $\frac{dy}{dx} = Q\left(\frac{y}{x}\right)$.

对方程作变量代换 $\frac{y}{x} = u$，$y = xu$，两端对 x 求导，得

$$\frac{dy}{dx} = u + x\frac{du}{dx},$$

又因 $\frac{dy}{dx} = Q(u)$，所以

$$u + x\frac{du}{dx} = Q(u),$$

$$\frac{du}{Q(u) - u} = \frac{dx}{x}.$$

方程已化为可分离变量的方程，两边分别积分得

$$\int \frac{du}{Q(u) - u} = \ln x + C.$$

求出积分后，再用 $\frac{y}{x}$ 代替 u，便得方程的通解.

例 6 求方程 $\frac{dy}{dx} = \frac{y}{x} + \tan\frac{y}{x}$ 的通解.

解 显然这是齐次方程，令 $\frac{y}{x} = u$，则原方程化为

$$u + x\frac{du}{dx} = u + \tan u,$$

即

$$x\frac{du}{dx} = \tan u.$$

分离变量，然后两边积分

$$\int \frac{du}{\tan u} = \int \frac{1}{x}dx,$$

$$\ln \sin u = \ln x + \ln C,$$

即

$$\sin u = Cx.$$

将 u 用 $\frac{y}{x}$ 代回，得原方程的通解为

$$\sin\frac{y}{x} = Cx.$$

例 7 解方程 $y^2+x^2\frac{\mathrm{d}y}{\mathrm{d}x}=xy\frac{\mathrm{d}y}{\mathrm{d}x}$.

解 原方程可写成

$$\frac{\mathrm{d}y}{\mathrm{d}x}=\frac{y^2}{xy-x^2}=\frac{\left(\frac{y}{x}\right)^2}{\frac{y}{x}-1},$$

因此是齐次方程. 令 $\frac{y}{x}=u$，则

$$y=ux,\ \frac{\mathrm{d}y}{\mathrm{d}x}=u+x\frac{\mathrm{d}u}{\mathrm{d}x},$$

于是原方程为

$$u+x\frac{\mathrm{d}u}{\mathrm{d}x}=\frac{u^2}{u-1},$$

即

$$x\frac{\mathrm{d}u}{\mathrm{d}x}=\frac{u}{u-1}.$$

分离变量得

$$\left(1-\frac{1}{u}\right)\mathrm{d}u=\frac{\mathrm{d}x}{x},$$

两端积分得

$$u-\ln|u|+C=\ln|x|,$$

或写为

$$\ln|ux|=u+C.$$

以 $\frac{y}{x}$ 代入上式中的 u，则所给方程的通解为

$$\ln|y|=\frac{y}{x}+C.$$

案例回应

设 t 时刻血药浓度为 $C=C(t)$，$C|_{t=0}=C_0$，则由题意可知

$$\frac{\mathrm{d}C}{\mathrm{d}t}=-kC,$$

k 为一级速率常数，易知

$$C=C_0\mathrm{e}^{-kt},$$

将已知条件 $C|_{t=1}=\frac{\sqrt{2}}{2}C_0$ 代入，得

$$k=\ln\sqrt{2},$$

从而有

$$C=C_0\mathrm{e}^{-(\ln\sqrt{2})t}=C_0\mathrm{e}^{\left[\ln(2)^{-\frac{1}{2}}\right]t}=C_0\left(\mathrm{e}^{\ln\frac{1}{2}}\right)^{\frac{t}{2}}=C_0\left(\frac{1}{2}\right)^{\frac{t}{2}}.$$

当 $C=\frac{C_0}{2}$ 时，$t=2$. 即经过 2 h 要进行第二次注射.

同步训练 7－2

1. 用分离变量法求下列一阶微分方程的解：

（1）$y' = e^y \sin x$；

（2）$y' = y\sin x$；

（3）$\sqrt{1-x^2}dy = \sqrt{1-y^2}dx$；

（4）$(e^{x+y} - e^x)dx + (e^{x+y} + e^y)dy = 0$；

（5）$y\ln x dx + x\ln y dy = 0$；

（6）$(xy^2 + x)dx + (y - x^2 y)dy = 0$；

（7）$\sec^2 x\tan y dx + \sec^2 y\tan x dy = 0$；

（8）$xy(y - xy') = x + yy'$；

（9）$y^2 dx + y dy = x^2 y dy - dx$；

（10）$\sqrt{1-y^2}\ln x dx + dy + \sqrt{1-y^2}dx = 0$.

2. 解下列齐次微分方程：

（1）$xy' - y - \sqrt{x^2 - y^2} = 0$；

（2）$x\frac{dy}{dx} = y\ln\frac{y}{x}$；

（3）$(x^2 + y^2)dx - xydy = 0$；

（4）$y' = e^{\frac{y}{x}} + \frac{y}{x}$.

3. 求一曲线的方程，该曲线通过点（0，1）且曲线上任一点处的切线垂直于此点与原点的连线.

4. 某林区现有木材 10 万 m^3，在每一瞬时木材的变化率与当时木材数成正比，假使 10 年内该林区能有木材 20 万 m^3，试确定木材数 p 与时间 t 的关系.

同步训练 7－2 答案

第三节　一阶线性微分方程

导入案例

已知曲线过点（0，0），且该曲线上任意点 $P(x,y)$ 处的切线的斜率为该点的横坐标与纵坐标之和，求此曲线方程.

案例分析

由导数的几何意义有 $y' = x + y$. 这就是一个一阶线性微分方程，是我们本节研究的主要内容.

方程
$$\frac{dy}{dx} + P(x)y = Q(x) \tag{7-6}$$
叫作一阶线性微分方程，因为它对于未知函数 y 及其导数是一次方程．如果 $Q(x) \equiv 0$，则方程（7－6）称为齐次的；如果 $Q(x)$不恒等于零，则方程（7－6）称为非齐次的.

例如，$\frac{dy}{dx} = (1+x)y$，$\frac{dy}{dx} - y(x^2+1) = 0$ 都是一阶线性齐次微分方程.

$y' + y\cos x = e^{-\sin x}$是一阶线性非齐次微分方程.

一阶线性微分方程的特点：方程中未知函数和未知函数的导数都是一次幂.

一、一阶线性齐次微分方程的通解

$$\frac{dy}{dx}+P(x)y=0$$

是可分离变量的方程，$y\neq 0$ 时可改写为

$$\frac{dy}{y}=-P(x)dx.$$

将两边积分
$$\ln|y|=-\int P(x)dx+C_1.$$

其通解为
$$y=\pm e^{-\int P(x)dx+C_1}=Ce^{-\int P(x)dx}\ (C\text{ 为任意常数}).$$

例 1　解方程$\frac{dy}{dx}-y(x^2+1)=0.$

解　将原方程写成 $\frac{dy}{y}=(x^2+1)dx$，然后两边积分

$$\int\frac{dy}{y}=\int(x^2+1)dx,$$

得
$$\ln|y|=\frac{x^3}{3}+x+C_1,$$

故
$$y=Ce^{\frac{x^3}{3}+x}\ (C\text{ 为任意常数}).$$

二、一阶线性非齐次微分方程的通解

现在我们用所谓的常数变易法来求非齐次微分方程$\frac{dy}{dx}+P(x)y=Q(x)$的通解．该方法是把方程通解中的 C 换成 x 的未知函数 $u=u(x)$，即作变换

$$y=ue^{-\int P(x)dx},\tag{7-7}$$

于是
$$\frac{dy}{dx}=u'e^{-\int P(x)dx}-uP(x)e^{-\int P(x)dx}.\tag{7-8}$$

将式（7－7）和式（7－8）代入方程（7－6），得

$$u'e^{-\int P(x)dx}-uP(x)e^{-\int P(x)dx}+P(x)ue^{-\int P(x)dx}=Q(x),$$

即 $u'e^{-\int P(x)dx}=Q(x)$，所以 $u'=Q(x)e^{\int P(x)dx}$.

两端积分得
$$u=\int Q(x)e^{\int P(x)dx}dx+C.$$

把上式代入方程（7－7），便得一阶线性非齐次微分方程（7－7）的通解为

$$y=e^{-\int P(x)dx}\left[\int Q(x)e^{\int P(x)dx}dx+C\right].\tag{7-9}$$

将式（7－9）改写成两项之和

$$y=Ce^{-\int P(x)dx}+e^{-\int P(x)dx}\int Q(x)e^{\int P(x)dx}dx.$$

第一项是对应的线性齐次微分方程的通解，第二项是线性非齐次微分方程的一个特解，

由此可知，一阶线性非齐次微分方程的通解等于对应的齐次微分方程的通解与线性非齐次微分方程的一个特解之和.

例 2 求微分方程 $xy'+y=xe^x$ 满足条件 $y(1)=1$ 的特解.

解 先将方程化为线性方程标准形，再求解.

将原方程变形为

$$y'+\frac{1}{x}y=e^x,$$

利用公式，

$$P(x)=\frac{1}{x},\ Q(x)=e^x,$$

$$\begin{aligned}y&=e^{-\int\frac{1}{x}dx}\left(\int e^x e^{\int\frac{1}{x}dx}dx+C\right)\\&=\frac{1}{x}[(x-1)e^x+C].\end{aligned}$$

现由 $y(1)=1$，得 $C=1$，故微分方程的特解为

$$y=\frac{1}{x}[(x-1)e^x+1].$$

一阶线性微分方程解法归纳如表 7－1 所示.

表 7－1

方程类型	解法
$\frac{dy}{dx}=f(x)$	直接积分
可分离变量的方程 $\frac{dy}{dx}=f(x)g(y)$ $M_1(x)M_2(y)dx+N_1(x)N_2(y)dy=0$	将不同变量分离在方程两边，再两边积分 $\int\frac{dy}{g(y)}=\int f(x)dx$ $\int\frac{N_2(y)}{M_2(y)}dy=-\int\frac{M_1(x)}{N_1(x)}dx$
一阶线性齐次微分方程 $\frac{dy}{dx}+P(x)y=0$	分离变量法 $y=Ce^{-\int P(x)dx}$
一阶线性非齐次微分方程 $y'+P(x)y=Q(x)$	常数变易法 设 $y=u(x)e^{-\int P(x)dx}$，$u(x)$ 为待定的函数 $y=e^{-\int P(x)dx}\left[\int Q(x)e^{\int P(x)dx}dx+C\right]$

三、伯努利方程

方程

$$\frac{dy}{dx}+P(x)y=Q(x)y^n \tag{7-10}$$

叫作伯努利（Bernoulli）方程.

当 $n=0$ 或 $n=1$ 时，其为线性微分方程．当 $n>0$ 且 $n\neq1$ 时，可把它化为线性的．将方程（7－10）的两端同除以 y^n，得
$$y^{-n}\frac{\mathrm{d}y}{\mathrm{d}x}+P(x)y^{1-n}=Q(x),\tag{7-11}$$
容易看出，上式左端第一项与 $\frac{\mathrm{d}}{\mathrm{d}x}(y^{1-n})$ 只差一个常数 $1-n$，因此我们引入新的未知函数
$$z=y^{1-n},$$
那么
$$\frac{\mathrm{d}z}{\mathrm{d}x}=(1-n)y^{-n}\frac{\mathrm{d}y}{\mathrm{d}x}.$$
用（$1-n$）乘方程（7－11）的两端，再通过上述代换得线性方程
$$\frac{\mathrm{d}z}{\mathrm{d}x}+(1-n)P(x)z=(1-n)Q(x).$$
求出这个方程的通解后，以 y^{1-n} 代 z，便得到伯努利方程的通解．

例 3　求方程 $\frac{\mathrm{d}y}{\mathrm{d}x}-\frac{4}{x}y=x\sqrt{y}$（$y>0$，$x\neq0$）的通解．

解　这是伯努利方程，其中 $n=\frac{1}{2}$，令 $z=y^{1-n}=\sqrt{y}$，则 $\frac{\mathrm{d}z}{\mathrm{d}x}=\frac{1}{2\sqrt{y}}\frac{\mathrm{d}y}{\mathrm{d}x}$，于是原方程可化为
$$\frac{\mathrm{d}z}{\mathrm{d}x}-\frac{2}{x}z=\frac{x}{2}.$$
解此方程得
$$\begin{aligned}z&=\mathrm{e}^{-\int\left(-\frac{2}{x}\right)\mathrm{d}x}\left[\int\frac{x}{2}\mathrm{e}^{\int\left(-\frac{2}{x}\right)\mathrm{d}x}\mathrm{d}x+C\right]\\&=x^2\left(\int\frac{x}{2}\cdot\frac{1}{x^2}\mathrm{d}x+C\right)=x^2\left(\frac{1}{2}\ln|x|+C\right).\end{aligned}$$
再将 z 用 $\sqrt{y}$ 代回，得原方程的通解为
$$y=x^4\left(\frac{1}{2}\ln|x|+C\right)^2.$$

案例回应

设所求的曲线方程为 $y=y(x)$，由导数的几何意义得
$$y'=x+y,$$
即
$$y'-y=x.$$
用公式法，原方程中的 $P(x)=-1$，$Q(x)=x$，把它们代入式（7－9）得
$$\begin{aligned}y&=\mathrm{e}^{-\int(-1)\mathrm{d}x}\left[\int x\mathrm{e}^{\int(-1)\mathrm{d}x}\mathrm{d}x+C\right]\\&=\mathrm{e}^x\left(\int x\mathrm{e}^{-x}\mathrm{d}x+C\right)\\&=\mathrm{e}^x(-x\mathrm{e}^{-x}-\mathrm{e}^{-x}+C)\\&=-x-1+C\mathrm{e}^x.\end{aligned}$$
把 $y(0)=0$ 代入上式得 $C=1$，于是所求的曲线方程为
$$y=\mathrm{e}^x-x-1.$$

同步训练 7－3

1. 下列方程中哪些是线性方程？是齐次还是非齐次？

（1）$\frac{dy}{dx}-y-1=0$；　　（2）$y'+xy^2=0$；

（3）$xy'+y=0$；　　（4）$y'=\tan y$；

（5）$y'=\ln y$；　　（6）$y'-\frac{3y}{x}=x$.

同步训练 7－3 答案

2. 求下列微分方程的通解：

（1）$\frac{dy}{dx}+2xy=4x$；　　（2）$\frac{dy}{dx}+y=e^{-x}$；

（3）$y'+y\cos x=e^{-\sin x}$；　　（4）$xy'+y=x^2+3x+2$；

（5）$y'+y\tan x=\sin 2x$；　　（6）$(x^2+1)y'+2xy=4x^2$；

（7）$(y^2-6x)y'+2y=0$.

3. 求下列微分方程满足初始条件的特解：

（1）$\frac{dy}{dx}+3y=8$，$y|_{x=0}=2$；　　（2）$\frac{dy}{dx}-y\tan x=\sec x$，$y|_{x=0}=0$.

4. 求下列伯努利方程的通解：

（1）$y'-3xy=xy^2$；　　（2）$y'+\frac{2}{x}y=x^2y^{\frac{4}{3}}$.

5. 求一曲线的方程，该曲线通过原点，并且它在点（x，y）处的切线斜率等于 $2x+y$.

第四节　二阶微分方程

导入案例

心理学家通过实验发现人的学习曲线满足微分方程

$$y''+5y'+4y=8.$$

求当 $y(0)=1$，$y'(0)=1$ 时的学习曲线 $y=y(t)$.

案例分析

以上微分方程是二阶微分方程，y''、y'、y 都是以一次幂的形式出现，且它们前面的系数均为常数，此类方程为二阶常系数线性微分方程，这正是我们本节学习的内容.

前面讨论了几种一阶微分方程的求解问题，但在生产实践中，有许多实际问题可归结为高阶微分方程，其中线性方程，特别是二阶常系数线性微分方程有着广泛的应用．下面讨论这类方程的解法.

一、几种可降阶的微分方程

1. $y''=f(x)$ 型微分方程

如$\frac{d^2y}{dx^2}=g$ 属于此型，只要积分两次就可得出通解．通解中包含两个任意常数，可由初始条件确定这两个任意常数.

例 1 求微分方程 $y''=e^{2x}-\cos x$ 的通解.

解 对所给方程两边积分，得

$$y'=\frac{1}{2}e^{2x}-\sin x+C_1,$$

再积分一次，得

$$y=\frac{1}{4}e^{2x}+\cos x+C_1x+C_2,$$

这就是所求的通解.

2. $y''=f(x,y')$ 型微分方程

这种类型方程右端不含未知函数 y，可先把 y'看作未知函数.

作代换 $y'=P(x)$，则 $y''=P'(x)$.

这样原方程 $y''=f(x,y')$ 可化为一阶方程

$$P'(x)=f(x,P(x)).$$

它是关于未知函数 $P(x)$ 的一阶微分方程．解一阶微方程可求出其通解为 $P=\Phi(x,C_1)$，即

$$y=\int\Phi(x,C_1)dx+C_2.$$

提示

将二阶微分方程转化为一阶微分方程的求解方法称为降阶法.

例 2 求微分方程$(1+x^2)y''=2xy'$满足初始条件 $y|_{x=0}=1$，$y'|_{x=0}=3$ 的特解.

解 所给方程是 $y''=f(x,y')$ 型的. 设 $y'=p$，代入方程并分离变量后，有

$$\frac{dp}{p}=\frac{2x}{1+x^2}dx.$$

两端积分，得

$$\ln|p|=\ln(1+x^2)+C,$$

即

$$p=y'=C_1(1+x^2)\ (C_1=\pm e^C).$$

由条件 $y'|_{x=0}=3$，得 $C_1=3$，所以 $y'=3(1+x^2)$.

两端再积分，得

$$y=x^3+3x+C_2.$$

又由条件 $y|_{x=0}=1$，得 $C_2=1$，于是所求的特解为

$$y=x^3+3x+1.$$

3. $y''=f(y,y')$ 型微分方程

方程中不明显地含自变量 x，暂时将此方程中的 y 看作自变量．虽是 x 的未知函数，但又可视为 y 的未知函数，所以选择代换 $y'=p(y)$ 并利用复合函数的求导法则，得

$$y''=\frac{\mathrm{d}p}{\mathrm{d}x}=\frac{\mathrm{d}p}{\mathrm{d}y}\cdot\frac{\mathrm{d}y}{\mathrm{d}x}=p\frac{\mathrm{d}p}{\mathrm{d}y},$$

从而原方程化为以 y 为自变量，以 p 为未知函数的一阶微分方程，即

$$p\frac{\mathrm{d}p}{\mathrm{d}y}=f(y,p).$$

解此方程，设它的通解为

$$y'=p=\Phi(y,C_1),$$

分离变量并积分，便得原方程的通解为

$$\int\frac{\mathrm{d}y}{\Phi(y,C_1)}=x+C_2.$$

砥砺廉隅

解微分方程中的分离变量法和降阶法蕴含着解决问题的办法．在日常生活中会遇到这样那样的困难和问题，需要我们去解决，有的问题还比较复杂尖锐，这时我们可以用解微分方程的分离变量法和降阶法，将比较复杂尖锐的问题分离出来，抓住主要矛盾，用辩证思维办法，认真思考分析，将问题简化，降低问题解决难度，再利用平时的经验和好的办法，将问题解决．因此，同学们遇到问题和困难时，一定要冷静，再大再难的问题和困难，只要方法得当，总是可以解决的．总之，办法总比困难多．

例 3 求微分方程 $yy''-y'^2=0$ 的通解.

解 所给方程不明显地含自变量 x，设 $y'=p$，则 $y''=p\frac{\mathrm{d}p}{\mathrm{d}y}$，代入方程中，得

$$yp\frac{\mathrm{d}p}{\mathrm{d}y}-p^2=0.$$

在 $y\neq0$，$p\neq0$ 时，约去 p 并分离变量，得 $\frac{\mathrm{d}p}{p}=\frac{\mathrm{d}y}{y}$.

两端积分得
$$\ln|p|=\ln|y|+C,$$
即
$$p=C_1y \text{ 或 } y'=C_1y\,(C_1=\pm\mathrm{e}^C).$$
再分离变量并两端积分，得方程的通解为
$$\ln|y|=C_1x+C_2,$$
或
$$y=C_3\mathrm{e}^{C_1x}\,(C_3=\pm\mathrm{e}^{C_2}).$$

特殊类型的二阶微分方程的解法归纳如表 7－2 所示.

表 7－2

方程类型	解法
$y''=f(x)$	连续积分两次
$y''=f(x,y')$	用 $y'=P(x)$，$y''=P'(x)$ 代入原方程
$y''=f(y,y')$	用 $y'=p(y)$，$y''=p\frac{\mathrm{d}p}{\mathrm{d}y}$ 代入原方程

二、二阶常系数线性齐次微分方程

一个二阶微分方程，如果其中出现的未知函数及未知函数的一阶、二阶导数都是一次幂，则这个方程称为二阶线性微分方程．其一般形式为

$$y''+P(x)y'+Q(x)y=f(x), \tag{7-12}$$

式中，$P(x)$，$Q(x)$，$f(x)$都是 x 的连续函数.

在方程（7－12）中，若$f(x)\equiv 0$，即

$$y''+P(x)y'+Q(x)y=0, \tag{7-13}$$

则称方程（7－13）为二阶线性齐次微分方程.

若$f(x)\neq 0$，则称方程（7－12）为二阶线性非齐次微分方程.

在方程（7－13）中，如果y'，y的系数$P(x)$，$Q(x)$均为常数，即

$$y''+py'+qy=0, \tag{7-14}$$

则称方程（7－14）为二阶常系数线性齐次微分方程．如果$P(x)$，$Q(x)$不全为常数，则称方程（7－13）为二阶变系数线性齐次微分方程．本章主要讨论二阶常系数线性齐次微分方程.

在讨论之前，先介绍它的两个基本性质：

性质 1　若函数$y_1(x)$和$y_2(x)$是方程（7－14）的两个解，则它们的线性组合$y=C_1y_1(x)+C_2y_2(x)$也是微分方程（7－14）的解（C_1，C_2为任意常数)，这个性质也称为线性微分方程解的叠加原理.

性质 2　若函数$y_1(x)$和$y_2(x)$是方程（7－14）的两个线性无关的特解，则方程（7－14）的通解就是$y=C_1y_1(x)+C_2y_2(x)$，式中，C_1，C_2为任意常数.

链接

两函数线性无关

两函数线性无关是指这两个函数之比不恒为一个常数；否则，称为线性相关．如$y_1(x)=e^x$与$y_2(x)=3e^x$就是线性相关的，而$y_1(x)=\sin x$与$y_2(x)=\cos x$就是线性无关的.

当r为常数时，指数函数$y=e^{rx}$和它的各阶导数都只相差一个常数因子．由于指数函数有这个特点，因此我们用$y=e^{rx}$来尝试，看能否选取适当的常数r，使$y=e^{rx}$满足微分方程（7－14).

将$y=e^{rx}$求导得　$y'=re^{rx}$，$y''=r^2e^{rx}$.

把y，y'和y''代入方程（7－14）得

$$(r^2+pr+q)e^{rx}=0.$$

由于$e^{rx}\neq 0$，因此

$$r^2+pr+q=0. \tag{7-15}$$

这是一元二次代数方程，它有两个根

$$r_{1,2}=\frac{-p\pm\sqrt{p^2-4q}}{2}.$$

由此可见，只要 r 满足代数方程（7-15），函数 $y=e^{rx}$ 就是微分方程（7-14）的解. 我们把代数方程（7-15）叫作微分方程（7-14）的特征方程，它的根为特征根.

下面通过研究特征方程（7-15）来研究微分方程的解，可得出求二阶常系数齐次线性微分方程

$$y''+py'+qy=0$$

的通解的步骤如下：

第一步：写出微分方程（7-14）的特征方程 $r^2+pr+q=0$；

第二步：求出特征方程的两个根 r_1，r_2；

第三步：根据特征方程的两个根的不同情形，按照表7-3写出微分方程（7-14）的通解.

表7-3

特征方程 $r^2+pr+q=0$ 根的判别式	特征方程 $r^2+pr+q=0$ 的两个根	微分方程 $y''+py'+qy=0$ 的通解
$p^2-4q>0$	两个不等的实根 r_1，r_2	$y=C_1e^{r_1x}+C_2e^{r_2x}$
$p^2-4q=0$	两个相等的实根 $r_1=r_2=r$	$y=(C_1+C_2x)e^{rx}$
$p^2-4q<0$	一对共轭复根 $r_1=\alpha+i\beta$，$r_2=\alpha-i\beta$	$y=(C_1\cos\beta x+C_2\sin\beta x)e^{\alpha x}$

例4 求微分方程 $y''-2y'-3y=0$ 的通解.

解 所给微分方程的特征方程为 $r^2-2r-3=0$，其根 $r_1=-1$，$r_2=3$ 是两个不相等的实根，因此所求通解为

$$y=C_1e^{-x}+C_2e^{3x}.$$

例5 求微分方程 $\frac{d^2s}{dt^2}+2\frac{ds}{st}+s=0$ 满足初始条件 $s|_{t=0}=4$，$s'|_{t=0}=-2$ 的特解.

解 所给方程的特征方程为 $r^2+2r+1=0$，其根 $r_1=r_2=-1$ 是两个相等的实根，因此所求微分方程的通解为

$$s=(C_1+C_2t)e^{-t}.$$

将条件 $s|_{t=0}=4$ 代入通解，得 $C_1=4$，从而

$$s=(4+C_2t)e^{-t}.$$

将上式对 t 求导，得

$$s'=(C_2-4-C_2t)e^{-t}.$$

再把条件 $s'|_{t=0}=-2$ 代入上式，得 $C_2=2$，于是所求特解为

$$s=(4+2t)e^{-t}.$$

例6 求微分方程 $y''-2y'+5y=0$ 的通解.

解 所给方程的特征方程为 $r^2-2r+5=0$，其根 $r_{1,2}=1\pm2i$ 为一对共轭复根，因此所求通解为

$$y=e^x(C_1\cos2x+C_2\sin2x).$$

案例回应

因为所给微分方程 $y''+5y'+4y=8$ 的特征方程为 $r^2+5r+4=0$，

其特征根为 $r_1=-1$，$r_2=-4$，
原方程对应齐次微分方程的通解为 $y=C_1\mathrm{e}^{-x}+C_2\mathrm{e}^{-4x}$，
由于 $p=5$，$q=4$，$f(x)=8$，故设 $y^*=a$ 为该微分方程的一个特解.
把 $y^{*\prime}$，$y^{*\prime\prime}$代入原方程，得 $a=2$，
原方程的通解为 $y=C_1\mathrm{e}^{-x}+C_2\mathrm{e}^{-4x}+2$.
将 $y(0)=1$，$y'(0)=1$ 代入通解得

$$C_1=-1,\ C_2=0,$$

所以所求学习曲线方程为 $y=-\mathrm{e}^{-x}+2$.

同步训练 7-4

1. 求下列二阶微分方程的通解：

(1) $\dfrac{\mathrm{d}^2y}{\mathrm{d}^2x}=x^2$；　　(2) $y''=\mathrm{e}^{2x}$；

(3) $y''-y'=x$；　　(4) $xy''+y'=0$；

(5) $yy''-(y')^2-y'=0$；　　(6) $y''+\sqrt{1-(y')^2}=0$.

2. 求方程 $y''=3\sqrt{y}$，满足初始条件$y|_{x=0}=1$，$y'|_{x=0}=2$ 的特解.

3. 方程 $y''=x$ 的一条积分曲线通过点 M（0，1），且在该点和直线 $y=\dfrac{x}{2}+1$ 相切，求该曲线的方程.

4. 解下列微分方程：

(1) $y''+4y'+3y=0$；　　(2) $2y''-5y'+2y=0$；

(3) $y''-2y'=0$；　　(4) $y''-4y'+4y=0$；

(5) $y''+4y=0$；　　(6) $y''+10y'+25y=0$；

(7) $y''+2y'+3y=0$；　　(8) $y''+y'+2y=0$.

5. 求下列微分方程满足初始条件的特解：

(1) $y''-4y'+3y=0$，$y|_{x=0}=6$，$y'|_{x=0}=10$；

(2) $4y''+4y'+y=0$，$y|_{x=0}=2$，$y'|_{x=0}=0$；

(3) $y''+4y'+29y=0$，$y|_{x=0}=0$，$y'|_{x=0}=15$.

同步训练 7-4 答案

6. 微分方程 $y''+9y=0$ 的一条积分曲线通过点（π，-1），且在该点和直线 $y+1=x-\pi$ 相切，求该曲线的方程.

*第五节　医学中的数学模型

当用数学方法解决一个实际问题时，首先必须把该问题简化、抽象，归结为一个数学模型．所谓数学模型，就是使用一定的数学语言对研究对象的某种数量关系所做的数学描述．微分方程正是建立数学模型的一个重要工具.

一、建立微分方程模型的方法

一般地，建立微分方程数学模型的方法有以下三种：

1. 根据规律列方程

利用数学、物理、化学等学科中的定理或许多经过实践或实验检验的规律和定律，如牛顿运动定律、物质放射性规律、曲线的切线性质等建立问题的微分方程模型.

2. 微元分析法

寻求一些微元之间的关系式，在建立这些关系式时也要用到已知的规律与定理．与第一种方法的不同之处是对某些微元而不是直接对函数及其导数应用规律.

3. 模拟近似法

在生物、医学、经济等学科的实际问题中，许多现象的规律性不很清楚，即使有所了解，也由于规律本身极其复杂，常常用模拟近似的简化方法来建立微分方程模型．建模时，在不同的假设下去模拟实际的现象，这个过程是近似的．对用模拟近似法所建立的微分方程从数学上去求解或分析解的性质，再去同实际情况对比，看这个微分方程模型能否刻画、模拟所面对的实际现象.

二、放射性同位素衰变模型

若化学反应速率与反应物的浓度成正比，则称为一级反应．一般地，在某一变化过程中一个量的变化速率与当时的量成正比，称这种动力学过程为一级速率过程．一级速率过程有一个稳定的参数——半衰期，表示在某一变化过程中物质剩余的量变为初始量的一半时所用的时间.

例如，放射性同位素的衰变率与其当时的量 R 成正比，为一级速率过程．即有

$$\frac{\mathrm{d}R}{\mathrm{d}t}=-\lambda R,$$

式中，$\lambda(\lambda>0)$为比例常数，解得

$$R=C\mathrm{e}^{-\lambda t},$$

记 $R(0)=R_0$，则

$$R=R_0\mathrm{e}^{-\lambda t}.$$

令 $R=\frac{R_0}{2}$，推得半衰期 $T_{\frac{1}{2}}=\frac{\ln 2}{\lambda}$，即 $\lambda=\frac{\ln 2}{T_{\frac{1}{2}}}$. 故有

$$R=R_0\mathrm{e}^{-\lambda t}=R_0\mathrm{e}^{-\frac{\ln 2}{T_{\frac{1}{2}}}t}.$$

例 1　在一个山洞里发现的古人骨中，同位素 ^{14}C 与 ^{12}C 之比仅为活组织的 6.24%，已知 ^{14}C 每年衰减 $\frac{1}{8\,000}$，试问：此人活在多少年前?

解　设 ^{14}C 的残留量为 $N=N(t)$，据题意有

$$\frac{\mathrm{d}N}{\mathrm{d}t}=-\frac{1}{8\,000}N,$$

解此方程得

$$N=C\mathrm{e}^{-\frac{1}{8\,000}t},$$

$t=0$ 时，$N=N_0$，推得 $C=N_0$. 由题意，经过 t 年后有 $\frac{N}{N_0}=6.24\%=0.0624$（因为 ^{12}C 不是放射性的物质，是不变量，故 ^{14}C 与 ^{12}C 之比即 N 与 N_0 之比），得

$$N=N_0\cdot e^{-\frac{1}{8000}t}=0.0624N_0.$$

故得 $t=-8000\ln 0.0624\approx 22193$.

由此可知，此人至少活在 22 193 年前.

三、药物动力学的数学模型

在药物动力学中，一般采用室模型来研究药物在机体内的吸收、分布、代谢和排泄的时间过程. 最简单的室模型是一室模型：把机体设想为一个同质单元，称为室. 若以 $x(t)$ 表示在时刻 t 时的室内药量，则某一时刻室内药量的变化率 $\frac{dx}{dt}$ 的大小取决于药物由室外向室内渗透的速率 $Q_1(t)$，以及药物由室内向室外排除的速率 $Q_2(t)$，且有 $\frac{dx}{dt}=Q_1(t)-Q_2(t)$.

一般地，$Q_1(t)$ 的值与给药的方式有关，而对于 $Q_2(t)$，假定是一级速率过程，即 $Q_2=kx$，式中，k 称为消除速率常数，于是得一室模型的基本方程

$$\frac{dx}{dt}=Q_1-kx. \tag{7-16}$$

下面讨论方程 $\frac{dx}{dt}=Q_1-kx$ 的两种特殊情况.

1. 多次快速静脉注射

假设对患者每隔一段时间 τ，快速静脉注射一个剂量 D 的药物，则图 7－1 表示在此情况下的一室模型，其中，$x_n(t)$ 表示第 n 次静脉注射完毕时开始计时，在时刻 t 时的室内药量，而 k 是消除速率常数.

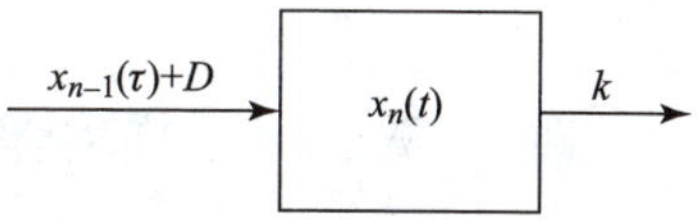

图 7－1

由于快速静脉注射的注射时间短，因此注射完毕后，药物立即进入室内（即血液循环系统）. 若以注射完毕之时开始计时，则 $Q_1=0$，这时，基本方程 $\frac{dx}{dt}=Q_1-kx$ 为

$$\frac{dx_n}{dt}=-kx_n\quad(n=1,2,3,\cdots).$$

第一次注射时，初始条件是 $x_1(0)=D$，由此可解得

$$x_1(t)=De^{-kt}. \tag{7-17}$$

当 $n\geq 2$ 时，除了静脉注射一个剂量 D 的药物外，室内尚有上次注射所留下的残余药物，故初始条件是 $x_n(0)=x_{n-1}(\tau)+D$，由此可解得

$$x_n(t)=[D+x_{n-1}(\tau)]e^{-kt}(n=2,3,\cdots).$$

由上式和式（7－17），依次求得

$$x_2(t)=D(1+e^{-k\tau})e^{-kt}.$$

$$\cdots$$

$$x_n(t)=D[1+e^{-k\tau}+\cdots+e^{-(n-1)k\tau}]e^{-kt}=D\frac{1-e^{-nk\tau}}{1-e^{-k\tau}}e^{-kt}. \tag{7-18}$$

以 V 表示室的理论容积，称 $C(t)=\dfrac{x(t)}{V}$ 为血药浓度，则式（7－18）可写成

$$C_n(t)=C_0\frac{1-\mathrm{e}^{-nk\tau}}{1-\mathrm{e}^{-k\tau}}\mathrm{e}^{-kt}(n=1,2,\cdots),$$

式中，$C_0=\dfrac{D}{V}$ 是初始血液浓度.

2. 静脉滴注

图 7－2 表示以匀速 a 进行静脉滴注时的一室模型．若以 $x_1(t)$ 表示在注射期间的室内药量，由式（7－16）得

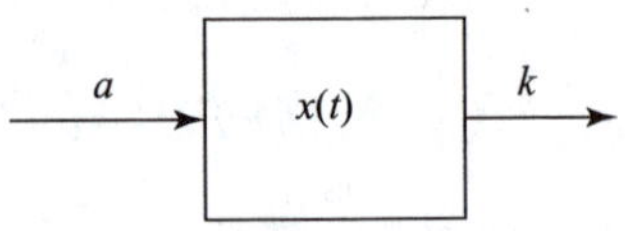

图 7－2

$$\frac{\mathrm{d}x_1}{\mathrm{d}t}=a-kx_1,$$

而初始条件是当 $t=0$ 时，$x_1=0$，解得

$$x_1(t)=\frac{a}{k}(1-\mathrm{e}^{-kt}).$$

若在静脉滴注 τ 时间后停止注射，以 $x_2(t)$ 表示停注之时开始计时的室内药量，由式（7－16）得

$$\frac{\mathrm{d}x_2}{\mathrm{d}t}=-kx_2,$$

初始条件是
$$x_2(0)=x_1(\tau)=\frac{a}{k}(1-\mathrm{e}^{-k\tau}),$$

解得
$$x_2(t)=\frac{a}{k}(1-\mathrm{e}^{-k\tau})\mathrm{e}^{-kt}.$$

四、肿瘤生长的数学模型

在这个数学模型中，要研究的问题是肿瘤生长的体积与时间的关系，以 $V(t)$ 表示 t 时刻肿瘤的体积. 为了建立模型，可假定肿瘤在某时刻的生长速率与该时刻的肿瘤体积成正比. 在此假定下，则有

$$\frac{\mathrm{d}v}{\mathrm{d}t}=kv,$$

式中，k 是速率常数．假定当 $t=0$ 时的肿瘤体积为 V_0，则初始条件是 $V(0)=V_0$. 解此方程得

$$V=V_0\mathrm{e}^{kt}.$$

对于一个肿瘤患者，可用两次拍片的方法测定其速度常数 k 的值．假定患者第一次拍片时，量得片上的肿瘤直径是 d_1，经过 T 天后，第二次拍片，量得片上的直径是 d_2. 设两次拍片时的时间分别为 t_1，t_2，肿瘤的体积分别为 V_1，V_2，则 $T=t_2-t_1$，且由 $V=V_0\mathrm{e}^{kt}$ 得

$$V_1=V_0\mathrm{e}^{kt_1},\ V_2=V_0\mathrm{e}^{kt_2},$$

于是
$$\frac{V_2}{V_1}=\mathrm{e}^{k(t_2-t_1)}=\mathrm{e}^{kT},$$

解得
$$k=\frac{1}{T}\ln\frac{V_2}{V_1}.$$

可以认为患者两次拍片时的肿瘤形状是相似体，从而它们的体积之比等于直径的立方之比，即$\frac{V_2}{V_1}=\left(\frac{d_2}{d_1}\right)^3$，代入前式，得

$$k=\frac{1}{T}\ln\left(\frac{d_2}{d_1}\right)^3=\frac{3}{T}\left(\ln d_2-\ln d_1\right).$$

当肿瘤体积增加一倍时，其所需要时间称为倍增时间，常记为 t_{d}. 由 $V=V_0\mathrm{e}^{kt}$容易求得

$$t_{\mathrm{d}}=\frac{\ln 2}{k}=\frac{T\ln 2}{3(\ln d_2-\ln d_1)}.$$

以上是肿瘤生长的简单数学模型. 在肿瘤生长的初期阶段，大多呈现指数生长的特征，与上述模型吻合. 但在肿瘤生长的中、后期，随着肿瘤体积的增大，肿瘤的生长速率常数逐渐减小，且有 $\frac{\mathrm{d}k}{\mathrm{d}t}=-ak$（$a$ 是常数)，而倍增时间逐渐变长，不再是一个常数，与前述的简单数学模型不符. 更精确地描述肿瘤生长的数学模型可由如下的微分方程组确定：

$$\begin{cases}\frac{\mathrm{d}V}{\mathrm{d}t}=kV,\\ \frac{\mathrm{d}k}{\mathrm{d}t}=-ak.\end{cases}$$

初始条件是当 $t=0$ 时，$k=k_0$，$V=V_0$.

现在来解上述的微分方程组. 由方程组中的第二个方程可解得 $k=k_0\mathrm{e}^{-at}$，代入第一个方程，得$\frac{\mathrm{d}V}{\mathrm{d}t}=k_0\mathrm{e}^{-at}V$.

这是一个可分离变量的微分方程，解得

$$V=V_0\mathrm{e}^{\frac{k_0}{a}(1-\mathrm{e}^{-at})}.$$

上面这个函数就是第一章讲到的高姆帕茨函数. 由上式可以看出，当 t 很小时，由近似公式 $\mathrm{e}^{-at}\approx 1-at$，可得 $V\approx V_0\mathrm{e}^{k_0t}$，这时肿瘤呈现指数生长特征，而当 $t\to\infty$时，有 $V\to V_0\mathrm{e}^{\frac{k_0}{a}}$，即随着时间的推移，因获取的营养不足，肿瘤的增大将逐渐减慢，最后趋于极限体积 $V_0\mathrm{e}^{\frac{k_0}{a}}$.

五、传染病的数学模型

假设在总数为 N 的某一封闭人群中，均匀地分布着为数不多的传染病患者，为了便于建立传染病在该人群中传播过程的数学模型，不妨假定这种传染病无潜伏期，因此患者就是传染者. 按此规定，可把人群分为三类：

（1）易感类，以 S 表示其人数；

（2）感染类，以 I 表示其人数；

（3）移除类，包括因患病而死去、治愈或隔离的人，以 R 表示其人数.

为了简化问题，进一步假定患这种传染病的人可以终身免疫. 在此规定下，移除类中的人不可能再转化为易感类，而三类之间的转化关系是

易感类→感染类→移除类.

易感类人数 S 是时间 t 的不增函数，其变化速率仅与 S 本身以及感染类人数 I 有关. 假定人群中个体间的接触机会是均等的，那么可以认为易感类人数 S 的变化率$\frac{\mathrm{d}S}{\mathrm{d}t}$与 S、I 的乘

积成正比，即

$$\frac{\mathrm{d}S}{\mathrm{d}t}=-\beta SI. \tag{7-19}$$

影响移除类人数 R 的变化率$\frac{\mathrm{d}R}{\mathrm{d}t}$的因素仅是感染类人数 I，可以认为是

$$\frac{\mathrm{d}R}{\mathrm{d}t}=\gamma I. \tag{7-20}$$

由于人群是封闭的，故 $I+S+R=N$，结合式（7－19）和式（7－20），可得

$$\frac{\mathrm{d}I}{\mathrm{d}t}=\beta SI-\gamma I. \tag{7-21}$$

由式（7－19）和式（7－21）可知

$$\frac{\mathrm{d}I}{\mathrm{d}S}=\frac{\frac{\mathrm{d}I}{\mathrm{d}t}}{\frac{\mathrm{d}S}{\mathrm{d}t}}=\frac{\beta SI-\gamma I}{-\beta SI}=\frac{\gamma}{\beta S}-1. \tag{7-22}$$

将 S 作为自变量，把 I 看作 S 的函数，解式（7－22），其初始条件如下：假定开始时有 I_0 个感染者，S_0 个易感染者，没有移除者，则当 $t=0$ 时，$S=S_0$；$I=I_0$，$S_0+I_0=N$. 解得

$$I=\frac{\gamma}{\beta}\ln\frac{S}{S_0}-S+N.$$

记 $a=\frac{\gamma}{\beta}$，称此值为传染病的阈值. 由式（7－22）可知，当 $S<a$ 时，$\frac{\mathrm{d}I}{\mathrm{d}S}>0$，因此 I 是 S 的增函数. 随着时间的推移，S 不断减少，从而 I 也不断减少. 特别是当 $S_0<a$ 时，对一切 S，都有 $S<a$，在这种情况下，传染病不会流行. 只有当 $S_0>a$ 时，传染病才得以流行，而在$\frac{\mathrm{d}I}{\mathrm{d}S}=0$，即 $S=a$ 时有最高的发病率.

六、体重变化的数学模型

例 2 某人的食量是每天 10 467 J，其中 5 038 J 用于基本的新陈代谢（即自动消耗）. 在健身训练中，他所消耗的热量大约是 69 J/kg 乘以他的体重（kg）. 假设以脂肪形式储藏的热量 100% 有效，而 1 kg 脂肪含热量 41 868 J. 试研究此人的体重随时间变化的规律.

在问题中并未出现“变化率”“导数”这样的关键词，但要寻找的是体重（记为 W）关于时间 t 的函数. 如果我们把体重 W 看作时间 t 的连续可微函数，就能找到一个含有$\frac{\mathrm{d}W}{\mathrm{d}t}$的微分方程.

为了建立这个数学模型，以 $W(t)$ 表示 t 时刻某人的体重，并设一天开始时人的体重为 W_0，体重的变化是一个渐进的过程，因此可认为 $W(t)$ 是关于 t 连续的函数；体重的变化等于输入与输出之差，其中输入是指扣除了基本新陈代谢之后的净食量吸收，输出就是进行健身训练时的消耗.

问题中所涉及的时间仅仅是“每天”，由此对于“每天”，体重的变化 = 输入 − 输出，

由于考虑的是体重随时间的变化情况，因此可得

$$\text{体重的变化/天}=\text{输入/天}-\text{输出/天}.$$

代入具体的数值，得

$$\text{输入/天}=10\,467\ (\mathrm{J/d})\ -5\,038\ (\mathrm{J/d})=5\,429\ (\mathrm{J/d}),$$

$$\text{输出/天}=69\ [\mathrm{J/(kg\cdot d)}]\times W\ (\mathrm{kg})\ =69W\ (\mathrm{J/d}),$$

$$\text{体重的变化/天}=\frac{\Delta W}{\Delta t}\ (\mathrm{kg/d})\ \to\frac{\mathrm{d}W}{\mathrm{d}t}\ (\Delta t\to 0).$$

考虑单位的匹配，利用“$\mathrm{kg/d}=\dfrac{\mathrm{J/d}}{41\,868\ \mathrm{J/kg}}$”，可建立如下微分方程模型：

$$\begin{cases}\dfrac{\mathrm{d}W}{\mathrm{d}t}=\dfrac{5\,429-69W}{41\,868}\approx\dfrac{1\,296-16W}{10\,000},\\ W\big|_{t=0}=W_0.\end{cases}$$

这是个一阶线性微分方程，解之得

$$W=81-(81-W_0)\mathrm{e}^{-0.001\,6t}.$$

这就描述了此人的体重随时间变化的规律.

现在我们再来考虑此人的体重会不会达到平衡.

显然由 W 的表达式，当 $t\to+\infty$时，体重有稳定值，即

$$W\to 81.$$

我们也可以直接由模型方程来回答这个问题. 在平衡状态下，W 是不发生变化的，

$$\frac{\mathrm{d}W}{\mathrm{d}t}=0.$$

这就是非常直接地给出了

$$W_{\text{平衡}}=81.$$

所以，如果我们需要知道的仅仅是这个平衡值，就不必去求解微分方程了.

七、人口增长模型

考察某地区或国家在某段时间的人口变化情况.

（1）若假设人口增长率 r 为常数，记时刻 t 的人口数量为 $x=x(t)$，设其连续可微，初始时刻（$t=0$）的人口数量为 x_0，则在 t 到 $t+\Delta t$ 这段时间内人口的增量为

$$x(t+\Delta t)-x(t)=r\cdot x(t)\cdot\Delta t.$$

当 $\Delta t\to 0$ 时，得到 $x(t)$满足方程

$$\frac{\mathrm{d}x}{\mathrm{d}t}=r\cdot x,\ x(0)=x_0. \qquad (7-23)$$

（2）人们注意到，排除战争、灾难等特殊时期，自然资源、环境条件等因素对人口的增长起着阻滞作用，并且随着人口的增加，阻滞作用越来越大. 阻滞作用体现在对人口增长率 r 的影响上，使得 r 随着人口数量 $x(t)$的增加而下降.

于是将 r 表示为 x 的函数 $r(x)$，它应是减函数. 对 $r(x)$做最简单的假设，设 $r(x)$为 x 的线性函数，即

$$r(x)=r_0-sx(r_0>0,s>0). \qquad (7-24)$$

式中，r_0 表示固有增长率，表示人口很少时（理论上是 $x=0$）的增长率. 为了确定系数 s

的意义，引入自然资源和环境条件所能容纳的最大人口数量 x_m，称为人口容量．当 $x=x_m$ 时，人口不再增长，即增长率 $r(x_m)=0$，代入式（7－24），得到 $s=\frac{r_0}{x_m}$.

将 $s=\frac{r_0}{x_m}$ 代入式（7－24），有

$$r(x)=r_0\left(1-\frac{x}{x_m}\right). \tag{7-25}$$

式（7－25）的另一种解释是，增长率 $r(x)$ 与人口尚未实现部分的比例 $\frac{x_m-x}{x_m}$ 成正比，比例系数为固有增长率 r_0.

将式（7－25）代入式（7－23）得到 $x(t)$，满足方程

$$\frac{dx}{dt}=r_0x\left(1-\frac{x}{x_m}\right),\ x(0)=x_0.$$

上式右端的因子 r_0x 体现人口的自然增长趋势．因子 $\left(1-\frac{x}{x_m}\right)$ 体现资源和环境对人口增长的阻滞作用．显然，x 越大，前一因子越大，后一因子越小，人口增长是两个因子共同作用的结果.

同步训练 7－5

1. 理解并掌握医学中的数学模型.
2. 结合实际建立医学中的数学模型.

本章小结

1. 介绍了微分方程的基本概念．这里包括微分方程、微分方程的阶、微分方程的解（特解、通解）及初始条件．需要注意：第一，并不是含有任意常数的解都叫通解，通解是指含有微分方程的阶数那么多个独立任意常数的解；第二，通解并不一定包含方程的全部解.

2. 介绍了常见的一、二阶微分方程的解法．这里包括分离变量法、常数变易法、降阶法．需要注意的是，在求解二阶常系数线性齐次微分方程的过程中，并不需要积分，只需求出对应特征方程的根，就很容易写出通解表达式.

3. 通过医学实例简单介绍了建立微分方程模型的最基本方法．首先找出所要研究的变量及所满足的初始条件，再根据实际问题所提供的已知条件，用导数的概念或微元分析法列出方程.

4. 详细讲解了医学中的数学模型，对以后的工作有指导意义.

目标检测

1. 填空题：

(1) 微分方程$\frac{dx}{dy}+p(y)x=q(y)$的通解为____________.

(2) 微分方程$(y+1)^2\frac{dx}{dy}+x^3=0$的通解为____________.

(3) 若$y=e^{rx}$是微分方程$y''+7y'+12y=0$的解，则$r=$____________.

(4) 微分方程$y''-2y'-3y=0$的通解为____________.

(5) 微分方程$(y')^3+2(y')^2+2xy^4=0$是________阶微分方程.

2. 选择题：

(1) 下列微分方程中为一阶微分方程的是（　　）.

A. $x(y')^2-2yy'+x=0$　　B. $y''+5y'-y^5+x^7=0$

C. $xy''+y'+y=0$　　D. $y^{(4)}+5y'-7y=0$

(2) 微分方程$xy'=2x^2y+x^4$是（　　）.

A. 可分离变量微分方程　　B. 齐次微分方程

C. 一阶线性齐次微分方程　　D. 一阶线性非齐次微分方程

(3) 微分方程$y''+y=0$的通解为（　　）.

A. $y=A\sin x$　　B. $y=B\cos x$

C. $y=\sin x+B\cos x$　　D. $y=A\sin x+B\cos x$

(4) 微分方程$e^{x-y}\frac{dy}{dx}=1$的通解为（　　）.

A. $e^x+e^y=C$　　B. $e^{-x}+e^{-y}=C$

C. $e^x-e^y=C$　　D. $e^{-x}-e^{-y}=C$

(5) 函数$y=\cos x$是微分方程（　　）的解.

A. $y'+y=0$　　B. $y'+2y=0$

C. $y''+y=0$　　D. $y''+y=\cos x$

3. 求下列微分方程的通解：

(1) $(1+e^x)yy'=e^x$；　　(2) $\frac{dy}{dx}=2\sqrt{\frac{y}{x}}+\frac{y}{x}$；

(3) $(x+1)\frac{dy}{dx}=2y+e^x(x+1)^3$；　　(4) $y'-\frac{1}{x+1}y=(x+1)^3$；

(5) $dx+xydy=y^2dx+ydy$；　　(6) $y'+\frac{1}{x}y=\frac{\sin x}{x}$.

4. (1) 求微分方程$y''=e^{2x}-\cos x$满足初始条件$y|_{x=0}=0$，$y'|_{x=0}=1$的特解.

(2) 求微分方程$xy'-y=x\tan\frac{y}{x}$满足初始条件$y|_{x=1}=\frac{\pi}{2}$的特解.

5. 求下列微分方程的通解或满足初始条件的特解：

（1）$y''-2y'-3y=0$；　　（2）$y''-2y'+5y=0$；

（3）$y''-4y'+3y=0$，$y|_{x=0}=6$，$y'|_{x=0}=10$.

6. 验证 $y=e^x\int_0^x e^{t^2}dt$ 是微分方程 $y'-y=e^{x+x^2}$ 的解，并说明是通解还是特解.

7. 一质量为 m(g) 的物体在 $t=0$ 时由静止开始下落，已知阻力的大小等于瞬时速度的 2 倍，求该物体的运动方程.

8. 已知霍乱弧菌的繁殖率与霍乱弧菌的数量成正比．设开始时霍乱弧菌的数量为 200 个，其倍增时间 $T_c=30$ min，求 4 h 后霍乱弧菌的数量.

9. 在口服药片的疗效研究中，需要了解药片的溶解浓度，溶解浓度 C 是时间 t 的函数，记为 $C=C(t)$. 由实验可知，微溶药（如阿司匹林）在时刻 t 的溶解速度与药片的表面积 A 及浓度差 C_s-C 的乘积成正比（C_s 是药溶液的饱和浓度；把药片嵌在管内，仅一面与溶液接触，C_s 和 A 是不变常量，k 为溶解常数），求药片的溶解浓度.

第七章目标检测答案

10. 细菌在适当的条件下的增长率与当时的量成正比，已知第三天内增长了 2 455 个，第五天内增长了 4 314 个，试求该细菌的增长速率常数.

数学实验七　用 MATLAB 求解微分方程

在 MATLAB 中使用 dsolve 函数求解微分方程，其调用格式为

y = dsolve('微分方程','初始条件','自变量')

dsolve()是一个很特别的函数，只能用字符串方式表示，自变量缺省值为 t，导数用 D 表示，二阶导数用 D2 表示，依次类推. 没有初始条件给出的是方程的通解.

按回车键，输出结果.

例 1　求微分方程 $y'=2y+3$ 的解.

解　在命令窗口中输入：

```
>> y = dsolve('Dy = 2 * y + 3','x')          % 注意乘号" * "不能省略
```

按回车键,输出结果为

```
y =
      -3/2 + exp(2 * x) * C1                 % 没有初始条件,输出的是通解
```

即 $y=-\dfrac{3}{2}+Ce^{2x}$.

例 2　求微分方程 $y'=y-\dfrac{2t}{y}$，$y(0)=1$ 的解.

解　在命令窗口中输入：

```
>> y = dsolve('Dy = y - 2 * t/y','y(0) = 1')      % 自变量缺省,默认为 t
```

按回车键,输出结果为

```
y =
     (1 +2 * t)^(1/2)
```

即 $y=\sqrt{1+2t}$.

中国数学史

隋唐时期形成了数学教育体系

唐初国子监内没有设立算学馆，显庆元年（公元656年）开始设立算学馆，国子监内就有了国子、太学、四门、律学、书学、算学六个学馆．“算学”相当现代大学中的数学系，这个系的教师是博士二人，助教二人，学生八十人．据唐《刘典》卷二十一记载“算学博士掌教，武官八品以下及庶人之为生者，二分其经以为之业，习九章、海岛、孙子、五曹、张丘建、夏侯阳、周髀、五经算十有五人，习缀术、缉古十有五人，其记遗，三等数亦兼习之．孙子、五曹共限一年业成，九章、海岛共三年，张丘建、夏侯阳各一年，周髀、五经共一年．缀术四年，缉古三年．”可见，隋唐时期数学的学习已进入有组织、有教材、有大纲、有学习年限的正规教学模式．

唐朝还颁布了“算学”考试章程，当时国家每年举行考试一次，应试的生徒或卿贡分明径、进士、明法（律）、明字（书）、明算等科目．

从春秋战国到西汉形成了数学体系，到了唐朝，数学得到稳步发展，使数学体系得到了充实、丰富和发展，甚至很多成果已经超出了原有的范围，到这时很有必要整理这些成果．唐代整理数学有两个方面：一是李淳风与梁述、王真儒等人系统地注释了十部算经，特别是李淳风功劳最大，他保存了中国数学史的重大史料．现传本《算经十书》每卷的第一页上都题有：“唐朝之义大夫、行太史令，上轻车都尉臣李淳风等奉敕注释”等字样．李淳风不仅是一位伟大的数学家，而且是一位伟大的天文学家，他是世界上第一个给风定级的人，并著有世界气象史上最早的专著《乙巳占》．二是在隋的基础上继续办好数学教育，为后来培养了数学人才，使宋元的数学发展成鼎盛时期．

第八章

线性代数初步

导读

用消元法可以求二元、三元一次方程组的解，四元、五元、…、n 元一次方程组，也就是当 n 逐渐增大时，又怎样求解呢？用消元法求解显然麻烦，甚至不可能，这就需要学习线性代数的知识．一次方程叫线性方程；一次方程组叫线性方程组；讨论线性方程的代数叫线性代数．在线性代数中，最重要的内容是行列式和矩阵．行列式是研究线性代数的重要工具，矩阵是研究线性代数的主要工具．线性代数理论在生命学科、医药统计及其他学科领域都有广泛应用．本章只学习线性代数的初步知识．

学习目标

(1) 掌握行列式的性质、行列式的计算方法、矩阵的初等变换与秩以及矩阵的运算方法．

(2) 理解 n 阶行列式、矩阵、逆矩阵的概念、克莱姆法则．

(3) 了解行列式的基本概念、矩阵的初等变换与线性方程组．

(4) 会求行列式的值，会用初等变换求矩阵的秩、逆矩阵以及线性方程组的解．

(5) 能进行矩阵的简单运算，能将所学的线性代数知识应用到医学．

素质目标

(1) 养成执着专注、乐于奉献的高尚品质．

(2) 提高克服困难、勇往直前的个人素养．

第一节 行 列 式

导入案例

医院营养师为病人配制的一份菜肴由蔬菜、鱼和肉松组成．这份菜肴需含 1 200 cal

(1 cal =4. 184 J) 热量，30 g 蛋白质和300 mg 维生素 C，已知三种食物每100 g 中有关营养的含量如表 8 -1 所示.

表 8 -1

营养成分	蔬菜	鱼	肉松
热量/cal	60	300	600
蛋白质/g	3	9	6
维生素/mg	90	60	30

试求所配菜肴中每种食物的数量.

案例分析

以上案例虽然可以用三元一次方程组求解，但我们学习了行列式的知识后解决上述问题更简单.

一、行列式的基本概念

1. 二阶行列式

一次方程又叫作线性方程，一次方程组又叫作线性方程组.

因此，二元一次方程组又叫作二元线性方程组. 它的一般形式是

$$\begin{cases} a_1x+b_1y=c_1, \\ a_2x+b_2y=c_2. \end{cases}$$

用加减消元法解这个方程组

$$\begin{cases} (a_1b_2-a_2b_1)x=c_1b_2-c_2b_1, \\ (a_1b_2-a_2b_1)y=a_1c_2-a_2c_1. \end{cases}$$

如果 $a_1b_2-a_2b_1\neq 0$，那么

$$\begin{cases} x=\dfrac{c_1b_2-c_2b_1}{a_1b_2-a_2b_1}, \\ y=\dfrac{a_1c_2-a_2c_1}{a_1b_2-a_2b_1} \end{cases} \tag{8-1}$$

可作为二元线性方程组的求解公式.

在式 (8 -1) 中，分母都是 $a_1b_2-a_2b_1$. 它们都是含有未知数的项的系数. 把未知数的系数依照它们在方程组中原来的位置排列起来：

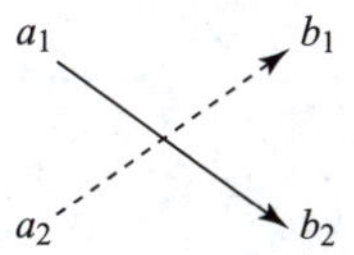

容易看出，这四个数排成一个正方形，而 $a_1b_2-a_2b_1$ 就是这个正方形中用实线表示的对角线（称为主对角线）上的两个数的积，减去用虚线表示的对角线（称为副对角线）上的两个数的积所得的差.

我们不妨用符号

$$\begin{vmatrix} a_1 & b_1 \\ a_2 & b_2 \end{vmatrix}$$

来表示 $a_1b_2-a_2b_1$，即

$$\begin{vmatrix} a_1 & b_1 \\ a_2 & b_2 \end{vmatrix}=a_1b_2-a_2b_1. \tag{8-2}$$

我们把式（8－2）叫作二阶行列式，其中 a_1、a_2、b_1、b_2 叫作行列式的元素，行列式（8－2）的横排叫作行列式的行，纵列叫作行列式的列．显然，二阶行列式有两行两列．

$a_1b_2-a_2b_1$ 叫作二阶行列式（8－2）的展开式．

提示

一阶行列式：可以把 $|a|$（注意：不是绝对值！）叫一阶行列式，而且规定：$|a|=a$.

2. 三阶行列式

同二阶行列式类似，我们把

$$\begin{vmatrix} a_1 & b_1 & c_1 \\ a_2 & b_2 & c_2 \\ a_3 & b_3 & c_3 \end{vmatrix}$$

叫作三阶行列式．三阶行列式有三行三列．

三阶行列式可用下面的方法展开，把从左上角到右下角的对角线叫主对角线，从左下角到右上角的对角线叫副对角线，将三阶行列式的第1、2列依次排在第3列之后，这样就组成了一个共五列的矩形阵．主对角线及与主对角线平行的直线上的每三个元素乘积的项取正号，而副对角线及与副对角线平行的直线上的每三个元素的乘积的项取负号，这样一共得到六项．这六项的代数和就是这个三阶行列式的展开式．这种展开三阶行列式的方法称为沙姆定律，如图8－1所示．

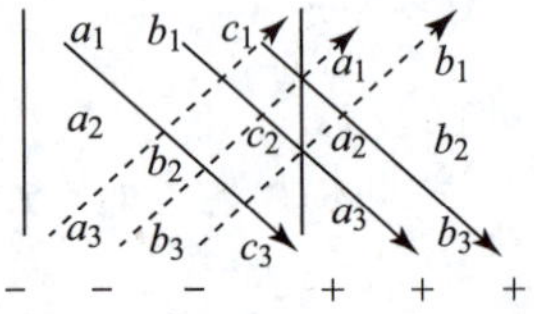

图8－1

于是

$$\begin{vmatrix} a_1 & b_1 & c_1 \\ a_2 & b_2 & c_2 \\ a_3 & b_3 & c_3 \end{vmatrix}=a_1b_2c_3+b_1c_2a_3+c_1a_2b_3-a_3b_2c_1-b_3c_2a_1-c_3a_2b_1. \tag{8-3}$$

式（8－3）等号右边的式子叫作三阶行列式的展开式．

指点迷津

（1）三阶行列式用沙姆定律还可以将1、2行排在第3行下面，用类似的方法可得到其展开式．

（2）展开三阶行列式还可用其他方法．

（3）三阶以上的行列式不能用这种方法展开．

3. n 阶行列式

n 阶行列式

由二阶行列式、三阶行列式的定义容易知道，由 n^2 个数（i，$j=1$，2，…，n）可排成如下 n 行 n 列的方阵：

$$\begin{vmatrix} a_{11} & a_{12} & \cdots & a_{1n} \\ a_{21} & a_{22} & \cdots & a_{2n} \\ \vdots & \vdots & & \vdots \\ a_{n1} & a_{n2} & \cdots & a_{nn} \end{vmatrix}. \tag{8-4}$$

我们把方阵（8-4）叫作 n 阶行列式.

由前面所学内容知道，行列式是一个算式，它是由 n^2 个元素 α_{ij}（i，$j=1$，2，…，n）的乘积构成的和式. 我们已经知道，二阶行列式的展开式中共有2！项，三阶行列式的展开式中共有3！项，同样，n 阶行列式的展开式中共有 n！项. 在所有 n！项中，带正号和带负号的项各占一半.

例 1 计算下列行列式：

(1) $\begin{vmatrix} \sin\alpha & \sin\beta \\ \cos\alpha & \cos\beta \end{vmatrix}$；　　(2) $\begin{vmatrix} 1 & 2 & 3 \\ 0 & -1 & 1 \\ -5 & 1 & 2 \end{vmatrix}$.

解

(1) $\begin{vmatrix} \sin\alpha & \sin\beta \\ \cos\alpha & \cos\beta \end{vmatrix}=\sin\alpha\cos\beta-\cos\alpha\sin\beta=\sin(\alpha-\beta)$.

(2) $\begin{vmatrix} 1 & 2 & 3 \\ 0 & -1 & 1 \\ -5 & 1 & 2 \end{vmatrix}=1\times(-1)\times2+2\times1\times(-5)+0\times1\times3-(-5)\times$

$(-1)\times3-1\times1\times1-2\times0\times2=-28.$

做一做

1. 计算下列行列式：

(1) $\begin{vmatrix} 1 & 2 & 3 \\ 4 & 0 & 5 \\ -1 & 0 & 6 \end{vmatrix}$；　　(2) $\begin{vmatrix} a & b & c \\ b & c & a \\ c & a & b \end{vmatrix}$.

2. 解方程 $D=\begin{vmatrix} 1 & 1 & 1 \\ 2 & 3 & x \\ 4 & 9 & x^2 \end{vmatrix}=0.$

二、行列式的计算

前面学习了二阶行列式、三阶行列式的计算方法. 怎样计算阶数较高的行列式呢？如对于一个五阶行列式来说，共有5！ =120 项，况且还要确定符号. 显然，当行列式的阶数越高时，计算的难度就越大. 因此，探讨简化行列式的计算是一个重要问题. 为此，下面讨论行列式的性质和按一行（或列）展开行列式的方法.

1. 行列式的性质

性质 1 将行列式的行（或列）依次作为列（或行），所得的行列式与原行列式相等.

设

$$D=\begin{vmatrix} a_{11} & a_{12} & \cdots & a_{1n} \\ a_{21} & a_{22} & \cdots & a_{2n} \\ \vdots & \vdots & & \vdots \\ a_{n1} & a_{n2} & \cdots & a_{nn} \end{vmatrix},\quad D'=\begin{vmatrix} a_{11} & a_{21} & \cdots & a_{n1} \\ a_{12} & a_{22} & \cdots & a_{n2} \\ \vdots & \vdots & & \vdots \\ a_{1n} & a_{2n} & \cdots & a_{nn} \end{vmatrix},$$

行列式的性质

则 $D=D'$. 这里行列式 D'（也可记为 D^{T}）叫作行列式 D 的转置行列式.

注意

由性质 1 容易知道，在研究行列式时，凡对行成立的性质对列也成立，即行列式中的行与列具有相同的地位.

例 2 计算

$$D=\begin{vmatrix} 1 & 0 & 3 \\ 2 & 2 & 4 \\ 3 & 1 & 5 \end{vmatrix}=10+0+6-18-4-0=-6,$$

$$D'=\begin{vmatrix} 1 & 2 & 3 \\ 0 & 2 & 1 \\ 3 & 4 & 5 \end{vmatrix}=10+0+6-18-4-0=-6.$$

性质 2 交换行列式的两行（或列），所得的行列式与原行列式的绝对值相等，符号相反.

设

$$D=\begin{vmatrix} a_{11} & a_{12} & \cdots & a_{1n} \\ \vdots & \vdots & & \vdots \\ a_{i1} & a_{i2} & \cdots & a_{in} \\ \vdots & \vdots & & \vdots \\ a_{j1} & a_{j2} & \cdots & a_{jn} \\ \vdots & \vdots & & \vdots \\ a_{n1} & a_{n2} & \cdots & a_{nn} \end{vmatrix}\begin{matrix} \\ \\ (\text{第 } i \text{ 行}) \\ \\ (\text{第 } j \text{ 行}) \\ \\ \\ \end{matrix},$$

交换行列式 D 的第 i、j 两行，得

$$D_1=\begin{vmatrix} a_{11} & a_{12} & \cdots & a_{1n} \\ \vdots & \vdots & & \vdots \\ a_{j1} & a_{j2} & \cdots & a_{jn} \\ \vdots & \vdots & & \vdots \\ a_{i1} & a_{i2} & \cdots & a_{in} \\ \vdots & \vdots & & \vdots \\ a_{n1} & a_{n2} & \cdots & a_{nn} \end{vmatrix}\begin{matrix} \\ \\ (\text{第 } i \text{ 行}) \\ \\ (\text{第 } j \text{ 行}) \\ \\ \\ \end{matrix},$$

那么

$$D=-D_1.$$

例 3 计算

$$D=\begin{vmatrix}2&-4&1\\1&-5&3\\1&-1&1\end{vmatrix}=-8.$$

交换行列式 D 的第 1、2 行，得

$$D_1=\begin{vmatrix}1&-5&3\\2&-4&1\\1&-1&1\end{vmatrix}=8.$$

推论 如果行列式某两行（或列）的对应元素相同，那么这个行列式的值为零.

事实上，设行列式的第 i 行与第 j 行相同（$i\neq j$），交换这两行得行列式 D_1，由性质 2，可得 $D_1=-D$.

又因为行列式 D 的第 i 行与第 j 行相同，交换这两行后所得到的行列式 D_1 与原行列式 D 相同，即 $D_1=D$，从而 $D=-D$，即 $2D=0$，因此 $D=0$.

性质 3 用数 k 乘以行列式的任一行（或列）的所有元素，所得行列式等于原行列式的 k 倍.

事实上，用数 k 乘以行列式的任一行（或列）的所有元素，相当于用数 k 乘行列式展开式的各项. 看下面的例子便不难理解.

例 4 设 $D=\begin{vmatrix}a_{11}&a_{12}&a_{13}\\a_{21}&a_{22}&a_{23}\\a_{31}&a_{32}&a_{33}\end{vmatrix}$，用数 k 乘行列式 D 的第 2 行，得

$$\begin{aligned}D_1&=\begin{vmatrix}a_{11}&a_{12}&a_{13}\\ka_{21}&ka_{22}&ka_{23}\\a_{31}&a_{32}&a_{33}\end{vmatrix}\\&=a_{11}(ka_{22})a_{33}+a_{12}(ka_{23})a_{31}+a_{13}(ka_{21})a_{32}-a_{31}(ka_{22})a_{13}-a_{33}(ka_{21})a_{12}-a_{32}(ka_{23})a_{11}\\&=k(a_{11}a_{22}a_{33}+a_{12}a_{23}a_{31}+a_{13}a_{21}a_{32}-a_{31}a_{22}a_{13}-a_{33}a_{21}a_{12}-a_{32}a_{23}a_{11})\\&=kD.\end{aligned}$$

由性质 3，很容易得到下面三个推论：

推论 1 行列式的某行（或列）有公因子时，可以把公因子提到行列式外面.

推论 2 如果行列式的某行（或列）的元素全是零，那么这个行列式的值等于零.

推论 3 如果行列式的两行（或列）的对应元素成比例，那么这个行列式的值等于零.

例 5 计算

$$D=\begin{vmatrix}2&3&1\\-4&15&5\\10&21&7\end{vmatrix}=2\times3\begin{vmatrix}1&1&1\\-2&5&5\\5&7&7\end{vmatrix}=6\times0=0.$$

性质 4 如果一个行列式的某一行（或列）的所有元素都可以表示为二项式，那么这个行列式等于把这些二项式各取一项作为相同的行（或列），而其余的行（或列）不变的两个行列式的和.

例6 解方程 $\begin{vmatrix} 15-2x & 3-3x & 4-x \\ 5 & 15 & 16 \\ 10 & 6 & 12 \end{vmatrix}=0.$

解
$$\begin{vmatrix} 15-2x & 3-3x & 4-x \\ 5 & 15 & 16 \\ 10 & 6 & 12 \end{vmatrix}$$
$$=\begin{vmatrix} 15 & 3 & 4 \\ 5 & 15 & 16 \\ 10 & 6 & 12 \end{vmatrix}+\begin{vmatrix} -2x & -3x & -x \\ 5 & 15 & 16 \\ 10 & 6 & 12 \end{vmatrix}$$
$$=5\times 3\times 4\begin{vmatrix} 3 & 1 & 1 \\ 1 & 5 & 4 \\ 2 & 2 & 3 \end{vmatrix}-3x\begin{vmatrix} 2 & 1 & 1 \\ 5 & 5 & 16 \\ 10 & 2 & 12 \end{vmatrix}$$
$$=1\ 080-348x.$$

即
$$1\ 080-348x=0,$$
解得
$$x=3\frac{3}{29}.$$

性质5 把行列式某一行（或列）的所有元素同乘以一个数 k，加到另一行（或列）的对应元素上，行列式的值不变.

例7 计算 $\begin{vmatrix} 6 & 4.2 & 3 \\ 8 & -2.8 & 4 \\ 20 & 3.5 & 15 \end{vmatrix}$.

解
$$\begin{vmatrix} 6 & 4.2 & 3 \\ 8 & -2.8 & 4 \\ 20 & 3.5 & 15 \end{vmatrix}=\frac{1}{10}\begin{vmatrix} 6 & 42 & 3 \\ 8 & -28 & 4 \\ 20 & 35 & 15 \end{vmatrix}=\frac{1}{10}\times 2\times 7\begin{vmatrix} 3 & 6 & 3 \\ 4 & -4 & 4 \\ 10 & 5 & 15 \end{vmatrix}$$
$$=\frac{1}{10}\times 2\times 7\times 3\times 4\times 5\begin{vmatrix} 1 & 2 & 1 \\ 1 & -1 & 1 \\ 2 & 1 & 3 \end{vmatrix}=84\begin{vmatrix} 1 & 2 & 0 \\ 1 & -1 & 0 \\ 2 & 1 & 1 \end{vmatrix}=-252.$$

2. 按一行（或一列）展开行列式

为进一步讨论行列式的展开和计算问题，我们先学习两个新概念.

把行列式中某一元素所在的行与列划去后，剩下的元素组成的行列式叫作对应于这个元素的余子式.

下面以三阶行列式为例进行说明.

行列式 $D=\begin{vmatrix} a_{11} & a_{12} & a_{13} \\ a_{21} & a_{22} & a_{23} \\ a_{31} & a_{32} & a_{33} \end{vmatrix}$ 中，对应于元素 a_{21} 的余子式是
$$\begin{vmatrix} a_{12} & a_{13} \\ a_{32} & a_{33} \end{vmatrix},$$

可记为
$$M_{21}=\begin{vmatrix}a_{12}&a_{13}\\a_{32}&a_{33}\end{vmatrix}.$$

设行列式中某一元素a_{ij}位于这个行列式的第i行第j列，把对应于这个元素a_{ij}的余子式乘以$(-1)^{i+j}$后所得的式子叫作对应于这个元素的代数余子式. 如上面的三阶行列式D中，元素a_{21}位于第2行第1列，因此，对应于a_{21}的代数余子式是
$$(-1)^{2+1}\begin{vmatrix}a_{12}&a_{13}\\a_{32}&a_{33}\end{vmatrix},$$
可记为
$$A_{21}=(-1)^{2+1}\begin{vmatrix}a_{12}&a_{13}\\a_{32}&a_{33}\end{vmatrix}=-\begin{vmatrix}a_{12}&a_{13}\\a_{32}&a_{33}\end{vmatrix}.$$

一般地，在n阶行列式中，划去元素a_{ij}所在的第i行第j列的元素，剩下的$n-1$阶行列式就是a_{ij}的余子式，记为M_{ij}. 在余子式M_{ij}的前面放上符号$(-1)^{i+j}$，就得到a_{ij}的代数余子式，记作A_{ij}，即
$$A_{ij}=(-1)^{i+j}M_{ij}.$$

定理 行列式等于它的任意一行（或列）的各元素与对应于它们的代数余子式的乘积的和.

设D是n阶行列式，那么
$$D=\begin{vmatrix}a_{11}&a_{12}&\cdots&a_{1n}\\a_{21}&a_{22}&\cdots&a_{2n}\\\vdots&\vdots&&\vdots\\a_{n1}&a_{n2}&\cdots&a_{nn}\end{vmatrix}=a_{i1}A_{i1}+a_{i2}A_{i2}+\cdots+a_{in}A_{in}=\sum_{j=1}^{n}a_{ij}A_{ij}$$
（其中$i=1,2,\cdots,n$）

或 $D=a_{1j}A_{1j}+a_{2j}A_{2j}+\cdots+a_{nj}A_{nj}=\sum_{i=1}^{n}a_{ij}A_{ij}$（其中$j=1,2,\cdots,n$）.

例8 将行列式$D=\begin{vmatrix}2&1&1&x\\1&2&1&y\\1&1&2&z\\1&1&1&r\end{vmatrix}$按第4列展开.

解
$$D=\begin{vmatrix}2&1&1&x\\1&2&1&y\\1&1&2&z\\1&1&1&r\end{vmatrix}=x(-1)^{1+4}\begin{vmatrix}1&2&1\\1&1&2\\1&1&1\end{vmatrix}+y(-1)^{2+4}\begin{vmatrix}2&1&1\\1&1&2\\1&1&1\end{vmatrix}+$$
$$z(-1)^{3+4}\begin{vmatrix}2&1&1\\1&2&1\\1&1&1\end{vmatrix}+r(-1)^{4+4}\begin{vmatrix}2&1&1\\1&2&1\\1&1&2\end{vmatrix}=-x-y-z+4r.$$

从上例可以看出，利用行列式的性质和定理，可以将高阶行列式转化为较低阶的行列式，从而使行列式的计算得到简化.

为了更好地理解和掌握行列式的常用计算方法，下面再举一些例子.

例 9 计算 $\begin{vmatrix} 1 & 3 & 7 & 2 \\ 2 & 1 & 0 & -2 \\ 7 & 4 & 1 & -6 \\ -3 & -2 & 4 & 5 \end{vmatrix}$.

解

$$\begin{vmatrix} 1 & 3 & 7 & 2 \\ 2 & 1 & 0 & -2 \\ 7 & 4 & 1 & -6 \\ -3 & -2 & 4 & 5 \end{vmatrix} \xlongequal[\text{第 1 列减去第 2 列的 2 倍}]{\text{把第 1 列加到第 4 列}} \begin{vmatrix} -5 & 3 & 7 & 3 \\ 0 & 1 & 0 & 0 \\ -1 & 4 & 1 & 1 \\ 1 & -2 & 4 & 2 \end{vmatrix}$$

$$\xlongequal{\text{按第 2 行展开}} \begin{vmatrix} -5 & 7 & 3 \\ -1 & 1 & 1 \\ 1 & 4 & 2 \end{vmatrix} \xlongequal[\text{到第 2 列和第 3 列}]{\text{将第 1 列分别加}} \begin{vmatrix} -5 & 2 & -2 \\ -1 & 0 & 0 \\ 1 & 5 & 3 \end{vmatrix}$$

$$\xlongequal{\text{按第 2 行展开}} (-1)\times(-1)^{2+1}\begin{vmatrix} 2 & -2 \\ 5 & 3 \end{vmatrix} = 16.$$

3. 行列式计算中的约定记号

在利用行列式的性质对行列式进行各种变换时，可以把某些约定记号写在等号的上、下方，用以表示行列式的变换过程，这样比用文字叙述简便.

约定：

第 i 行与第 j 行对换，记作 $r_i \leftrightarrow r_j$；

第 i 列与第 j 列对换，记作 $c_i \leftrightarrow c_j$；

第 i 行的各元素乘以数 k，记作 kr_i；

第 j 列的各元素乘以数 k，记作 kc_j；

第 j 行的各元素乘以数 k 加到第 i 行，记作 $r_i + kr_j$；

第 j 列的各元素乘以数 k 加到第 i 列，记作 $c_i + kc_j$.

例 10 计算行列式 $\begin{vmatrix} 2 & 0 & 1 & -1 \\ 1 & -5 & 3 & -3 \\ 3 & 1 & -1 & 2 \\ -5 & 1 & 3 & -4 \end{vmatrix}$.

解

$$\begin{vmatrix} 2 & 0 & 1 & -1 \\ 1 & -5 & 3 & -3 \\ 3 & 1 & -1 & 2 \\ -5 & 1 & 3 & -4 \end{vmatrix} \xlongequal[c_4 + c_3]{c_1 - 2c_3} \begin{vmatrix} 0 & 0 & 1 & 0 \\ -5 & -5 & 3 & 0 \\ 5 & 1 & -1 & 1 \\ -11 & 1 & 3 & -1 \end{vmatrix}$$

$$\xlongequal{\text{按第 1 行展开}} (-1)^{1+3}\begin{vmatrix} -5 & -5 & 0 \\ 5 & 1 & 1 \\ -11 & 1 & -1 \end{vmatrix} \xlongequal{c_2 - c_1} \begin{vmatrix} -5 & 0 & 0 \\ 5 & -4 & 1 \\ 11 & 12 & -1 \end{vmatrix}$$

$$\xlongequal{\text{按第 1 行展开}} (-5)\times(-1)^{1+1}\begin{vmatrix} -4 & 1 \\ 12 & -1 \end{vmatrix} = 40.$$

从上面的例子可以看出，反复应用性质 5 能尽可能多地将行（或列）的元素变为零，再利用行列式的性质和定理展开，这样能使行列式的计算得到很大简化. 这是计算行列式的一种常用方法. 需要强调的是, 按某行（或列）展开行列式能把较高阶的行列式化为较低阶的行列式, 这也是计算行列式常用的方法.

例 11 求证: n 阶下三角行列式（当 $i<j$ 时, $a_{ij}=0$, 即主对角线以上的元素全为零）

$$D_n=\begin{vmatrix} a_{11} & & & \\ a_{21} & a_{22} & & \\ \vdots & \vdots & \ddots & \\ a_{n1} & a_{n2} & \cdots & a_{nn} \end{vmatrix}=a_{11}a_{22}\cdots a_{nn}.$$

证 用数学归纳法证明:

（1）为 $n=2$ 时, $\begin{vmatrix} a_{11} & \\ a_{21} & a_{22} \end{vmatrix}=a_{11}a_{22}$;

（2）假设结论对 $n-1$ 阶下三角行列式成立, 即

$$D_{n-1}=\begin{vmatrix} a_{22} & & & \\ a_{32} & a_{33} & & \\ \vdots & \vdots & \ddots & \\ a_{n2} & a_{n3} & \cdots & a_{nn} \end{vmatrix}=a_{22}a_{33}\cdots a_{nn}.$$

将行列式 D_n 按第一行展开

$$D_n=\begin{vmatrix} a_{11} & & & \\ a_{21} & a_{22} & & \\ \vdots & \vdots & \ddots & \\ a_{n1} & a_{n2} & \cdots & a_{nn} \end{vmatrix}=(-1)^{1+1}a_{11}\begin{vmatrix} a_{22} & & & \\ a_{32} & a_{33} & & \\ \vdots & \vdots & \ddots & \\ a_{n2} & a_{n3} & \cdots & a_{nn} \end{vmatrix}.$$

$$=a_{11}(a_{22}a_{33}\cdots a_{nn})=a_{11}a_{22}a_{33}\cdots a_{nn}.$$

4. 特殊的 n 阶行列式的计算

（1）n 阶上三角行列式 $\begin{vmatrix} a_{11} & a_{12} & \cdots & a_{1n} \\ & a_{22} & \cdots & a_{2n} \\ & & \ddots & \vdots \\ & & & a_{nn} \end{vmatrix}=a_{11}a_{22}a_{33}\cdots a_{nn}.$

（2）主对角线行列式 $\begin{vmatrix} a_{11} & & & \\ & a_{22} & & \\ & & \ddots & \\ & & & a_{nn} \end{vmatrix}=a_{11}a_{22}\cdots a_{nn}.$

（3）副对角线行列式 $\begin{vmatrix} & & & a_1 \\ & & a_2 & \\ & \iddots & & \\ a_n & & & \end{vmatrix}=(-1)^{\frac{n(n-1)}{2}}a_1a_2\cdots a_n.$

以上各式均可用数学归纳法或行列式的性质和有关定理得到证明.

例 12 计算 $D=\begin{vmatrix} 1 & 1 & -1 & 2 \\ -1 & -1 & -4 & 1 \\ 2 & 4 & -6 & 1 \\ 1 & 2 & 4 & 2 \end{vmatrix}$.

解 利用性质 5，把第 1 行分别乘以 1，-2，-1 加到第 2，3，4 行，得

$$D=\begin{vmatrix} 1 & 1 & -1 & 2 \\ 0 & 0 & -5 & 3 \\ 0 & 2 & -4 & -3 \\ 0 & 1 & 5 & 0 \end{vmatrix} \xlongequal{r_2 \leftrightarrow r_4} -\begin{vmatrix} 1 & 1 & -1 & 2 \\ 0 & 1 & 5 & 0 \\ 0 & 2 & -4 & -3 \\ 0 & 0 & -5 & 3 \end{vmatrix}$$

$$\xlongequal{r_3-2r_2} -\begin{vmatrix} 1 & 1 & -1 & 2 \\ 0 & 1 & 5 & 0 \\ 0 & 0 & -14 & -3 \\ 0 & 0 & -5 & 3 \end{vmatrix} \xlongequal{r_4-\frac{5}{14}r_3} -\begin{vmatrix} 1 & 1 & -1 & 2 \\ 0 & 1 & 5 & 0 \\ 0 & 0 & -14 & -3 \\ 0 & 0 & 0 & \frac{57}{14} \end{vmatrix}$$

$$=(-1)\times 1\times 1\times(-14)\times\frac{57}{14}=57.$$

从这个例子看出，把行列式化为上（或下）三角行列式进行计算，也是比较简便的方法.

例 13 计算 n 阶行列式 $D=\begin{vmatrix} a & b & 0 & \cdots & 0 & 0 \\ 0 & a & b & \cdots & 0 & 0 \\ \vdots & \vdots & \vdots & & \vdots & \vdots \\ 0 & 0 & 0 & \cdots & a & b \\ b & 0 & 0 & \cdots & 0 & a \end{vmatrix}$.

解 将行列式 D 按第 1 列展开，即

$$D=(-1)^{1+1}a\begin{vmatrix} a & b & 0 & \cdots & 0 & 0 \\ 0 & a & b & \cdots & 0 & 0 \\ \vdots & \vdots & \vdots & & \vdots & \vdots \\ 0 & 0 & 0 & \cdots & a & b \\ 0 & 0 & 0 & \cdots & 0 & a \end{vmatrix}+$$

$$(-1)^{n+1}b\begin{vmatrix} b & 0 & 0 & \cdots & 0 & 0 \\ a & b & 0 & \cdots & 0 & 0 \\ 0 & a & b & \cdots & 0 & 0 \\ \vdots & \vdots & \vdots & & \vdots & \vdots \\ 0 & 0 & 0 & \cdots & a & b \end{vmatrix}$$

$$=aa^{n-1}+(-1)^{n+1}bb^{n-1}=a^n+(-1)^{n+1}b^n.$$

从这个例子可以看出，有时并不需要把一些元素先变为零，而直接把行列式按某行（或列）展开比较简便. 总之，行列式的计算是很灵活的，只要充分运用行列式的性质和展开方法多练习、多体会、多总结，就能比较好地解决行列式的计算问题.

做一做

1. 把下列行列式化为上三角行列式，并计算其值：

(1) $\begin{vmatrix} 3 & 1 & 1 & 1 \\ 1 & 3 & 1 & 1 \\ 1 & 1 & 3 & 1 \\ 1 & 1 & 1 & 3 \end{vmatrix}$；　　(2) $\begin{vmatrix} -2 & 2 & -4 & 0 \\ 4 & -1 & 3 & 5 \\ 3 & 1 & -2 & -3 \\ 2 & 0 & 5 & 1 \end{vmatrix}$.

2. 用行列式的性质证明下列等式：

$$\begin{vmatrix} y+z & z+x & x+y \\ x+y & y+z & z+x \\ z+x & x+y & y+z \end{vmatrix} = 2\begin{vmatrix} x & y & z \\ z & x & y \\ y & z & x \end{vmatrix}.$$

3. 求行列式 $\begin{vmatrix} -3 & 0 & 4 \\ 5 & 0 & 3 \\ 2 & -2 & 1 \end{vmatrix}$ 中元素 2 和 −2 的代数余子式.

三、克莱姆法则

我们应用 n 阶行列式解 n 元线性方程组，重点讨论在系数行列式不等于零时，用行列式解线性方程组的问题．我们先介绍 n 元线性方程组的概念.

含有 n 个未知数 x_1，x_2，…，x_n 的线性方程组 $\begin{cases} a_{11}x_1+a_{12}x_2+\cdots+a_{1n}x_n=b_1, \\ a_{21}x_1+a_{22}x_2+\cdots+a_{2n}x_n=b_2, \\ \cdots \\ a_{n1}x_1+a_{n2}x_2+\cdots+a_{nn}x_n=b_n, \end{cases}$ (8−5)

称为 n 元线性方程组．当 b_1，b_2，…，b_n 不全为零时，线性方程组（8−5）称为非齐次线性方程组．当 b_1，b_2，…，b_n 全为零时，线性方程组（8−5）称为齐次线性方程组.

1. 克莱姆法则

设非齐次线性方程组
$$\begin{cases} a_{11}x_1+a_{12}x_2+\cdots+a_{1n}x_n=b_1, \\ a_{21}x_1+a_{22}x_2+\cdots+a_{2n}x_n=b_2, \\ \cdots \\ a_{n1}x_1+a_{n2}x_2+\cdots+a_{nn}x_n=b_n. \end{cases} \quad (8-6)$$

当系数行列式 $D=\begin{vmatrix} a_{11} & a_{12} & \cdots & a_{1n} \\ a_{21} & a_{22} & \cdots & a_{2n} \\ \vdots & \vdots & & \vdots \\ a_{n1} & a_{n2} & \cdots & a_{nn} \end{vmatrix} \neq 0$ 时，方程组（8−5）有且仅有唯一解：

$$x_1=\frac{D_1}{D}，x_2=\frac{D_2}{D}，\cdots，x_n=\frac{D_n}{D}.$$

式中，D_j 是把系数行列式 D 的第 j 列的元素依次用常数项 b_1，b_2，…，b_n 替换所得的 n 阶行列式．即

$$D_j = \begin{vmatrix} a_{11} & a_{12} & \cdots & b_1 & \cdots & a_{1n} \\ a_{21} & a_{22} & \cdots & b_2 & \cdots & a_{2n} \\ \vdots & \vdots & & \vdots & & \vdots \\ a_{n1} & a_{n2} & \cdots & b_n & \cdots & a_{nn} \end{vmatrix} \quad (j = 1, 2, \cdots, n).$$

上式中 j 列

例 14 用行列式解方程组 $\begin{cases} 3x + 2y = 1, \\ 7x - 5y = -17. \end{cases}$

解 $D = \begin{vmatrix} 3 & 2 \\ 7 & -5 \end{vmatrix} = -29 \neq 0,$

$$D_x = \begin{vmatrix} 1 & 2 \\ -17 & -5 \end{vmatrix} = 29, \quad D_y = \begin{vmatrix} 3 & 1 \\ 7 & -17 \end{vmatrix} = -58,$$

由克莱姆法则，得

$$x = \frac{D_x}{D} = \frac{29}{-29} = -1,$$

$$y = \frac{D_y}{D} = \frac{-58}{-29} = 2.$$

因此，方程组有唯一解 $\begin{cases} x = -1, \\ y = 2. \end{cases}$

例 15 用克莱姆法则解方程组 $\begin{cases} 2x - 4y + z = 1, \\ x - 5y + 3z = 2, \\ x - y + z = -1. \end{cases}$

解 $D = \begin{vmatrix} 2 & -4 & 1 \\ 1 & -5 & 3 \\ 1 & -1 & 1 \end{vmatrix} = -8 \neq 0, \quad D_x = \begin{vmatrix} 1 & -4 & 1 \\ 2 & -5 & 3 \\ -1 & -1 & 1 \end{vmatrix} = 11,$

$$D_y = \begin{vmatrix} 2 & 1 & 1 \\ 1 & 2 & 3 \\ 1 & -1 & 1 \end{vmatrix} = 9, \quad D_z = \begin{vmatrix} 2 & -4 & 1 \\ 1 & -5 & 2 \\ 1 & -1 & -1 \end{vmatrix} = 6.$$

由克莱姆法则，得

$$x = \frac{D_x}{D} = \frac{11}{-8} = -\frac{11}{8},$$

$$y = \frac{D_y}{D} = \frac{9}{-8} = -\frac{9}{8},$$

$$z = \frac{D_z}{D} = \frac{6}{-8} = -\frac{3}{4}.$$

因此，方程组有唯一解 $\begin{cases} x = -\dfrac{11}{8}, \\ y = -\dfrac{9}{8}, \\ z = -\dfrac{3}{4}. \end{cases}$

2. 三元线性方程组的解

对于二元线性方程组，当系数行列式 $D\neq0$ 时方程组有唯一解．容易知道，当 $D=0$，而 D_x，D_y 中至少有一个不等于零时，方程组无解；当 $D=D_x=D_y=0$ 时，方程组有无穷多解．同样，对三元线性方程组，当 $D\neq0$ 时方程组有唯一解；当 $D=0$，而 D_x，D_y，D_z 中至少有一个不等于零时，方程组无解；当 $D=D_x=D_y=D_z=0$ 时，方程组有无穷多解．例如，方程组 $\begin{cases}2x+y+z=1,\\2x+y+z=2,\\2x+y+z=3\end{cases}$ 没有解，方程组 $\begin{cases}x+\ \ y+\ \ z=1,\\2x+2y+2z=2,\\4x+4y+4z=4\end{cases}$ 有无穷多解.

砥砺廉隅

南宋时期，我国伟大的数学家、四川安岳人秦九韶冒着战火用了长达十三年功夫完成了当时中国乃至世界数学的最高成就，至今仍有广泛实用价值的巨著《数书九章》，其中较完整地阐述了线性方程组的加减消元法和代入消元法．为后来寻求线性方程组的解奠定了坚实的基础．这体现了科学家在追求真理、探渊索珠过程中宝贵的工匠精神．因此我们在学习知识过程中，都要有这种精神，不怕困难，持之以恒，勇往直前，克服艰难险阻，最后到达胜利的彼岸.

例 16　判断关于 x，y 的方程组 $\begin{cases}mx+y=m+1,\\x+my=2m\end{cases}$ 解的情况.

解　$D=\begin{vmatrix}m & 1\\1 & m\end{vmatrix}=(m+1)(m-1)$，

$D_x=\begin{vmatrix}m+1 & 1\\2m & m\end{vmatrix}=m(m-1)$，

$D_y=\begin{vmatrix}m & m+1\\1 & 2m\end{vmatrix}=(2m+1)(m-1)$.

当 $D\neq0$，即 $m\neq\pm1$ 时，方程组有唯一解.

当 $m=-1$ 时，$D=0$，$D_x=2\neq0$，方程组无解.

当 $m=1$ 时，$D=D_x=D_y=0$，方程组有无穷多解.

此时，方程组变为 $\begin{cases}x+y=2,\\x+y=2.\end{cases}$ 不妨设 $x=t$，则 $y=2-t$（t 为任意值）.

例 17　用克莱姆法则解线性方程组

$$\begin{cases}2x_1+x_2-5x_3+x_4=8,\\x_1-3x_2-6x_4=9,\\2x_2-x_3+2x_4=-5,\\x_1+4x_2-7x_3+6x_4=0.\end{cases}$$

解　先求这个方程组的系数行列式的值

$$D=\begin{vmatrix}2&1&-5&1\\1&-3&0&-6\\0&2&-1&2\\1&4&-7&6\end{vmatrix}=27\neq 0.$$

再求行列式 D_j 的值，

$$D_1=\begin{vmatrix}8&1&-5&1\\9&-3&0&-6\\-5&2&-1&2\\0&4&-7&6\end{vmatrix}=81，D_2=\begin{vmatrix}2&8&-5&1\\1&9&0&-6\\0&-5&-1&2\\1&0&-7&6\end{vmatrix}=-108,$$

$$D_3=\begin{vmatrix}2&1&8&1\\1&-3&9&-6\\0&2&-5&2\\1&4&0&6\end{vmatrix}=-27，D_4=\begin{vmatrix}2&1&-5&8\\1&-3&0&9\\0&2&-1&-5\\1&4&-7&0\end{vmatrix}=27.$$

由克莱姆法则，得

$$x_1=\frac{D_1}{D}=\frac{81}{27}=3，x_2=\frac{D_2}{D}=\frac{-108}{27}=-4,$$

$$x_3=\frac{D_3}{D}=\frac{-27}{27}=-1，x_4=\frac{D_4}{D}=\frac{27}{27}=1.$$

因此，方程组有唯一解 $\begin{cases}x_1=3,\\x_2=-4,\\x_3=-1,\\x_4=1.\end{cases}$

例 18 血液在血管中流动的流率为 x_1，如图 8－2 所示．经过分支点 A 后在两条血管的流率分别为 x_2，x_3．假定已经测出各条血管距分支点 A 一定距离处的压强分别为 P_1、P_2、P_3，且对分支点 A 的压强差与流率成正比（比例系数分别为 K_1、K_2、K_3）．求 x_1，x_2，x_3 及在分支点 A 处的压强 P.

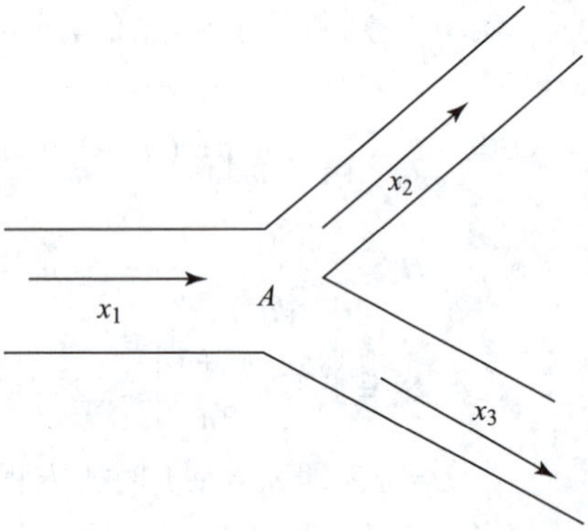

图 8－2

解 依题意得

$$\begin{cases}x_1=x_2+x_3,\\P_1-P=K_1x_1,\\P_2-P=-K_2x_2,\\P_3-P=-K_3x_3.\end{cases}$$

整理得

$$\begin{cases}x_1-x_2-x_3=0,\\K_1x_1+P=P_1,\\-K_2x_2+P=P_2,\\-K_3x_3+P=P_3.\end{cases}$$

$$D=\begin{vmatrix}1 & -1 & -1 & 0\\ K_1 & 0 & 0 & 1\\ 0 & -K_2 & 0 & 1\\ 0 & 0 & -K_3 & 1\end{vmatrix}=K_1K_2+K_2K_3+K_3K_1,$$

$$D_1=\begin{vmatrix}0 & -1 & -1 & 0\\ P_1 & 0 & 0 & 1\\ P_2 & -K_2 & 0 & 1\\ P_3 & 0 & -K_3 & 1\end{vmatrix}=K_3(P_1-P_2)-K_2(P_3-P_1),$$

$$D_2=\begin{vmatrix}1 & 0 & -1 & 0\\ K_1 & P_1 & 0 & 1\\ 0 & P_2 & 0 & 1\\ 0 & P_3 & -K_3 & 1\end{vmatrix}=K_3(P_1-P_2)-K_1(P_2-P_3),$$

$$D_3=\begin{vmatrix}1 & -1 & 0 & 0\\ K_1 & 0 & P_1 & 1\\ 0 & -K_2 & P_2 & 1\\ 0 & 0 & P_3 & 1\end{vmatrix}=K_1(P_2-P_3)-K_2(P_3-P_1),$$

$$D_4=\begin{vmatrix}1 & -1 & -1 & 0\\ K_1 & 0 & 0 & P_1\\ 0 & -K_2 & 0 & P_2\\ 0 & 0 & -K_3 & P_3\end{vmatrix}=P_1K_2K_3+P_2K_1K_3+P_3K_1K_2.$$

所以

$$x_1=\frac{D_1}{D}=\frac{K_3(P_1-P_2)-K_2(P_3-P_1)}{K_1K_2+K_2K_3+K_3K_1},\quad x_2=\frac{K_3(P_1-P_2)-K_1(P_2-P_3)}{K_1K_2+K_2K_3+K_3K_1},$$

$$x_3=\frac{K_1(P_2-P_3)-K_2(P_3-P_1)}{K_1K_2+K_2K_3+K_3K_1},\quad P=\frac{P_1K_2K_3+P_2K_1K_3+P_3K_1K_2}{K_1K_2+K_2K_3+K_3K_1}.$$

克莱姆法则提供了一种解线性方程组的方法，更揭示了线性方程组的系数与线性方程组的解之间的关系，这一点在许多问题的讨论中都很重要. 需要注意的是，克莱姆法则适用的两个条件：①方程组的系数行列式不等于零；②方程组的未知数的个数与方程的个数相等. 不满足这两个条件的线性方程组，其求解问题将采用其他的方法解决.

做一做

用克莱姆法则解下列线性方程组：

（1）$\begin{cases}x+y-2z=-3,\\ 5x-2y+7z=22,\\ 2x-5y+4z=4;\end{cases}$

（2）$\begin{cases}2x_1+2x_2-x_3+x_4=4,\\ 4x_1+3x_2-x_3+2x_4=6,\\ 8x_1+3x_2-3x_3+4x_4=12,\\ 3x_1+3x_2-2x_3-2x_4=6.\end{cases}$

案例回应

设每份菜肴中蔬菜、鱼和肉松的数量分别为 x_1、x_2 和 x_3（单位 100 g），那么由已知条件可得线性方程组

$$\begin{cases} 60x_1+300x_2+600x_3=1\ 200, \\ 3x_1+\ \ 9x_2+\ \ 6x_3=30, \\ 90x_1+\ \ 60x_2+\ \ 30x_3=300. \end{cases}$$

化简得

$$\begin{cases} x_1+5x_2+10x_3=20, \\ x_1+3x_2+\ \ 2x_3=10, \\ 3x_1+2x_2+\ \ x_3=10. \end{cases}$$

由于系数行列式

$$D=\begin{vmatrix} 1 & 5 & 10 \\ 1 & 3 & 2 \\ 3 & 2 & 1 \end{vmatrix}=-46\neq 0,$$

故方程组有唯一解，又因为

$$D_1=\begin{vmatrix} 20 & 5 & 10 \\ 10 & 3 & 2 \\ 10 & 2 & 1 \end{vmatrix}=-70,\ D_2=\begin{vmatrix} 1 & 20 & 10 \\ 1 & 10 & 2 \\ 3 & 10 & 1 \end{vmatrix}=-110,\ D_3=\begin{vmatrix} 1 & 5 & 20 \\ 1 & 3 & 10 \\ 3 & 2 & 10 \end{vmatrix}=-30,$$

所以方程组的解为

$$x_1=\frac{-70}{-46}\approx 1.52,\ x_2=\frac{-110}{-46}\approx 2.39,\ x_3=\frac{-30}{-46}\approx 0.65.$$

即每份菜肴中应有蔬菜 152 g、鱼 239 g 和肉松 65 g.

同步训练 8 - 1

1. 计算下列行列式：

(1) $\begin{vmatrix} \log_a b & 1 \\ 2 & \log_b a \end{vmatrix}$；　　(2) $\begin{vmatrix} a-bi & 2a \\ b & a+bi \end{vmatrix}$；

(3) $\begin{vmatrix} 3 & -5 & 1 \\ 2 & 3 & -6 \\ -7 & 2 & 4 \end{vmatrix}$；　　(4) $\begin{vmatrix} 1 & -4 & 3 \\ -3 & 3 & -1 \\ 2 & 2 & 5 \end{vmatrix}$.

2. 解方程

$$\begin{vmatrix} 0 & x-1 & 1 \\ x-1 & 0 & x-2 \\ 1 & x-2 & 0 \end{vmatrix}=0.$$

3. 写出行列式 $\begin{vmatrix} -1 & 0 & 1 \\ a & b & c \\ 2 & 1 & 0 \end{vmatrix}$ 第 2 行中各元素的余子式 M_{ij} 和代数余子式 A_{ij}.

4. 下列解法是否正确？如果是错误的，试说明错误的原因，并给出正确的解法.

（1）$\begin{vmatrix} ka & kb \\ kc & kd \end{vmatrix} = k\begin{vmatrix} a & b \\ c & d \end{vmatrix}$；

（2）$\begin{vmatrix} a+x & b+y \\ c+z & d+w \end{vmatrix} = \begin{vmatrix} a & b \\ c & d \end{vmatrix} + \begin{vmatrix} x & y \\ z & w \end{vmatrix}$.

5. 利用行列式的性质和定理计算下列行列式：

（1）$\begin{vmatrix} 6 & -4 & 3 \\ -3 & 3 & -1 \\ 18 & 7 & 5 \end{vmatrix}$；　　（2）$\begin{vmatrix} -ab & ac & ae \\ bd & -cd & de \\ bf & cf & -ef \end{vmatrix}$；

（3）$\begin{vmatrix} 2 & -1 & 3 & 6 \\ 0 & 1 & 0 & 5 \\ 4 & 2 & 3 & 1 \\ 2 & 0 & 1 & 5 \end{vmatrix}$；　　（4）$\begin{vmatrix} 3 & 1 & 0 & 0 \\ 2 & 1 & 0 & 0 \\ 1 & 3 & 1 & 0 \\ 1 & 2 & 3 & 4 \end{vmatrix}$；

（5）$\begin{vmatrix} 3 & 1 & 1 & 1 \\ 1 & 3 & 1 & 1 \\ 1 & 1 & 3 & 1 \\ 1 & 1 & 1 & 3 \end{vmatrix}$；　　（6）$\begin{vmatrix} 0 & 0 & 1 & -1 & 2 \\ 0 & 0 & 3 & 0 & 2 \\ 0 & 0 & 2 & 4 & 0 \\ 1 & 2 & 4 & 0 & -1 \\ 3 & 1 & 2 & 5 & 8 \end{vmatrix}$；

（7）$\begin{vmatrix} 1 & a_1 & 0 & 0 & 0 \\ -1 & 1-a_1 & a_2 & 0 & 0 \\ 0 & -1 & 1-a_2 & a_3 & 0 \\ 0 & 0 & -1 & 1-a_3 & 0 \\ 0 & 0 & 0 & -1 & 1-a_4 \end{vmatrix}$.

6. 求证 $\begin{vmatrix} a_1+b_1x & a_1x+b_1 & c_1 \\ a_2+b_2x & a_2x+b_2 & c_2 \\ a_3+b_3x & a_3x+b_3 & c_3 \end{vmatrix} = (1-x^2)\begin{vmatrix} a_1 & b_1 & c_1 \\ a_2 & b_2 & c_2 \\ a_3 & b_3 & c_3 \end{vmatrix}$.

7. 试证：上三角行列式（当 $i>j$ 时，$a_{ij}=0$）的值等于它的主对角线上的元素的乘积. 即

$$\begin{vmatrix} a_{11} & a_{12} & \cdots & a_{1n} \\ & a_{22} & \cdots & a_{2n} \\ & & \ddots & \vdots \\ & & & a_{nn} \end{vmatrix} = a_{11}a_{22}a_{33}\cdots a_{nn}.$$

8. 用克莱姆法则解下列线性方程组：

（1）$\begin{cases} 15x-8y-9=0, \\ 24x+13y-\dfrac{3}{2}=0; \end{cases}$　　（2）$\begin{cases} x-2y+z=0, \\ 2x+3y-5z=3, \\ 3x+y+3z=7; \end{cases}$

（3）$\begin{cases} (m^2-1)x-(m+1)y=m+1, \\ m^2x-(x+1)y=m-1; \end{cases}$（$x$，$y$ 是未知数）

（4）$\begin{cases} 3x_1+2x_2-x_3+2x_4=-4, \\ -x_1-4x_2-2x_4=-2, \\ x_1+4x_3+2x_4=6, \\ x_1+x_2+x_3-x_4=2.5. \end{cases}$

同步训练 8 - 1 答案

第二节　矩　　阵

导入案例

某投资单位在 A、B、C 三家公司拥有股份情况如表 8 - 2 所示.

表 8 - 2

公司	股份数/万股	2019 年每万股红利/万元	2020 年每万股红利/万元
A	100	0.50	1.25
B	200	2.00	0.25
C	150	1.50	3.00

求此投资单位 2019 年和 2020 年分别得到的红利总额.

案例分析

该案例用已学的知识不好解决，如果我们学习了矩阵的知识，再来求解就十分简单. 矩阵是线性代数的主要工具，在许多领域中有广泛的应用.

一、矩阵的概念

看这样一个例子：某医院将内科分为四个病区，各病区在四个季度中病人住院的人数如表 8 - 3 所示 .

表 8 - 3

季度 \ 人数 \ 病区	一病区	二病区	三病区	四病区
第 1 季度	573	540	609	580
第 2 季度	562	533	541	573
第 3 季度	536	520	538	544
第 4 季度	589	570	688	585

反映不同季度四个病区病人住院人数时，也可将上表写成一个简化了的 4 行 4 列矩形数表.

$$\begin{bmatrix} 573 & 540 & 609 & 580 \\ 562 & 533 & 541 & 573 \\ 536 & 520 & 538 & 544 \\ 589 & 570 & 688 & 585 \end{bmatrix}$$

其中，人数可表示为 a_{ij}，i 表示季度，j 表示病区. 该形式描述了不同季度、四个病区病人住院人数，揭示了病人住院人数随季度的变化规律. 这种表示方法就是矩阵.

定义 1 由 $m \times n$ 个数 a_{ij}（$i=1, 2, \cdots, m$；$j=1, 2, \cdots, n$）排列成的 m 行 n 列数表，称为一个 $m \times n$ 矩阵，记作

$$\begin{pmatrix} a_{11} & a_{12} & \cdots & a_{1n} \\ a_{21} & a_{22} & \cdots & a_{2n} \\ \vdots & \vdots & & \vdots \\ a_{m1} & a_{m2} & \cdots & a_{mn} \end{pmatrix} \text{或} \begin{bmatrix} a_{11} & a_{12} & \cdots & a_{1n} \\ a_{21} & a_{22} & \cdots & a_{2n} \\ \vdots & \vdots & & \vdots \\ a_{m1} & a_{m2} & \cdots & a_{mn} \end{bmatrix}. \qquad (8-7)$$

其中，a_{ij}称为矩阵第 i 行第 j 列的元素. 通常矩阵用大写字母 $\boldsymbol{A}$、$\boldsymbol{B}$、$\boldsymbol{C}$、…表示. 矩阵简记为

$$\boldsymbol{A},\ \boldsymbol{A}_{m\times n},\ \boldsymbol{A}=(a_{ij}),\ \boldsymbol{A}=(a_{ij})_{m\times n}.$$

矩阵是一张简化了的表格，不能像行列式那样算出一个数来. 如果矩阵 $\boldsymbol{A}$ 的行、列数都是 n，则称其为 n 阶矩阵，或 n 阶方阵，简记 $\boldsymbol{A}_n$. n 阶矩阵的元素按原次序构成的 n 阶行列式，称为方阵 $\boldsymbol{A}$ 的行列式，记作 $|\boldsymbol{A}|$.

指点迷津

矩阵和行列式是两个完全不同的概念，行列式表示一个数，而矩阵仅仅是一些数按顺序组成的表格. 行列式的行数与列数相等，矩阵的行数与列数可以不相等. 利用矩阵可以把线性方程组中的系数组成向量空间中的向量，这样多元线性方程组的解的情况及不同解之间的关系等一系列理论问题就得到了彻底解决. 矩阵不仅在数学领域中有广泛应用，在生命学科等其他学科也有广泛应用.

n 阶矩阵 $\boldsymbol{A}$ 有一条从左上角到右下角的主对角线. 若主对角线左下侧的元素全为零，如矩阵（8－8），则称之为上三角矩阵；若主对角线右上侧的元素全为零，如矩阵（8－9），则称之为下三角矩阵；若主对角线两侧的元素全为零，如矩阵（8－10），则称之为对角矩阵. 主对角线上元素全为 1 的对角矩阵，如矩阵（8－11），叫作单位矩阵，用 $\boldsymbol{E}$ 表示.

$$\begin{pmatrix} a_{11} & a_{12} & \cdots & a_{1n} \\ 0 & a_{22} & \cdots & a_{2n} \\ \vdots & \vdots & & \vdots \\ 0 & 0 & \cdots & a_{nn} \end{pmatrix} \quad \begin{pmatrix} a_{11} & 0 & \cdots & 0 \\ a_{21} & a_{22} & \cdots & 0 \\ \vdots & \vdots & & \vdots \\ a_{n1} & a_{n2} & \cdots & a_{nn} \end{pmatrix} \quad \begin{pmatrix} a_{11} & 0 & \cdots & 0 \\ 0 & a_{22} & \cdots & 0 \\ \vdots & \vdots & & \vdots \\ 0 & 0 & \cdots & a_{nn} \end{pmatrix}$$

（8－8）　　　（8－9）　　　（8－10）

$$\boldsymbol{E}=\begin{pmatrix} 1 & 0 & \cdots & 0 \\ 0 & 1 & \cdots & 0 \\ \vdots & \vdots & & \vdots \\ 0 & 0 & \cdots & 1 \end{pmatrix}. \qquad (8-11)$$

所有元素均为0的矩阵，称为零矩阵，记作 $\boldsymbol{O}$.

当两个矩阵 $\boldsymbol{A}$、$\boldsymbol{B}$ 的行、列数相同，而且所有对应元素都相同时，称两个矩阵相等，记作 $\boldsymbol{A}=\boldsymbol{B}$.

当 $m=1$ 时，矩阵只有一行，称为行矩阵，记作 $\boldsymbol{A}=(a_1 \quad a_2 \quad \cdots \quad a_n)$.

当 $n=1$ 时，矩阵只有一列，称为列矩阵，记作

$$\boldsymbol{B}=\begin{pmatrix} b_1 \\ b_2 \\ \vdots \\ b_m \end{pmatrix}.$$

例1 某药厂准备将五种药品A、B、C、D、E运往四个医药公司甲、乙、丙、丁，如果 a_{ij} 表示第 i 种药品、第 j 个医药公司所给药品数量（件），那么调运方案可以用矩阵表示为

$$\begin{pmatrix} 25 & 22 & 18 & 20 \\ 21 & 19 & 16 & 17 \\ 33 & 34 & 26 & 29 \\ 26 & 21 & 18 & 18 \\ 9 & 9 & 7 & 6 \end{pmatrix}$$

矩阵中，第3行第4列的29就表示药厂把药品C给医药公司丁的数量，第4行第4列的18就表示药厂把药品D给医药公司丁的数量.

二、矩阵运算

1. 矩阵的加法、减法

定义2 设两个矩阵 $\boldsymbol{A}=(a_{ij})_{m\times n}$，$\boldsymbol{B}=(b_{ij})_{m\times n}$，那么矩阵 $\boldsymbol{A}$ 与 $\boldsymbol{B}$ 的和（差）记作 $\boldsymbol{A}\pm\boldsymbol{B}$，并规定

$$\boldsymbol{A}\pm\boldsymbol{B}=(a_{ij})_{m\times n}\pm(b_{ij})_{m\times n}=(a_{ij}\pm b_{ij})_{m\times n}=\begin{pmatrix} a_{11}\pm b_{11} & a_{12}\pm b_{12} & \cdots & a_{1n}\pm b_{1n} \\ a_{21}\pm b_{21} & a_{22}\pm b_{22} & \cdots & a_{2n}\pm b_{2n} \\ \vdots & \vdots & & \vdots \\ a_{m1}\pm b_{m1} & a_{m2}\pm b_{m2} & \cdots & a_{mn}\pm b_{mn} \end{pmatrix}.$$

提示

两个矩阵的行数与列数分别相等，则称这两矩阵为同型矩阵. 在矩阵的加法、减法里，只有同型矩阵才能运算. 当进行加、减法运算时，两矩阵对应元素相加、减. 如果不是同型矩阵，那么矩阵加、减运算无意义.

例2 $\boldsymbol{A}=\begin{bmatrix} -1 & 2 & 3 \\ 0 & 3 & -2 \end{bmatrix}$，$\boldsymbol{B}=\begin{bmatrix} 4 & 3 & 2 \\ 5 & -3 & 0 \end{bmatrix}$，$\boldsymbol{C}=\begin{bmatrix} 2 & -5 \\ 0 & -1 \\ 3 & 4 \end{bmatrix}$，求 $\boldsymbol{A}+\boldsymbol{B}$，$\boldsymbol{A}-\boldsymbol{B}$.

解 $\boldsymbol{A}+\boldsymbol{B}=\begin{pmatrix} -1+4 & 2+3 & 3+2 \\ 0+5 & 3+(-3) & -2+0 \end{pmatrix}=\begin{pmatrix} 3 & 5 & 5 \\ 5 & 0 & -2 \end{pmatrix}$；

$$A-B=\begin{pmatrix}-1-4 & 2-3 & 3-2\\ 0-5 & 3-(-3) & -2-0\end{pmatrix}=\begin{pmatrix}-5 & -1 & 1\\ -5 & 6 & -2\end{pmatrix}.$$

显然，$A\pm C$，$B\pm C$ 无意义.

矩阵的加法满足下列运算法则（设 A、B、C 是同型矩阵）：

(1) 交换律：$A+B=B+A$；

(2) 结合律：$(A+B)+C=A+(B+C)$.

2. 矩阵的数乘

定义 3 矩阵 A 与数 k 相乘记为 Ak 或 kA. kA 表示将 k 乘 A 中的所有元素得到的矩阵. 即

$$kA=k(a_{ij})_{m\times n}=(ka_{ij})_{m\times n}=\begin{pmatrix}ka_{11} & ka_{12} & \cdots & ka_{1n}\\ ka_{21} & ka_{22} & \cdots & ka_{2n}\\ \vdots & \vdots & & \vdots\\ ka_{m1} & ka_{m2} & \cdots & ka_{mn}\end{pmatrix}.$$

矩阵的数乘满足下列运算法则（设 A，B 是同型矩阵，k，μ 为常数）：

(1) $k(A+B)=kA+kB$；(2) $(k+\mu)A=kA+\mu A$；(3) $k(\mu A)=(k\mu)A$.

矩阵的线性运算：矩阵的加法与矩阵的数乘，统称为矩阵线性运算. 线性运算满足交换律、结合律与分配律. 这与数量的运算规律相同，所以在数量运算中形成的诸如合并同类项、提取公因子、移项变号、正负抵消等运算习惯，在矩阵的线性运算中都可以保留、沿用.

例 3

$$A=\begin{pmatrix}2 & 4\\ 3 & 0\\ 5 & 1\end{pmatrix},\qquad 3A=\begin{pmatrix}3\times2 & 3\times4\\ 3\times3 & 3\times0\\ 3\times5 & 3\times1\end{pmatrix}=\begin{pmatrix}6 & 12\\ 9 & 0\\ 15 & 3\end{pmatrix}.$$

把 $(-1)A=-A$，称为 A 的负矩阵.

例 4 设

$$A=\begin{pmatrix}3 & -1 & 2 & 0\\ 1 & 5 & 7 & 9\\ 2 & 4 & 6 & 8\end{pmatrix},\ B=\begin{pmatrix}7 & 5 & -2 & 4\\ 5 & 1 & 9 & 7\\ 3 & 2 & -1 & 6\end{pmatrix},$$

已知 $A+2X=B$，求 X.

解 在等式中移项得 $2X=B-A$，再除以 2 得 $X=\frac{1}{2}(B-A)$，通过计算得

$$X=\begin{pmatrix}2 & 3 & -2 & 2\\ 2 & -2 & 1 & -1\\ \frac{1}{2} & -1 & -\frac{7}{2} & -1\end{pmatrix}.$$

例 5 设 A 为三阶矩阵，已知 $|A|=-2$，求行列式 $|3A|$ 的值.

解 设

$$A=\begin{pmatrix}a_1 & a_2 & a_3\\ b_1 & b_2 & b_3\\ c_1 & c_2 & c_3\end{pmatrix}，则\ 3A=\begin{pmatrix}3a_1 & 3a_2 & 3a_3\\ 3b_1 & 3b_2 & 3b_3\\ 3c_1 & 3c_2 & 3c_3\end{pmatrix}.$$

显然行列式 $|3\boldsymbol{A}|$ 中每行都有公因子 3，因此

$$|3\boldsymbol{A}|=3^3\begin{vmatrix}a_1 & a_2 & a_3\\ b_1 & b_2 & b_3\\ c_1 & c_2 & c_3\end{vmatrix}=27|\boldsymbol{A}|=-54.$$

3. 矩阵的乘法

定义 4 设矩阵 $\boldsymbol{A}$ 的列数与矩阵 $\boldsymbol{B}$ 的行数相同，即 $\boldsymbol{A}=(a_{ij})$ 是一个 $m\times s$ 矩阵，$\boldsymbol{B}=(b_{ij})$ 是一个 $s\times n$ 矩阵，则 $\boldsymbol{A}$ 与 $\boldsymbol{B}$ 的乘积是一个 $m\times n$ 矩阵 $\boldsymbol{C}=(c_{ij})$，其中

$$c_{ij}=a_{i1}b_{1j}+a_{i2}b_{2j}+\cdots+a_{is}b_{sj}=\sum_{k=1}^{s}a_{ik}b_{kj}\ (i=1,\ 2,\ \cdots,\ m;\ j=1,\ 2,\ \cdots,\ n),$$

并把此乘积表示为 $\boldsymbol{C}=\boldsymbol{AB}$.

矩阵的乘法运算规则：两个矩阵相乘，矩阵 $\boldsymbol{A}$ 的列数必须等于矩阵 $\boldsymbol{B}$ 的行数 . $\boldsymbol{A}$ 的第 1 行元素依次与 $\boldsymbol{B}$ 的各列元素两两相乘再相加，形成 $\boldsymbol{C}$ 的第 1 行元素；$\boldsymbol{A}$ 的第 2 行元素依次与 $\boldsymbol{B}$ 的各列元素两两相乘再相加，形成 $\boldsymbol{C}$ 的第 2 行元素……以此类推，最后 $\boldsymbol{A}$ 的第 m 行元素依次与 $\boldsymbol{B}$ 的各列元素两两相乘再相加，形成 $\boldsymbol{C}$ 的第 m 行元素.

矩阵的乘法运算

例 6 已知矩阵 $\boldsymbol{A}=(a_1\quad a_2\quad \cdots\quad a_n)$，$\boldsymbol{B}=\begin{pmatrix}x_1\\ x_2\\ \vdots\\ x_n\end{pmatrix}$，求矩阵 $\boldsymbol{AB}$，$\boldsymbol{BA}$.

解
$$\boldsymbol{AB}=(a_1\quad a_2\quad \cdots\quad a_n)\begin{pmatrix}x_1\\ x_2\\ \vdots\\ x_n\end{pmatrix}=a_1x_1+a_2x_2+\cdots+a_nx_n.$$

$$\boldsymbol{BA}=\begin{pmatrix}x_1\\ x_2\\ \vdots\\ x_n\end{pmatrix}(a_1\quad a_2\quad \cdots\quad a_n)=\begin{pmatrix}x_1a_1 & x_1a_2 & \cdots & x_1a_n\\ x_2a_1 & x_2a_2 & \cdots & x_2a_n\\ \vdots & \vdots & & \vdots\\ x_na_1 & x_na_2 & \cdots & x_na_n\end{pmatrix}.$$

例 7 设矩阵 $\boldsymbol{A}=\begin{pmatrix}-2 & 4\\ 1 & -2\end{pmatrix}$，$\boldsymbol{B}=\begin{pmatrix}2 & 4\\ -3 & -6\end{pmatrix}$，$\boldsymbol{C}=\begin{pmatrix}8 & 8\\ 0 & -4\end{pmatrix}$，求 $\boldsymbol{AB}$，$\boldsymbol{BA}$，$\boldsymbol{BC}$.

解 利用定义 4 得

$$\begin{aligned}\boldsymbol{AB}&=\begin{pmatrix}-2 & 4\\ 1 & -2\end{pmatrix}\begin{pmatrix}2 & 4\\ -3 & -6\end{pmatrix}=\begin{pmatrix}-2\times2+4\times(-3) & (-2)\times4+4\times(-6)\\ 1\times2+(-2)\times(-3) & 1\times4+(-2)\times(-6)\end{pmatrix}\\ &=\begin{pmatrix}-16 & -32\\ 8 & 16\end{pmatrix}.\end{aligned}$$

$$\boldsymbol{BA}=\begin{pmatrix}2 & 4\\ -3 & -6\end{pmatrix}\begin{pmatrix}-2 & 4\\ 1 & -2\end{pmatrix}=\begin{pmatrix}0 & 0\\ 0 & 0\end{pmatrix}.$$

$$BC=\begin{pmatrix}2&4\\-3&-6\end{pmatrix}\begin{pmatrix}8&8\\0&-4\end{pmatrix}=\begin{pmatrix}16&0\\-24&0\end{pmatrix}.$$

指点迷津

(1) 矩阵乘法不满足交换律，即 $AB\neq BA$. 由例 6、例 7 可以得到这个结论.

(2) 矩阵乘法一般不满足消去律，若 $AC=BC$，但 A 不一定等于 B.

例如，设

$$A=\begin{pmatrix}1&2\\0&3\end{pmatrix},\ B=\begin{pmatrix}1&0\\0&4\end{pmatrix},\ C=\begin{pmatrix}1&1\\0&0\end{pmatrix},$$

则 $AC=\begin{pmatrix}1&2\\0&3\end{pmatrix}\begin{pmatrix}1&1\\0&0\end{pmatrix}=\begin{pmatrix}1&1\\0&0\end{pmatrix}$，$BC=\begin{pmatrix}1&0\\0&4\end{pmatrix}\begin{pmatrix}1&1\\0&0\end{pmatrix}=\begin{pmatrix}1&1\\0&0\end{pmatrix}$.

显然 $A\neq B$.

矩阵乘法满足结合律与分配律：

(1) 结合律：$(AB)C=A(BC)$；$k(AB)=(kA)B=A(kB)$.

(2) 分配律：$A(B+C)=AB+AC$；$(A+B)C=AC+BC$.

4. 矩阵的转置

定义 5　把矩阵 A 的行与列互换所得到的矩阵称为矩阵 A 的转置矩阵，记为 A' 或 A^{T}.

$$A=\begin{pmatrix}a_{11}&a_{12}&\cdots&a_{1n}\\a_{21}&a_{22}&\cdots&a_{2n}\\\vdots&\vdots&&\vdots\\a_{m1}&a_{m2}&\cdots&a_{mn}\end{pmatrix},\ A'=\begin{pmatrix}a_{11}&a_{21}&\cdots&a_{m1}\\a_{12}&a_{22}&\cdots&a_{m2}\\\vdots&\vdots&&\vdots\\a_{1n}&a_{2n}&\cdots&a_{mn}\end{pmatrix}.$$

注意

矩阵的转置方法与行列式相类似，行列式转置后，两行列式相等．但是矩阵转置后，行数、列数互换，各元素的位置也变了，所以通常 $A\neq A'$.

矩阵的转置运算满足下列运算规律：

(1) $(A')'=A$；(2) $(A+B)'=A'+B'$；

(3) $(kA)'=kA'$（k 为常数）；(4) $(AB)'=B'A'$.

例 8　设 $A=\begin{pmatrix}2&0&-1\\1&3&2\end{pmatrix}$，$B=\begin{pmatrix}1&2&-1\\1&0&2\\2&-3&1\end{pmatrix}$，计算 AA'、$A'A$、AB 和 $(AB)'$.

解　$AA'=\begin{pmatrix}2&0&-1\\1&3&2\end{pmatrix}\begin{pmatrix}2&1\\0&3\\-1&2\end{pmatrix}=\begin{pmatrix}5&0\\0&14\end{pmatrix}.$

$$A'A=\begin{pmatrix}2&1\\0&3\\-1&2\end{pmatrix}\begin{pmatrix}2&0&-1\\1&3&2\end{pmatrix}=\begin{pmatrix}5&3&0\\3&9&6\\0&6&5\end{pmatrix}.$$

$$AB=\begin{pmatrix}2&0&-1\\1&3&2\end{pmatrix}\begin{pmatrix}1&2&-1\\1&0&2\\2&-3&1\end{pmatrix}=\begin{pmatrix}0&7&-3\\8&-4&7\end{pmatrix}.$$

$$(AB)'=\begin{pmatrix}0&8\\7&-4\\-3&7\end{pmatrix}.$$

做一做

（1）已知 $A=\begin{pmatrix}-1&2&3&1\\0&3&-2&1\\4&0&3&2\end{pmatrix}$，$B=\begin{pmatrix}4&3&2&-1\\5&-3&0&1\\1&2&-5&0\end{pmatrix}$，求 $3A-2B$.

（2）计算 $\begin{pmatrix}1&2&3\\-2&1&2\end{pmatrix}\begin{pmatrix}1&2&0\\0&1&1\\3&0&-1\end{pmatrix}$.

（3）已知 $A=\begin{pmatrix}2&0&-1\\1&3&2\end{pmatrix}$，$B=\begin{pmatrix}1&7&-1\\4&2&3\\2&0&1\end{pmatrix}$，求 $(AB)'$.

三、矩阵的逆

1. 逆矩阵的概念

前面学习了 n 阶矩阵（又称 n 阶方阵）$A=(a_{ij})_n$，及 n 阶方阵 A 的行列式 $|A|$ 的概念.

在 n 阶方阵 A 中，当 $|A|=0$ 时，叫作奇异矩阵；当 $|A|\neq 0$ 时，叫作非奇异矩阵.

n 阶方阵满足下列运算：

（1）$|A'|=|A|$；（2）$|kA|=k^n|A|$；（3）$|AB|=|A||B|=|BA|$（A、B 是 n 阶方阵）.

定义 6 设 A 是 n 阶矩阵，如果存在 n 阶矩阵 B，使得 $AB=BA=E$（单位矩阵），则称矩阵 A 是可逆的，并称 B 是 A 的逆矩阵（简称逆阵），记作 $A^{-1}=B$. 所以，$AA^{-1}=A^{-1}A=E$.

如果 A 可逆，A 的逆矩阵 B 必唯一. A 可逆，A^{-1} 也可逆.

链接

逆矩阵相当于矩阵的"倒数"

（1）允许以分数线表示逆矩阵，因为矩阵的乘法有左乘、右乘之分；

（2）逆矩阵可以实现"约简"，三个矩阵 A，B，C，如果 A 可逆，且满足 $AB=AC$，那么在等式两边左乘逆矩阵 A^{-1}，得 $A^{-1}AB=A^{-1}AC$，即 $EB=EC$，推出 $B=C$.

2. n 阶矩阵可逆的条件及求逆矩阵 A^{-1} 的方法

首先，我们学习伴随矩阵的概念.

设有 n 阶方阵

$$A=\begin{pmatrix} a_{11} & a_{12} & \cdots & a_{1n} \\ a_{21} & a_{22} & \cdots & a_{2n} \\ \vdots & \vdots & & \vdots \\ a_{n1} & a_{n2} & \cdots & a_{nn} \end{pmatrix}.$$

它的行列式 $|A|$ 有 n^2 个代数余子式 A_{ij} $(i, j=1, 2, \cdots, n)$，构成一个 n 阶方阵，然后将 n 阶方阵转置，得到矩阵

$$A^*=\begin{pmatrix} A_{11} & A_{21} & \cdots & A_{n1} \\ A_{12} & A_{22} & \cdots & A_{n2} \\ \vdots & \vdots & & \vdots \\ A_{1n} & A_{2n} & \cdots & A_{nn} \end{pmatrix},$$

A^* 称为矩阵 A 的伴随矩阵.

定理 1　n 阶矩阵 A 可逆的充分必要条件是 $|A|\neq 0$，即 A 非奇异，并且有

$$A^{-1}=\frac{1}{|A|}A^*.$$

定理 2　设 n 阶矩阵 A、B，$B=A^{-1}$ 的充分必要条件是 $AB=E$ 或者 $BA=E$.

证　必要性显然，只证充分性．因为 $AB=E$，则 $|AB|=|A||B|=|E|=1$，所以 $|A|\neq 0$，即 A 可逆，

$$B=A^{-1}AB=A^{-1}E=A^{-1}.$$

方阵的逆矩阵满足下列运算规律：

(1) 若 A 可逆，则 A^{-1} 也可逆，且 $(A^{-1})^{-1}=A$；

(2) 若 A，B 是同阶矩阵且都可逆，则 $(AB)^{-1}=B^{-1}A^{-1}$；

(3) 若 A 可逆，则 A' 也可逆，且 $(A')^{-1}=(A^{-1})'$.

3. 利用逆矩阵解矩阵方程

(1) 在线性方程组 $AX=b$ 中，若 A 可逆，则 $X=A^{-1}b$，先求出逆矩阵 A^{-1}，做一次乘法，就可求得所有变量的值.

(2) 在矩阵方程 $AXB=C$ 中，若 A，B 均可逆，则未知矩阵 $X=A^{-1}CB^{-1}$.

利用定理 1，可以求逆矩阵.

例 9　设 $A=\begin{pmatrix} b & c \\ a & d \end{pmatrix}$，当 a，b，c，d 满足什么条件时 A 可逆？当 A 可逆时，求 A^{-1}.

解　因为 $|A|=\begin{vmatrix} b & c \\ a & d \end{vmatrix}=bd-ac$，所以当 $bd-ac\neq 0$ 时 A 可逆.

$$A_{11}=d,\ A_{12}=-a,\ A_{21}=-c,\ A_{22}=b.$$

所以 $A^{-1}=\dfrac{1}{|A|}A^*=\dfrac{1}{bd-ac}\begin{pmatrix} d & -c \\ -a & b \end{pmatrix}$.

例 10　求方阵 $A=\begin{pmatrix} 1 & 2 & -1 \\ 3 & 4 & -2 \\ 0 & -4 & 1 \end{pmatrix}$ 的逆矩阵.

解 因为 $|\boldsymbol{A}|=\begin{vmatrix}1&2&-1\\3&4&-2\\0&-4&1\end{vmatrix}=2\neq0$，所以 $\boldsymbol{A}$ 可逆，$\boldsymbol{A}^{-1}$存在，经计算

$A_{11}=-4$，$A_{12}=-3$，$A_{13}=-12$，$A_{21}=2$，$A_{22}=1$，$A_{23}=4$，$A_{31}=0$，$A_{32}=-1$，$A_{33}=-2$，

$$\boldsymbol{A}^*=\begin{bmatrix}-4&2&0\\-3&1&-1\\-12&4&-2\end{bmatrix}.$$

所以 $$\boldsymbol{A}^{-1}=\frac{1}{|\boldsymbol{A}|}\boldsymbol{A}^*=\frac{1}{2}\begin{bmatrix}-4&2&0\\-3&1&-1\\-12&4&-2\end{bmatrix}=\begin{bmatrix}-2&1&0\\-\frac{3}{2}&\frac{1}{2}&-\frac{1}{2}\\-6&2&-1\end{bmatrix}.$$

例 11 解线性方程组 $\begin{cases}x_1+2x_2-\ x_3=2,\\3x_1+4x_2-2x_3=4,\\\quad\ -4x_2+\ x_3=0.\end{cases}$

解 设 $\boldsymbol{A}=\begin{pmatrix}1&2&-1\\3&4&-2\\0&-4&1\end{pmatrix}$，$\boldsymbol{X}=\begin{pmatrix}x_1\\x_2\\x_3\end{pmatrix}$，$\boldsymbol{b}=\begin{pmatrix}2\\4\\0\end{pmatrix}$.

由上例可知，$\boldsymbol{A}$ 可逆，$\boldsymbol{A}^{-1}=\frac{1}{2}\begin{pmatrix}-4&2&0\\-3&1&-1\\-12&4&-2\end{pmatrix}$.

方程组可以表示成矩阵 $\boldsymbol{AX}=\boldsymbol{b}$，用 $\boldsymbol{A}^{-1}$左乘 $\boldsymbol{AX}=\boldsymbol{b}$ 两端，得 $\boldsymbol{A}^{-1}\boldsymbol{AX}=\boldsymbol{A}^{-1}\cdot\boldsymbol{b}$.

所以 $$\boldsymbol{X}=\boldsymbol{A}^{-1}\boldsymbol{b}=\frac{1}{2}\begin{pmatrix}-4&2&0\\-3&1&-1\\-12&4&-2\end{pmatrix}\begin{pmatrix}2\\4\\0\end{pmatrix}=\begin{pmatrix}0\\-1\\-4\end{pmatrix},$$

则原方程组的解为 $\begin{cases}x_1=0\\x_2=-1.\\x_3=-4\end{cases}$

做一做

1. 求下列矩阵的逆矩阵：

(1) $\boldsymbol{A}=\begin{pmatrix}2&1\\-1&0\end{pmatrix}$； (2) $\boldsymbol{B}=\begin{pmatrix}1&0&0&0\\1&2&0&0\\2&2&3&0\\1&2&1&1\end{pmatrix}$.

2. 利用逆矩阵解线性方程组：

$$\begin{cases}x_1+2x_2+3x_3=1,\\2x_1+2x_2+5x_3=2,\\3x_1+5x_2+\ x_3=3.\end{cases}$$

案例回应

将表 8-2 中股份数和 2019 年、2020 年每股红利用矩阵 $\boldsymbol{S}$ 和 $\boldsymbol{D}$ 表示，即

$$\boldsymbol{S}=(100\ 200\ 150),\ \boldsymbol{D}=\begin{pmatrix}0.50 & 1.25\\ 2.00 & 0.25\\ 1.50 & 3.00\end{pmatrix}.$$

则该投资单位 2019 年、2020 年两年分到的红利总额为

$$\begin{aligned}\boldsymbol{SD}&=(100\ 200\ 150)\begin{pmatrix}0.50 & 1.25\\ 2.00 & 0.25\\ 1.50 & 3.00\end{pmatrix}\\ &=(675.00\quad 625.00).\end{aligned}$$

即投资单位 2019 年、2020 年两年分到的红利总额分别为 675 万元、625 万元.

同步训练 8-2

1. 设线性方程组

$$\begin{cases}3x_1-5x_2+3x_4=-2,\\ x_1-x_2+2x_3-x_4=0,\\ 2x_1+4x_3-2x_4=-1,\\ 8x_1+12x_2-x_3+4x_4=3.\end{cases}$$

求方程组的解.

2. 设矩阵

$$\boldsymbol{A}=\begin{pmatrix}2 & 3 & 5 & 2\\ 1 & -2 & -3 & 1\\ 4 & 1 & 0 & 4\end{pmatrix},\ \boldsymbol{B}=\begin{pmatrix}-2 & 1 & -2 & 1\\ 0 & -1 & 0 & -1\\ -2 & 4 & 3 & 1\end{pmatrix}.$$

（1）求 $\boldsymbol{A}-\boldsymbol{B}$，$2\boldsymbol{B}+\boldsymbol{A}$；（2）若 $\boldsymbol{X}$ 满足 $(\boldsymbol{A}+\boldsymbol{X})-2(\boldsymbol{B}+\boldsymbol{X})=\boldsymbol{O}$，求 $\boldsymbol{X}$.

3. 计算矩阵的乘积：

（1）$\begin{pmatrix}1\\ -1\\ 3\end{pmatrix}(-1\quad 3\quad 2)$；（2）$(2\quad 3\quad -1)\begin{pmatrix}-1\\ 1\\ -1\end{pmatrix}$；（3）$\begin{pmatrix}4 & 3 & -2\\ 1 & -2 & 3\\ 5 & 2 & -1\end{pmatrix}\begin{pmatrix}2\\ -3\\ 1\end{pmatrix}$；

（4）$\begin{pmatrix}1 & 2 & 0\\ 0 & 1 & 1\\ 3 & 0 & -1\end{pmatrix}\begin{pmatrix}1 & -2\\ 2 & 1\\ 3 & 2\end{pmatrix}$；（5）$\begin{pmatrix}2 & 1 & 0 & 4\\ 1 & -1 & 3 & 4\end{pmatrix}\begin{pmatrix}1 & 3 & 1\\ 1 & -3 & 1\\ 0 & -1 & 2\\ 4 & 0 & -2\end{pmatrix}$.

4. 设 $\boldsymbol{A}=\begin{pmatrix}1 & 2 & 3\\ -2 & 1 & 2\end{pmatrix}$，$\boldsymbol{B}=\begin{pmatrix}1 & 2 & 0\\ 0 & 1 & 1\\ 3 & 0 & -1\end{pmatrix}$，试通过计算验证：$(\boldsymbol{AB})'=\boldsymbol{B}'\boldsymbol{A}'$.

5. 设 $\boldsymbol{A}$，$\boldsymbol{B}$ 都是 n 阶方阵，下列几个等式成立吗？说明理由.

（1）$\boldsymbol{AB}=\boldsymbol{BA}$；　　（2）$|k\boldsymbol{A}|=k|\boldsymbol{A}|$；

（3）若 $AC=BC$，则 $A=B$.

6. 设 $A=\begin{pmatrix}1&1&1\\1&1&-1\\1&-1&1\end{pmatrix}$，$B=\begin{pmatrix}1&2&3\\-1&-2&4\\0&5&1\end{pmatrix}$，求 $A'B$，$3AB-2A$.

7. 求矩阵 $A=\begin{pmatrix}1&0&1\\2&1&0\\-3&2&-5\end{pmatrix}$ 的伴随矩阵 A^*.

8. 求下列矩阵的逆矩阵：

（1）$\begin{pmatrix}2&1\\-1&0\end{pmatrix}$；　　（2）$\begin{pmatrix}3&2&1\\3&1&5\\3&2&3\end{pmatrix}$；

（3）$\begin{pmatrix}1&2&3&4\\2&3&1&2\\1&1&1&-1\\1&0&-2&-6\end{pmatrix}$；　（4）$\begin{pmatrix}1&2&3&4\\0&1&2&3\\0&0&1&2\\0&0&0&1\end{pmatrix}$.

9. 解下列矩阵方程：

（1）$\begin{pmatrix}2&5\\1&3\end{pmatrix}X=\begin{pmatrix}4&-6\\2&1\end{pmatrix}$；

（2）$X\begin{pmatrix}2&1&-1\\2&1&0\\1&-1&1\end{pmatrix}=\begin{pmatrix}1&-1&3\\4&3&2\end{pmatrix}$.

同步训练 8－2 答案

10. 利用逆矩阵解下列方程组：

（1）$\begin{cases}x_1+2x_2+3x_3=1,\\2x_1+2x_2+5x_3=2,\\3x_1+5x_2+x_3=3;\end{cases}$　（2）$\begin{cases}x_1-x_2-x_3=2,\\2x_1-x_2-3x_3=1,\\3x_1+2x_2-5x_3=0.\end{cases}$

第三节　矩阵的初等变换与线性方程组

导入案例

判断线性方程组 $\begin{cases}x_1-x_2+2x_3=1,\\x_1-2x_2-x_3=2,\\3x_1-x_2+5x_3=3,\\-2x_1+2x_2+3x_3=-4\end{cases}$ 是否有解，若有解，求出其解.

案例分析

本案例用已学的知识不容易判断和求解，因为它涉及矩阵的初等变换和矩阵的秩，所以我们有必要学习本节内容.

一、矩阵的初等变换与秩

（一）矩阵的初等变换

行（列）变换在行列式计算中起着重要作用，矩阵也有类似的变换，即矩阵的初等变换.它是一种十分重要的运算，在解线性方程组、求逆矩阵、矩阵的秩及矩阵理论的研究中起着重要作用，熟练掌握这些知识显得十分重要.

定义 1　对矩阵施行下列三种变换，统称为矩阵的初等行变换：

（1）换行变换：将矩阵的两行位置互换（记作 $r_i \leftrightarrow r_j$）；

（2）倍缩变换：以非零数 $k \neq 0$ 乘矩阵某一行的所有元素（第 i 行乘 k 记作 $k \times r_i$）；

（3）消去变换：把矩阵某一行所有元素乘 k 加到另一行对应的元素上去（第 j 行的 k 倍加到第 i 行上，记作 $r_i + kr_j$）.

把三种变换中的行换成列，就是初等列变换，分别记作 $c_i \leftrightarrow c_j$，$k \times c_i$，$c_i + kc_j$.

矩阵的初等行变换与初等列变换，统称为初等变换.

例如把矩阵 $\begin{pmatrix} 2 & 3 & 2 \\ 0 & 1 & 3 \\ 1 & 2 & 4 \end{pmatrix}$ 第 3 行乘（-2）加到第 1 行（$r_1 - 2r_3$），再将第 1，3 行互换（$r_1 \leftrightarrow r_3$），得到

$$\begin{pmatrix} 2 & 3 & 2 \\ 0 & 1 & 3 \\ 1 & 2 & 4 \end{pmatrix} \rightarrow \begin{pmatrix} 0 & -1 & -6 \\ 0 & 1 & 3 \\ 1 & 2 & 4 \end{pmatrix} \rightarrow \begin{pmatrix} 1 & 2 & 4 \\ 0 & 1 & 3 \\ 0 & -1 & -6 \end{pmatrix}.$$

指点迷津

矩阵的初等变换改变了矩阵的元素，所以初等变换前后的矩阵是不相等的，不可用“=”连接，应该用“→”（与行列式不同）. 为了达到简化矩阵的目的，矩阵的初等变换可以连锁式地反复进行.

例 1　$\boldsymbol{A} = \begin{pmatrix} 1 & 0 & -1 \\ 2 & 1 & 0 \\ -1 & 3 & 2 \end{pmatrix}$，对 $\boldsymbol{A}$ 进行初等变换.

解　$$\boldsymbol{A} = \begin{pmatrix} 1 & 0 & -1 \\ 2 & 1 & 0 \\ -1 & 3 & 2 \end{pmatrix} \xrightarrow{r_1 \leftrightarrow r_3} \begin{pmatrix} -1 & 3 & 2 \\ 2 & 1 & 0 \\ 1 & 0 & -1 \end{pmatrix} \xrightarrow{4 \times r_2} \begin{pmatrix} -1 & 3 & 2 \\ 8 & 4 & 0 \\ 1 & 0 & -1 \end{pmatrix} \xrightarrow{r_1 + r_3} \begin{pmatrix} 0 & 3 & 1 \\ 8 & 4 & 0 \\ 1 & 0 & -1 \end{pmatrix}.$$

链接

矩阵 $\boldsymbol{A}$ 与 $\boldsymbol{B}$ 等价

设 $\boldsymbol{A}$，$\boldsymbol{B}$ 是两个 $m \times n$ 矩阵，若 $\boldsymbol{A}$ 经一系列初等变换得到 $\boldsymbol{B}$，则称 $\boldsymbol{A}$ 与 $\boldsymbol{B}$ 是等价矩阵. 记作 $\boldsymbol{A} \sim \boldsymbol{B}$，并具有以下性质：

(1) 反身性 $\boldsymbol{A}\sim\boldsymbol{A}$；

(2) 对称性 $\boldsymbol{A}\sim\boldsymbol{B}$，$\boldsymbol{B}\sim\boldsymbol{A}$；

(3) 传递性 $\boldsymbol{A}\sim\boldsymbol{B}$，$\boldsymbol{B}\sim\boldsymbol{C}$，则 $\boldsymbol{A}\sim\boldsymbol{C}$.

例如 $\boldsymbol{A}=\begin{pmatrix}2&0&-1&3&5&1\\0&5&4&1&2&0\\0&0&0&7&0&1\\0&0&0&0&0&0\\0&0&0&0&0&0\end{pmatrix}$，这个矩阵 $\boldsymbol{A}$ 具有以下两个特点：

(1) 元素全为零的行全在下面；

(2) 不全为零的行的第一个非零元素的列标随行标的递增而严格增大.

满足以上条件的矩阵称阶梯形矩阵. 矩阵经初等行变换都可以化成阶梯形矩阵.

（二）矩阵的秩

1. 矩阵秩的概念

定义2 在矩阵 $\boldsymbol{A}_{m\times n}$ 中，任选 k 行与 k 列（$k\leqslant\min(m,n)$），位于这些行、列交叉处的 k^2 个元素按原来的相对位置构成了一个 k 阶行列式，称为矩阵的一个 k 阶子式. $\boldsymbol{A}$ 的子式有许多，包括1阶子式、2阶子式、…，子式的最高阶数不超过 $\min(m,n)$，共有 $\mathrm{C}_m^k\mathrm{C}_n^k$ 个 k 阶子式.

例如，设 $\boldsymbol{A}=\begin{pmatrix}3&2&1&0\\1&2&-3&2\\4&4&-2&1\end{pmatrix}$.

在 $\boldsymbol{A}$ 中取第1、第3行和第3、第4列，得 $\boldsymbol{A}$ 的一个2阶子式 $\begin{vmatrix}1&0\\-2&1\end{vmatrix}$.

在 $\boldsymbol{A}$ 中取第1、第2、第3行和第1、第3、第4列，得 $\boldsymbol{A}$ 的一个3阶子式 $\begin{vmatrix}3&1&0\\1&-3&2\\4&-2&1\end{vmatrix}$.

定义3 在矩阵 $\boldsymbol{A}_{m\times n}$ 的所有子式中，不等于零的子式的最高阶数 r，称为矩阵的秩，记为 $R(\boldsymbol{A})$ 或 $R(\boldsymbol{A})=r$. 并规定零矩阵的秩为零.

可以换一种说法，如果矩阵 $\boldsymbol{A}$ 有一个 r 阶非零子式，而所有（$r+1$）阶子式皆为零，则秩为 r.

显然，行列式转置后，其秩不变，所以 $R(\boldsymbol{A})=R(\boldsymbol{A}')$.

设 $\boldsymbol{A}$ 是 $m\times n$ 矩阵，显然秩 $0\leqslant R(\boldsymbol{A})\leqslant\min(m,n)$. 如果秩 $R(\boldsymbol{A})=0$，则 $\boldsymbol{A}$ 是零矩阵；如果秩 $R(\boldsymbol{A})=\min(m,n)$，则称为满秩矩阵，当秩 $R(\boldsymbol{A})<\min(m,n)$ 时，称 $\boldsymbol{A}$ 为降秩矩阵. 当 $m=n$ 时，$\boldsymbol{A}$ 的 n 阶子式只有一个，即 $|\boldsymbol{A}|$，所以方阵的满秩矩阵与它的非奇异矩阵、可逆矩阵是同一个概念，相互等价.

$\boldsymbol{A}=\begin{pmatrix}2&3\\0&1\\0&0\end{pmatrix}$，$R(\boldsymbol{A})=2$；$\boldsymbol{B}=\begin{pmatrix}1&2&0&1\\2&3&0&-2\\3&4&0&3\end{pmatrix}$，$R(\boldsymbol{B})=3$，满秩.

$$C=\begin{pmatrix}1 & -2 & 3 & 4 & 1\\ 0 & 2 & -1 & 2 & -1\\ 0 & 0 & 0 & 4 & -2\\ 0 & 0 & 0 & 0 & 0\end{pmatrix},$$

C 只有 3 个非零行，是一个阶梯形矩阵，它的 4 阶子式全为零，非零首元素所在的行与列构成的 3 阶行列式必为上三角行列式，即

$$\begin{vmatrix}1 & -2 & 4\\ 0 & 2 & 2\\ 0 & 0 & 4\end{vmatrix}=8\neq 0,\ R(C)=3,\ \text{所以 } C \text{ 是降秩矩阵}.$$

2. 用矩阵的初等变换求秩

定理 1　矩阵经初等变换后，其秩不变．或者说，等价的矩阵，秩相同.

定理 2　任何一个矩阵经过初等行变换都可化为阶梯形矩阵.

3. 求秩的方法

先计算矩阵所有的子式，再确定矩阵的秩，显然太麻烦了．用初等变换求秩的方法就容易多了．方法：把矩阵经多次初等行变换化成阶梯形矩阵，由定理可知，变换后其秩不变，那么非零行的行数就是矩阵的秩．如果尚未化成阶梯形矩阵就可以看出矩阵的秩，就不必再继续施行初等变换.

定理 3　阶梯形矩阵的秩等于非零行的行数.

例 2　求矩阵

$$A=\begin{pmatrix}3 & 1 & -1 & -2 & 2\\ 1 & -5 & 2 & 1 & -1\\ 2 & 6 & -3 & -3 & 3\\ -1 & -11 & 5 & 4 & -4\end{pmatrix}$$

的秩.

解　$$A\xrightarrow{r_1\leftrightarrow r_2}\begin{pmatrix}1 & -5 & 2 & 1 & -1\\ 3 & 1 & -1 & -2 & 2\\ 2 & 6 & -3 & -3 & 3\\ -1 & -11 & 5 & 4 & -4\end{pmatrix}\xrightarrow{r_2-3r_1,\ r_3-2r_1,\ r_4+r_1}\begin{pmatrix}1 & -5 & 2 & 1 & -1\\ 0 & 16 & -7 & -5 & 5\\ 0 & 16 & -7 & -5 & 5\\ 0 & -16 & 7 & 5 & -5\end{pmatrix}$$

$$\xrightarrow{r_3-r_2,\ r_4+r_2}\begin{pmatrix}1 & -5 & 2 & 1 & -1\\ 0 & 16 & -7 & -5 & 5\\ 0 & 0 & 0 & 0 & 0\\ 0 & 0 & 0 & 0 & 0\end{pmatrix}=B.$$

B 是一个阶梯形矩阵，有两个非零行．根据定理 3 可知，$R(A)=R(B)=2$.

做一做

求下列矩阵的秩：

(1) $\begin{pmatrix}1 & 2 & -3\\ -1 & -3 & 4\\ 1 & 1 & -2\end{pmatrix}$;　　(2) $\begin{pmatrix}1 & 3 & 2\\ -2 & -1 & 1\\ 2 & -1 & -3\\ 3 & 5 & 4\\ 1 & -3 & -2\end{pmatrix}$.

二、利用初等变换求逆矩阵

1. 初等矩阵

定义 4 对单位矩阵 $\boldsymbol{E}$ 施行一次初等变换得到的矩阵称为初等矩阵.

例如，$\boldsymbol{E}=\begin{pmatrix}1&0&0&0\\0&1&0&0\\0&0&1&0\\0&0&0&1\end{pmatrix}$，把 $\boldsymbol{E}$ 的第1、第2列互换，或把 $\boldsymbol{E}$ 用3乘第2行，或把 $\boldsymbol{E}$ 的第1行乘2加到第3行，分别得以下三个矩阵：

$$\begin{pmatrix}0&1&0&0\\1&0&0&0\\0&0&1&0\\0&0&0&1\end{pmatrix},\begin{pmatrix}1&0&0&0\\0&3&0&0\\0&0&1&0\\0&0&0&1\end{pmatrix},\begin{pmatrix}1&0&0&0\\0&1&0&0\\2&0&1&0\\0&0&0&1\end{pmatrix}.$$

这三个矩阵都是初等矩阵.

2. 用初等变换法求逆矩阵

利用初等变换求逆矩阵的方法：设 $\boldsymbol{A}$ 是 n 阶矩阵，$\boldsymbol{E}$ 是 n 阶单位矩阵，对 $n\times 2n$ 矩阵 $(\boldsymbol{A}\,\vdots\,\boldsymbol{E})$ 按标准程序做初等行变换，把子块 $\boldsymbol{A}$ 变成单位矩阵的同时，右半部分 $\boldsymbol{E}$ 就必然变成了 $\boldsymbol{A}^{-1}$.

注意

矩阵进行初等变换时，选一非零元素即主元. 利用行倍缩变换把主元变为1，通过行消去变换把主元所在列的其他元素全都变为0. 每次所选主元必须位于不同的行. 进行变换时，使主元呈左上到右下排列. 求逆矩阵时，变换过程不允许做列变换.

例 3 求矩阵 $\boldsymbol{A}=\begin{pmatrix}0&1&2\\1&1&4\\2&-1&0\end{pmatrix}$ 的逆矩阵.

解 因为

$$(\boldsymbol{A}\,\vdots\,\boldsymbol{E})=\begin{pmatrix}0&1&2&1&0&0\\1&1&4&0&1&0\\2&-1&0&0&0&1\end{pmatrix}\xrightarrow[r_3-2r_1]{r_1\leftrightarrow r_2}\begin{pmatrix}1&1&4&0&1&0\\0&1&2&1&0&0\\0&-3&-8&0&-2&1\end{pmatrix}$$

$$\xrightarrow[r_3+3r_2]{r_1-r_2}\begin{pmatrix}1&0&2&-1&1&0\\0&1&2&1&0&0\\0&0&-2&3&-2&1\end{pmatrix}\xrightarrow{r_1+r_3,\ r_2+r_3}\begin{pmatrix}1&0&0&2&-1&1\\0&1&0&4&-2&1\\0&0&-2&3&-2&1\end{pmatrix}$$

$$\xrightarrow{\left(-\frac{1}{2}\right)r_3}\begin{pmatrix}1&0&0&2&-1&1\\0&1&0&4&-2&1\\0&0&1&-\frac{3}{2}&1&-\frac{1}{2}\end{pmatrix},$$

所以 $A^{-1}=\begin{pmatrix} 2 & -1 & 1 \\ 4 & -2 & 1 \\ -\frac{3}{2} & 1 & -\frac{1}{2} \end{pmatrix}$.

做一做

利用初等变换求下列矩阵的逆矩阵：

(1) $\begin{pmatrix} 1 & -1 & 1 \\ 3 & 0 & 3 \\ -1 & 2 & 0 \end{pmatrix}$;　　(2) $\begin{pmatrix} 1 & 3 & -5 & 7 \\ 0 & 1 & 2 & -3 \\ 0 & 0 & 1 & 2 \\ 0 & 0 & 0 & 1 \end{pmatrix}$.

三、矩阵的初等变换与线性方程组

设含有 m 个方程、n 个变量的线性方程组为

$$\begin{cases} a_{11}x_1+a_{12}x_2+\cdots+a_{1n}x_n=b_1, \\ a_{21}x_1+a_{22}x_2+\cdots+a_{2n}x_n=b_2, \\ \cdots \\ a_{m1}x_1+a_{m2}x_2+\cdots+a_{mn}x_n=b_m. \end{cases}$$

当常数项 b_1，b_2，…，b_m 全为 0 时，方程组称为齐次线性方程组. 当常数项 b_1，b_2，…，b_m 不全为 0 时，方程组称为非齐次线性方程组.

方程组的系数矩阵为

$$A=\begin{pmatrix} a_{11} & a_{12} & \cdots & a_{1n} \\ a_{21} & a_{22} & \cdots & a_{2n} \\ \vdots & \vdots & & \vdots \\ a_{m1} & a_{m2} & \cdots & a_{mn} \end{pmatrix},$$

$$X=\begin{pmatrix} x_1 \\ x_2 \\ \vdots \\ x_n \end{pmatrix},\qquad b=\begin{pmatrix} b_1 \\ b_2 \\ \vdots \\ b_m \end{pmatrix}.$$

将方程组的常数项添加在矩阵 A 的最右边构成一个 $m\times(n+1)$ 矩阵，

$$B=\begin{pmatrix} a_{11} & a_{12} & \cdots & a_{1n} & b_1 \\ a_{21} & a_{22} & \cdots & a_{2n} & b_2 \\ \vdots & \vdots & & \vdots & \vdots \\ a_{m1} & a_{m2} & \cdots & a_{mn} & b_m \end{pmatrix},$$

把矩阵 B 称为方程组的增广矩阵.

线性方程组可以表示为矩阵形式 $AX=b$，式中，A 称为线性方程组的系数矩阵，X 称为变量列，b 称为常数列. 矩阵形式是表示线性方程组的主要形式.

1. 消元法求线性方程组与矩阵初等变换

例 4 用消元法解线性方程组 $\begin{cases}2x_1+x_2+3x_3=5, & (1)\\ x_1+x_2+x_3=4, & (2)\\ 3x_1-3x_2+9x_3=-6. & (3)\end{cases}$

解 $\begin{cases}2x_1+x_2+3x_3=5, & (1)\\ x_1+x_2+x_3=4, & (2)\\ 3x_1-3x_2+9x_3=-6, & (3)\end{cases}\xrightarrow[(3)\times\frac{1}{3}]{(1)\leftrightarrow(2)}\begin{cases}x_1+x_2+x_3=4, & (4)\\ 2x_1+x_2+3x_3=5, & (5)\\ x_1-x_2+3x_3=-2, & (6)\end{cases}$

$$\xrightarrow[(5)-2\times(4)]{(6)-(4)}\begin{cases}x_1+x_2+x_3=4, & (7)\\ -x_2+x_3=-3, & (8)\\ -2x_2+2x_3=-6, & (9)\end{cases}\xrightarrow[-1\times(8)]{(7)+(8)\quad(9)-2\times(8)}\begin{cases}x_1+2x_3=1, & (10)\\ x_2-x_3=3, & (11)\\ 0=0. & (12)\end{cases}\tag{8-12}$$

经消元法得一个含3个未知量、2个有效方程的方程组（8－12），故有一个自由未知量．方程组（8－12）呈阶梯形，选每一台阶第一个未知量为非自由未知量，剩下的 x 为自由未知量，由方程组（8－12）中的式（11）得 $x_2=x_3+3$，代入式（10），得 $x_1=-2x_3+1$，所以原方程组的解为

$$\begin{cases}x_1=-2x_3+1,\\ x_2=\quad x_3+3.\end{cases}$$

方程组（8－12）中“0＝0”的形式是方程的多余方程，去掉它不影响方程组的解．若出现“0＝1”，说明方程组无解．从解方程组的过程看出，消元法求解用到三种变换：交换方程的位置；用数 $k(k\neq0)$ 乘方程；一个方程的 k 倍加到另一个方程．这个变换过程与初等行变换过程是相同的．容易看出消元法求线性方程组主要是在系数之间进行，所以用矩阵形式来表示线性方程组，再对增广矩阵进行初等行变换就可以求解．例4的增广矩阵可以写成

$$\boldsymbol{B}=\begin{pmatrix}2&1&3&5\\1&1&1&4\\3&-3&9&-6\end{pmatrix}\xrightarrow[r_3\times\frac{1}{3}]{r_1\leftrightarrow r_2}\begin{pmatrix}1&1&1&4\\2&1&3&5\\1&-1&3&-2\end{pmatrix}\xrightarrow{r_2-2r_1,r_3-r_1}\begin{pmatrix}1&1&1&4\\0&-1&1&-3\\0&-2&2&-6\end{pmatrix}$$

$$\xrightarrow{r_3-2r_2}\begin{pmatrix}1&1&1&4\\0&-1&1&-3\\0&0&0&0\end{pmatrix}\xrightarrow[r_2\times(-1)]{r_1+r_2}\begin{pmatrix}1&0&2&1\\0&1&-1&3\\0&0&0&0\end{pmatrix}.\tag{8-13}$$

由增广矩阵（8－13）得对应同解方程组 $\begin{cases}x_1=-2x_3+1,\\ x_2=\quad x_3+3,\end{cases}$ 取 x_3 为未知量，$x_3=k$，$k\in\mathbf{R}$，

$$\boldsymbol{X}=\begin{pmatrix}x_1\\x_2\\x_3\end{pmatrix}=k\begin{pmatrix}-2\\1\\1\end{pmatrix}+\begin{pmatrix}1\\3\\0\end{pmatrix}.$$

前面讲过线性方程组的矩阵表示 $\boldsymbol{AX}=\boldsymbol{b}$（设系数矩阵为 $\boldsymbol{A}$，增广矩阵为 $\boldsymbol{B}$．齐次线性方程组表示 $\boldsymbol{AX}=\boldsymbol{0}$）．

从例题中可以看出，用矩阵初等变换求解线性方程组比较简洁、方便．

2. 线性方程组的解

定理 4 n 元线性方程组 $\boldsymbol{A}_{m\times n}\boldsymbol{X}=\boldsymbol{b}$ 有解的充分必要条件是 $R(\boldsymbol{A})=R(\boldsymbol{B})=r$（$\boldsymbol{B}$ 为增广

矩阵）．当 $r=n$ 时，有唯一解；当 $r<n$ 时，有无穷多解．

定理 5　n 元齐次线性方程组 $\boldsymbol{A}_{m\times n}\boldsymbol{X}=\boldsymbol{0}$ 有非零解的充分必要条件是 $R(\boldsymbol{A})<n$．

推论 1　当 $m<n$ 时，齐次线性方程组 $\boldsymbol{AX}=\boldsymbol{0}$ 有非零解．

推论 2　n 元 n 个方程的齐次线性方程组有非零解的充分必要条件是 $|\boldsymbol{A}|=0$；当 $|\boldsymbol{A}|\neq 0$ 时，有唯一零解．

例 5　解线性方程 $\begin{cases} x_1-x_2-3x_3+x_4=1, \\ x_1-x_2+2x_3-x_4=3, \\ 4x_1-4x_2+3x_3-2x_4=6, \\ 2x_1-2x_2-11x_3+4x_4=0. \end{cases}$

解　先把方程组的增广矩阵 $\boldsymbol{B}$ 用初等变换化成阶梯形矩阵

$$\boldsymbol{B}=\begin{pmatrix} 1 & -1 & -3 & 1 & 1 \\ 1 & -1 & 2 & -1 & 3 \\ 4 & -4 & 3 & -2 & 6 \\ 2 & -2 & -11 & 4 & 0 \end{pmatrix} \xrightarrow{r_2-r_1,\ r_3-4r_1,\ r_4-2r_1} \begin{pmatrix} 1 & -1 & -3 & 1 & 1 \\ 0 & 0 & 5 & -2 & 2 \\ 0 & 0 & 15 & -6 & 2 \\ 0 & 0 & -5 & 2 & -2 \end{pmatrix}$$

$$\xrightarrow{r_4+r_2,\ r_3-3r_2} \begin{pmatrix} 1 & -1 & -3 & 1 & 1 \\ 0 & 0 & 5 & -2 & 2 \\ 0 & 0 & 0 & 0 & -4 \\ 0 & 0 & 0 & 0 & 0 \end{pmatrix},$$

得到同解方程组 $\begin{cases} x_1-x_2-3x_3+x_4=1, & (1) \\ 5x_3-2x_4=2, & (2) \\ 0x_4=-4. & (3) \end{cases}$

显然，无论 x_1，x_2，x_3，x_4 取何值都不能使方程组中的式（3）变成恒等式，所以原方程无解．

例 6　解齐次线性方程组

$$\begin{cases} x_1+x_2+x_3+x_4=0, \\ 3x_1+2x_2+x_3+x_4=0, \\ x_2+2x_3+2x_4=0, \\ 5x_1+4x_2+3x_3+3x_4=0. \end{cases}$$

解　把系数矩阵 $\boldsymbol{A}$ 用初等行变换化成阶梯形矩阵：

$$\boldsymbol{A}=\begin{pmatrix} 1 & 1 & 1 & 1 \\ 3 & 2 & 1 & 1 \\ 0 & 1 & 2 & 2 \\ 5 & 4 & 3 & 3 \end{pmatrix} \xrightarrow[r_4-5r_1]{r_2-3r_1} \begin{pmatrix} 1 & 1 & 1 & 1 \\ 0 & -1 & -2 & -2 \\ 0 & 1 & 2 & 2 \\ 0 & -1 & -2 & -2 \end{pmatrix} \xrightarrow[r_2\times(-1)]{r_3+r_2,\ r_4-r_2}$$

$$\begin{pmatrix} 1 & 1 & 1 & 1 \\ 0 & 1 & 2 & 2 \\ 0 & 0 & 0 & 0 \\ 0 & 0 & 0 & 0 \end{pmatrix} \xrightarrow{r_1-r_2} \begin{pmatrix} 1 & 0 & -1 & -1 \\ 0 & 1 & 2 & 2 \\ 0 & 0 & 0 & 0 \\ 0 & 0 & 0 & 0 \end{pmatrix},$$

得到同解方程组

$$\begin{cases} x_1 - x_3 - x_4 = 0, \\ x_2 + 2x_3 + 2x_4 = 0. \end{cases} \quad (x_3, x_4 \in \mathbf{R})$$

$x_3 = k_1$，$x_4 = k_2$，得参数形式的解

$$\begin{cases} x_1 = k_1 + k_2, \\ x_2 = -2k_1 - 2k_2, \\ x_3 = k_1, \\ x_4 = k_2. \end{cases} \quad (k_1, k_2 \in \mathbf{R}).$$

矩阵形式：$\begin{pmatrix} x_1 \\ x_2 \\ x_3 \\ x_4 \end{pmatrix} = k_1 \begin{pmatrix} 1 \\ -2 \\ 1 \\ 0 \end{pmatrix} + k_2 \begin{pmatrix} 1 \\ -2 \\ 0 \\ 1 \end{pmatrix}$.

提示

对于非齐次线性方程组，只要将它的增广矩阵进行初等行变换化成阶梯形矩阵，根据定理 4 就可以判断它是否有解，再进一步简化阶梯形矩阵，然后写出它的解. 对于齐次线性方程组，只需将它的系数矩阵化成阶梯形矩阵，再进一步简化，便可写出它的解.

做一做

1. 用消元法解线性方程组

$$\begin{cases} 2x_1 - 3x_2 + x_3 - x_4 = 3, \\ 3x_1 + x_2 + x_3 + x_4 = 0, \\ 4x_1 - x_2 - x_3 - x_4 = 7, \\ -2x_1 - x_2 + x_3 + x_4 = -5. \end{cases}$$

2. 当 m 取何值时，方程组 $\begin{cases} x + 2y + 3z = mx, \\ 2x + y + 3z = my, \\ 3x + 3y + 6z = mz \end{cases}$ 有非零解？

3. 讨论线性方程组 $\begin{cases} x_1 - 2x_2 + 3x_3 - x_4 = 1, \\ 3x_1 - x_2 + 5x_3 - 3x_4 = 6, \\ 2x_1 + x_2 + 2x_3 - 2x_4 = 8, \\ 4x_1 - 3x_2 + 8x_3 - 4x_4 = 10 \end{cases}$ 的解.

案例回应

对增广矩阵 $\boldsymbol{B}$ 实施初等行变换

$$
\boldsymbol{B}=\begin{pmatrix}1 & -1 & 2 & 1\\1 & -2 & -1 & 2\\3 & -1 & 5 & 3\\-2 & 2 & 3 & -4\end{pmatrix}\xrightarrow[\substack{r_3+(-3)r_1\\r_4+2r_1}]{r_2+(-1)r_1}\begin{pmatrix}1 & -1 & 2 & 1\\0 & -1 & -3 & 1\\0 & 2 & -1 & 0\\0 & 0 & 7 & -2\end{pmatrix}\xrightarrow{r_3+2r_2}
$$

$$
\begin{pmatrix}1 & -1 & 2 & 1\\0 & -1 & -3 & 1\\0 & 0 & -7 & 2\\0 & 0 & 7 & -2\end{pmatrix}\xrightarrow{r_2+r_3}\begin{pmatrix}1 & -1 & 2 & 1\\0 & -1 & -3 & 1\\0 & 0 & -7 & 2\\0 & 0 & 0 & 0\end{pmatrix}
$$

经过行变换后，增广矩阵与系数矩阵的秩相等，则方程组有解；又因 $R(\boldsymbol{A})=R(\boldsymbol{B})=3=n$，所以方程组有唯一解.

解得 $\begin{cases}x_1=\dfrac{10}{7},\\x_2=-\dfrac{1}{7},\\x_3=-\dfrac{2}{7}.\end{cases}$

同步训练 8-3

1. 利用初等变换化下列矩阵为阶梯形矩阵：

(1) $\boldsymbol{A}=\begin{pmatrix}1 & 2 & 2 & 11\\1 & 2 & -3 & -14\\3 & 1 & 1 & 3\\2 & 5 & 5 & 28\end{pmatrix}$；　　(2) $\boldsymbol{B}=\begin{pmatrix}3 & 2 & 0 & 5 & 0\\3 & -2 & 3 & 6 & -1\\2 & 0 & 1 & 5 & -3\\1 & 6 & -4 & -1 & 4\end{pmatrix}$；

(3) $\boldsymbol{C}=\begin{pmatrix}3 & 2 & 9 & 6\\-1 & -3 & 4 & -17\\1 & 4 & -7 & 3\\-1 & -4 & 7 & -3\end{pmatrix}$.

2. 设矩阵 $\boldsymbol{A}$ 的秩为 r，$\boldsymbol{A}$ 中是否一定存在不为零的 $r-1$ 阶子式？是否存在为零的 r 阶子式？是否存在不为零的 $r+1$ 阶子式？

3. 利用初等变换求下列矩阵的秩：

(1) $\boldsymbol{A}=\begin{pmatrix}1 & 0 & 0 & 1\\1 & 2 & 0 & -1\\3 & -1 & 0 & 4\\1 & 4 & 5 & 1\end{pmatrix}$；　　(2) $\boldsymbol{B}=\begin{pmatrix}3 & 2 & -1 & -3 & -1\\2 & -1 & 3 & 1 & -3\\7 & 0 & 5 & -1 & -8\end{pmatrix}$.

4. 利用初等变换求下列矩阵的逆矩阵：

(1) $\boldsymbol{A}=\begin{pmatrix}1 & 2 & 3\\2 & 2 & 1\\3 & 4 & 3\end{pmatrix}$；　　(2) $\boldsymbol{B}=\begin{pmatrix}3 & -2 & 0 & -1\\0 & 2 & 2 & 1\\1 & -2 & -3 & -2\\0 & 1 & 2 & 1\end{pmatrix}$.

5. 判断下列方程组是否有解：

（1）$\begin{cases} x_1 - x_2 - x_3 = 2, \\ 2x_1 - x_2 - 3x_3 = 1, \\ 3x_1 + 2x_2 - 5x_3 = 0; \end{cases}$

（2）$\begin{cases} x_1 + x_2 + 2x_3 + 3x_4 = 1, \\ x_2 + x_3 - 4x_4 = 1, \\ x_1 + 2x_2 + 3x_3 - x_4 = 4, \\ 2x_1 + 3x_2 - x_3 - x_4 = -6. \end{cases}$

6. 求解下列齐次线性方程组：

（1）$\begin{cases} 2x_1 - 3x_2 + 4x_3 - 3x_4 = 0, \\ 3x_1 - x_2 + 11x_3 - 13x_4 = 0, \\ 4x_1 + 5x_2 - 7x_3 - 2x_4 = 0, \\ 13x_1 - 25x_2 + x_3 + 11x_4 = 0; \end{cases}$

（2）$\begin{cases} x_1 + 2x_2 + x_3 - x_4 = 0, \\ 3x_1 + 6x_2 - x_3 - 3x_4 = 0, \\ 5x_1 + 10x_2 + x_3 - 5x_4 = 0. \end{cases}$

7. 求解下列非齐次线性方程组：

（1）$\begin{cases} x_1 + x_2 + x_3 + x_4 = 5, \\ x_1 + 2x_2 - x_3 + 4x_4 = -2, \\ 2x_1 - 3x_2 - x_3 - 5x_4 = -2, \\ 3x_1 + x_2 + 2x_3 + 11x_4 = 0; \end{cases}$

（2）$\begin{cases} 2x_1 + 3x_2 + 5x_3 + x_4 = 3, \\ 3x_1 + 4x_2 + 2x_3 + 3x_4 = -2, \\ x_1 + 2x_2 + 8x_3 - x_4 = 8, \\ 7x_1 + 9x_2 + x_3 + 8x_4 = 0; \end{cases}$

（3）$\begin{cases} 2x + 3y + z = 4, \\ x - 2y + 4z = -5, \\ 3x + 8y - 2z = 13, \\ 4x - y + 9z = -6. \end{cases}$

同步训练 8－3 答案

本章小结

1. 行列式由 n^2 个元素排成 n 行 n 列，表示一个数．行列式的计算方法可以选择概念、性质、按行（列）展开.

2. 克莱姆法则是求 n 元线性方程组的一种方法，当系数行列式 $D \neq 0$ 时，方程有唯一解 $x_1 = \frac{D_1}{D}$，$x_2 = \frac{D_2}{D}$，…，$x_n = \frac{D_n}{D}$.

3. 矩阵由 $m \times n$ 个数排成 m 行 n 列表格，矩阵加法运算、数乘运算统称线性运算，满足交换律、结合律．$\boldsymbol{A}$、$\boldsymbol{B}$ 两矩阵相乘，$\boldsymbol{A}$ 的列数与 $\boldsymbol{B}$ 的行数必须相等，乘积的矩阵每个元素是由 $\boldsymbol{A}$ 的行的元素与 $\boldsymbol{B}$ 的列对应元素积的和组成.

4. $\boldsymbol{A}$，$\boldsymbol{B}$ 为 n 阶矩阵，当 $\boldsymbol{AB} = \boldsymbol{BA} = \boldsymbol{E}$ 时，称 $\boldsymbol{A}$，$\boldsymbol{B}$ 互逆．求逆矩阵的方法有两种：

（1）当 $|\boldsymbol{A}| \neq 0$ 时，有 $\boldsymbol{A}^{-1} = \frac{1}{|\boldsymbol{A}|}\boldsymbol{A}^*$；

（2）作一个 $n \times 2n$ 矩阵 $(\boldsymbol{A} \vdots \boldsymbol{E})$，施行初等行变换把左边 $\boldsymbol{A}$ 变为 $\boldsymbol{E}$，右边得到的就是 $\boldsymbol{A}^{-1}$.

5. 矩阵的初等变换分初等行变换和初等列变换，施行了以下三种变换：交换两行（列）；把非零数乘到某一行（列）；把矩阵的某一行（列）的 k 倍加到另一行（列）.

6. 由矩阵 k 行 k 列交叉处的 k^2 个元素构成了 k 阶子式，一切非零子式的最高阶数就是矩阵的秩．初等变换不改变矩阵的秩，所以可以利用初等行变换将矩阵变为阶梯矩阵，求出矩阵的秩．

7. 消元法求 n 元线性方程组实际上是对系数进行变换，所以需对增广矩阵施行初等行变换，以求线性方程组的解．当系数矩阵的秩与增广矩阵的秩相同即 $R(\boldsymbol{A})=R(\boldsymbol{B})=r$ 时，方程组有解，当 $r=n$ 时，方程组有唯一解；当 $r<n$ 时，方程组有无穷多解．

目标检测

1. 判断题：

（1）关于 x，y 的线性方程组 $\begin{cases}a_1x+b_1y=c_1,\\a_2x+b_2y=c_2.\end{cases}$ 设系数行列式 $D=\begin{vmatrix}a_1 & b_1\\a_2 & b_2\end{vmatrix}$，而 $D_x=\begin{vmatrix}c_1 & b_1\\c_2 & b_2\end{vmatrix}$，$D_y=\begin{vmatrix}a_1 & c_1\\a_2 & c_2\end{vmatrix}$，那么这个方程组的解是 $\begin{cases}x=\dfrac{D_x}{D},\\y=\dfrac{D_y}{D}.\end{cases}$　（　　）

（2）$\begin{vmatrix}a & b\\c & d\end{vmatrix}\xlongequal[\text{第2行减去第1行}]{\text{第1行减去第2行}}\begin{vmatrix}a-c & b-d\\c-a & d-b\end{vmatrix}=(-1)\begin{vmatrix}a-c & b-d\\a-c & b-d\end{vmatrix}=0.$　（　　）

（3）$\begin{vmatrix}6 & 3 & 3\\3 & -3 & 6\\-3 & 4 & 2\end{vmatrix}=3,\ \begin{vmatrix}2 & 1 & 1\\1 & -1 & 2\\-1 & 2 & 1\end{vmatrix}=-36.$　（　　）

（4）方程组 $\begin{cases}a_1x_1+b_1x_2+c_1=0,\\a_2x_1+b_2x_2+c_2=0.\end{cases}$ 当 $\begin{vmatrix}a_1 & b_1\\a_2 & b_2\end{vmatrix}=3$ 时，方程有无穷多解．　（　　）

（5）$\boldsymbol{A}$，$\boldsymbol{B}$ 为任意矩阵，则 $(\boldsymbol{AB})'=\boldsymbol{A}'\boldsymbol{B}'$.　（　　）

（6）设 $\boldsymbol{A}$，$\boldsymbol{B}$，$\boldsymbol{C}$ 为 n 阶矩阵，若 $\boldsymbol{AC}=\boldsymbol{BC}$，则 $\boldsymbol{A}=\boldsymbol{B}$.　（　　）

（7）矩阵经初等变换后，它的秩不变．　（　　）

2. 填空题：

（1）三阶行列式 $\begin{vmatrix}x & y & z\\2 & 0 & 3\\1 & 0 & -1\end{vmatrix}$ 第 2 列中对应于元素 y 的余子式是________，代数余子式是________．

（2）$\begin{vmatrix}a & b\\b^2 & a^2\end{vmatrix}=$________．

（3）$\begin{vmatrix}2 & 0 & 1\\1 & -4 & -1\\-1 & 8 & 3\end{vmatrix}=$________．

（4）5 阶行列式全面展开共有________项．

（5）已知 $D=\begin{vmatrix} a & b & c \\ x & y & z \\ w & u & v \end{vmatrix}=3$，则 $\begin{vmatrix} 2a & 2b & 2c \\ 2x & 2y & 2z \\ 2w & 2u & 2v \end{vmatrix}=$____________.

（6）行列式 $\begin{vmatrix} -2 & 3 & 1 \\ 0 & 2 & 4 \\ -3 & -1 & 2 \end{vmatrix}$ 中元素 4 的代数余子式是____________，余子式是____.

（7）矩阵与行列式主要区分在①行列式是一个________，而矩阵是________；②行列式的行数与列数____________，矩阵的行数和列数____________.

（8）n 阶方阵 $\boldsymbol{A}$ 可逆的充分必要条件是____________.

（9）若矩阵 $\boldsymbol{A}$ 的秩为 r，则它的所有 $r+1$ 阶子式____________.

3. 选择题：

（1）已知 $\begin{vmatrix} 0 & 0 & 0 & 1 \\ a & 0 & 0 & -1 \\ 0 & 2 & 0 & -1 \\ 0 & 0 & 1 & -1 \end{vmatrix}=1$，则 $a=$（　　）.

A. -0.5　　B. 0.5　　C. -2　　D. 2

（2）设矩阵 $\boldsymbol{A}=\begin{bmatrix} a_{11} & a_{12} & a_{13} \\ a_{21} & a_{22} & a_{23} \\ a_{31} & a_{32} & a_{33} \end{bmatrix}$，$\boldsymbol{B}=\begin{bmatrix} 3a_{11} & 3a_{12} & 3a_{13} \\ 3a_{21} & 3a_{22} & 3a_{23} \\ 3a_{31} & 3a_{32} & 3a_{33} \end{bmatrix}$，则 $\boldsymbol{B}=$（　　）.

A. $3\boldsymbol{A}$　　B. $6\boldsymbol{A}$　　C. $9\boldsymbol{A}$　　D. $-3\boldsymbol{A}$

（3）在下列何种情况下，齐次线性方程 $\begin{cases} kx_1+2x_2+x_3=0, \\ 2x_1+kx_2=0, \\ x_1-x_2+x_3=0 \end{cases}$ 仅有零解？（　　）

A. $k\neq -2$　　B. $k\neq 3$

C. $k\neq -2$ 或 $k\neq 3$　　D. $k\neq -2$ 且 $k\neq 3$

（4）已知 $\boldsymbol{A}$、$\boldsymbol{B}$ 都是 n 阶矩阵，则必有（　　）.

A. $|\boldsymbol{AB}|=|\boldsymbol{BA}|$　　B. $\boldsymbol{AB}=\boldsymbol{BA}$

C. $\boldsymbol{A}^{\mathrm{T}}\boldsymbol{B}^{\mathrm{T}}=(\boldsymbol{AB})^{\mathrm{T}}$　　D. $(\boldsymbol{AB})^{-1}=\boldsymbol{A}^{-1}\boldsymbol{B}^{-1}$

（5）设 $\boldsymbol{A}$ 是 $m\times k$ 矩阵，$\boldsymbol{B}$ 是 $k\times n$ 矩阵，$\boldsymbol{C}$ 是 $n\times m$ 矩阵，则下列运算中无意义的是（　　）.

A. $\boldsymbol{ABC}$　　B. $\boldsymbol{BCA}$

C. $\boldsymbol{A}+\boldsymbol{BC}$　　D. $\boldsymbol{A}^{\mathrm{T}}+\boldsymbol{BC}$

（6）设 $\boldsymbol{A}$ 是可逆矩阵，则矩阵方程 $\boldsymbol{XA}=\boldsymbol{B}$ 的解 $\boldsymbol{X}=$（　　）.

A. $\boldsymbol{BA}^{-1}$　　B. $\boldsymbol{AB}^{-1}$　　C. $\boldsymbol{A}^{-1}\boldsymbol{B}$　　D. $\boldsymbol{B}^{-1}\boldsymbol{A}$

（7）把线性方程组的增广矩阵施行初等行变换，其某一行的元素全部为零，则该方程组（　　）.

A. 有多余方程　　B. 有无穷解　　C. 无解　　D. 有唯一解

4. 计算下列行列式的值：

（1）$\begin{vmatrix} 3 & 1 & 1 & 1 \\ 4 & 2 & 4 & 8 \\ 3 & 3 & 9 & 27 \\ -3 & 4 & 16 & 64 \end{vmatrix}$；　　　（2）$\begin{vmatrix} a & 0 & -a \\ 0 & a & b \\ b & a & a \end{vmatrix}$.

5. 设矩阵

$$\boldsymbol{A}=\begin{pmatrix} -2 & 1 \\ 0 & 3 \\ -4 & -2 \end{pmatrix},\ \boldsymbol{B}=\begin{pmatrix} 1 & 2 & 3 \\ 0 & 5 & -4 \\ 2 & 4 & 3 \end{pmatrix},$$

求 $\boldsymbol{BA}$.

6. 求矩阵 $\boldsymbol{A}=\begin{pmatrix} 1 & 2 & 1 \\ 3 & 4 & -2 \\ 5 & -4 & 1 \end{pmatrix}$ 的逆矩阵.

7. 求矩阵 $\begin{pmatrix} 3 & 2 & 0 & 5 & 0 \\ 3 & -2 & 3 & 6 & -1 \\ 2 & 0 & 1 & 5 & -3 \\ 1 & 6 & -4 & -1 & 4 \end{pmatrix}$ 的秩.

8. 解下列齐次方程组：

（1）$\begin{cases} 2x_1+3x_2-x_3+5x_4=0, \\ 3x_1+x_2+2x_3-7x_4=0, \\ 4x_1+x_2-3x_3+6x_4=0, \\ x_1-2x_2+4x_3-7x_4=0; \end{cases}$

（2）$\begin{cases} 3x_1+4x_2-5x_3+7x_4=0, \\ 2x_1-3x_2+3x_3-2x_4=0, \\ 4x_1+11x_2-13x_3+16x_4=0, \\ 7x_1-2x_2+x_3+3x_4=0. \end{cases}$

9. 讨论 λ 取不同值时下列方程组解的情况，并在其有无穷多解时求出其解.

$$\begin{cases} \lambda x_1+x_2+x_3=1, \\ x_1+\lambda x_2+x_3=\lambda, \\ x_1+x_2+\lambda x_3=\lambda^2. \end{cases}$$

10. 用克莱姆法则解线性方程组

$$\begin{cases} 2x_1+x_2-5x_3+x_4=8, \\ x_1-3x_2-6x_4=9, \\ 2x_2-x_3+2x_4=-5, \\ x_1+4x_2-7x_3+6x_4=0. \end{cases}$$

第八章目标检测答案

数学实验八　用 MATLAB 进行矩阵运算

常见的命令如下：

(1) A′：求矩阵 $\boldsymbol{A}$ 的转置矩阵.

(2) A＋B：求矩阵 $\boldsymbol{A}$ 与 $\boldsymbol{B}$ 的和.

(3) A－B：求矩阵 $\boldsymbol{A}$ 与 $\boldsymbol{B}$ 的差.

(4) k＊A 或 A＊k：求实数 k 与矩阵 $\boldsymbol{A}$ 的积.

(5) A＊B：求矩阵 $\boldsymbol{A}$ 与 $\boldsymbol{B}$ 的积.

(6) det(A)：求方阵 $\boldsymbol{A}$ 的行列式的值.

(7) rank(A)：求矩阵 $\boldsymbol{A}$ 的秩.

例　已知 $\boldsymbol{A}=\begin{pmatrix}1&4&7\\2&5&8\\3&6&9\end{pmatrix}$，$\boldsymbol{B}=\begin{pmatrix}-2&4&0\\1&-3&2\\-1&2&2\end{pmatrix}$，求 $\boldsymbol{A}+\boldsymbol{B}$.

解　在命令窗口中输入：

```
>>A=[1,4,7;2,5,8;3,6,9];
>>B=[-2,4,0;1,-3,2;-1,2,2];
>>A+B
```

按回车键，输出结果为

```
ans =
  -1   8   7
   3   2  10
   2   8  11
```

即 $\boldsymbol{A}+\boldsymbol{B}=\begin{pmatrix}-1&8&7\\3&2&10\\2&8&11\end{pmatrix}$.

注意

上述运算中，如果矩阵不满足运算的条件，如加、减运算时两矩阵的维数不同，输出会提示错误.

中国数学史

千年世界名题——“百钱买百鸡”问题

对于不定方程，最值得研究的是求其整数解的问题. 我国北魏时期的著名数学家张丘建是世界上解不定方程获得多个解的第一人. 在他的数学著作《张丘建算经》中，有一个经典问题——“百钱买百鸡”问题：“今有鸡翁一，值钱五；鸡母一，值钱三；鸡雏三，值钱一. 凡百钱买鸡百只，问鸡翁、母、雏各几何?”这段话的意思是：公鸡五块钱一只，母鸡三块钱一只，小鸡一块钱三只. 现在要用 100 块钱买一百只鸡，问：公鸡、母鸡、小鸡各买几只?

设公鸡、母鸡、小鸡各买 x，y，z 只，则有线性不定方程组

$$\begin{cases}5x+3y+\dfrac{1}{3}z=100,\\ x+\ \ y+\ \ \ z=100.\end{cases}$$

消去 z，再化简，得 $7x+4y=100$.

从这个二元一次不定方程出发，就很容易求出正整数解. 该问题有三组正整数解，即

$$\begin{cases}x=4,\\ y=18,\\ z=78,\end{cases}\quad\begin{cases}x=8,\\ y=11,\\ z=81,\end{cases}\quad\begin{cases}x=12,\\ y=4,\\ z=84.\end{cases}$$

从古至今，许多著作上都载明了这三组解. 在《张丘建算经》术文中其实还有几句“画龙点睛”的话：“鸡翁每增四，鸡母每减七，鸡雏每益三，即得.”这句话道破了三组解 x，y，z 之间的增减变化，即

$$\begin{cases}x=4\xrightarrow{\text{增}4}\\ y=18\xrightarrow{\text{减}7}\\ z=78\xrightarrow{\text{益}3}\end{cases}\begin{cases}x=8\xrightarrow{\text{增}4}\\ y=11\xrightarrow{\text{减}7}\\ z=81\xrightarrow{\text{益}3}\end{cases}\begin{cases}x=12,\\ y=4,\\ z=84.\end{cases}$$

经过 1 500 年，直到 20 世纪，我国数论专家闵嗣鹤和严士健两位先生合著了《初等数论》，在提到本问题时，又补充了一组解，即 $\begin{cases}x=0,\\ y=25,\\ z=75.\end{cases}$

这就把原先的正整数解推广到非负整数解. 这组新解与原来的三组解之间仍然符合“增四，减七，益三”的规律. 研究这个千年世界名题，至今还有新意，这让这个问题成为一个经典的数学问题.

* 第九章

临床决策分析

导读

除了本能的举动外，人们几乎每时每刻都在进行决策，决策的正确与否是事情成败进退的关键. 例如，医生在诊治病人时，对已经明确诊断的病人要决定治疗方案，是否需要外科手术，若用药物治疗，决定所用药物的类型、剂量等. 对需要明确诊断的患者要决定需进行哪些辅助诊断或检查，如化验、做心电图、活组织检查等. 特别是在安排某些费用昂贵或病人要承受相当大的痛苦甚至要冒一定风险的特殊临床检验或手术时，更要求医生全面考虑这项检验或手术的诊断价值，权衡利弊得失，做出恰当的决策. 本章将阐述一些有关决策的基本概念和基本方法，简单介绍医务工作者在临床诊治和临床检验中，如何应用数学模型和模拟方法对病例诊治做出合理有效的决策的例子.

学习目标

（1）掌握矩阵决策法、决策树法、检验诊断的决策分析方法、代价—效益分析法.
（2）理解决策的基本概念、基本思想.
（3）了解决策的程序、基本步骤、常用的决策方法.
（4）能运用所学知识进行临床决策分析.

素质目标

（1）养成对工作极端热忱、视病人如亲人的作风.
（2）提高医疗技术、临床分析决策能力.

第一节 决策的基本概念

一、决策的特点

由于决策总是为了解决某一问题而进行的，是行动之前的决定，是面向未来为解决将要发生的我们不一定能控制的问题而在一些可行的方案中选择一个最优方案，因此，决策具有针对性、现实性、风险性和择优性．这些属性往往是伴随决策行为的发生而产生的，是评价决策行为的标志.

二、决策的结构

决策一般包括三个方面：一是影响决策的内在因素，这些因素一般是不受决策控制的客观存在的条件；二是决策者可以采取的备择行动方案；三是选择方案的标准和方法.

三、决策的程序

决策通常分六个步骤进行：

（1）情报信息的收集与沟通.

（2）确定决策目标.

（3）拟定可供选择的方案.

（4）建立方案的数学模型并对方案的结果进行评估.

（5）选择方案.

（6）方案的实施与反馈.

四、常用的决策方法

从类型不同来分，决策方法一般可归纳为确定型决策方法、概率型决策方法、不确定型决策方法以及综合评价方法四种.

1. 确定型决策方法

确定型决策方法是指每一种可供选择方案所需要的条件都是已知的，并能预先准确地了解决策的必然后果．其准则是简单地选择最佳结果的方案.

确定型决策方法很多，在此不详述.

2. 概率型决策方法

概率型决策方法是指各种可行方案所需要的条件大都是已知的，但每一方案的执行都会出现几种不同的结果，由以往的经验或某些资料可以得知各种结果出现的概率．由于影响决策效果的客观因素不确定，这类决策存在风险，因此又被称为风险型决策方法.

风险型决策问题要具备下列五个条件：①存在着决策人企图达到的一个明确目标；②存在着决策人可以选择的两个以上的行动方案；③存在着不以决策人的主观意志为转移的两种以上的客观状态或自然状态；④不同的行动方案在不同自然状态下的损益数值（即风险值、损益函数值等）可以计算出来；⑤未来将出现哪种自然状态决策人不能肯定，但其出现的概率决策人大致可以预先估计出来．在医疗实践中常常遇到的就是风险型决策问题.

常用的概率型决策方法包括最大概率法、期望值法、边际分析法、连续变量问题的决策法等. 其中用得最多的是期望值法. 利用“期望值”决策的方法有矩阵决策法和决策树法，后面将详细介绍这两种方法.

3. 不确定型决策方法

不确定型决策方法多用于各种可行方案出现的结果未知，对将来可能发生的情况掌握不了，因而出现的概率也无法预测，主要靠决策者的经验和想象作出判断的决策方法. 在这种情况下，由于决策者的经验、观点不同而采取的决策标准不同，其方法也不一样. 一般地，这类决策方法有华德决策准则（小中取大法）、赫威斯决策准则（大中取小法）、萨凡奇决策准则（后悔值大中取小法）和拉普拉斯决策准则（等同概率法）四种类型.

4. 综合评价方法

此方法主要用于多指标的方案选择，包括对易计量因素和不易计量因素的综合评价.

同步训练 9－1

同步训练 9－1 答案

1. 决策的特点是什么？
2. 决策有哪些方法？

第二节 临床决策的基本思想

医疗实践的问题中总是包含着许多不可控因素，如病人的主观感受可以因人而异；检验样本的采集、化验的结果等常有误差甚至差错；同样的疾病，不同性别、年龄、体质的病人表现方式和反映程度各异，疗效也不同；对同一个患者，不同医生处理的方式不尽相同. 因此，医务工作者多是在具有不确定的有时是无法预测的条件下做出决策的，并且要承担所做出的诊断或治疗的决策的风险. 如误诊、药物的副作用、手术治疗的不成功、病情的突然变化等，这些又都直接关系到病人的身体、精神、经济等方面的得失，甚至生命的安危. 所以，临床决策问题不能单凭决策者的直观认识或临床经验做出判断和决定，往往需采用一种合乎逻辑的系统方法. 这种方法可以补充或改善医务工作者单凭医学知识和经验所做的临床判断，辅助他们选择诊断和处理中的最优方案，减少盲目性，提高医疗水平.

一、确定决策的目标

决策目标是决策的首要任务，它取决于决策所需要解决问题的性质、特点和范围. 医务工作者的任务就是救死扶伤、防病治病、提高人民的健康水平. 这些也是医务工作者决策时的基本出发点和评价准则.

病人前来就诊时，医生要询问病情、病史，让病人做一些必要的化验和检查. 这些可以看成医生开始收集情报资料. 医生利用不同疾病的各种临床表现的医学知识，对收集的资料进行分析、综合评价，初步做出符合病人资料的诊断，确定亟待解决的问题，构成决策目标. 如果明确诊断的把握性不大，则应继续收集资料或进行观察，直至得到足够的依据才能构成决策目标.

二、拟定可供选择的方案

拟定备择行动方案是决策的基础，它取决于决策者对要处理的事情规律性的了解程度.

临床决策的基本思想

如上所述，当医生对病情做出明确诊断后，就要利用疾病的成因、发展以及不同的治疗方案对疾病的效应等知识，拟定多种治疗方案. 此时，应全面考虑与决策构成有关的因素. 如不同阶段对患者应采取的有关诊断和处理的措施，拟定各种方案所必需的临床检查结果，患者病情可能出现的突变及相应的措施，与拟定的治疗方案有关的各种可能的中间结果和最后的结果等.

三、选择决策方案

选择方案是决策过程中最关键的环节，即运用定性、定量、定时的分析方法，评价预定的各种可行方案的效能、代价和价值，并从中选择一个代价小、时间短、效果优、最易于实现目标的行动方案.

临床决策过程中，尽管临床医生具有丰富的医学知识和诊治疾病的经验，通常能很快拟出诊治方案，但临床问题中总是存在事先难以控制的客观因素，使得医生无论采用哪一个方案都可能出现几种好坏不同的结果. 这些因素干扰了方案的选择和评价. 例如，一位妊娠八个月的妇女长期患有闭尿症和肾衰竭，因并发肺炎前来急诊，是否对此妇女施行引产术. 医生有两个方案，这两个方案实施后有四种可能结果. 一种方案是施行引产术，此时胎儿可能存活也可能死亡，孕妇可能在手术中死亡，可能手术后因严重的肾功能衰竭死亡，也可能存活. 另一种方案是不施行引产术，此时可能继续妊娠导致孕妇和胎儿同时死亡，也可能直至临产无一死亡. 此孕妇病情复杂，胎儿在腹中健康状况难以控制，使得方案实施后的结果难以预料，因而方案的优劣难以评定. 有时还会遇到需要达到的目标不止一个，而这些目标又相互矛盾的情形，选择的各个方案的结果都有比较接近的目标，同时又都有差距较大的目标，此时更难以选择最佳方案. 例如，诊治一个同时患有肝炎和糖尿病的患者时，很难找出兼治两种疾病的最优方案.

临床上通常以最优期望值准则作为评估的标准. 哪一个方案是所得到最优效果的可能性最大或者能够在多次实施中得到的总体效果最好，即患者付出的代价最小而获得的治疗效果最好的方案，就是应当选择的最优方案.

一般地，临床决策过程可用图 9－1 所示的流向图表示. 由于病情随时可能发生变化，处理治疗的方案也必须随时修改补充，因此实际中的任何一个临床决策过程都比图 9－1 所示的过程复杂得多. 有时甚至在明确诊断前就必须给病人一定的处理. 如胆石症、肾绞痛、肠梗阻等疾病都可能引起腹部绞痛，因此对于急性腹绞痛的患者应先找出病因. 但临床上对这类患者往往在没有查明

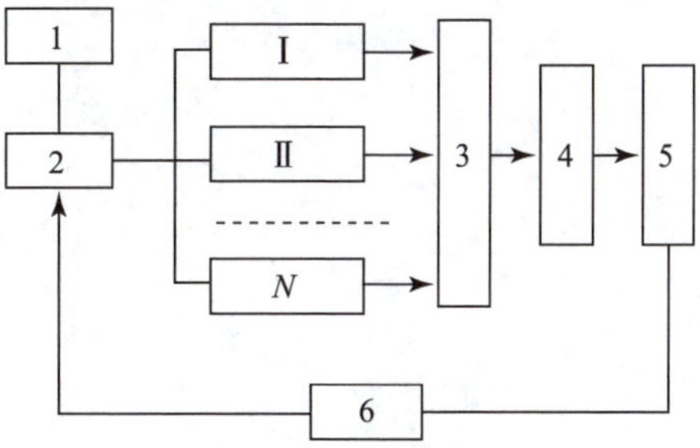

图 9－1

1—病人资料；2—决策目标；3—预期效果潜在问题；4—决策；5—实施；6—反馈；Ⅰ，Ⅱ，…，N—治疗方案

病因做出治疗决策前就要先进行解痉处理.

同步训练 9－2

1. 临床决策的基本思想是什么?
2. 怎样选择决策方案?

同步训练 9－2 答案

第三节　矩阵决策法

矩阵决策法是风险型决策中常用的方法，临床上常用于评价某一种临床检验的诊断价值及辅助外科医生对治疗方案进行决策.

所谓临床检验，是指探求有关病人所患疾病信息的任何一种手段，包括问诊、体检、化验、B 超、X 射线、CT、磁共振等检查以及其他特殊检查.

一、矩阵决策法的基本要素

一般地，矩阵决策法必须具备以下四个要素：

(1) 状态变量指可能影响决策结果的各种客观外界情况或自然状态，是不可控因素，记为 $x_j(j=1, 2, \cdots, n)$，所有自然状态的集合记为 $X=\{x_1, x_2, \cdots, x_n\}$；

(2) 决策变量指决策者所采取的各种行动方案，是可控因素，记为 $A_i(i=1, 2, \cdots, m)$，并设 $A=\{A_1, A_2, \cdots, A_m\}$ 为所有方案的集合；

(3) 各种自然状态出现的概率，记为 $P(x_j)$ $(j=1, 2, \cdots, n)$，并有 $0\leqslant P(x_j)\leqslant 1$，$\sum\limits_{j=1}^{n} P(x_j)=1$；

(4) 在第 j 种自然状态下选取第 i 种方案所得结果的损益值记为 V_{ij}.

将四个要素中的各种数据制成表 9－1，就称为矩阵决策表.

表 9－1

自然状态 X / 出现概率 P / 各种结果的损益值 V_{ij} / 行动方案 A	x_1	x_2	$\cdots$	x_j	$\cdots$	x_n	期望值 $M(A)$
	$P(x_1)$	$P(x_2)$	$\cdots$	$P(x_j)$	$\cdots$	$P(x_n)$	
A_1	V_{11}	V_{12}	$\cdots$	V_{1j}	$\cdots$	V_{1n}	$M(A_1)$
A_2	V_{21}	V_{22}	$\cdots$	V_{2j}	$\cdots$	V_{2n}	$M(A_2)$
$\vdots$	$\vdots$	$\vdots$		$\vdots$		$\vdots$	$\vdots$
A_i	V_{i1}	V_{i2}	$\cdots$	V_{ij}	$\cdots$	V_{in}	$M(A_i)$
$\vdots$	$\vdots$	$\vdots$		$\vdots$		$\vdots$	$\vdots$
A_m	V_{m1}	V_{m2}	$\cdots$	V_{mj}	$\cdots$	V_{mn}	$M(A_m)$
决策→$\max\{M(A)\}$ 或 $\min\{M(A)\}$							

若令

$$\boldsymbol{B}=\begin{pmatrix}V_{11} & \cdots & V_{1n}\\ \vdots & & \vdots\\ V_{m1} & \cdots & V_{mn}\end{pmatrix},\ \boldsymbol{M}(A)=\begin{pmatrix}M(A_1)\\ M(A_2)\\ \vdots\\ M(A_m)\end{pmatrix},\ \boldsymbol{P}=\begin{pmatrix}P(x_1)\\ P(x_2)\\ \vdots\\ P(x_n)\end{pmatrix},$$

则有

$$\boldsymbol{M}(A)=\boldsymbol{BP}=\begin{pmatrix}V_{11} & \cdots & V_{1n}\\ \vdots & & \vdots\\ V_{m1} & \cdots & V_{mn}\end{pmatrix}\begin{pmatrix}P(x_1)\\ P(x_2)\\ \vdots\\ P(x_n)\end{pmatrix}=\begin{pmatrix}\sum\limits_{j=1}^{n}V_{1j}P(x_j)\\ \vdots\\ \sum\limits_{j=1}^{n}V_{mj}P(x_j)\end{pmatrix},$$

其中概率 $P(x_j)$ 可以是先验概率，也可以是后验概率.

例 1　考虑临床检验中最简单的情况，检验只有两个结果：阳性（T）和阴性（$\bar{T}$）；相应的诊断也有两种结果：有某种疾病（D）和无某种疾病（$\bar{D}$）. 综合考虑共有四种可能的组合：(T, D)、(T, $\bar{D}$)、($\bar{T}$, D) 和 ($\bar{T}$, $\bar{D}$)，分别被称为真阳性、假阳性、假阴性及真阴性. 如果检测 m 例，其中真阳性 a 例，假阳性 b 例，假阴性 c 例，真阴性 d 例. 将这些结果列成一个 2×2 表，便是一个简单的矩阵决策表，如表 9－2 所示. 利用矩阵决策法可以把诊断的结果与临床或病理学的结论联系起来，然后再定量地分析检验的价值，做出决策.

表 9－2

诊断结果 / 病例数 / 检验结果	有疾病（D）	无疾病（$\bar{D}$）	合　计
阳性（T）	a	b	$a+b$
阴性（$\bar{T}$）	c	d	$c+d$
合　计	$a+c$	$b+d$	$m=a+b+c+d$

二、矩阵决策法的求解步骤及其应用

（1）根据实际问题给出的条件列出矩阵决策表.

（2）根据最优期望值准则选出最优方案. 所谓最优期望值准则，是指利用公式

$$M(A_i)=\sum_{j=1}^{n}P(x_j)V_{ij}$$

计算每个行动方案的期望值，加以比较后，再由决策目标的要求选择期望值最大（或最小）的那个方案，即最优方案. 如果矩阵决策表中的元素 V_{ij} 是损益值，且决策目标是收益最大，则采取期望值最大的行动方案. 如果 V_{ij} 是损失值，决策目标又是使损失最小，则应选取期望值最小的行动方案. 若遇两个方案 A_i 与 A_j 的期望值相等，则比较这两个方案的期望值与

其下界值即 $\min\{V_{ij}\}$ 的差，差额小者为最优方案.

例 2 某出租汽车公司在甲、乙、丙三处设立了租车与还车处. 顾客可由甲、乙、丙三处任一处租车，也可在这三处任一处还车，其概率如表 9 - 3 所示. 已知顾客在这三处租车是等可能的，如果该公司想选择一处设立汽车保修厂，问：设于何处较适宜？

表 9 - 3

租车处 / 租车概率 / 还车概率 / 还车处	甲	乙	丙
	$P(甲)=\frac{1}{3}$	$P(乙)=\frac{1}{3}$	$P(丙)=\frac{1}{3}$
甲	0.8	0.2	0.2
乙	0.2	0	0.2
丙	0	0.8	0.6

解 将还车概率看作设立汽车保修厂的损益值，则有

$$\boldsymbol{B}=\begin{pmatrix}0.8 & 0.2 & 0.2\\ 0.2 & 0 & 0.2\\ 0 & 0.8 & 0.6\end{pmatrix},\quad \boldsymbol{P}=\begin{pmatrix}\frac{1}{3}\\ \frac{1}{3}\\ \frac{1}{3}\end{pmatrix},$$

$$\boldsymbol{M}(A)=\boldsymbol{BP}=\begin{pmatrix}0.8 & 0.2 & 0.2\\ 0.2 & 0 & 0.2\\ 0 & 0.8 & 0.6\end{pmatrix}\begin{pmatrix}\frac{1}{3}\\ \frac{1}{3}\\ \frac{1}{3}\end{pmatrix}=\begin{pmatrix}0.40\\ 0.13\\ 0.47\end{pmatrix}.$$

由计算的期望值知，经过一定时期的经营后，该公司的每一部汽车将被还到甲处的概率为 0.40，还到乙处的概率为 0.13，还到丙处的概率为 0.47. 也可以理解为，经过一定时期的经营后，甲处将拥有该公司出租汽车总数的 40%，乙处将拥有出租汽车总数的 13%，丙处将拥有出租汽车总数的 47%. 因此，汽车保修厂选在丙处设立较适宜.

例 3 一个病人患某种疾病，该疾病可表现为 4 个病型：Q_1、Q_2、Q_3 和 Q_4；医生可以采取下述 5 种治疗方法中的一种：放射疗法（A_1）、化学疗法（A_2）、手术疗法（A_3）、药物疗法（A_4）和针灸疗法（A_5）. 已知此疾病表现为各种病型的概率 $P(Q_i)$ 及各种治疗方法对不同病型的损益值 V_{ij} 如表 9 - 4 所示，试求最优决策.

解 把损益值、各种病型出现的概率等用矩阵形式表示如下：

$$\boldsymbol{B}=\begin{pmatrix}4 & 5 & 6 & 7\\ 2 & 4 & 6 & 9\\ 5 & 7 & 3 & 5\\ 2 & 5 & 8 & 8\\ 3 & 5 & 5 & 5\end{pmatrix},\quad \boldsymbol{P}=\begin{pmatrix}0.2\\ 0.4\\ 0.1\\ 0.3\end{pmatrix},$$

则有

$$M(A)=BP=\begin{pmatrix}4&5&6&7\\2&4&6&9\\5&7&3&5\\2&5&8&8\\3&5&5&5\end{pmatrix}\begin{pmatrix}0.2\\0.4\\0.1\\0.3\end{pmatrix}=\begin{pmatrix}5.5\\5.3\\5.6\\5.6\\4.6\end{pmatrix}.$$

由计算的期望值知道，手术疗法（A_3）和药物疗法（A_4）同样比较好．记各方案的期望值与其下界的差为 $E(A_i)$，则

$$E(A_i)=M(A_i)-\min\{V_{ij}\}.$$

于是

$$E(A_3)=5.6-3=2.6;E(A_4)=5.6-2=3.6.$$

可见最优决策为采用手术治疗方法.

表 9－4

治疗方法 \ 损益值 \ 出现概率 \ 表现病型	Q_1 $P(Q_1)=0.2$	Q_2 $P(Q_2)=0.4$	Q_3 $P(Q_3)=0.1$	Q_4 $P(Q_4)=0.3$
A_1	4	5	6	7
A_2	2	4	6	9
A_3	5	7	3	5
A_4	2	5	8	8
A_5	3	5	5	5

临床实践中，外科医生常常遇到对某些急诊病例是否要采用手术治疗的决策问题．虽然手术治疗任何疾病都要冒一定的风险，但要求手术所冒风险不能超过疾病本身的危险性．由于缺乏用来比较手术风险与疾病危险性的定量依据，因此临床上外科医生对某些患者是否施行手术难以做出最优决策．常用下述的矩阵决策辅助解决这一问题．

外科医生施行手术的目的是使病人得以继续生存的可能性最大．用 p 表示病情尚未恶化的病人动手术致死的概率（即通常情况下，病人动手术的风险）；$1-p$ 表示手术后病人继续生存的概率．用 q 表示病情恶化、生命危急时被迫紧急手术的风险大小（$0<p<q<1$）；$1-q$ 表示紧急手术后，病人继续生存的概率．

用 D 表示疾病，有两个可能状态：D_1——病情恶化、要求紧急手术；D_2——不使病情恶化．用 A 表示外科医生的策略，也有两种方案：A_1——按常规动手术；A_2——只在病情危急时才紧急手术．以 λ 表示病情已恶化需紧急处理（D_1）的概率，则 $1-\lambda$ 表示 D_2 发生的概率．于是，在组合（A_1，D_1）和（A_1，D_2）下，医生获得的收益值都是 $1-p$；在组合（A_2，D_1）下，收益值是 $1-q$；在组合（A_2，D_2）下，病情没有恶化，医生也不动手术，无任何风险，所以收益值为 1．列出矩阵决策表如表 9－5 所示．

计算出两种方案的期望值：

$$M(A_1)=\lambda(1-p)+(1-\lambda)(1-p)=1-p,$$

$$M(A_2)=\lambda(1-q)+(1-\lambda)=1-\lambda q.$$

由于 p 表示常规手术的风险大小，λq 表示疾病的危险性大小．因此，当 $p<\lambda q$ 时，$M(A_1)>M(A_2)$，表示手术风险小于疾病的危险性．此时，应采取方案 A_1，即按常规施行手术是最优决策．

表 9－5

状态 / 出现概率 / 损益值 / 行动方案	D_1	D_2	期望值
	$P(D_1)=\lambda$	$P(D_2)=1-\lambda$	
A_1	$1-p$	$1-p$	$M(A_1)$
A_2	$1-q$	1	$M(A_2)$

同步训练 9－3

1. 简述矩阵决策法的步骤．
2. 矩阵决策法是按什么准则决策的？

同步训练 9－3 答案

第四节　决 策 树 法

决策树是一种能够有效地表达复杂的决策问题的数学模型，常用于多级决策中．在决策方案与客观状态有关联时，一个决策方案执行后可能出现某一些客观状态，另一个决策方案执行后可能出现另一些客观状态，或者虽然出现的是同样一些客观状态，但概率分布各不相同．此时矩阵决策法就无法采用而需用决策树法．决策树法是决策分析的一种图解表示法，可为决策者构造出一个有秩序的、合理的、完整的决策过程，还可以帮助决策者检验全部的可能结果．这种方法层次清楚，形象直观，便于掌握，因而应用十分广泛．

在临床决策中，由于疾病表现的多样性和复杂性，常常有多种处理方案可供选择．各种处理方案的结果各不相同，检验诊断又存在假阳性和假阴性，各种不可控因素更是时时干扰着决策．在如此复杂的多阶段决策中，决策树法乃是不可缺少的重要工具．

一、决策树模型的构造

把方案的一连串因素，按它们的相互关系用树形图表示出来就构成了决策树．它的一般结构如图 9－2 所示．

1. 决策节点和方案分支

决策树图中，“□”表示决策节点，从它引出的线段分支叫方案分支，每条分支代表一个行动方案，存在“剪枝”问题．为了表示方案的差别，可在线段上注明方案号及方案内容．在决策节点，决策者必须在几种方案中选取一种，从决策节点出发沿着哪条分支进行下去，是由决策者控制的．临床上决策者主要是医生，有时还需要征求病人及其家属的意见．

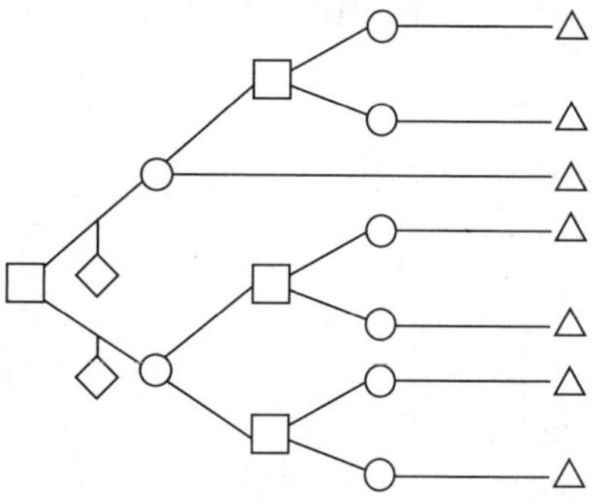

图 9－2

□—决策节点；○—状态节点；
△—结果节点；◇—输入时的附加条件

2. 状态节点和概率分支

决策树图中，“○”表示状态节点（又称机遇节点），由它引出的线段分支叫概率分支．分支的数量反映所有的状态数量．为了表明状态的差别，可以在线段上注明状态的编号、内容和出现的概率．在状态节点上产生的结果往往不由决策者控制，从此节点出发沿哪条分支进行下去是个随机事件，机遇的大小用概率表示．

3. 结果节点和附加条件

决策树图中，“△”表示结果节点（“△”可省略）．其旁边标出的数字表示每一个方案在其相应自然状态下的收益或损失的数值．图中的“◇”表示输入时的附加条件（不一定需要），如企业的投资等．

决策树法

二、决策树法的步骤

第一步，从左到右建立树模型．

从最左端的决策方框开始，按行动方案的数量先画出若干条树干线段，并分别到达若干个节点．再从节点开始，按可能出现的状态数量又画出若干条树枝线段，并分别到达若干个节点……如此继续下去，直到出现全部可能结果，便构成了决策树．

第二步，由右至左计算期望值并选择方案．

为了进行定量分析，需要计算决策树上各节点后每个概率分支的概率与利益值，然后进行比较，从中选出最佳方案．

例 1　某一土建工程，施工管理人员要决定下月是否开工．若开工后天气好，则可按期完工并获得 5 万元；如果开工后天气不好，则将损失 1 万元．若不开工，不论天气好坏都要付窝工损失费 0.1 万元．据过去的统计资料，预测出下月天气好的概率为 0.2，天气不好的概率为 0.8，为使收益最大、损失最小，决策人应从开工和不开工两个方案中做何决策？

解　按题中所给数据列出表 9－6．

表 9－6

自然状态	自然状态的概率	损益值/万元	
		开工	不开工
天气好	0.2	5.0	－0.1
天气不好	0.8	－1.0	－0.1

画出决策树图，如图 9－3 所示.

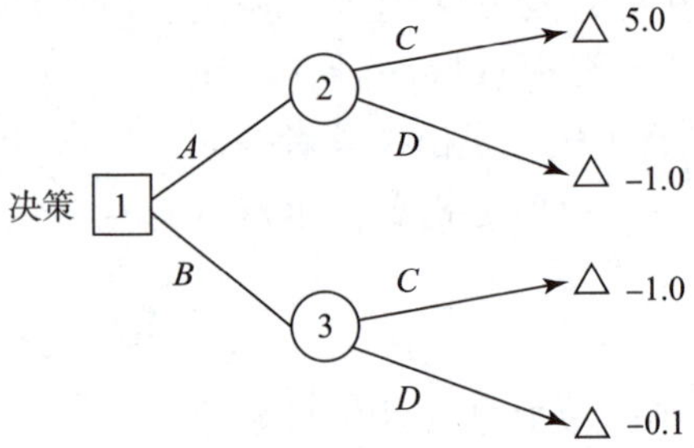

图 9－3

□—决策节点；○—状态节点；△—结果节点

计算收益期望值：

点②：

$$0.2\times5.0+0.8\times(-1.0)=0.2.$$

点③：

$$0.2\times(-0.1)+0.8\times(-0.1)=-1.0.$$

比较两个方案的收益期望值后选择开工方案.

例 2 胰腺癌患者常因赘瘤而死亡，是采用外科切除不能治愈的原因之一. 由于不能在疾病的早期做出诊断，因而在手术前已发生转移. Sisson J C 等构成了一个关于胰腺癌的决策树模型. 假定有一种新的安全检验，能比较早地查出胰腺癌. 这种检验的真阳性率为 85%，假阳性率为 5%. 现在对 1 000 个胰腺癌可疑病例做回顾性研究，其中 12 例有胰腺赘瘤. 构成决策树模型如图 9－4 所示.

从树图的最上端的决策节点出发，医生在给病人"检验"和"不检验"两个方案中做出抉择. 如果不检验，沿着右方树干枝到达状态节点 A，在此节点分别以概率 0.988 和 0.012 产生两个结果：1 000 例中有 988 例不是胰腺癌患者和有 12 例是胰腺癌患者，并且这 12 例因没有得到诊治而死亡. 如果检验，则沿着左方树干枝到达状态节点 B，在此节点以概率 0.988 产生非癌病例和以概率 0.012 产生癌症病例. 对于非癌病例，又沿右边树枝到达状态节点 C，由于检验有 5% 的假阳性率，所以分别以 0.95 和 0.05 的概率产生检验阴性和检验阳性. 若检验结果为阳性，再沿树枝到达状态节点 E，此时做胰腺全切除术可产生病人存活但胰腺丧失或病人因手术死亡两个结果. 前者的概率为 0.90，预期有 44 例，他们的最终结果是：非癌，但胰腺机能丧失；后者的概率为 0.10，预期有 5 例，最后的结果是：非癌，但因手术死亡. 对于确诊的胰腺癌病例，沿左边树枝到达状态节点 D，以后出现的分支结果及其概率如图 9－4 所示.

此例中，若 1 000 例病人都不做检验，因胰腺癌死亡者仅 12 例. 进行这种"新而安全"的检验后，因癌死亡加上手术死亡的有 12.5 例，其中有 5 例是非癌患者因手术而死亡的. 此外，1 000 例中还有 44 例非癌患者被切除了胰腺，使他们的健康受到了损害. 这个事实说明，对于日益增多的各种临床检验，由于其不同程度地存在假阳性率，如果不做定量的决策分析而盲目应用于临床实践，就有可能使病人受到不应有的损害.

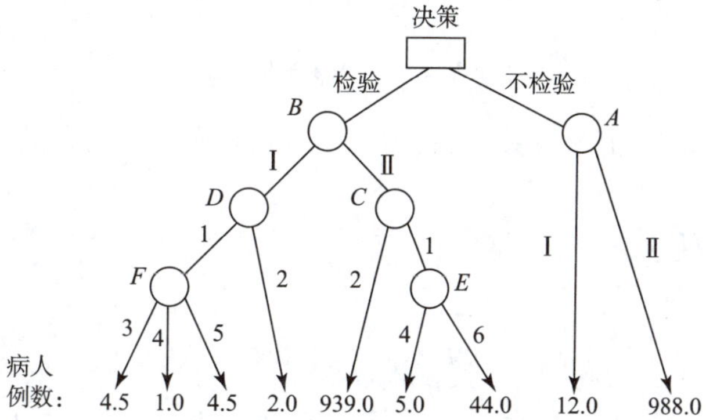

图 9-4

1—检验阳性 $\begin{cases} P(\text{癌})=0.8, \\ P(\text{非癌})=0.05; \end{cases}$ 2—检验阴性 $\begin{cases} P(\text{癌})=0.2, \\ P(\text{非癌})=0.95; \end{cases}$

3—治愈（$p=0.45$）；4—手术死亡（$p=0.10$）；5—手术，因癌死亡（$p=0.45$）；

6—手术存活，但丧失胰腺（$p=0.90$）；Ⅰ—癌（$p=0.012$）；Ⅱ—非癌（$p=0.988$）

同步训练 9-4

同步训练 9-4 答案

算出例 2 中状态节点 A、B 两点的数学期望值，并判断是否让病人做检验.

第五节　检验诊断的决策分析

一、检验的似然比

（一）检验的灵敏度和特异度

计算第三节中例 1 的各种可能组合的百分率.

1. 真阳性百分率

由于 m 例中确诊患疾病 D 者有（$a+c$）例，检验阳性者有 a 例，所以真阳性（TP）百分率为

$$TP=\frac{a}{a+c}\times 100\%.$$

如果 m 充分大，TP 值就表示患疾病 D 的病人做该项检验结果为阳性的概率，记作 $P[T\mid D]$.

2. 假阳性（FP）百分率

$$FP=\frac{b}{b+d}\times 100\%.$$

若 m 充分大，则 FP 值表示不患疾病 $\bar{D}$ 的人做该项检验结果为阳性的概率，记作 $P[T\mid \bar{D}]$.

3. 假阴性（FN）百分率

$$FN=\frac{c}{a+c}\times 100\% .$$

当 m 充分大时，FN 值表示患疾病 D 的人做该项检验结果为阴性的概率，记作 $P[\bar{T}\mid D]$.

显然，$FN=1-TP$.

4. 真阴性（TN）百分率

$$TN=\frac{d}{b+d}\times 100\% .$$

当 m 充分大时，TN 值表示不患疾病 $\bar{D}$ 的人做该项检验结果为阴性的概率，记作 $P[\bar{T}\mid\bar{D}]$.

显然，$TN=1-FP$.

定义1 假定某项临床检验的阳性判据已经确定，并用以区分疾病 D 与非疾病 $\bar{D}$ 这两个状态，则称真阳性率 $P[T\mid D]$ 为该项检验的灵敏度，称真阴性率 $P[\bar{T}\mid\bar{D}]$ 为该项检验的特异度.

（二）检验的似然比

某项检验的诊断价值可根据灵敏度和特异度来做出评价. 灵敏度和特异度越高，表示这项检验对于疾病 D 的识别能力和对非疾病 $\bar{D}$ 的鉴别能力越强，漏诊和误诊的可能性越小.

定义2 称真阳性百分率与假阳性百分率之比为该项诊断检验的似然比，记为 LR.

即
$$LR=\frac{TP}{FP}=\frac{P[T\mid D]}{P[T\mid\bar{D}]}.$$

因此，某项检验的似然比 LR 越大，真阳性百分率越大而假阳性百分率越小，此项检验的诊断价值越高.

例1 对450例病人做肝扫描检查，肝脏的病理状况由活检确定，得矩阵决策如表9－7所示.

表9－7

检查结果 \ 病例数 \ 病型	肝癌 有（D）	肝癌 无（$\bar{D}$）	合计例数
阳性（T）	260	81	341
阴性（$\bar{T}$）	50	59	109
合计例数	310	140	450

由定义可分别得出肝扫描的灵敏度和特异度如下：

$$灵敏度（TP）=\frac{260}{260+50}\times 100\% =83.9\% ;$$

$$特异度（TN）=\frac{59}{81+59}\times100\%=42.1\%.$$

于是，肝扫描的似然比为

$$似然比（LR）=\frac{0.839}{1-0.421}=1.45.$$

若要在检验结果为阳性的情况下，估计病人患疾病 D 的概率．由贝叶斯公式得

$$P[D\mid T]=\frac{P[D]\cdot P[T\mid D]}{P[D]\cdot P[T\mid D]+P[\bar{D}]\cdot P[T\mid\bar{D}]}.\qquad(9-1)$$

式中，$P[D]$为疾病 D 的事前概率，$P[\bar{D}]=1-P[D]$表示 $\bar{D}$ 的事前概率．由似然比的定义，式（9－1）又可改写为

$$P[D\mid T]=\frac{P[D]\cdot LR}{(LR-1)\cdot P[D]+1}.\qquad(9-2)$$

于是，利用检验的似然比和疾病 D 的事前概率就可以计算在检验结果为阳性的情况下病人患疾病 D 的概率．在例 1 中，假定在某一疑患肝癌的人群中肝癌发生的事前概率为 0.005，则肝扫描检查结果阳性的患者患肝癌的概率约为

$$P[D\mid T]=\frac{0.005\times1.45}{(1.45-1)\times0.005+1}=\frac{0.007\,25}{1.002\,25}=0.007.$$

例 2　对 360 个病人做血清肌酸激酶（SCK）水平检查，心肌梗死的病理状况由活检或尸检确定．图 9－5 表明了 230 名心肌梗死患者和 130 名无心肌梗死病例的 SCK 水平．若以 80 U/L 为 SCK 检查正常与否的标准，试求此检验的正向似然比（即心肌梗死患者 SCK≥80 U/L 可能性的比值）.

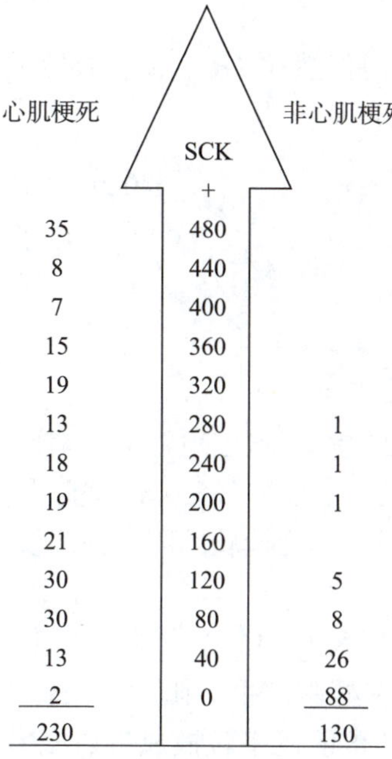

图 9－5

解　由图 9－5 列出矩阵决策表 9－8．在此基础上，计算出各似然比后构成表 9－9.

表9－8

例数 \ 病型 SCK检查结果	心肌梗死 有	心肌梗死 无	合　计
阳性（≥80 U/L）	215	16	231
阴性（<80 U/L）	15	114	129
合　计	230	130	360

表9－9

状态 \ SCK检查结果	心肌梗死 有 人数	有 频率	无 人数	无 频率	似然比
阳性（≥80 U/L）	215	0.93	16	0.12	7.75
阴性（<80 U/L）	15	0.07	114	0.88	0.08
合计人数	230		130		

由表9－9看出，230个心肌梗死患者SCK≥80 U/L的可能性是93%，130个非心肌梗死病例SCK≥80 U/L的可能性是12%．因此，此项检验的正向似然比即$LR_{正向}=0.93/0.12=7.75$，其含义为心肌梗死患者SCK≥80 U/L的机会是非心肌梗死患者SCK≥80 U/L机会的7.75倍．

类似地，可得此项检验的反向似然比$LR_{反向}$，即心肌梗死患者SCK<80 U/L的可能性与非心肌梗死患者SCK<80 U/L的比值为

$$LR_{反向}=\frac{0.07}{0.88}=0.08.$$

并可由此得出似然比的范围为$\frac{7.75}{0.08}=97$（倍）．

二、临床检验的概率校正

灵敏度和特异度是临床检验的重要特性，但不是临床判断所需要的概率．通常需要知道的是已知检验结果为阳性T时，患某种疾病D的可能性$P[D\mid T]$的大小．$P[D\mid T]$被称为检验的阳性预测值，$P[\bar{D}\mid\bar{T}]$被称为检验的阴性预测值．二者都是事后概率．

1. 概率校正

设到某医院就诊的病人中患疾病D的概率（事前概率）为$P(D)$，某病人做判定此病的某项检验结果为阳性记为T．在检验结果为阳性的条件下患疾病D的概率就是事后概率$P[D\mid T]$．这种通过检验把疾病的事前概率转换成事后概率的过程，称为概率校正．显然，概率校正就是求检验的阳性预测值或阴性预测值．

2. 概率校正的贝叶斯公式

将检验结果阳性（T）或阴性（$\bar{T}$）以及被检验者患某病（D）或不患此病（$\bar{D}$）都

看成随机事件. 由于事件 T 能而且只能与互不相容事件 D 和 $\bar{D}$ 之一同时发生, 即

$$T=TD+T\bar{D}. \tag{9-3}$$

显然, 事件 TD 与 $T\bar{D}$ 互斥, 由概率加法定理,

$$P(T)=P[TD]+P[T\bar{D}]. \tag{9-4}$$

又由概率乘法定理, 得

$$P[TD]=P[D]\cdot P[T|D]=P[T]\cdot P[D|T]; \tag{9-5}$$

$$P[T\bar{D}]=P[\bar{D}]\cdot P[T|\bar{D}]. \tag{9-6}$$

将 $P[TD]=P[D]\cdot P[T|D]$ 及式 (9-6) 代入式 (9-4), 得

$$P[T]=P[D]\cdot P[T|D]+P[\bar{D}]\cdot P[T|\bar{D}]. \tag{9-7}$$

由

$$P[D]\cdot P[T|D]=P[T]\cdot P[D|T]$$

得

$$P[D|T]=\frac{P[D]\cdot P[T|D]}{P[T]}. \tag{9-8}$$

再将式 (9-7) 代入式 (9-8), 得

$$P[D|T]=\frac{P[D]\cdot P[T|D]}{P[D]\cdot P[T|D]+P[\bar{D}]\cdot P[T|\bar{D}]}. \tag{9-9}$$

式 (9-9) 称为计算阳性预测值的贝叶斯公式.

同样可得计算阴性预测值的贝叶斯公式如下:

$$P[\bar{D}|\bar{T}]=\frac{P[\bar{D}]\cdot P[\bar{T}|\bar{D}]}{P[\bar{D}]\cdot P[\bar{T}|\bar{D}]+P[D]\cdot P[\bar{T}|D]}. \tag{9-10}$$

例 3 设因胸痛去医院就诊的病人中, 患心肌梗死的概率为 0.2. 由表 9-8 给出的数据, 求测定的 SCK≥80 U/L 的病人患心肌梗死的概率.

解 所求的病人患心肌梗死的阳性预测值. 已知 $P[D]=0.2$. $P[\bar{D}]=1-0.2=0.8$, 由表 9-8 知:

$$P(\text{SCK}\geqslant 80\,|\,[D])=0.935,\ P(\text{SCK}\geqslant 80\,|\,[\bar{D}])=0.123.$$

将以上数据代入式 (9-9), 得所求概率为

$$P([D]\,|\,\text{SCK}\geqslant 80)=\frac{0.20\times 0.935}{0.20\times 0.935+0.80\times 0.123}=0.66.$$

三、临床检验的决策分析

1. 临床检验截断点的选定

许多临床检验不止阳性、阴性两种结果, 而可能有一个连续的数量变化范围. 例如, 肝病患者的肝大指数、高血压病人的血压波动值、各类病人的体温变化等. 为了在某项检验结果中鉴别被检验对象有无某种疾病, 需在连续变化的数量范围内取定一个值, 用以区分被检者是正常 (无病) 还是异常 (有病), 称这个特定值为检验的截断点.

截断点确定后, 此疾病的真阳性百分率 (TP) 和假阳性率 (FP) 便确定; 截断点改变, TP 值和 FP 值也随之改变. 如在上述的例 2 中, 是以 80 U/L 作为被检验者是否患心肌梗死的 SCK 水平的截断点的, 如果 SCK≥80 U/L, 则认为患心肌梗死; 若 SCK<80 U/L, 则认为不患心肌梗死. 并由此得出 360 名受检者的真阳性百分率 $TP=0.935$, 假阳性百分率 $FP=0.123$. 如果改为以 120 U/L 作为 SCK 水平检查的截断点, 则有 $TP=185/230=0.80$,

$FP=8/130=0.06$，如图 9－5 所示.

在临床工作中，检验诊断截断点的选择要根据具体情况确定. 当疾病有致命性而医治却相当安全的情况下，要求检验的灵敏度高，就是说宁可接受较多的假阳性病例. 例如，甲状腺机能减退就是这种疾病. 当疾病致命的可能性较小，而现有的治疗方法却有较大危险性或较强的副作用时，要求假阳性病例尽可能少. 总之，只有在通盘考虑、仔细权衡利弊之后，才能恰当地选定检验的截断点.

例 4 为了鉴别高血压病人是否患有肾血管疾病，临床上有一种测定两侧肾功能对称性的检验，其 ROC 曲线如图 9－6 所示（以假阳性百分率 FP 为横轴，以灵敏度 TP 为纵轴，画出的一条曲线称为接受运算特征曲线，简称 ROC 曲线），求此曲线的最佳截断点.

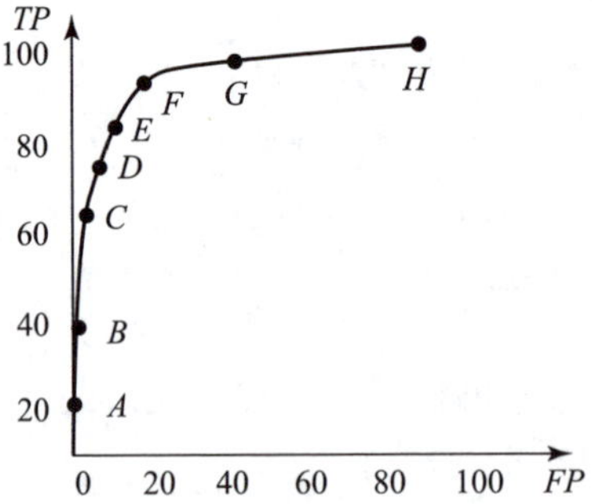

图 9－6

解 如图 9－6 所示，灵敏度 TP 的变化范围为 18%～100%，假阳性百分率 FP 的变化范围为 0～100%.

若以曲线上 A 点相应的检验指标值作截断点，将只有 18% 的肾血管疾病患者被检查出来，检验的灵敏度太低，并且此时 FP 等于零，没有假阳性率，特异度 $TN=1-FP=100\%$. B 点的情形与 A 点类似. C 点、D 点处相应的灵敏度也都在 80% 以下. 若以曲线上 H 点相应的检验指标值作截断点，灵敏度最高，但 FP 为 100%，因此特异度为 0. G 点、F 点处的灵敏度虽都在 80% 以上，但特异度都在 80% 以下. E 点处相应的检验灵敏度约为 85%，FP 值约为 10%，因此特异度约为 90%. 经过比较，取 E 点处相应的检验指标值作为此检验的截断点是最适宜的. 通常称 ROC 曲线上与选定的截断点对应的点为运算点，此例中 E 点为运算点.

2. 确定阳性判据的决策方法

由截断点确定的差别准则称为阳性判据. 一般地，截断点与阳性判据的区分并不严格，选用哪一个通常视行文的方便而定.

确定临床检验阳性判据的方法有很多，常用的有以下两种. 一种方法是对充分多的正常人做检验，计算检验结果的平均值 $\bar{x}$ 和标准差 s，将平均值上、下两倍标准差"$\bar{x}\pm 2s$"的区域定为"正常值范围". 受检者的检验结果若在该区域内，便认为正常；若不在此区域内，便认为异常. 这种方法简便易行，但没有考虑疾病事前概率的大小和检验结果的概率分布，也没有考虑假阳性或假阴性的错误结果所带来的后果. 另一种方法是对充分多的某疾病的可疑患者做检验，再对检验结果确定一个截断点，使此疾病患者有 95% 的检验结果为阳性. 这种方法把假阴性率控制在 5% 的水平，已经考虑了假阴性漏诊造成的后果，但仍然没有考虑疾病的事前概率，也没有考虑非此病患者检验结果的概率分布.

下面叙述的一种确定阳性判据的决策方法可以避免上述方法的缺点.

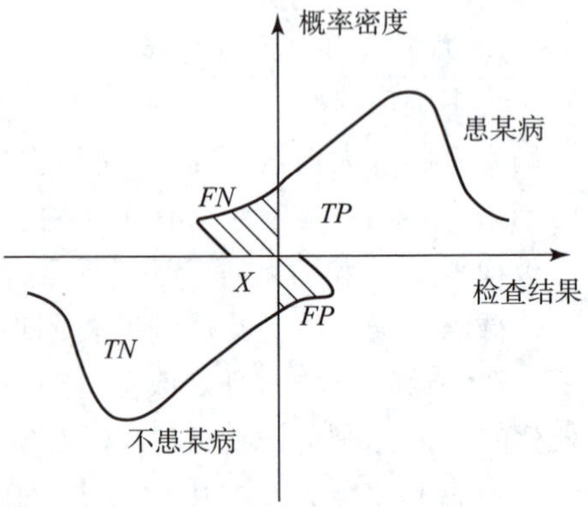

图 9－7

设检验结果（包括患某种疾病 D 和不患此疾病 $\bar{D}$）的分布，如图 9－7 所示. 当截断点 X 取定后，

检验的真阳性率 TP、真阴性率 TN、假阳性率 FP 和假阴性率 FN 就可确定，似然比，$P[X \mid D] : P[X \mid \bar{D}]$ 也随之确定. 问题在于应如何合理地确定截断点.

如果检验结果 X 是阳性（T），则可能是真阳性结果（CTP）和假阳性结果（CFP）；如果检验结果是阴性（$\bar{T}$），则有真阴性结果（CTN）和假阴性结果（CFN）两种. 如图 9－7 所示，在定为阳性 T 与定为阴性 $\bar{T}$ 之间持中立态度的 X 值，就是最佳截断点. 换句话说，将 X 定为阳性或阴性所做出的决策有相同的平均结果，即有下式成立：

$$CTP \cdot P[D \mid X] + CFP \cdot P[\bar{D} \mid X] = CFN \cdot P[D \mid X] + CTN \cdot P[\bar{D} \mid X],$$

整理得

$$\frac{P[D \mid X]}{P[\bar{D} \mid X]} = \frac{CTN - CFP}{CTP - CFN}. \tag{9-11}$$

由概率乘法定理得

$$\frac{P[D \mid X]}{P[\bar{D} \mid X]} = \frac{P[D] \cdot P[X \mid D]}{P[\bar{D}] \cdot P[X \mid \bar{D}]}. \tag{9-12}$$

由式（9－11）和式（9－12）得

$$\frac{P[X \mid D]}{P[X \mid \bar{D}]} = \frac{P[\bar{D}]}{P[D]} \cdot \frac{CTN - CFP}{CTP - CFN}. \tag{9-13}$$

按照式（9－13）确定的截断点 X，既考虑到了患疾病 D 与不患此病 $\bar{D}$ 的两类个体的事前概率及检验结果的概率分布，又考虑了假阳性和假阴性错误结果所导致的后果.

例 5 在青光眼患病率为 4% 的人群中测量眼压. 患青光眼的病人与不患青光眼的人眼压内的分布如图 9－8 所示（修兹氏读数越大，眼压越低）. 若取读数 4.5 为截断点，则读数小于 4.5 者为阳性，读数大于 4.5 者为阴性. 问：此截断点的选取是否适宜？如果不适宜，应选取何值作为截断点？

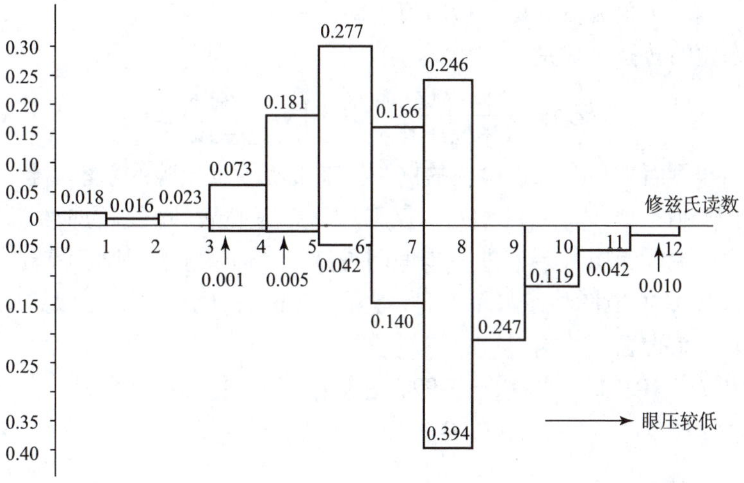

图 9－8

解 由图 9－8 知，与截断点 4.5 相应的似然比为

$$\frac{P[X \mid D]}{P[X \mid \bar{D}]} = \frac{P[4.0 \sim 4.9 \mid \text{青光眼}]}{P[4.0 \sim 4.9 \mid \text{非青光眼}]} = \frac{0.181}{0.005} = 36.2,$$

$$\frac{P[\bar{D}]}{P[D]}=\frac{P[\text{非青光眼}]}{P[\text{青光眼}]}=\frac{0.96}{0.04}=24.$$

将上述数据代入式（9－13），得

$$\frac{CTN-CFP}{CTP-CFN}=\frac{36.2}{24}\approx 1.5.$$

这个结果表明，如选取读数 4.5 作为截断点，当因假阳性所付出的代价是扣除假阴性所得净效益的 1.5 倍时，才是最好的情形. 由于青光眼的治疗没有危险的后果，但对于假阴性的病人，风险却很大. 也就是说，没检查出青光眼的患者比误诊为青光眼的患者后果严重得多. 因此应要求（$CTN-CFP$）:（$CTP-CFN$）比 1 小得多. 现在得出的比值是 1.5，说明选取读数 4.5 为截断点不适宜.

为了提高青光眼的检测率即真阳性率，在图 9－8 上向右移动截断点. 试以读数 6.5 为截断点，则

$$\frac{P[X\mid D]}{P[X\mid \bar{D}]}=\frac{P[6.0\sim 6.9\mid \text{青光眼}]}{P[6.0\sim 6.9\mid \text{非青光眼}]}=\frac{0.166}{0.140}\approx 1.19,$$

于是

$$\frac{CTN-CFP}{CTP-CFN}=\frac{1.19}{24}=0.05.$$

这个结果比较符合实际，所以选择读数 6.5 作为截断点是适宜的.

四、多重检验诊断

多重检验诊断就是将上一次检验所得到的检验后概率作为下一次检验的预测概率，确诊后就停止检验，并且各次检验是相互独立的.

在多重检验中，常常用到下述的计算公式：

$$\text{预测概率比}\times\text{检验值概率比}=\text{检验后概率比}. \tag{9-14}$$

概率与概率比的转换公式是

$$\text{概率}=\frac{\text{概率比}}{1+\text{概率比}},\ \text{概率比}=\frac{\text{概率}}{1-\text{概率}}. \tag{9-15}$$

为简单起见，下面举一个二重检验的例子，来说明多重检验的基本步骤.

例 6 已知某地区 45 岁左右的妇女，仅胸痛而患冠心病的概率为 1%. 现有一位 44 岁的妇女前来就诊，主诉胸痛月余，进一步询问得知，还有胸痛放射至手臂内侧的症状，此症状的似然比是 100. 心电图检查显示 ST 段下降 2.2 mm，此项指标的似然比是 11. 试用二重检验诊断此妇女是否患冠心病.

解 已知 $P[D]=0.01$，$P[\bar{D}]=0.99$，患冠心病的预测概率比为

$$\frac{P[D]}{P[\bar{D}]}=\frac{0.01}{0.99}=0.01.$$

由式（9－14）知，胸痛伴有胸痛放射至手臂内侧症状的病人患冠心病的检验后概率比为 $0.01\times 100=1$，这说明此妇女患冠心病的概率为 50%，此时第一次检验诊断完成.

将 50% 作为第二次检验诊断（心电图检查）的预测概率. 即 $P[D]=P[\bar{D}]=0.50$，则预测概率比为 $0.5:0.5=1$.

根据式（9-14），第二次检验的检验后概率比为 $1\times11=11$. 此妇女经心电图检查后诊断患冠心病的概率是 $\frac{11}{11+1}=92\%$. 至此，可基本诊断这个妇女患冠心病.

同步训练 9-5

1. 设在因胸痛去医院就诊的人群中，未患心肌梗死的概率为 0.8，由表 9-8 给出的数据，求测定的 SCK <80 U/L 的阴性预测值.

2. 在例 5 中选择读数 7.5 作为截断点适宜吗？

同步训练 9-5 答案

第六节 代价—效益分析

临床实践中，构造决策树模型能清晰地表示出医生选取某项诊断检查或施行的处理方案与各种随机发生的结果的概率. 但是当要评价某种诊断或处理方案并做出决策时，需要进行定量的代价—效益分析（常简称为价—效分析）. 此时，不仅需要知道各处结果的概率，而且要求对相应的代价及效益包括健康、费用、时间、劳动力的损失或恢复等方面予以定量. 价—效分析方法很多，这里介绍一种由 S. G. Pauker 等提出的简单而在临床上又有实用意义的价—效分析模型. 这种模型建立在下述条件的基础上：

（1）只考虑一种疾病，一个病人或患这种病，或不患这种病，二者只居其一.

（2）对这种病，有一种效益显著的处理.

（3）医生在对病人是否患此疾病还不能完全肯定的情况下，就需决定是否给予上述处理.

（4）对确实患该病又未予以处理的病人，会造成一定的效益损失.

（5）对未患该病而又给予处理的病人，要付出一定的代价. 对的确患此病又给予了处理的病人，虽然要付出同样的代价，但也从处理中获得一定的效益.

由上述假设，可做出相应的决策树，如图 9-9 所示.

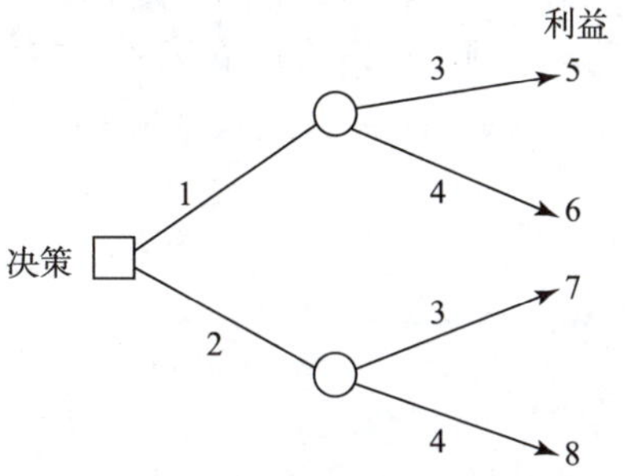

图 9-9

1—处理；2—不处理；3—有病（P）；4—无病（$1-P$）；5—$U_{处理,有病}$；6—$U_{处理,无病}$；7—$U_{不处理,有病}$；8—$U_{不处理,无病}$

P 为病人患某种疾病的概率，$1-P$ 为不患此病的概率. 图 9－9 中，$U_{处理,有病}$ 表示对确患该种疾病并给予处理所获得的利益，$U_{处理,无病}$ 表示对不患该病的人给予处理所获得的“利益”（实际上是损失），$U_{不处理,有病}$ 和 $U_{不处理,无病}$ 的含义可类似理解.

临床实践中，通常只有确诊后才给患者处理，但也有还未确诊时就对患者进行处理的情形，这就难免发生处理错误. 假定处理所带来的损失，对于给予处理的任何病人，无论他是否为某疾病患者都是相同的，并且并入 $U_{处理,有病}$ 和 $U_{处理,无病}$ 中. 于是，仅对确患某疾病者讨论处理的净效益值 W，同时只对不患该疾病的病人讨论处理的净代价值 Q，并且

$$W=U_{处理,有病}-U_{不处理,有病},\quad Q=U_{不处理,无病}-U_{处理,无病}.$$

将图 9－9 中处理与不处理这两种方案的期望值分别记为 $EV_{处理}$ 和 $EV_{不处理}$，则

$$EV_{处理}=P\cdot U_{处理,有病}+(1-P)U_{处理,无病}; \tag{9-16}$$

$$EV_{不处理}=P\cdot U_{不处理,有病}+(1-P)U_{不处理,无病}. \tag{9-17}$$

然后，按照最大期望值的准则选择最优方案.

如果 $EV_{处理}=EV_{不处理}$，即两个方案的期望值相等，则由式（9－16）和式（9－17）得

$$P\cdot U_{处理,有病}+(1-P)U_{处理,无病}=PU_{不处理,有病}+(1-P)U_{不处理,无病}.$$

从中解出概率 P，得

$$P=\frac{U_{不处理,无病}-U_{处理,无病}}{(U_{处理,有病}-U_{不处理,有病})+(U_{不处理,无病}-U_{处理,无病})},$$

即

$$P=\frac{Q}{W+Q}.$$

常将此概率记为 P_T，或者

$$P_T=\frac{1}{1+W/Q},$$

称概率 P_T 为中立点的概率. 如果一个病人患该病的概率大于中立点的概率，就应给予处理；若小于中立点的概率，则不给予处理.

例 已知冠心病发生的事前概率为 0.05，对有冠状动脉狭窄的 1 000 个病人中做心电图检查，得矩阵决策如表 9－10 所示. 一个患者是否进行心电图检查，其可能结果有两个：冠状动脉狭窄或不狭窄. 这里“最好的结果”是排除了狭窄，其次是误诊为狭窄，再次是确诊为狭窄，“最坏的结果”是漏诊. 从查阅临床文献资料和进行回顾性调查中得知，各种结果的效用如下：“排除狭窄” ＝1.00，“误诊狭窄” ＝0.75，“确诊狭窄” ＝0.50，“漏诊狭窄” ＝0.25. 现要求对一个自我感觉没有患冠状动脉狭窄的患者是否进行心电图检查做出决策.

表 9－10

心电图检查结果 \ 病型（例数）	冠状动脉疾病 有	冠状动脉疾病 无	合计
阳性（ST－波段下降≥1 mm）	30	86	116
阴性（ST－波段下降＜1 mm）	20	864	884
合　计	50	950	1 000

解　由矩阵决策表中的数据计算出各种可能结果的概率. 画出各行动方案及其结果的决策树图，并将相应的概率标到各分支上，如图 9－10 所示.

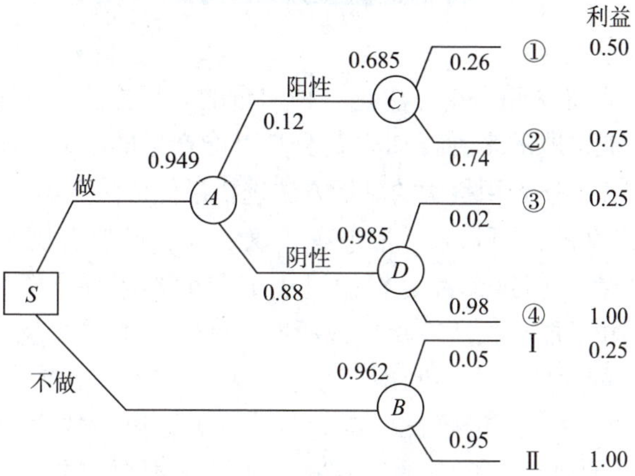

图 9－10

①—诊断狭窄；②—误诊狭窄；③—漏诊狭窄；④—排除狭窄；Ⅰ—狭窄；Ⅱ—不狭窄

计算各节点处的期望效用值，标到各节点处.

B 点：$0.25\times0.05+1.00\times0.95=0.962$；

C 点：$0.50\times0.26+0.75\times0.74=0.685$；

D 点：$0.25\times0.02+1.00\times0.98=0.985$；

A 点：$0.685\times0.12+0.985\times0.88=0.949$.

比较从决策点 S 出发的“做心电图”分支和“不做心电图”分支的期望效用值. 前者的效用值小于后者，患者不去做心电图检查的临床信息的净期望值 W 为

$$W=0.962-0.949=0.013.$$

由上可知，对这个患者，其决策为不做心电图检查.

此决策的敏感度检验，此处不再赘述.

砥砺廉隅

临床工作中经常需要医务工作者（特别是医生）用科学的分析方法选择最优治疗方案，做出合理决策，让病人受到最小的损害，付出最少的代价. 这就需要掌握临床决策方法，以简明、准确的数据为依据，全面科学地做出决策，而不是凭经验来做决定. 因此，我们医药护理专业的学生，一定要刻苦努力，认真学好各门功课，打牢坚实基础，掌握各种临床决策方法，发扬白求恩精神，视病人如亲人，对技术精益求精，就一定能成为一名优秀的医务工作者.

同步训练 9－6

在第三节的例 3 中，放射疗法（A_1）、化学疗法（A_2）和针灸疗法（A_5）的期望值各是多少？若病人不做手术，最好采取哪种方法治疗？

同步训练 9－6 答案

本章小结

1. 本章简略介绍的临床决策分析方法是一种定量的分析方法，就是把多种可能出现的情况及可能性的大小、可能采取的多种行动方案及其可能产生的后果等，用简明、形象的数量显示出来，以便辅助医务工作者用科学的分析方法选择最优诊治方案，做出合理的决策.

2. 决策总是面向未来的，而未来常常带有不确定性，虽然有反映客观现实的概率数值和一定条件下的数量关系，但这些都是根据过去大量的临床统计资料或实验数据得出的."大量"仍是有限的，并不能包括所有疾病或所有反映疾病本质的全部结果. 同时，疾病的表现形式、检查和医治的手段又在不断地变化、更新，作为计算依据的过去资料总是不能完全反映现在和将来. 因此，决策要冒一定的风险，不冒风险的决策客观上并不存在. 对于医务工作者来说，除了要具有精湛的医疗技术外，还要时刻想着维护患者身体、精神、经济等各方面的利益，才能做出最佳决策.

3. 本章介绍的决策方法和步骤，主要是为处理某些医疗实践中的问题提供一些思路，使读者初步了解合理的决策过程应该经过哪些阶段，分几步走，以便处理问题更加条理化，减少随意性和盲目性，避免一些不必要的损失和伤亡. 因此在每一个具体的决策过程中，绝不能把这些步骤看成死板的模式，而应当在掌握其基本原则的基础上，科学分析，灵活运用，为选取最佳方案提供可靠的工具和手段.

目标检测

1. 某地区准备建三所综合性医院. 一所建在靠近海滨，一所建在远郊，一所建在近郊. 根据以往其他类似情况及本地区的实际情况估计出的有关数据如图 9－11 所示. 问：应先建哪一所医院？并对三所医院的规模进行决策.

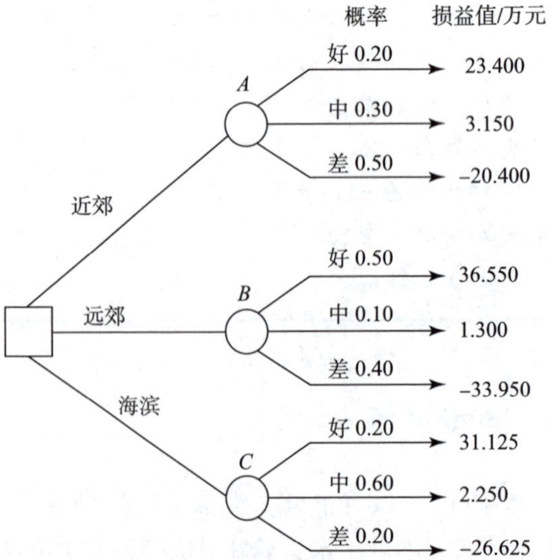

图 9－11

2. 某医院用心电图记录仪来诊断冠心病，检查了 650 人，其中 427 人患有冠心病，得矩阵决策表如表 9 – 11 所示. 求：

(1) 灵敏度、特异度、似然比；

(2) 设在疑似冠心病的人群中冠心病的事前概率为 0.2，则心电图检查为阳性的病人患冠心病的概率是多少？

表 9 – 11

病例 / 心电图检查	冠心病		合 计
	有 (D)	无 $(\bar{D})$	
阳性 (T) ST – 降低≥1 mm	237	31	268
阴性 $(\bar{T})$ ST – 降低 < 1 mm	190	192	382
合计例数	427	223	650

3. 一个病人患某种疾病，该病有三个可能病型，Ⅰ型 (D_1)、Ⅱ型 (D_2) 和Ⅲ型 (D_3)；医生可以采用三种疗法中的一种：放射疗法 (B_1)、手术疗法 (B_2) 和药物疗法 (B_3). 已知此疾病属于各病型的概率 $P(D_i)$ 及各种治疗方法对不同病型的损益值 V_{ij} 如表 9 – 12 所示. 试求最优决策.

表 9 – 12

病型 / 损益值 / 治疗方法	疾病		
	$P(D_1)=0.3$	$P(D_2)=0.5$	$P(D_3)=0.2$
B_1	30	10	30
B_2	20	50	50
B_3	25	25	50

4. 一个 12 岁的男孩，右下腹疼痛持续三天，进行性加重，厌食但无恶心或呕吐，大便每天 2～3 次，直肠体温 37.5 ℃，腹部呈弥漫性肌紧张，右下腹尤为明显，但无肿块触及，小便正常，白细胞 13 000. 医生由临床资料和上述症状估计该病孩患急性阑尾炎的概率是 0.4，患急性胃肠炎的概率是 0.6. 假定剖腹术的死亡率是 0.1%，即手术存活率为 99.9%；耽误必要的手术致死的概率为 1%，存活率为 99%. 试应用价—效分析模型，对此小孩立即手术还是进一步观察做出决策.

第九章
目标检测答案

中国数学史

沈括与他的《梦溪笔谈》

沈括（1031—1095 年，见图 9 – 11），字存中，杭州钱塘人，中国历史上十分杰出的数学家、科学家、政治家、军事家. 1088 年沈括回到了润州（今江苏镇江）东门外的梦溪园，深居简出，潜心著述，完成了科学巨著《梦溪笔谈》. 该书内容十分丰富，是沈括一生研究工作的结晶，仅据《宋史·文艺志》上所录，就有 22 种 155 卷. 英国科学史学家李约瑟研究《梦溪笔谈》时，把它的内容列成 25 个项目，全书 584 条中，自然科学有 207 条，人文科学有 107 条，有关人事材料有 270 条，并称沈括是中国科学史上最奇特人物，而《梦溪笔谈》是“中国科学史上的里程碑”.

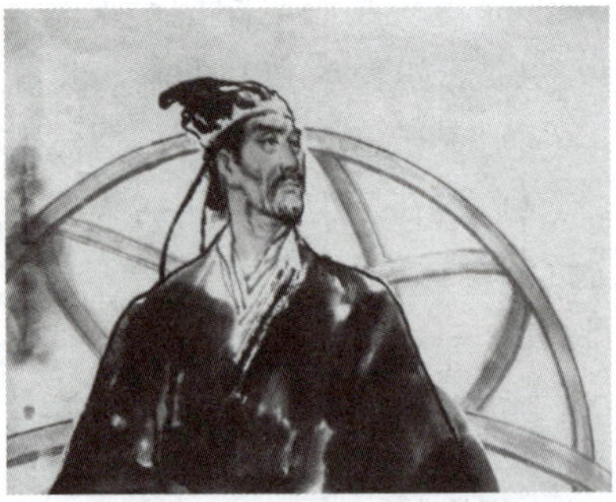
图 9－11　数学家沈括

在《梦溪笔谈》中，数学成就有 11 条. 这 11 条中，最重要的是他创造性地建立了隙积术（高阶等差级数的求和法）和会园术（已知圆的直径和弓形的高，求弓形的弦长和弧长的方法）以及运筹学思想. 主要包括：①高阶等差数列求和法；②会园术；③指数运算法则；④运筹学思想应用于军事和工程.

《梦溪笔谈》中的科学成就：

（1）制定《十二气历》，它与现在全世界通用的公历十分相近；

（2）发现地磁偏角，他是世界上第一个指出磁针“常微偏东，不会南也”，比哥伦布的发现早了 400 年；

（3）记叙了指南针的四种实验方法；

（4）记叙了光的折射原理，并清楚地解释了彩虹的成因；

（5）世界上第一个设计了声音共振实验，比西方诺布尔和皮戈特约早 500 年；

（6）中国第一个提出“石油”概念及其用途，记叙了雁荡山脉诸峰地貌，论述了华北平原的成因；

（7）利用古代动植物化石，推断古代自然环境. 比欧洲的达·芬奇对化石的论述早 400；

（8）绘制了《天下州县图》，总高一丈二尺，宽一丈，另附 19 幅分图，为我国古代地图学做出了杰出的贡献；

（9）记载了古代劳动者、发明者毕昇、喻皓等人的科学成就，为科学史留下了宝贵的资料.

20 世纪末，梦溪园修葺一新，已辟为游览胜地. 它寄托了我们对这位伟大的数学家、科学家的深切敬仰和对科学的无限崇尚.

*第十章

数学文化

导读

谈到数学文化，往往会联想到数学史．确实，宏观地观察数学，考察数学的进步，是揭示数学文化层面的重要途径．但是，除了这种宏观的历史考察之外，还应该有微观的一面，即从具体的数学概念、数学方法、数学思想中揭示数学的文化底蕴，力求多侧面地展现数学文化．

学习目标

（1）掌握数学文化的含义．
（2）理解数学的特性．
（3）了解数学与文学、数学之美、数字文化．
（4）会应用数学文化解决实际问题．
（5）提高数学素养．

素质目标

（1）养成严谨求实、开拓创新的数学品质．
（2）增强对中华文化的认同感和自豪感．

第一节　数学与文学

一、数学与语文

数学和语文的思考方法往往是相通的．举例来说，数学里有“对称”，语文中则有“对仗”．对称是一种变换，改变之后却有些性质保持不变．轴对称即依对称轴对折，图形的形状和大小都保持不变．那么对仗是什么？就是将字数相等、结构相同、意义相近的两个词组成句子像仪仗队那样成对的排起来的修辞法，但是字词句的某些特性不变．“明月松间照，清泉石上流”中的明月对清泉，都是自然景物，没有变；形容词“明”对“清”，名词“月”对“泉”，词性不变；其余各词均如此．变化中的不变性质，在数学和语文中都广泛存在着．数学中的“对偶理论”，拓扑学的变与不变，都是这种思想的体现．文学意境也有和数学观念相通的地方．“孤帆远影碧空尽”，正是极限概念的意境．陈子昂的“前不见古人，后不见来者；念天地之悠悠，独怆然而涕下”，语文课上解释说，前两句俯仰古今，写出时间绵长；第三句登楼眺望，写出空间辽阔；第四句描绘诗人孤单悲哀苦闷的情绪，两相映照，分外动人．然而，从数学上来看，这是一首阐发时间和空间感知的佳句．前两句表示时间可以是一条直线（一维空间），作者以自己为原点，前不见古人指时间可以延伸到负无穷大，后不见来者则意味着未来的时间是正无穷大的．后两句则描写三维的现实空间：天是平面，地是平面，悠悠地张成了三维的立体几何空间．全诗将时间和空间放在一起考虑，感到了自然的伟大，产生了敬畏之心，以至于怆然涕下．这样的意境是数学家和文学家可以彼此相通的．数学把这种人生感受精确化、形式化，而诗人的想象可以补充我们对数学的理解．

二、数学与语言

语言是文化的载体和外壳．数学的一种文化表现形式，就是把数学融入语言．“不管三七二十一”涉及乘法口诀，“三下五除二”则是算盘口诀．如“万无一失”，在中国语言里比喻“有绝对把握”，但是，这句成语可以联系“小概率事件”进行思考．“十万有一失”在航天器的零件中也是不允许的．此外，“指数爆炸”“颜值爆表”“直线上升”等已经进入日常语言．“事业坐标”“人生轨迹”也已经是人们耳熟能详的词语．

总之，数学语言是人类语言的组成部分，与一般语言是相通的．但数学语言有其独到之处，不仅是一般语言无法替代的，而且构成了科学语言的基础．现代物理学离开了数学语言是无法表达出来的．越来越多的学科门类用数学语言表达自己，这体现了数学语言具有的精确性及其数学思想的普遍性与深刻性．数学既推动了语言学的发展，又促进了数学语言自身的发展．

三、数字与文化

数字在中国文化中有着深刻的含义，1～10 这十个数字的寓意深远、内容丰富，下面一一简述．

“1”有第一、金牌、万物起始之意，是成就、地位和尊荣的象征．第一是很多成功人士一生追求的目标，他们渴望站在事业和人生的巅峰，成为天之骄子，第一对于他们是地位和尊荣的象征．金牌：奥运会等大型比赛，金牌就意味着第一，是所有人花费无数心血争夺的目标，它不仅代表了参赛者的最高能力和成就，也给国家和人民带来无上的荣耀．一，万物的起始：《说文》有“语一，惟初太始道立于一，造分天地，化成万物．”《淮南子》有“语一也者，万物之本也．”

“2”在中国人眼里，是偶数，有双的寓意．中国人总是希望好事成双，所以 2 是个很受欢迎的吉祥数字．结婚要贴“喜喜”，取双喜临门的彩头，祝词比翼双飞，希望夫妻白头偕老．平时称赞人，也是才貌双全、文武双全、智勇双全．讨吉利时，带两带双的词就更多了，如两全其美、福慧双修、双喜临门等.

“3”在中国文化里，表示多，凡事不过三，很多时候，三具有典型性，如三甲，也是一条界线. 同时，三与道家颇有渊源. 三表示多而且典型时，有入木三分、绕梁三日等.《战国策》有语“鲁仲连辞让者三.”《史记》有语“一篇之中三致志焉.”小说中，更喜欢用三天三夜这个经典时间段. 三与道家的渊源，体现在三皇、道的解释：三，天地人之道也.《老子》有语“一生二，二生三，三生万物.”三角形具有稳定性，所以传统建筑修房造屋时，梁架以三角形居多.

“4”是一个典型数字，用途非常广泛，很有价值. 四柱：指人出生的年、月、日、时. 四知：天知、神知、我知、子知. 四制：丧服有恩、理、节、权四制. 四书：《论语》《孟子》《大学》《中庸》. 四大：佛家以地、水、火、风为四大，道家以道、天、地、人为四大. 四行：四种德行：仁、义、礼、智或孝、忠、信、悌，内容随文而异. 文房四宝：笔、墨、纸、砚四种文具的统称. 民间常说四季发财.

“5”是一个应用得很广的数字，很有文化价值和使用价值. 五行：金、木、水、火、土. 段玉裁注：“水火木金土，相克相生，阴阳交午也.”五伦：封建礼教指君臣、父子、兄弟、夫妇、朋友五种伦理关系. 五谷：稻、黍、稷、麦、豆. 五音：中国五声音阶上的五个级，相当于现行简谱上的 1、2、3、5、6. 唐代以来叫合、四、乙、尺、工. 更古的时候叫宫、商、角、徵、羽. 五官：耳、眼、鼻、口、眉，通常指脸部器官.

“6”有六六大顺之意，由此可见，6 在中国人眼里，是多么的受欢迎受重视. 中国文化里，六的使用也非常广泛，是一个非常有价值的数字. 六合：上下和四方，泛指天地或宇宙. 成玄英疏：六合，天地四方. 六书：古代分析汉字而归纳出的六种条例，即指事、象形、形声、会意、转注、假借. 六经：《诗》《书》《礼》《乐》《易》《春秋》. 六礼：中国古代婚姻需备的六种礼节——纳采、问名、纳吉、纳征、请期、亲迎. 六亲：古指父、母、兄、弟、妻、子. 黄钟（C）、大吕（#C）、太簇（D）、夹钟（#D）、姑洗（E）、中吕（F）、蕤宾（#F）、林钟（D）、夷则（#G）、南吕（A）、无射（#A）、应钟（B）、合称十二律. 区分开来，奇数（阳）称六律，偶数（阴）称六吕，合称律吕. 六味：苦、酸、甘、辛、咸、淡六种滋味. 六料：原指稻、黍、稷、粱、麦、菽六谷，后为各种谷物的泛称. 六曹：功曹、仓曹、户曹、兵曹、法曹、士曹.

“7”在中国历史文化和生活中，用的非常广泛，是个很有文化价值和使用价值的数字.《汉书·律历志》有语“七者，天地四时人之始也.”《说文》有语“七，阳之正也.”“七一”：7 月 1 日，中国共产党建党纪念日. 七宝：佛经上指金、银、琉璃、砗磲、玛瑙、珍珠、玫瑰. “七夕”：七月初七，是传说中牛郎织女从鹊桥渡天河相会的日子. 古时还在这个节日设香案，拜祭牛郎织女. 香案一般在七月初七就备妥，傍晚时分开始向织女乞巧. 由于节日的来源富有浪漫色彩，因此乞巧节近几年逐渐发展成为华人的情人节. 七步成诗：称人才思敏捷. 七擒七纵：三国时，诸葛亮出兵南方，将当地酋长孟获捉住七次，放了七次，使他真正服输，不再为敌，比喻运用策略，使对方心服. 七言律诗：中国近体诗的一种，每首八行，每行七字.

“8”谐音发，在中国有招财提运的含义，深受广大人民的喜爱. 手机号码、车牌号码、门牌号码等都是以 8 字为第一考虑. 不仅如此，在中国的汉字词典里，八的含义也非常之广，往往与方位卦相命理相联. 八荒：最远之处.《过秦论》有语“并吞八荒之心.”《饮冰室合集》有语“纵有千古，横有八荒.”“八字”：用天干和地支表示一个人出生的年、月、日、时的8个字，算命者认为从生辰八字可推算一个人的命运. 八卦：远古中国的一套象征性符号，由三条长画或短画组成的8种图式，在中国和日本用于占卜和象征. 八拜之交：古代世交子弟对长辈的礼节，后世将异姓结为兄弟亦称八拜. 八斗才：古时比喻高才. 谢灵运曰：天下才有一石，曹子建独占八斗，我得一斗，天下共分一斗. 八行书：旧式信笺每页八行，因此代称信件. 温庭筠的《酒泉子》有语“八行书，千里梦，雁南飞.”八仙：神话传说中道教八位神仙，即汉钟离、铁拐李、张果老、何仙姑、蓝采和、吕洞宾、韩湘子、曹国舅.

“9”为最高数，谐音久，有永恒之意，被历代皇帝尊崇. 《史记》有云：禹收九牧之金，铸九鼎，象九州. 九鼎九州更成为家国天下权力的象征. 我国民间对九也很偏爱，凡事用九作计量单位. 历代皇帝爱九，他们穿九龙袍，造九龙壁，利用九与久的谐音来表达万岁、万寿无疆和天下永久的愿望. 举世闻名的皇宫（故宫）就是一个九的王国. 三大殿（太和殿、中和殿、保和殿）的高度都是九丈九尺；故宫内各宫、殿与大、小城门上金黄色的门钉，也都是横九排、竖九列，一共九九八十一颗；台阶的级数也是九或九的倍数；故宫内宫殿房屋总数为九千九百九十九间（半）；天坛、颐和园等皇帝所到之处，建筑也多以九为基数. 不仅如此，他们还在中央统治集团内部设九卿，即九个官职，从秦汉到清朝，代代如此. 我国民间对九也很偏爱，这表现在凡事用九作计量单位，数九便是一例. 南朝梁代《荆初岁时记》记载：俗用冬至日数及九九八十一日，为岁寒. 此后，九九歌便开始在民间流传，这些九九歌巧妙地利用自然界的一些生态现象和天气征兆，反映冬季九九中的气候变化规律. 到了明代，出现了画九；清代，又发展为写九，无论是数、画还是写，都是以九为标准数字，勾勒出冬季的天气变化情况.

“10”是一个使用价值和文化价值都很高的数字. 《说文》有语十，数之具也. 十拿九稳：比喻非常有把握. 十全十美：各方面都非常完美，毫无缺陷. 十里长亭：古时设在路旁的亭子，常用作送别践行之处. 十步芳草：比喻处处都有人才. 《说苑》有语“十步之泽，必有香草；十室之邑，必有忠士.”

做一做

在古印度有个象棋大师，他发明了国际象棋. 国王准备给他很高的奖励，让他任意挑选国库里的金银财宝，但这个象棋大师特别聪明，他说这些他都不要，只是要一些小麦，在象棋棋盘的64格子中，按第一格放1粒、第二格放2粒、第三格放4粒、第四格放8粒的规律将64格放满. 国王一听1、2、4、8粒小麦这有何难处，便令大臣去办，过了很久大臣报告，将国库里的所有小麦给了象棋大师，还相差很远. 请帮象棋大师算一算他得了多少小麦.

第二节　数学之美

在学习数学的过程中，有的人对数学没有兴趣，认为数学枯燥乏味；有的人认为数学抽象难懂；有的人甚至对数学产生惧怕心理，把听数学课、解数学题看成最头痛的事情.

之所以会产生这些情况，其实是没有认识和感受到数学之美.

数学美主要包括和谐美、简单美、对称美和奇异美.

一、和谐美

和谐的概念最早是毕达哥拉斯学派用数学的观点研究音乐提出来的. 认为音乐是对立因素的和谐统一. 毕达哥拉斯学派还认为圆是完美无缺的，是和谐美的表现，因此，在这一学派看来，天上的星体也必定采取圆周运动的形式.

二次曲线也被称为圆锥曲线. 用不同的平面去截圆锥所得到的交线可以是圆、椭圆、抛物线和双曲线. 四种不同的曲线均是圆锥的截线，这是一种和谐统一.

说到和谐，不能不提黄金分割. 所谓黄金分割，指的是把长为 L 的线段分为两部分，使其中一部分对于全部之比等于另一部分对于该部分之比. 这样的比值称为黄金比.

黄金比的求法：令 x 是黄金比，a，b 分别为一条线段被分成黄金比的两部分的长度，这里 $a>b$.

$$\frac{a}{a+b}=\frac{b}{a}=x\text{（根据黄金比的定义）}.$$

$$\frac{a+b}{a}=\frac{a}{b}=\frac{1}{x},$$

$$1+x=\frac{1}{x},$$

$$x^2+x-1=0.$$

数学之美

取正根 $x=\frac{\sqrt{5}-1}{2}\approx 0.618$，即黄金比.

黄金分割天然地存在于我们的日常生活中. 例如，人体手臂长和腿长的最佳比例就是 38%∶62%. 同样的比例还存在于手掌和前臂之间. 面部各器官如果按照黄金分割比例分布，也是最佳的，我们的眼睛、耳朵、嘴巴和鼻孔之间的分布距离就包含了黄金分割的比例. 随着对无生命体和艺术中美学的更深层的认识，人们惊奇地发现，吸引我们眼球的正是黄金分割！黄金分割使构图界面赏心悦目、和谐美丽. 黄金分割被认为是建筑和艺术中最理想的比例. 无论是古埃及的金字塔、古希腊的帕特农神殿、印度泰姬陵、中国故宫、法国巴黎圣母院这些著名的古建筑，还是遍布全球众多优秀的现代建筑，都有意无意地运用了黄金分割的法则，给人以整体上的和谐与悦目之美. 如上海的东方明珠，上球体所选的位置在塔身总高度的 $\frac{5}{8}$（黄金分割点）的地方. 大家都认为大部分明星漂亮，其实是因为他们的眼睛、耳朵、嘴巴和鼻孔之间的分布距离更接近于黄金分割比. 我国著名数学家华罗庚运用黄金分割发明了优选法，造福了全人类.

二、简单美

爱因斯坦说：评价一个理论是不是美，标准就是原理上的简单性.

数学的简单性主要表现在以下几方面：

1. 公理的简单性

对于单个公理来说，它必须是“简单的”，如“对顶角相等”“三角形三内角和等于180°”简单的几个字就能证明出无穷多的结果.

2. 解决问题的简单性

在解数学问题的时候，力求越简单越好，即所谓的美的解答. 正如老师在讲课过程中，总是愿意把最简单明了的解题方法介绍给学生一样.

3. 表达形式的简单性

从小学接触数学开始，就有“化简”这类问题. 所谓“化简”，就是把原题化成最简形式. 以多项式为例，“合并同类项后的多项式就叫最简多项式”.

欧拉发现的公式 $V+F-E=2$（V，F，E 分别表示凸多面体顶点数、凸多面体面数、凸多面体棱之数目），把点、线、面联系了起来.

4. 数学语言的简洁性

数学概念和数学公式都是许许多多现象的高度概括. 在直角三角形中，$a^2+b^2=c^2$（勾股定理），简要地把直角三角形的性质呈现在大家面前，如图 10－1 所示.

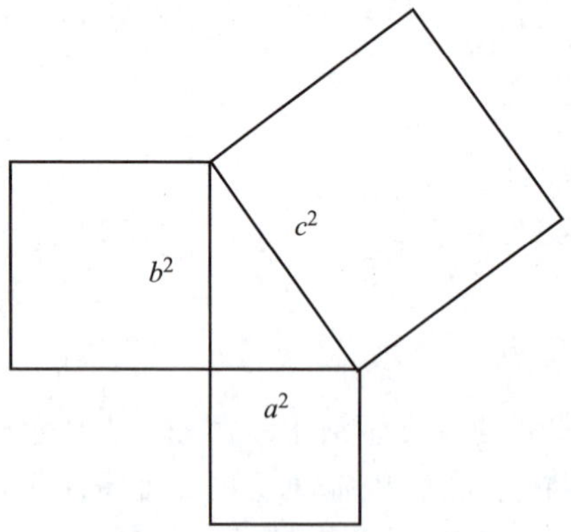

图 10－1

再如，数列 $1, \frac{1}{2}, \frac{1}{3}, \cdots, \frac{1}{n}, \cdots$ 用通项表示 $x_n=\frac{1}{n}$（$n=1, 2, \cdots$）简单明了.

5. 数学符号简单化

数学符号是数学文字的主要形式，因而也是构成数学语言的基本部分. 1，2，3，4，5，6，7，8，9，0 这十个符号是世界普遍采用的符号，用它们表示全部的数，书写简单，运算灵便. 还有“∞”表示无穷大，“Σ”表示和式，“$\int$”表示积分，“$\triangle$”表示三角形，“$\odot$”表示圆，“$n!$”表示 n 的阶乘等. 数学符号的简单化为我们解决问题带来了很多方便. 数学总是用简单的符号表示比较复杂的问题.

三、对称美

（1）对称是能给人以美感的一种形式，被数学家看成数学美的一个基本内容.

（2）对称是指图形或者物体对某个点、直线或平面而言，在大小、形状和排列上具有一一对应关系.

（3）数学中的对称主要是一种思想，着重追求的是数学对象乃至整个数学体系的合理、匀称与协调．数学概念、公式、运算、结论，甚至数学方法中，都蕴涵着奇妙的对称性．如椭圆、抛物线、双曲线、椭球面、柱面、圆锥面等，都是关于某中心（点）、某轴（直线）、某平面的对称图形；许多数学定理、公式也具有对称性，如$(a+b)^2=a^2+2ab+b^2$中的a与b就是对称的．在复数中，z与$\bar{z}$在复平面上表示的是对称的两点，对偶命题也是对称的．从命题角度看，正命题与逆命题、否命题与逆否命题等也存在着对称关系．

毕达哥拉斯学派认为：一切立体图形中最完美的是球形，一切平面图形中最完美的是圆形．这是因为从对称性来看，圆和球这两种形体在各方面都是对称的．

（4）数学中的对称式子如下：

$$123\times642=246\times321$$
$$12\times84=48\times21$$
$$13\times93=39\times31$$
$$1\times1=1$$
$$11\times11=121$$
$$111\times111=12\ 321$$
$$1\ 111\times1\ 111=1\ 234\ 321$$
$$11\ 111\times11\ 111=123\ 454\ 321$$
$$111\ 111\times111\ 111=12\ 345\ 654\ 321$$
$$\cdots$$

对于具有对称性的定理和命题，只需证明出一部分内容，再通过“同理可知”“同理可证”来解决．

（5）杨辉三角形：当n是较小的正整数时，二项展开式的系数也可以直接用下表计算：

$(a+b)^0$ ……………………… 1

$(a+b)^1$ ………………………1　　1

$(a+b)^2$ ……………………1　　2　　1

$(a+b)^3$ …………………1　　3　　3　　1

$(a+b)^4$ ………… 1　　4　　6　　4　　1

$(a+b)^5$ ………1　　5　　10　　10　　5　　1

$(a+b)^6$ ……1　　6　　15　　20　　15　　6　　1.

由表中可以看出，展开式首、末两项系数都是1，而中间各系数都等于它“肩”上两个数的和，其系数是对称的．

类似这样的表，我国宋朝数学家杨辉公元1261在所著的《详解九章算法》一书里就已经进行了表述，所以我们把它叫作杨辉三角形．杨辉指出这个方法引自《释锁算书》，并且说我国古代数学家贾宪已经用过，所以我国发明这个表不迟于11世纪．在欧洲，认为这个表是由法国数学家帕斯卡（1623—1662年）首先发现的，也称“帕斯卡三角形”，其实我国要早发明500年左右．

现在用组合数来表示二项展开式的系数，而组合数是欧拉于1778年才发明的．

砥砺廉隅

杨辉是我国13世纪杰出的数学家，他的《详解九章算法》是当时世界上影响最深、流传最广的一本巨著．他规范了数学教育，设计了数学大纲、教学方法、教学内容、教学参考资料等一套完整的数学教学体系．还采用诗歌的形式来表达某些数学问题和数学方法，用以推广数学教学．在《乘除通变本末》中，有“求一乘”和“求一除”诗各一首，在《日用算法》中，编有“诗括十三首”等．由此可见，中国在13世纪数学和数学文化方面是世界领先的．因此我们一定要坚定四个自信，增强对中华文化的认同感和自豪感．只要我们砥砺奋进，勇于创新，就一定能赶超世界先进水平，实现中华民族伟大复兴．

（6）对称在数学中的作用．在解题时，利用图形和式子的对称性，往往可以收到事半功倍的效果．

例如计算$\int_{-2}^{2} x^7\sin^8 x\mathrm{d}x$，如果采取直接积分的方法，很难算出结果，但如果考虑图形的对称性、奇函数在对称区间上的性质，即知该积分为零．在作图时，先作出图像的一部分，再利用对称性可作出另一部分．

综上所述，数学中的对称性不但给我们带来美的效果，而且带来了美妙的方法，使复杂问题简单化．

四、奇异美

奇异美是数学美的另一个基本内容．它显示出客观世界的多样性，是数学思想的独创性和数学方法新颖性的具体体现．英国人培根说过：“没有一个极美的东西不是在调和中有着某些奇异，美在于独特而令人惊异．”

奇异就是奇怪不寻常．它包含两方面特征：新颖与异常．在数学中，一方面表现出令人意外的结果、公式、方法和思想等；另一方面表示突破原来思想、原来观点或与原来的思想、观念相矛盾的新思想、新方法和新理论．

前面介绍了黄金比是$x=\frac{\sqrt{5}-1}{2}$，它是方程$x^2+x-1=0$的正根，但还可以表示成下面的奇异形式．即

$$x=\cfrac{1}{1+\cfrac{1}{1+\cfrac{1}{1+\cfrac{1}{1+\cdots}}}}.$$

显然，若$x>0$，则$x=\frac{1}{1+x}$，故有$x^2+x-1=0$，所以$x=\frac{\sqrt{5}-1}{2}$.

数学中的奇异美常表现在数学的结果和数学的方法等各个方面．例如$1\,963\times4=7\,852$，$1\,738\times4=6\,952$，多么奇妙！这两个式子把1~9这9个数不重复、不遗漏地展现出来了．

不管是在学习数学过程中还是在生活中，同学们只有学会善于发现、善于总结、善于

创新，才能更好更快地发现学习美和生活美.

数学方法的奇异性一般表现为构思奇巧、方法独特，具有新颖性和开创性等特征. 例如，数学中对于$\sqrt{2}$是无理数的论证，体现的就是一种富有奇异美的数学方法. 要证明$\sqrt{2}$是无理数，如果从正面去证明它是无理数，那么就要通过对 2 开方，计算出它确实是一个无限不循环小数. 实际上，这是不可能做到的，可以计算到小数点后万位、百万位、亿万位，但永远也算不到无限，可谓“山重水复”. 可是，从“反面”来证明，即用反证法验证，就变得“柳暗花明”. 假设$\sqrt{2}$是有理数，根据有理数都可以表示为既约分数$\frac{q}{p}$（既约分数总是可以事先做到的，因而可以假定），然后得出矛盾，奇妙地证明给出了结论的正确性.

奇妙也往往伴随着数学方法的出现而出现. 如数学中一些反例往往给人以奇异感. 勾股定理 $X^2+Y^2=Z^2$ 有非零的正数解 3、4、5；5、12、13；…；其一般解为 $X=a^2-b^2$，$Y=2ab$，$Z=a^2+b^2$. 其中，$a>b$ 为一奇一偶的正整数，那么三次不定方程 $X^3+Y^3=Z^3$ 有没有非零的正整数解呢？费马认为，它没有非零的正整数解. 此即著名的费马猜想. 费马认为，不定方程 $X^n+Y^n=Z^n$，当 $n\geqslant 3$ 时，没有正整数解！费马在一本书的边上写道，他已经解决了这个问题，但是没有留下证明. 在此后的三百多年，这一直是一个悬念. 18 世纪最伟大的数学家欧拉证明了 $n=3$，4 时，费马定理成立；后来，有人证明，当 $n<10^5$ 时，定理成立. 20 世纪 80 年代以来，取得了突破性进展. 1995 年英国数学家安德鲁 · 怀尔斯论证了费马定理. 他 1996 年荣获沃尔夫奖，1998 年获菲尔兹奖.

许多人之所以对数学产生浓厚的兴趣，归根到底还是因为数学的奇妙性，进一步地讲，是数学方法的巧妙和推陈出新. 如果在解决某一数学问题的过程中，运用一种绝妙的思想方法把它解决了，会给人一种美的享受，同时给人以成就感. 数学的发展是人们对数学美追求的结果.

做一做

$1\,976^{1\,976}$的最后两位数是多少？

第三节　数学的特性

数学作为一门独立的学科，有其自身特有的性质.

数学的特性

一、抽象性

数学的抽象性具有下列三个特征：①它保留了数量关系或者空间形式. 如数学中研究的数“3”，不是 3 个人、3 个物品等具体的数量，而是完全脱离了具体事物的抽象的数. 再如，“$n\to\infty$”“367 人中至少有 2 人是同月同日出生的”等，都是抽象的. ②数学抽象是经过一系列的阶段形成的，它达到的抽象程度大大超过了自然科学中的一般抽象. 从最原始的概念一直到像函数、复数、微分、积分、三维甚至无限维空间等抽象的概念，都是从简单到复杂、从具体到抽象这样不断深化的过程. 当然，形式是抽象的，但是内容却是非常现实的，正如列宁所说的那样："一切科学的（正确的、郑重的、不是荒唐的）抽象，都更深刻、更正确、更完全地反映着自然."③不仅数学的概念是抽象的，数学方法本身也是抽象的，物理学家或化学家为了证明自己的理论，总是通过实验的方法，而数学家证明一个定理却不能用实验的方法，必须用推理和计算. 例如虽然我们千百次地精确测量等腰三角形的两底角都是相等的，但是还不能说已经证明了等腰三角形的底角相等，而必须用逻辑推理的方法严格地给予证明. 在数学里证明一个定理，必须利用已经学过或者已经证过的概念、定理用推理的方法导出这个新定理来. 我们都知道的数学归纳法就是一种比较抽象的数学证明方法. 它的原理是把研究的元素排成一个序列，某种性质对于这个序列的首项是成立的，假设当第 k 项成立，如果能证明第 $k+1$ 项也能成立，那么这一性质对这序列的任何一项都是成立的，即使这一序列是无穷序列.

二、精确性

数学的第二个特点是精确性，或者说逻辑的严密性、结论的确定性，表现在推理的严格和数学结论的确定两个方面.

例如"n 边形 n 个内角之和等于 $180°\times(n-2)$"，"n 边形 n 个外角之和等于 $360°$"都是几何公理和定理经过逻辑推导出来的，是精确的. 数学的推理和它的结论是无可争辩、毋庸置疑的. 数学证明的精确性、确定性从中学课本中就充分显示出来了.

但是数学的严密性不是绝对的，数学的原则也不是一成不变的. 它也在发展着，谁都知道 $1/3=0.333\,333\cdots$，而两边同时乘以 3 就得到 $1=0.999\,999\cdots$，可是看着别扭，因为左边是一个"有限"的数，右边是"无限"的数，但极限的思想又使人们相信数学的精确性.

三、广泛性

数学的抽象性、精确性决定了数学的广泛性. 恩格斯说，数学是一切科学的基础. 华罗庚曾说，宇宙之大，粒子之微，火箭之速，化工之巧，地球之变，生物之谜，日用之繁，数学无处不在. 总之，数学应用到各个学科和领域，我们几乎每时每刻都要在生产和日常生活中用到数学，丈量土地、计算产量、制订计划、设计建筑都离不开数学. 没有数学，现代科学技术的进步也是不可能的，从简单的技术革新到复杂的人造卫星的发射都离不开数学. 而且，几乎所有的精密科学、力学、天文学、物理学甚至化学通常都是以一些数学公式来表达自己的定律的，并且在发展自己理论的时候广泛地应用数学这一工具. 当然，力学、天文学和物理学对数学的需要也促进了数学本身的发展. 例如，生物学家在研究细菌繁殖时，假设有 a 个细菌，一部分繁殖，一部分不繁殖，繁殖 n 次共有多少个细菌. 这时生物学家不得不请教数学家，最后得出重要极限 $\lim\limits_{n\to\infty}\left(1+\dfrac{1}{n}\right)^n=\mathrm{e}$. e 在自然科学中的应用十分广泛，例如药物的衰减规律 $M=M_0\mathrm{e}^{-kt}$.

下面举几个应用数学的例子.

1. 海王星的发现

太阳系中的行星之一海王星是 1846 年在数学计算的基础上发现的. 1781 年发现了天王星以后，观察它的运行轨道总是和预测的结果有相当程度的差异，是万有引力定律不正确还是有其他的原因呢？有人怀疑在它周围有另一颗行星存在，影响了它的运行轨道. 1844年英国的亚当斯利用引力定律和对天王星的观察资料，推算这颗未知行星的轨道，花了很长的时间计算出这颗未知行星的位置，以及它出现在天空中的方位. 亚当斯于1845年9—10月把结果分别寄给了剑桥大学天文台台长查理士和英国格林尼治天文台台长艾里，但是查理士和艾里迷信权威，把它束之高阁，不予理睬. 1845年，法国一个年轻的天文学家、数学家勒维烈经过一年多的计算，于1846年9月写了一封信给德国柏林天文台助理员加勒，信中说："请你把望远镜对准黄道上的宝瓶星座，就是经度326°的地方，那时你将在那个地方1°之内见到一颗九等亮度的星." 加勒按勒维烈所指出的方位进行观察，果然在离所指出的位置相差不到1°的地方找到了一颗在星图上没有的星——海王星. 海王星的发现不仅是力学和天文学特别是哥白尼日心学说的伟大胜利，也是数学计算的伟大胜利.

2. 谷神星的发现

1801年元旦，意大利天文学家皮亚齐发现了一颗新的小行星——谷神星. 不过它很快又躲藏起来，皮亚齐只记下了这颗小行星是沿着9°的弧运动的，对于它的整个轨道，皮亚齐和其他天文学家都没有办法求得. 德国24岁的高斯根据观察的结果进行了计算，求得了这颗小行星的轨道. 天文学家们在1801年的12月7日在高斯预先指出的方位又重新发现了谷神星.

3. 电磁场的发现

英国物理学家麦克斯韦概括了由实验建立起来的电磁现象，呈现为二阶微分方程的形式. 他用纯数学的观点，从这些方程推导出存在着电磁波，这种波以光速传播着. 根据这一点，他提出了光的电磁理论，这理论后来被全面发展和论证了. 麦克斯韦的结论还推动了人们去寻找纯电起源的电磁波，例如由振动放电所发射的电磁波. 这样的电磁波后来果然被德国物理学家赫兹发现. 这就是现代无线电技术的起源.

4. 计算机的发明

美国数学家冯 · 诺依曼在美国陆军部的资助下，于1943年开始研制，1946年完成，发明了世界上第一台计算机，开启了第三次工业革命.

类似的例子不胜枚举. 总之，在天体力学、声学、流体力学、材料力学、光学、电磁学、工程科学中，数学都做了异常准确的预言.

做一做

将一个圆柱切成两个部分，截面有几种图形？

第四节　数 学 素 养

一、数学素养的特点

数学素养属于认识论和方法论的综合性思维形式，具有概念化、抽象化、模式化的认识特征；具有数学素养的人善于把数学中的概念结论和处理方法推广应用于认识一切客观事物，具有这样的哲学高度和认识特征. 具体地说，一个具有数学素养的人在他的认识世界和改造世界的活动中，常常表现出以下特点：

(1) 在讨论问题时，习惯于强调定义（界定概念），强调问题存在的条件.

(2) 在观察问题时，习惯于抓住其中的（函数）关系，在微观（局部）认识基础上进一步做出多因素的全局性（全空间）考虑.

(3) 在认识问题时，习惯于将已有的严格的数学概念如对偶、相关、随机、线性、周期性等概念广义化，用于认识现实中的问题.

一般来说，数学素养就是一种职业习惯，“三句话不离本行”. 我们希望把我们的专业搞得更精密、更严格，有这种优秀的职业习惯当然是好事. 人的所有修养，有意识的修养比无意识的、仅凭自然增长的修养来得快得多. 只要有这样强烈的要求、愿望和意识，并坚持下去，人人都可以形成较高的数学素养.

真正的数学家应能把他的东西讲给任何人且令其听得懂. 因为任何数学形式再复杂，总有它简单的思想实质，因而掌握这种数学思想总是容易的，这一点在大家学习数学时一定要明确. 在现代科学中，数学能力和数学思维十分重要，这种能力不是表现在死记硬背、计算能力上，在计算机时代特别表现在建模能力上. 建模能力的基础就是数学素养. 思想比公式更重要，建模比计算更重要. 学数学，用数学，对它始终感兴趣，是培养数学素养的好条件、好方法、好机会. 希望同学们消除对数学的畏惧感，培养对数学的兴趣，增强学好数学的信心，了解更多的现代数学的概念和思想，提高数学悟性和数学意识，培养数学思维的习惯.

请注意，我们往往只注意到数学的思想方法中严格推理的一面，它属于“演绎”的范畴，其实，数学修养中也有对偶的一面——“归纳”，称之为“合情推理”或“常识推理”. 它要求我们培养和运用活跃的思维习惯.

下面举一个例子，看看数学素养在其中如何发挥作用.

哥尼斯堡（现加里宁格勒）是 18 世纪东普鲁士的一个城市 . 普鲁格尔河流经该市，并将该市陆地分成四个部分：两岸及河中两岛、陆地间共有七桥相通，如图 10 – 2（a）所示. 当时那里的居民热衷于这样一个有趣的游戏：能否从任何一块陆地出发，通过每桥一次且仅一次，最后回到出发点？

这个问题好像与数学关系不大，是几何问题，但不是关于长度、角度的欧式几何. 很多人都失败了，欧拉以敏锐的数学家眼光，猜想这个问题可能无解（这是合情推理）. 然后他以高度的抽象能力把问题变成了一个“一笔画”问题，建模如下：如图 10 – 2（b）所示，能否从一个点出发不离开纸面地画出所有的连线，使笔仍回到原来的出发点？

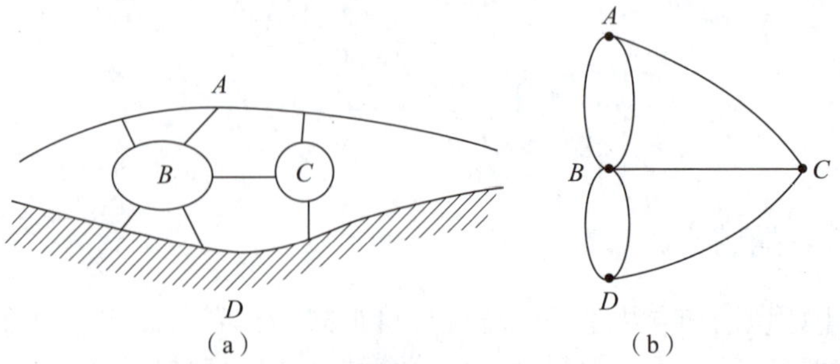

图 10 – 2

欧拉进行了以下演绎分析，一笔画的要求使得图形有这样的特征：除起点与终点外，一笔画问题中线路的交叉点处，有一条线进就一定有一条线出，故在交叉点处汇合的曲线必为偶数条．七桥问题中，有四个交叉点处都交汇了奇数条曲线，故此问题不可解．欧拉还进一步证明了：一个连通的无向图，具有通过这个图中的每一条边一次仅一次的路，当且仅当它的奇数次顶点的个数为 0 或 2 时．这是他为数学的一个新分支——图论所做的奠基性工作．后人称此为欧拉定理．

这个例子是使用数学思维解决了现实问题，另一个例子“正电子”的发现正好相反，是先有数学解，预言了现实问题．1928 年，英国物理学家狄拉克在研究量子力学时得到了一个描述电子运动的狄拉克方程，由于开平方，得到了正负两个完全相反的解，也就是说，这个方程除了可以描述已知的带负电的电子运动，还描述了除了电荷是负的以外，其他结构、性质与电子一样的反粒子的运动．1932 年，物理学家安德森在宇宙射线中得到了正电子，并于 1936 年获得了诺贝尔物理学奖．

二、数学素养的内涵

数学素养是一种积淀，是数学知识丰富到一定程度后的爆发，是先天的素质在经过“数学”雕琢之后形成的一种“意识”状况的心理特征．从素质到素养，是从量变到质变的过程，对数学素养的理解，有以下三个基本层面：

1. 数学知识的理论素养

（1）对数学知识的形式化的感性认识与数学本质的理性认识，是研究数学的基本特点．数学知识的获得正是从形式与本质的并重中积累的．

（2）在“问题解决”的实际操作过程中逐步形成的技能技巧，是进一步解决问题的手段和途径．

（3）在“提出问题，分析问题，解决问题”的过程中培养起来的数学思维，逐渐地形成了数学意识，储存在数学研究的个体素养中，形成一种自主行为．

（4）各种数学思想在“学数学”“用数学”的过程中得到砥砺和升华，最后整合成个体的数学内涵．

2. 数学文化的人文素养

（1）对数学的文化特性的理解本身就是自身素养的提高．

（2）数学使我们拥有探索自然奥秘的工具，而对自然规律的不懈探索又产生新的数学知识，这种螺旋式的交叉过程使数学成为人类生活中不可或缺的部分．

（3）把数学的学术形态通过自身的理解深入浅出地转化为教育形态，这其中就是数学素养的综合体现．

（4）科学的数学观和辩证的唯物主义观可以提高我们的思想境界，为正确使用数学、培养数学思维观奠定基础．

（5）对获取的信息“数学化”进行处理，再形成新的信息，从而培养创新思维，有利于终身学习和可持续发展．

3. 数学品质的道德修养

数学对人的影响的一个重要方面就是对真理的执着追求，把毕生的精力奉献给自己所从事的研究工作．

在学数学过程中培养起来的严谨求实、团结协作、交流互动、开拓创新等数学品质可以让我们终身受益. 用数学方法去理性思维，严密思考，严格求证，简洁、清晰、准确地表达观点；在解决问题、总结工作时，运用逻辑推理的意识和能力，对所从事的工作，合理地量化和简化，运筹帷幄.

三、如何提高数学素养?

要提高数学素养只能自己去探索、去总结，世界上没有一种万能的学习方法对所有人都适用. 下面介绍数学中的一个人，相信大家能从中得到启迪.

1707 年 4 月 15 日，欧拉出生于瑞士，在大学时受到著名教授伯努利及其家族的影响，阅读了不少数学家的原著，17 岁获得硕士学位，18 岁开始发表数学论文，26 岁成为数学教授、科学院院士.

他的一生论著数量巨大，涉猎面广，开创性成果多，发表论文和著作五百多篇（部），加上生前未及出版和发表的手稿共 886 篇（部）之多. 在数学的各领域及物理学、天文学、工程学中留下了举不胜举的数学公式、数学定理，如欧拉级数、欧拉变换等.

欧拉有坚韧的毅力和勤奋刻苦的拼搏精神. 他 28 岁时，为计算彗星的轨迹，奋战三天三夜，后因过度劳累，患了眼疾，使右眼失明，又不顾眼病回到严寒的俄国彼得堡工作，左眼也很快视力减退. 他深知自己将会完全失明，但他没有消沉和倒下，而是抓紧时间在黑板上疾书他发现的公式，或口述其内容，让人笔录. 双目失明后，他的寝室失火，烧毁了所有的专著和手稿，后来妻子又病故了. 他在所有这些不幸面前没有退缩，而是以非凡的毅力继续拼搏，以罕见的记忆力和心算能力，继续研究，让人笔录，直到生命的最后一刻. 在双目失明的 17 年中，他口授几本书和四百篇左右的论文，包括经典名著《积分学原理》《代数基础》.

欧拉学识渊博、品德高尚，非常注重培养与选拔人才. 当时 19 岁的拉格朗日把自己对“等周问题”的研究成果寄给他，他发现其解决问题的方法与自己不同，立即热情地给予赞扬，并决定暂不发表自己的成果，使年轻的拉格朗日先后两次荣获巴黎科学院的科学奖. 后来他又推荐 30 岁的拉格朗日代替自己任科学院物理数学所所长. 他的品德赢得了全世界的尊敬. 他晚年的时候，全世界的大数学家都尊称他为“我的老师”. 法国著名的数学家、天文学家拉普拉斯曾多次深情地说：“读读欧拉，他是大家的老师”，他不愧为“数学家之英雄”，他这种精神境界至今仍是年轻人学习的榜样.

高职院校的学生经常会问这样一个问题：学习高等数学有什么用？老师经常这样回答：主要是掌握数学思维方法，提高数学修养. 数学素养不是与生俱来的，是在学习和实践中培养的. 一名高职学生，虽然以后不一定成为一名数学家，或者是把所学的知识几乎都忘掉，但可以成为一名有较高数学文化和数学素养的人，成为一名数学文化的传播者.

最后，引用北京大学教授王其文的《西江月师生情》送给每位学生，以体现教师对学生的期盼. 并请您看看，在这首词中都出现了哪些数学概念.

师生情（西江月）

大学四年**有界**
宇宙真理**无穷**
求知欲望**单调增**
进步**导数**为正
微分可计毫秒
积分功效分明
永不**间断**化永恒
连续三好可庆

本章小结

1. 本章简介了数学与语文、数学与语言和数字与文化的相通之处. 数学语言是人类语言的组成部分，并有其独到之处.

2. 数学美包括和谐美、简单美、对称美和奇异美，推动了数学的发展.

3. 数学有抽象性、精确性、广泛性三个特性. 数学应用到各个学科和领域.

4. 数学素养包括数学素养的特点、内涵；通过学习可以提高数学素养，培养严谨求实、团结协作、开拓创新的数学品质.

中国数学史

李冶与他的《测圆海镜》

李冶（1192—1279 年，见图 10－3），字仁卿，号敬斋，祖籍河北栾城（今河北省栾城县）人，著名数学家. 他一生兴趣广泛，精通六艺百家，尤其擅长数学，著作颇丰，流传至今的只有《测圆海镜》《敬斋古今》和《益古演段》. 这些是我国古代数学的宝贵遗产，是无价之宝.

在《测圆海镜》中，提出了 170 个“勾股容园”问题，较深入地研究了“已知直角三角形三边的长，求其内切圆、旁切圆等的直径”之类的问题，而李冶使用的方法，是利用“天元术”布列方程求其解. “天元术”经李冶改进而得以完善，因此《测圆海镜》是我国现存最早的系统论述“天元术”的一部专著，是宋元数学高潮的代表作之一.

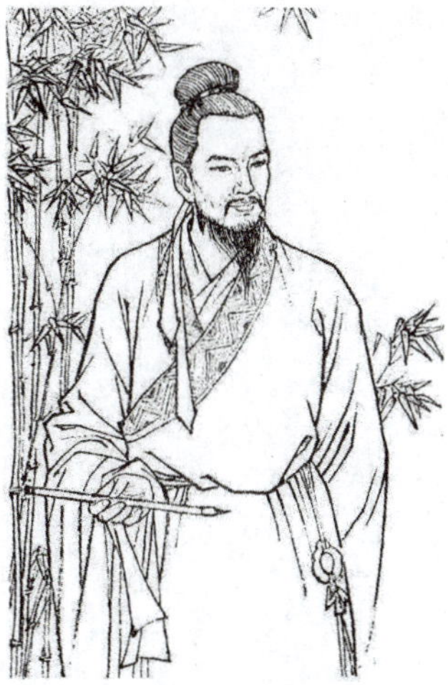

图 10－3　数学家李冶画像
（侯幼珍 作）

李冶创造性地提出布列方程的简便方法，从而使中国数学进入了半符号化. 他创新了高次方程的解法、十进位小数的表示法；他将代数与几何，数与形结合起来解决实际问题，这在笛卡尔未建立解析几何之前，他是世界上第一人．他在公元 1251 年完成的《益古演段》中，共收集了 64 个问题，大部分是几何学中的面积问题．李冶为了说明“演段术”，在《益古演段》中，给出了图解，形象直观，易于理解．这部书由比利时数学家赫师慎（L. van Hée）译成外文，传播到国外．他把几何代数化，使我国数学发展上了一个新台阶．

《医学高等数学》教学基本要求

一、课程性质和任务

“医学高等数学”是一门基础课程，主要任务是在高中或中专数学的基础上，进一步巩固数学的基本知识，提高学生的数学素养，培养学生的基本运算、基本计算工具的使用和空间想象、数形结合、思维和简单的实际应用能力，为学习专业课打下坚实的基础.

二、课程教学目标

（一）知识教学目标

1. 掌握基本的公式、定理、法则.
2. 理解重要概念.
3. 了解一般概念.
4. 能将数学知识运用于医学.

（二）能力培养目标

1. 能利用数学原理解决相关的实际问题.
2. 会将数学知识迁移到医学领域进行应用.
3. 培养学生的逻辑思维和空间想象能力.
4. 提高学生实践操作能力.

（三）思想教育目标

1. 领会量变到质变、现象与本质、特殊与一般的辩证关系，锻炼分析问题、解决问题的能力.
2. 培养学生勤奋的学习精神和严谨的科学态度.
3. 培养良好的思维风格和创新思维能力.
4. 增强对中华文化的认同感和自豪感.

三、教学内容和要求

本课程教学内容分为必学模块和选学模块. 必学模块是必学内容，共计108学时；选学模块供各校根据实际情况选择使用，在教材目录中加注“＊”号，共18学时.

必 学 模 块

教学内容	教学要求		
	了解	理解	掌握
一、函数与极限			
1. 函数			
（1）函数的概念与性质		√	

续表

教学内容	教学要求		
	了解	理解	掌握
（2）初等函数			
2. 数列的极限			
（1）数列极限的定义	√		
（2）数列极限的性质		√	
（3）数列极限存在准则		√	
（4）数列极限的运算			√
3. 函数的极限			
（1）函数极限的定义	√		
（2）无穷小量与无穷大量	√		
（3）函数极限的运算			√
（4）两个主要极限及其应用		√	
4. 函数的连续性			
（1）连续函数的概念			√
（2）函数的间断点	√		
（3）初等函数的连续性		√	
（4）闭区间上连续函数的性质	√		
二、导数与微分			
1. 导数的概念			
（1）导数概念的引入	√		
（2）导数的定义			√
（3）函数的连续性与可导性的关系		√	
2. 导数的运算			
（1）几个基本初等函数的导数		√	
（2）导数的四则运算法则			√
（3）复合函数与隐函数的导数			√
（4）高阶导数	√		
3. 微分			
（1）微分的定义			
（2）微分的几何意义	√		
（3）微分的运算			√
（4）微分在近似计算上的应用	√		
4. 导数的应用			
（1）中值定理		√	
（2）洛必达法则			√
（3）函数的单调性与函数的极值		√	
（4）导数在医学上的运用	√		

续表

教学内容	教学要求		
	了解	理解	掌握
三、一元函数积分学			
1. 不定积分			
（1）不定积分的概念	√		
（2）不定积分的基本公式与运算法则			√
2. 不定积分的计算			
（1）换元积分法			√
（2）分部积分法		√	
（3）有理函数积分简介	√		
3. 定积分			
（1）定积分的概念	√		
（2）定积分的性质		√	
4. 定积分的计算			
（1）微积分基本公式			√
（2）定积分的换元积分法		√	
（3）定积分的分部积分法		√	
（4）数值积分法	√		
5. 定积分的应用			
（1）定积分的微分法			√
（2）平面图形的面积	√		
（3）旋转体的体积	√		
（4）医学上的应用		√	
（5）物理学上的应用	√		
（6）平均值	√		
四、向量代数与空间解析几何			
1. 向量及其运算			
（1）空间直角坐标系	√		
（2）向量的概念及运算		√	
（3）向量的数量积与向量积			√
2. 空间平面与直线			
（1）平面及其方程			√
（2）空间直线及其方程		√	
（3）直线与平面的位置关系	√		

续表

教学内容	教学要求		
	了解	理解	掌握
3. 空间曲面及其方程			
（1）旋转曲面			√
（2）柱面	√		
五、多元函数微积分			
1. 多元函数的基本概念			
（1）多元函数的概念	√		
（2）多元函数的极限		√	
（3）多元函数的连续性			√
2. 多元函数微分学			
（1）偏导数			√
（2）全微分		√	
（3）多元复合函数的求导法则	√		
（4）隐函数的求导公式	√		
（5）多元函数的极值及最值		√	
3. 多元函数积分学			
（1）二重积分的定义	√		
（2）二重积分的性质		√	
（3）二重积分的计算			√
（4）二重积分的运用	√		
六、无穷级数			
1. 数项级数			
（1）级数的收敛与发散			√
（2）级数的基本性质		√	
2. 数项级数的判别法			
（1）正向级数及其判别法		√	
（2）交错级数及其判别法	√		
（3）绝对收敛与条件收敛			√
3. 幂级数			
（1）幂级数的概念	√		
（2）幂级数的收敛半径与收敛期间			√
（3）幂级数的运算与和函数的性质		√	

续表

教学内容	教学要求		
	了解	理解	掌握
4. 函数的幂级数展开			
（1）麦克劳林展开式		√	
（2）初等函数的幂级数展开			√
七、微分方程			
1. 微分方程的基本概念			
（1）微分方程		√	
（2）微分方程的阶	√		
（3）微分方程的解	√		
2. 一阶微分方程			
（1）可分离变量的微分方程			√
（2）可化为分离变量的微分方程		√	
3. 一阶线性微分方程			
（1）一阶线性齐次方程的通解			√
（2）一阶线性非齐次方程的通解		√	
（3）伯努利方程	√		
4. 二阶微分方程			
（1）几种可降阶的微分方程		√	
（2）二阶常系数线性齐次微分方程			√
八、线性代数初步			
1. 行列式			
（1）行列式的基本概念	√		
（2）行列式的计算			√
（3）克莱姆法则		√	
2. 矩阵			
（1）矩阵的概念		√	
（2）矩阵的运算			√
（3）矩阵的逆	√		
3. 矩阵的初等变换与线性方程组			
（1）矩阵的初等变换与秩			√
（2）利用初等变换法求逆矩阵	√		
（3）矩阵的初等变换与线性方程组	√		

选 学 模 块

教学内容	教学要求		
	了解	理解	掌握
七、微分方程			
5. 医学中的数学模型			
（1）建立微分方程模型的方法	√		
（2）放射性同位素衰变模型	√		
（3）药物动力学的数学模型		√	
（4）肿瘤生长的数学模型	√		
（5）传染病的数学模型		√	
（6）体重变化的数学模型	√		
（7）人口增长模型	√		
九、临床决策分析			
1. 决策的基本概念			
（1）决策的特点	√		
（2）决策的结构	√		
（3）决策的程序		√	
（4）常用的决策方法			√
2. 临床决策的基本思想			
（1）确定决策的目标	√		
（2）拟定可供选择的方案		√	
（3）选择决策方案			√
3. 矩阵决策法			
（1）矩阵决策法的基本要素		√	
（2）矩阵决策法的求解步骤及其应用	√		
4. 决策树法			
（1）决策树模型的构造			√
（2）决策树法的步骤	√		
5. 检验诊断的决策分析			
（1）检验的似然比			√
（2）临床检验的概率校正	√		
（3）临床检验的决策分析		√	
（4）多重检验诊断	√		
6. 代价—效益分析		√	

续表

教学内容	教学要求		
	了解	理解	掌握
十、数学文化			
1. 数学与文学			
（1）数学与语文			
（2）数学与语言	√		
（3）数字与文化	√		
2. 数学之美			
（1）和谐美	√		
（2）简单美	√		
（3）对称美		√	
（4）奇异美	√		
3. 数学的特性			
（1）抽象性	√		
（2）精确性		√	
（3）广泛性	√		
4. 数学素养			
（1）数学素养的特点	√		
（2）数学素养的内涵	√		
（3）如何提高数学素养		√	

四、说明

1. 教学过程中应因材施教，多采用启发式、讨论式等教学方法，坚持教育与教养、学知与学能、主体与主导、教法与学法、苦学与乐学、课内与课外相结合，让学生感受、理解知识产生和发展的过程、数学在医学上的应用，培养学生的科学精神、创新思维习惯和应用知识能力.

2. 可通过课堂提问、练习、讨论、作业、上机操作及考试等对学生的认知能力、应用技巧及态度进行综合考核.

3. 对在学习和应用上有创新的学生应特别给予鼓励，提高学生的学习兴趣.

学时分配建议（126 学时）

序号	教学内容	学时数
1	函数与极限	14
2	导数与微分	14

续表

序号	教学内容	学时数
3	一元函数积分学	16
4	向量代数与空间解析几何	14
5	多元函数微积分	12
6	无穷级数	10
7	微分方程	14
8	线性代数初步	12
9	临床决策分析	10
10	数学文化	8
11	机动	2
	总计	126

初等数学常用公式

一、代数公式

(1) $a^2-b^2=(a-b)(a+b)$.

(2) $(a\pm b)^2=a^2\pm 2ab+b^2$.

(3) $a^3\pm b^3=(a\pm b)(a^2\mp ab+b^2)$.

(4) $(a\pm b)^3=a^3\pm 3a^2b+3ab^2\pm b^3$.

(5) 等差数列前 n 项和 $S_n=\dfrac{(a_1+a_n)\times n}{2}$.

(6) 等比数列前 n 项和 $S_n=\dfrac{a_1(1-q^n)}{1-q}$ $(q\neq 1)$.

二、几何公式

(1) 三角形的面积：$S=\dfrac{1}{2}\times$底$\times$高.

(2) 圆弧长 $l=R\theta$（θ 为圆心角的弧度）.

(3) 扇形的面积：$S=\dfrac{1}{2}R^2\theta=\dfrac{1}{2}Rl$（$l$ 为圆弧长）.

(4) 球的表面积：$S=4\pi R^2$.

(5) 球的体积：$V=\dfrac{4}{3}\pi R^3$.

(6) 圆锥的侧面积：$S=\pi Rl$（l 为圆锥的侧棱长）.

(7) 圆锥的体积：$V=\dfrac{1}{3}\pi R^2H$.

三、三角公式

(1) 正弦定理：

$$\frac{a}{\sin A}=\frac{b}{\sin B}=\frac{c}{\sin C}=2R$$

(2) 余弦定理：

$$a^2=b^2+c^2-2bc\cos A$$
$$b^2=a^2+c^2-2ac\cos B$$
$$c^2=a^2+b^2-2ab\cos C$$

(3) 倍角公式：

$$\sin 2A=2\sin A\cos A,\quad \tan 2A=\frac{2\tan A}{1-\tan^2 A}$$
$$\cos 2A=\cos^2 A-\sin^2 A=2\cos^2 A-1=1-2\sin^2 A$$

（4）半角公式：

$$\sin\frac{A}{2}=\pm\sqrt{\frac{1-\cos A}{2}},\quad \cos\frac{A}{2}=\pm\sqrt{\frac{1+\cos A}{2}}$$

$$\tan\frac{A}{2}=\pm\sqrt{\frac{1-\cos A}{1+\cos A}},\quad \cot\frac{A}{2}=\pm\sqrt{\frac{1+\cos A}{1-\cos A}}$$

$$\tan\frac{A}{2}=\frac{1-\cos A}{\sin A}=\frac{\sin A}{1+\cos A}$$

（5）和差角公式：

$$\sin(A+B)=\sin A\cos B+\cos A\sin B,\quad \sin(A-B)=\sin A\cos B-\cos A\sin B$$

$$\cos(A+B)=\cos A\cos B-\sin A\sin B,\quad \cos(A-B)=\cos A\cos B+\sin A\sin B$$

$$\tan(A+B)=\frac{\tan A+\tan B}{1-\tan A\tan B},\quad \tan(A-B)=\frac{\tan A-\tan B}{1+\tan A\tan B}$$

$$\cot(A+B)=\frac{\cot A\cot B-1}{\cot B+\cot A},\quad \cot(A-B)=\frac{\cot A\cot B+1}{\cot B-\cot A}$$

（6）和差化积公式：

$$\sin A+\sin B=2\sin\frac{A+B}{2}\cos\frac{A-B}{2},\quad \sin A-\sin B=2\cos\frac{A+B}{2}\sin\frac{A-B}{2}$$

$$\cos A+\cos B=2\cos\frac{A+B}{2}\cos\frac{A-B}{2},\quad \cos A-\cos B=-2\sin\frac{A+B}{2}\sin\frac{A-B}{2}$$

参 考 文 献

[1]吴振奎.数学中的美[M].天津:天津教育出版社,2002.
[2]晏能中,文武,潘传中.中国数学兴衰与振兴史[M].北京:当代中国出版社,2003.
[3]潘传中.数学[M].北京:科学出版社,2004.
[4]刘红.高等数学与实践[M].北京:高等教育出版社,2008.
[5]乐经章,祝国强.医用高等数学[M].北京:高等教育出版社,2008.
[6]潘传中.医用高等数学[M].北京:科学出版社,2008.
[7]马建忠.医学高等数学[M].北京:科学出版社,2010.
[8]王玉华,彭秋艳.应用数学基础[M].北京:高等教育出版社,2013.
[9]胡秀平,魏俊领,齐晓东.高职应用数学[M].上海:上海交通大学出版社,2017.
[10]周黎,潘传中.高等数学[M].北京:航空工业出版社,2019.
[11]曹西林.高等数学[M].北京:北京理工大学出版社,2019.
[12]赵燕.应用高等数学[M].北京:北京理工大学出版社,2021.
[13]王小妮,李芳玲,马玉.应用高等数学[M].北京:北京理工大学出版社,2022.